KB102802

미래를 여는
헬스케어 솔루션

The Practitioner's Guide to Lifestyle Medicine
by Seema Sarin, Michael Motta, John Gobble.
First published by Healthy Learning www.healthylearning.com

지은이
시마 사린
마이클 모타
존 고블

옮긴이
이승현
이의철
이정한

미래를 여는 헬스케어 솔루션

모든 의료제공자를 위한 생활습관의학 진료 지침서

PREVENTIVE CARE

WELL CARE

HEALTH CARE

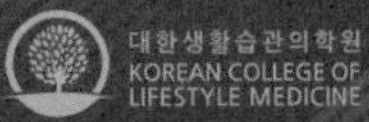

청아출판사

추천의 글

《미래를 여는 헬스케어 솔루션》은 이 책의 범위와 저자 때문에 너무나 중요하다. 나는 이 책을 추천하게 되어 매우 기쁘다.

저자들은 그들의 개인적 재능과 함께 이 책에서 안내하는 관점의 차이 때문에 아주 큰 신뢰를 얻고 있다. 그들은 임상 및 생활습관의학 분야에서 10년이 넘는 경험을 가진 의사들이며, 사람들이 건강한 습관을 받아들이도록 돕는 일에 수십 년의 경험을 가진 영양 및 건강행동변화 분야의 박사 수준 전문가들이다. 또한, 수천 명의 직원을 고용하고 수백 가지 환경에서 재정적으로 지속가능한 생활습관의학 프로그램의 구현을 안내하는 여러 조직을 만들고 이끌었던 기업가/경영자들이다.

이 책의 범위는 건강한 생활습관을 실천하기 위한 과학적 근거와 행동변화의 기본 원칙에 대한 검토뿐만 아니라, 생활습관의학 진료에 대해 보험급여를 받는 방법에 대한 상당히 상세한 프로토콜까지 포함한다는 점에서 독특하다.

1장과 3~7장은 최적의 영양이 미치는 영향을 포함하여 건강한 생활습관을 실천하는 데에 필요한 과학적 근거들을 검토하고 있다. 이는 신체활동, 적절한 수면, 질병과 건강에 영향을 미치는 담배, 약물, 과도한 음주를 피하는 것 등이다. 이 광범위한 과학 문헌들은 생활습관의학에 관한 수많은 다른 책에도 요약되어 있다. 6가지 주제에 대한 장들은 특히 아주 잘 정리되어 있고, 명확하게 집필되어 있으며, 전반적으로 아주 간결하다. 또한 이 책은 각 토픽에 대하여 임상 기초를 제공하고 있다.

행동변화의 기초에 관해 기술한 2장은 생활습관의학을 다루는 대부분의 책에서 무시하며 다루지 않는 주제라는 점에서 다소 독특하다. 그러나 이 장은 너무나 중요하다. 행동변화 과정에 대한 지식이 없다면, 임상의는 환자들이 지속가능한 변화를 성취하도록 돕기 어렵기 때문이다. 많은 의료인들, 특히 의사들은 신뢰도가 매우 높고, 건강관리 측면의 환자 삶에서 환자에게 가장 신뢰받고 영향력 있는 경우가 많다. 그래서 환자들은 어느 누구에게도 하지 않는 방식으로 의사의 말을 경청한다. 마찬가지로 중요한 것은, 환자들이 자신을 두렵게 만드는 건강 상태에 대한 해결책을 필사적으로 찾고 있을 때 의사를 찾는 경우가 많다는 것이다.

결과적으로, 환자들은 의사를 만날 때는 변화하려는 동기를 가진다. 그러나 의사가 환자에게 영양가 있는 음식을 더 많이 섭취하고, 더 많은 양질의 수면을 취하고, 더 많이 움직이고, 정서적 균형을 갖추고, 담배나 위험한 약물 복용을 멈추라고 말할 때, 건강한 생활습관을 향한 그들의 여정이 끝나는 경우가 많다. 환자는 그 말이 무엇을 뜻하는지 알고 있다. 그러나 어떻게 그것에 도달할 수 있는지에 대해서는 모른다. 그들은 이미 이전에 수차례 시도하고 실패한 적이 있으며, 그것에 도달하려면 수십 년에 걸쳐 완성된 습관을 포기하는 것을 뜻하기 때문이다. 많은 환자에게 이런 변화는 새로운 언어를 배우거나 새로운 스포츠에 노련해지는 것만큼 어렵다. 효과가 있으려면, 환자가 새로운 스포츠를 하거나 새로운 언어를 구사하도록 돕는 방법을 의료인들은 알아야 한다. 이것은 그들에게 쉬운 과제가 아니다. 물론 이 장이 모든 의료제공자를 전문가로 만들어 주지는 않지만, 즉시 사용할 수 있는 여러 도구들을 가지고, 해당 작업을 시작하도록 돕는 우수한 기초를 제공할 것이다.

아마, 이 책의 가장 특이한 내용은 생활습관의학 서비스에 대해 보험급여를 청구하는 방법에 관한 프로토콜일 것이다. 8장은 바로 보험급여를 집중적으로 다루고 있으며, 3~7장은 고위험 상태, 의학영양요법, 식사 행동, 집중 비만관리, 신체활동, 정서적 웰빙, 수면, 흡연 그리고 물질남용 등에 관한 상담에 대하여 어떻게 보험급여를 청구할 수 있는지에 대한 청구코드(billing codes)를 포함한, 상세한 프로토콜을 다루고 있다. 민간보험, 메디케어, 메디케이드 그리고 가치기반 케어 프레임에서의 청구 전략들이 포함되어 있다.

마이클 오도넬(Michael P. O'Donnell), MBA, MPH, PhD
미국건강증진저널(American Journal of Health Promotion) 창립자,
건강증진연구소의 예술 및 과학 CEO

이 책은 임상 진료에 접목시키는 모든 측면을 다루는 유일한 진료지침들 중 하나이다. 환자 케어에 종사하는 모든 사람에게 말할 수 없는 귀중한 도구 역할을 한다.

파드마자 파텔(Padmaja Patel), MD, DipABLM
미드랜드 헬스(Midland Health) 생활습관의학센터 생활습관의학
프로그램 의료 디렉터
미국생활습관의학회(American College of Lifestyle Medicine) 보드위원

위대한 책! 《미래를 여는 헬스케어 솔루션》은 헬스케어를 변화시킬 힘을 가진 지침서다. 이 책은 모든 유형의 환자를 돌보는 의료인들을 위해 작성되었지만, 누군가로 하여금 가능한 최고의 삶을 살도록 돌보려는 모든 사람에게 아주 적절하다. 수천 가지의 과학적 근거가 있는 건강한 통찰력으로 가득 차 있는 이 책은 우리 자신의 건강을 위한 도구로도 아주 훌륭하다.

과학에 대한 친근한 설명부터 가장 실용적인 부분까지(주요 핵심들, 단계별 지침 및 사례 자료 포함), 이 책에는 의료인이 가장 비용이 많이 드는 만성질환을 예방하고 심지어 역전시키기 위해 과학이 제공하는 최선의 방법을 제공할 수 있는 실용적인 팁이 풍부하다. 특히 의료인과 관련 있는 부분은, 그들의 힘든 수고에 대한 보험급여를 어떻게 받을 수 있는가에 대한 장이다. 이것은 우리가 현실세계에서 생활습관의학을 제공할 수 있으려면 절대적으로 필요하다.

나는 더 건강하고 더 지속가능한 세상을 얻기를 간절히 원하는 사람들에게 이 책을 읽고 공부할 것을 적극적으로 추천한다. 그만큼 이 책은 우리가 그것을 성취하는 데 필요한 지혜를 전달해주기 때문이다.

데이비드 도나휴(David Donahue), MD, FACP, DipABLM
델라웨어주 프로그레시브 헬스(Progressive Health) 최고 의료 책임자
미국생활습관의학회 생활습관의학제공자 네트워크 의장

《미래를 여는 헬스케어 솔루션》은 내가 의과대학에 다닐 때 찾기를 바랐던 책이다. 이 책은 생활습관의학 원리를 아주 명료하게 다루고 있다. 그리고 성공적인 진료를 위한 효과적인 로드맵에서 '왜'에 '어떻게'를 결합하고, 연구 참고문헌과 성공적인 구현 기술을 강력하게 강조하고 있다. 이 책은 생활습관의학 접근방식을 구현하기 위한 영감과 자세한 지침 매뉴얼을 제공함으로써, 이 분야에 처음 입문하는 임상의뿐만 아니라 숙련된 생활습관의학 의료인에게도 꼭 필요한 자료원이다.

매건 그레가(Meagan L. Grega), MD, FACLM, DipABLM
켈린 재단(Kellyn Foundation) 공동 창립자, 최고 의료 책임자와우, 이 책은 정말 환상적이다.

예방은 진정한 헬스케어에 핵심이다. 그것은 질병과 장애를 줄이고 심지어 제거할 수도 있다. 그러나 여전히 수백만 명의 사람이 필요로 하는 적절한 케어와 예방적인 헬스 서비스를 받지 못하고 있다. 이 책은 일차예방 및 이차예방을 위한 길을 안내하며, 이를 위해 생활습관의학의 원리를 사용하고 있다.

다음과 같은 질문이 있을 수 있다. 생활습관의학은 무엇인가? 환자가 더 건강한 습관에 적응하도록 어떻게 격려할 수 있나? 어디서부터 시작해야 하나? 변화를 촉진하기 위해 진료를 어떻게 활용할까? 그 답을 찾기 위해 읽고, 강조하고, 인용할 수 있는 바로 그 책이다.

《미래를 여는 헬스케어 솔루션》은 내가 기대하는 범주를 뛰어넘는 중요한 정보로 가득 찬 보물창고다. 생활습관의학 역사부터 개인과 더 폭넓은 헬스케어 시스템에 미치는 영향까지, 모든 것을 다루고 있다. 이 책은 여러분의 전문 분야가 무엇이든 관계없이, 생활습관의학 진료를 시작하는 방법과 여러분의 환자가 더 건강하고, 더 강하고, 더 오래 살 수 있도록 참여시키고 힘을 불어넣는 최상의 방법까지 포함하고 있다. 끝으로, 수익은 진료의 실행 가능성에 중요한 부분이기 때문에, 이 책에서는 어떻게 적절하게 보험급여를 받을 수 있는지도 설명하고 있다.

시마, 마이크 그리고 존에게 축하를 보낸다. 이 책은 오늘날 헬스케어의 지형을 변화시키는 데 중요한 기여를 한다. 동시에 독자들에게도 축하를 전한다. 바로 이 《미래를 여는 헬스케어 솔루션》을 선택함으로써, 당뇨병, 심혈관질환, 뇌졸중 그리고 특정 종류의 암과 같은 예방할 수 있는 질환의 흐름을 바꾸는 첫 걸음을 내디뎠기 때문이다.

데이비드 레비(David Levy), MD

EHE 헬스 CEO

프랭클린 헬스(Franklin Health) 설립자

전 PwC 글로벌 헬스케어(Global Healthcare with PwC) 전략가

이 책은 생활습관의학을 환자 케어 및 수련생들에 대한 교육 또는 자신과 가족의 삶에 접목시키기 위해 노력하는 모든 의료제공자의 손에 들려 있어야 하는 필수적이며 실용적인 도구다. 생활습관의학의 6가지 핵심 원칙을 다룬 이 책은, 의료제공자가 따라야 하는 이론적 근거 및 로드맵 모두를 읽기 쉽게 한곳에서 제공하고 있다. 나는 나의 의대생들에게 이 책을 꼭 추천할 것이다.

제니퍼 L. 트릴크(Jennifer L. Trilk), PhD, FACSM, DipACLM
사우스캐롤라이나대학교 의과대학, 그린빌
의생명과학과 교수
생활습관의학교육협동조합 공동설립자/공동이사

《미래를 여는 헬스케어 솔루션》은 아주 빠르게 성장하고 있는 생활습관의학 분야에서 아주 중요하며 꼭 필요한 자료원이다. 이 책은 모든 의료인이 의미 있는 방식으로 환자를 참여시켜 많은 만성질환의 예방, 치료 및 역전에 있어서 건강한 생활습관의 중요성과 장기간 지속되는 행동변화를 촉진하는 방법을 이해하도록 돕는다.

제임스 루미스 주니어(James F. Loomis Jr.), MD, MBA, DipABLM
바나드 메디컬센터(Barnard Medical Center) 의료 이사

생활습관의학은 미래다. 불건강한 행동에 의해 야기된 만성질환의 유병률, 비용 그리고 부담을 줄이는 것은 우리 인류의 미래 웰빙을 위해 필수적이다. 마침내, 의사 및 의료 종사자들이 지식만이 아니라 그들이 치료하는 환자들의 행동변화를 증진시키는 데 사용할 수 있는 통찰과 도구를 얻을 수 있도록 도와주는 책이 출간되었다. 많은 의사에게 보험급여가 중요하기 때문에, 여러분들의 질문에 저자들이 귀를 기울였다. 생활습관의학 보험급여를 위해 보험을 탐색하는 방법이 별도로 한 장 전체에 담겨 있다. 또 다른 장들에서는, 여러분들의 성공을 위해 재정적으로나 진료 성과 지표를 사용하여 진료를 통합하거나 확장하는 방법에 대한 팁을 통해, 생활습관의학의 실제 의미를 분석하는 데 전념하고 있다.

하이디 스콜닉(Heidi Skolnik), MS, CDN, FACSM
Nutrition Conditioning LLC 설립자
특수외과병원 여성스포츠의학센터 영양사
The Athlete Triad Playbook 저자

지금이야말로 질병케어에서 웰케어로 의학의 패러다임을 전환시킬 시기다. 생활습관의학의 6가지 원칙은 만성질환을 예방할 뿐만이 아니라 2형당뇨병, 고혈압, 고지혈증, 심장병, 비만 그리고 치매와 같은 만성질환을 역전시킬 수 있는 근거기반 접근을 제공한다. 매일의 임상 진료에서 생활습관의학을 사용할 수 있는 근거, 도구 그리고 지식을 제공하는 이 책은 의대 입학 첫날 모든 의대생에게 주어져야 한다. 생활습관의학 의사로서 나는 이 책을 내 자신의 자료원으로 사용할 뿐 아니라, 나의 모든 헬스케어 동료들에게 전해줄 것이다. 나는 진정한 헬스케어의 미래를 위한 참된 선구자이자 선지자들인 시마 사린, 마이클 모타 그리고 존 고블 박사에게 경의를 표한다.

멜리사 선더만(Melissa Sundermann), DO, FACOI, DiplABLM
IHA Cares 생활습관의학 전문의
워시테노 옵티멀 웰니스(Washtenaw Optimal Wellness) 이사회 회원
후란 워터루 패스웨이 이니셔티브(Huran Waterloo Pathways Initiative) 이사회 회원

생활습관의학은 환자의 질병을 예방하고 치료하며, 그 질병을 잠재적으로 역전시키기 위한 21세기의 가장 중요한 의학 분야다. 《미래를 여는 헬스케어 솔루션》은 생활습관의학의 원리원칙들을 그들의 진료에 접목하고 싶은 모든 의사 및 의료 종사자의 서재에 있어야 하는 필수적인 가이드이자 핸드북이다.

존 웨스터달(John Westerdahl), PhD, MPH, RDN, FAND, DipACLM
개인 진료 영양 및 생활습관의학 컨설턴트
하와이 카일루아 소재 어드벤티스트 헬스 캐슬(Adventist Health Castle) 메티컬 센터
의 전임 웰니스 및 생활습관의학 이사
<건강 및 장수 - 라이프토크 라디오 네트워크> 라디오 토크쇼 진행자

체중 감량, 식사 개선 또는 운동 증가와 같은 생활습관 변화를 환자들에게 조언하는 과정에서, 좌절감과 무의미함을 경험했던 모든 의사나 의료 종사자들을 위한, 차이를 만들 수 있는 절실히 필요한 자료원이 여기에 있다.

생활습관 관련 질병이나 질환은 계속해서 확대되고 있으며, 환자들은 의사들이 가이드를 제공해주기를 기대한다. 하지만 슬프게도 대부분의 의사는 진정으로 필요한 것을 제공할 준비가 되어 있지 않고, 장비도 부족하다. 단순히 환자들에게 무엇을 해야 하는지 '말하는 것'만으로는 성과를 거의 내지 못한다.

오늘날의 의사에게 필요한 것은 동기부여에 대한 깊은 이해, 환경과 문화의 역할에 대한 명쾌한 이해 그리고 시간의 경과 속에서도 지속가능한 변화를 촉진할 수 있는 효과적인 전략을 채택할 수 있는 시설이다.

《미래를 여는 헬스케어 솔루션》은 행동변화의 '무엇'을 넘어서 행동변화의 '어떻게'까지를 다룬다. 여러 전문 분야에 걸쳐진 3명의 저자들은 모든 의사가 성가셔 하고 해결하지 못하는 난제를 해결하는 데 필요한 사고의 다양성과 실행 가능한 진료기술을 제공한다.

로라 퍼트남(Laura Putnam), MA
《효과적인 직장웰니스(Workplace Wellness that Works)》 저자
Motion Infusion CEO
Managers on the Move, 창시자

나는 이 책이 간결하고 실용적인 행동 계획을 포함하는 종합적인 지식을 훌륭하게 제시하고 있는 것을 발견했다. 저자들은 서비스에 대한 보상 방법을 포함하여, 수십 년간의 지혜 및 연구를 간결하게 제시하고 있다. 의료인은 이 가이드의 내용만 활용해도, 성공적인 비즈니스를 시작하고 운영할 수 있을 것이다. 제공자나 환자 모두에게 얼마나 큰 선물인가!

짐 프쇼크(Jim Pshock)

브라보 웰니스(Bravo Wellness)의 창립자, 사장 겸 CEO

통합적 웰니스 서비스 전달의 초기 선구자로서 마이크가 시마 및 존과 팀을 이루어, 동일한 전인적인 관점을 통해 헬스케어 제공자가 케어 서비스를 전달할 수 있도록 돕는 것은 당연한 일이다. 이 가이드는 처음부터 끝까지 읽거나, 특정 주제에 대한 빠른 참조 또는 답변을 찾기 쉬운 형식으로 실용적인 조언을 제공해 제공자가 자신의 환자들이 찾는 통합적인 케어를 제공하는 데 도움이 될 것이다. 중요한 것은 이 책이 행동변화 전략을 먼저 다루고 있다는 점이다. 이는 제공자 교육에 있어서 주요한 격차이며, 아마도 건강성과의 지속적이고 의미 있는 개선을 이끄는 가장 큰 단일 원동력이 될 것이다. 뒤따르는 각 주제들은 신중하게 선정되었고 다른 주제들과 통합되어 진정으로 전인적인 케어 접근 방식을 만든다.

《미래를 여는 헬스케어 솔루션》은 평가 도구와 방법론은 물론, 변화와 개선을 촉진하기 위해 환자에게 제공할 도구, 프로그램 및 자료원에 대한 구체적인 최신 권장사항을 명확히 제공해 건강의 각 측면에서 추측을 배제한다. 끝으로, 건강의 사회적 결정요인을 포함하고, 대부분의 헬스케어 제공자들이 이전에 무시했던 영역의 공백을 줄이는 데 도움이 되는 주요 자료원을 제공함으로써, 저자들은 건강뿐만이 아니라 삶을 변화시키는 힘을 가진 진정한 생활습관 의학을 전달하기 위한 로드맵을 제공한다.

데이비드 밀라니(David Milani)
옵텀(Optum), 직장 웰빙 담당 부사장

헌정사

이 책을 미국에서 코로나-19가 발견된 이후로 우리의 헬스케어 시스템을 유지하고 운영하는 데 도움을 준 모든 의사, 간호사, 의료보조인력, 실험실 기술자, 관리자 및 광범위한 지원 인력에게 헌정한다. 극도의 역경 속에서도 임무에 대한 그들의 확고한 헌신이 없었다면, 오늘날 우리나라의 건강은 전혀 다른 위치에 있었을 것이다. 이 어려운 시기에 심혈관질환, 당뇨병, 비만과 같은 불건강한 행동의 결과들이 종종 코로나-19 질환의 위험인자로 표적이 되면서, 생활습관의학의 목적이 조명을 받았다.

우리가 숨쉬는 공기 중에 심각한 질병의 위협이 지속적으로 남아 있는 세상에서는 최적의 건강을 향한 여정은 결코 현실이 될 수 없다. 우리는 이 영웅들에게 우리의 삶을 빚졌을 뿐만 아니라, 그들의 삶과 사랑하는 사람들의 삶을 더 좋게 만들겠다는 약속도 빚지고 있다. 그들이 세상에서 코로나-19와 그 변종을 없애기 위해 노력하는 동안, 우리는 불건강한 생활습관으로 인한 만성질환에 대해서도 똑같이 하기 위해 지치지 않고 노력할 것이다.

2018년 미국생활습관의학회(American College of Lifestyle Medicine, ACLM) 연례 콘퍼런스에서 우리는 생활습관의학에 관련된 주제에 관한 책을 쓸 가능성에 대하여 이야기하게 되었다. 당시 우리는 EHE 헬스에서 함께 근무하며, 연례 예방의학 시험을 마친 기업 직원들을 위한 건강 멘토링 프로그램을 개발하고 있었다. 우리 중 1명은 의학에 종사하고(시마), 다른 1명은 예술에 종사하는(마이크) 동안, 이 책의 내용은 형태를 갖추게 되었다. ACLM의 협력 덕분에, 우리는 이 책에서 다루는 주제들에 대하여 회원 관심그룹들(Member Interest Groups)의 리더들에게 설문조사를 실시할 수 있었다. 보험급여 하나를 제외하고, 긍정적인 반응이 돌아왔다. 이어서 우리는 존 고블을 만나, 예방을 위한 생활습관의학의 핵심 원칙들을 제공하면서 보험급여를 받는 기본사항에 관한 장을 추가하는 데 동의를 받았다.

30개월 후 출판사에 원고를 보내기까지 시간이 빠르게 흘렀다. 헬시러닝(HealthyLearning) 출판사의 발행인 제임스 피터 박사에게 먼저 감사함을 보내고 싶다. 우리에 대한 그의 믿음과 "최고를 향한 당신들의 헌신을 이 책에 반영하는 데 필요한 무엇이든 하겠다"는 그의 약속이 없었다면, 우리는 여러분을 위하여 어떤 단어도 쓸 수 없었을 것이다.

우리는 우리의 동료 및 친구들에게 감사를 전한다. 데이비드 레비, 제이미 맥도걸, 톰 마라데이, 몰리 케머, 하아디 스콜닉, 패드마자 페텔,

웨인 다이싱걸, 데이비드 도노휴, 닐 스콜닉, 메이건 그레가 및 케이린 폴리. 모두가 귀한 정보를 제공해주었다. 편집, 참고문헌 정리 및 허가 얻기 등을 노력해준 매사추세츠대학교 애머스트 공중보건대학 및 건강과학대학의 연구 조교 에밀리아 베일리, 루스 쿼트로 및 잭클린 라구소에게 감사를 전한다.

뛰어난 편집 및 구성 기술로 이 책을 만드는 데 도움을 준 샨티 카나와 레니 케라딘에게, 흡연, 음주, 물질사용장애에 기여하고 도움을 준 스리잔 무케르지 및 니타야 친타라패티에게, 시마에게 건강하고 강인하며 현명하게 살아가는 것에 대해 현명한 조언을 제공한 프래밀라 사린에게 그리고 마지막으로 우리의 동료 생활습관의학 의료인들에게 감사를 전한다. 이렇게 급격히 부상하는 생활습관의학 분야를 배우기 위해 그리고 환자들의 건강과 활력을 개선하기 위한 이런 원칙을 접목하기 위해 시간을 할애한 여러분에게도 감사를 전한다.

물론, 우리는 여러 중요한 사람들에게 큰 감사의 빚을 졌다. 저자로서 심혈을 기울이느라 태만했던 모든 가족 기능을 인내해주었던 바로 우리의 가족들이다. 로렌 모타, 맥스 모타, 산지트 강굴리, 비라즈 사린 강굴리, 비크람 사린 강굴리 그리고 린 고블. 모두에게 우리의 사랑스러운 감사를 전한다.

-시마 사린, 마이클 모타, 존 고블

서문

"차이가, 차이가 되기 위해서는, 반드시 차이를 만들어야 한다."

나는 예일의대 예방의학과 전공의 시절, 전공의 프로그램 책임자였던 제임스 제켈 박사 덕분에, 거트루드 스타인(Gertrude Stein)의 이 인용구를 처음으로 들었다. 그 이후 이 명언은 나의 가슴속에 특별하게 자리 잡게 됐다.

우리는 아마 히포크라테스 이후로 오랫동안 생활습관이 인생에 수명을 더하고, 삶을 연장할 수 있는 놀라운 잠재력을 가지고 있다는 사실을 알아왔다. 의학으로서 생활습관의 가치제안은 고대에는 상당히 직관적이었지만, 현대에는 확고한 근거를 기반으로 하고 있다. 주제에 관해 논의된 중요한 문헌들 중에는 1993년 세계적 권위의 학술지인 《미국의학협회저널(Journal of Am. Medical Association, JAMA)》에 마이클 맥기니스(Michael McGinnis)와 윌리엄 페기(William Foege)가 게재한 논문 〈미국의 실질적인 사망 원인(Actual Causes of Death in the United States)〉이 있다. 사망진단서에 통상적으로 기록하는 신체적 사망 원인을 넘어서, 맥기니스와 페기는 변화되면 결과를 바꿀 수 있는 기저 혹은 '근본' 원인들을 열거했다.

요인들의 전체 목록은 인간의 건강이나 질병을 염려하는 사람이라면 어느 누구라도 확실히 관심이 있을 것이다. 왜냐하면 그것은 세계의 모든 산업화된 국가에서 매년 발생하는 거의 모든 조기 사망을 설명하고 있었기 때문이다. 그러나 의학의로서 생활습관을 신봉하는 사람들에게는 특별히 두드러지는 요인들만 정리된 목록이 있다. 맥기니스와 페기의 원인 목록에 있는 첫 3가지 항목들은 목록의 30%에 불과하지만, 전체 질병 이환율 및 사망률의 80%를 차지한다. 이 항목들은 흡연, 열악한 식단 그리고 신체활동 부족이다. 나는 항상 그것들을 "손가락, 포크 그리고 발의 잘못된 사용"이라고 부른다.

만약 일상에서의 이러한 문제를 해결하고 개선하기 위해, 헬스케어 전문인들에게 정보가 제공되고, 권한이 부여된다면 얼마나 큰 차이가 생길지 생각해보라. 회사들 또한 구성원들이 이러한 생활습관 요소들을 유지하도록 일상적으로 관리한다면 얼마나 더 큰 차이가 생길지 생각해보라. 양적, 질적으로 충분한 수면을 취하는지 그렇지 않은지, 스트레스가 관리 및 완화되는지 그렇지 않은지, 사회적 연결성이 육성되는지 무시되는지 등을 관리한다면 말이다.

이것은 만연한 만성질환 부담의 80%, 매년 우리의 가족이나 친구, 동료들을 공격하는 조기 사망의 80% 이상을 집단적 경험에서 없앨 수 있는 숨은 잠재력이기도 하다. 이러한 지식이 일상적인 행동으로 효과적으로 전환된다면, 공중보건 역사상 가장 위대한 진전을 이룰 수 있을 것이다.

그러나 지식은 그 자체로 힘이 아니다. 바로 번역 단계가 필요하기 때문이다. 우리는 '무엇'을 아는 것뿐만 아니라, 번역상의 간극을 극복하는 모든 실무적인 세부 사항에서의 '어떻게' 또한 알아야 한다.

이 책 《미래를 여는 헬스케어 솔루션》은 이러한 심각한 간극을 연결한다. 의학으로서의 생활습관 주요 요소들에 대한 최선의 근거들을 활용하여, 이 책은 임상 진료의 까다로운 맥락에서 이를 구현하는 데 따르는 도전들을 탐색한다. 임상의의, 임상의에 의한, 임상의를 위한 문제해결은 각고의 노력 끝에야 얻을 수 있는 본질적인 이해에서 시작된다.

만성질환의 치료는 간결하지만 철저하고, 조심스럽지만 매력적이고, 무엇보다 실용적이다. 이 책은 '무엇'이라는 놀라운 가치제안을 이해하는 사람들에게 '어떻게'라는 실행 가능한 요소로 힘을 불어넣어 준다.

생활습관은 최고의 의학이다. 그러나 '이 의학을 어떻게 가장 잘 전달할 수 있을까?'라는 도전도 만만치 않다. 효율적이며 효과적인 의료전달의 필수 요소들로 무장한 의료인 커뮤니티가 상당한 기여를 할 수 있을 것이다. 생활습관은 가장 중요한 성과인, 수명과 삶에 실제적인 차이를 만들 것이다.

-데빗 엘 케이츠(DAVID L. KATZ) MD, MPH, FACPM, FACP, FACLM
예방의학 전문의, 공중보건학자
전 미국생활습관의학회 회장
참된 건강 이니셔티브 설립자/회장
DietID 회사 설립자/CEO
예일대학교/그리핀 병원 예방연구센터(1998~2019) 설립자/디렉터

의료계에 부는 변화의 바람

선진국을 비롯하여, 우리 한국에도 의학계 및 의료계에 변화의 바람이 불고 있다. 기존의 질병케어 패러다임에서 헬스케어/웰케어/예방케어 패러다임으로 옮겨가는 전환기인 것이다. 이는 질병이나 증상, 징후에 대한 진단에 기반을 두고 처리하려는 결과-중심의 치료 접근에서 원인-중심의 헬스케어, 웰케어, 예방케어 접근으로 이동하는 것이다.

기존의 치료 패러다임은 환원주의(Reductionism) 접근으로 진단에 의해 나타난 비정상적인 지표의 수치나 현상, 생물학적 기전이나 경로 등을 조절하고 관리하는 차원이지, 그것들의 뿌리가 되는 실질적인 원인들은 그대로 방치되는 편이었다. 그러다 보니 병은 더욱 악화되거나, 질병과정은 반복되고 증대되었다. 이런 방법은 만성질환의 해결책으로는 여러 영역(예: 심적, 신체적, 경제적, 사회적)에서 비싼 값을 치러야 하는 비효율적이자 비생산적인 전략이다.

만성질환은 대부분 수개월에서 수십 년 동안 발병하여 지속되는 병으로 세월과 더불어 살아가는 과정에서 더욱 복합적으로 유발한다. 이런 만성질환에는 심장질환, 암, 고혈압, 당뇨, 비만, 알츠하이머병, 우울증 같은 병들이 포함된다. 후성유전학을 포함한 수많은 연구 근거들은 이런 만성질환의 뿌리 원인이 잘못된 생활습관임을 거듭 검증, 보고해 오고 있다.

그러나 생활습관병인 만성질환들에 대한 기존의 치료-중심 패러다임의 주된 1차 방법은 약이다. 그리고 경우에 따라서 시술이나 수술 방법을 사용하기도 한다. 이런 접근은 생명체와 인간을 물질(화학입자)로 보는 서양 의철학에 기반하여, 약이라는 화학물질을 우선적으로 처방하여 인체의 물질 상태를 조절, 관리해 보려는 얕은 방법이다.

정리하자면, 만성질환들은 불건강한 생활습관으로 인해 생긴 병이고 증세, 징후이자 심지어 노화와 노쇠로 인한 결과다. 기존의 의료체계와 제공자들이 약에 의존하여 조절, 관리하는 전략을 따르고 준수하도록 제공하는 동안, 환자의 잘못된 삶의 방식이나 생활습관은 치료되지 않은 채 질병을 키우고 노화를 가속화하기 쉽다. 이제부터라도 원인-중심의 헬스케어, 웰케어, 예방케어 패러다임으로 전환하되, 이 과정에 기반이 되는 생활을 삶을 다루는 의학, 곧 생활습관을 의료 또한 케어 프로토콜 등으로 다루는 접근, 전략을 채택하고 실시해야 하다.

건강과 의학 그리고 생활과 삶에 새로운 길을 제시하는 생활습관의학

생활습관의학(Lifestyle Medicine, LM)은 질병의 예방만이 아니라 치료 및 심지어 역전을, 동시에 건강과 웰니스 및 건강수명의 증진을 위하여, 6가지 주된 치유적 생활습관 기둥(Pillar)들을 사용하는 근거기반 의학이다(대한생활습관의학원 사이트 참조).

LM의학은 질병관리만이 아닌 건강복구/회복을 강조하며 생활습관과 건강성과 간의 관계에 초점을 두며, 건강행동 변화를 뒷받침하는 과학 근거를 사용한다. 또한, 모든 환자에게 적용되며, 모든 의료보건케어 서비스의 기반으로 실시된다. 또 하나의 주된 특징은 의료진의 생활습관의학 처방의 가치 및 다른 보건의료전문인에 의한 처방 지원의 가치를 강조하며, 협업적 케어 및 헬스케어 팀 기반의 접근을 사용한다.

생활습관의학은 약 20년 전 미국 로마린다의과대학에서 출현하여, 현재 세계적으로 가장 급격하게 발전하고 채택되는 의학들 중 거의 선두에 있다. 최근, 미국과 유럽에서는 의료과정, 헬스/웰니스 케어 세팅에 접목하여 제공하는 열풍이 불고 있다. 또한, 생활습관의학의 역량을 강화하며 보드 전문의/전문인 자격증을 취득하여 더욱 긍정적인 건강성과(예: 의료성과 증가, 환자 만족 증가, 의료비 감소)를 가져와 모두가 Win-Win하는 의료체계, 의료시장, 의료문화 및 의료정책 등이 펼쳐지고 있다.

하지만 아쉽게도, 기존의 의학 교육, 전공의 수련 과정, 의료인들의 의료 과정 등에는 환자들의 생활습관을 의학적으로 다루는 커리큘럼이나 프로그램이 부족하며 역량강화나 의료행위 기회 등은 거의 희박하다.

시대적 요구에 대한 솔루션을 담은 보물상자

생활습관의학은 모든 건강과 웰니스, 의학과 의료, 삶과 생활의 기초 및 솔루션을 제공한다. 그 길에 이 책이 준비되어 있으며, 시대적 요구와 함께 보물상자처럼 기다리고 있다. 이 책에 담긴 보물은 생활습관의학 기반의 진료 과정 또는 생활습관 변화 중재 과정을 위하여, 크게 What-Why-How를 안내하고 있다. 특히, 기존의 생활습관의학 분야의 책들이 개념을 포함한 무엇(What)에 중점을 크게 두었다면, 이 책은 생활습관의학의 원리원칙들을 어떻게(How) 적용, 활용하여 건강생활습관 변화 및 실천, 유지 등을 진행하고 제공할 것인가의 방법(Way)를 가이드하고 있다. 이 책의 여러 추천사와 서문 그리고 각 주제들의 행간에 녹아 있는 목소리와 진정성, 데이터와 산지식, 사례 그리고 경험 등의 자료원을 살펴보라.

이제, 당신은 이 책을 통해 질병-중심에서 원인-중심의 의학 및 의료 패러다임으로 확장하고 성장할 것이며, 또한 질병과 노화와 조기사망을 감소시키되, 건강과 웰니스와 건강수명을 증진하는 생활습관의학의 역량을 만나고 강화하며, 현시대와 미래에 더욱 우수한 의료제공자로 나타나게 될 것이다. 최근에 국내 의료계 및 세간에서 주목을 모으고 있는 책《질병해방》이 제시한 Medicine3.0도 생활습관의학에 뿌리를 두면서 이런 변화와 성장의 니즈에 뜻을 함께하고 있다.

이 책은 근거기반의 수많은 지침, 툴, 자료 그리고 의술과 의료행위의 역량 등으로 가득 찬 보물상자로, 당신이 열어주기를 기다리고 있다. 당신이 누군가를 참된 생활 및 삶의 길로 안내하며, 더욱 전인적이자 근본적으로 건강하며 웰하도록, 또한 질병으로부터 예방되도록(1차, 2차, 3차) 돌보며 함께 걸어갈 때, 이 책은 그 곁을 지키는 벗이 될 것이다.

-초록 햇살 위로 삶의 아름다움이 깊어가는 6월

역자 대표 이승현 박사

대한생활습관의학원/학회 이사장,

미국 로마린다 의과대학 예방의학과 교수

목 차

행동변화의 기초

최적의 영양

신체활동의 힘

CHAPTER 5 정서적 웰빙 증진하기

CHAPTER 6

수면의 힘

흡연, 알코올 그리고 약물

보험급여

생활습관의학 실천하기

생활습관의학 중심의 진료

"미래의 의사는 약을 주지 않을 것이다. 대신 환자들이 몸을 돌보고, 식단을 관리하고, 질병의 원인과 예방에 관심을 가지도록 할 것이다."

- 에디슨(Thomas Edison), 1903, 미국 발명가

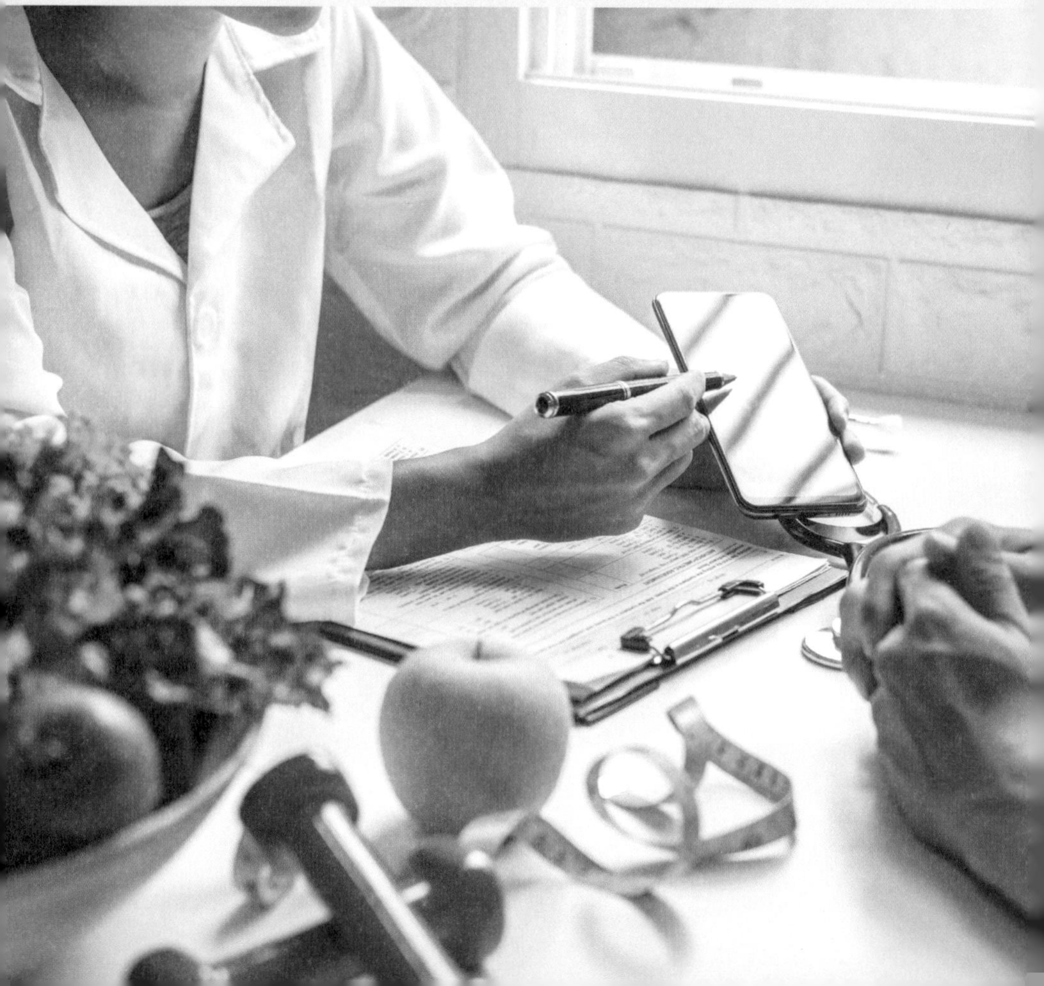

생활습관의학이란 무엇인가?

> 생활습관의학은 만성질환의 예방, 치료 및 역전을 위한 일차치료 행태로 자연상태 식물성 위주의 식습관, 규칙적인 신체활동, 회복 수면, 스트레스 관리, 위험한 물질 피하기, 긍정적인 사회적 연결을 사용한다.
>
> \- 미국생활습관의학회

미국질병통제예방센터(Centers for Disease Control and Prevention Center, CDC)에 따르면, 오늘날 미국의 10대 사망 원인은 심장병, 암, 뇌졸중 그리고 당뇨병을 포함한다.[1] 이러한 질병의 주된 위험 요인과 원인은 무엇인가? 바로 생활습관이다. 불량한 영양, 신체활동 부족, 수면 부족, 사회적 관계 부족, 과도한 스트레스, 위험한 물질사용은 이러한 치명적인 만성질환의 주요 원인이다. 세계보건기구(World Health Organization, WHO)에 의하면, 이러한 질병을 유발하는 생활습관 요인들을 조절한다면, 심장병, 뇌졸중 또는 당뇨병의 발병률을 80%까지 줄일 수 있으며, 암은 최대 40%까지 줄일 수 있다고 한다.[2] 이것은 어마어마하게 놀라운 일이다!

심장병, 뇌졸중, 당뇨병의 80% 그리고 암의 40% 감소를 상상해보라. 그때 사람들의 기대수명은 증가하고 의료비는 급감하며, 의약품 필요도 상당히 감소할 것이다.

이러한 행동을 적용하는 것은 간단해 보이나, 미국인들 대부분은 그렇게 하지 않는 것으로 나타났다. 왜 그럴까? 가장 큰 기여 요인은 패스트푸드, 좌식생활, 컴퓨터를 통한 원격 근무 등 개발도상국에서는 부족한

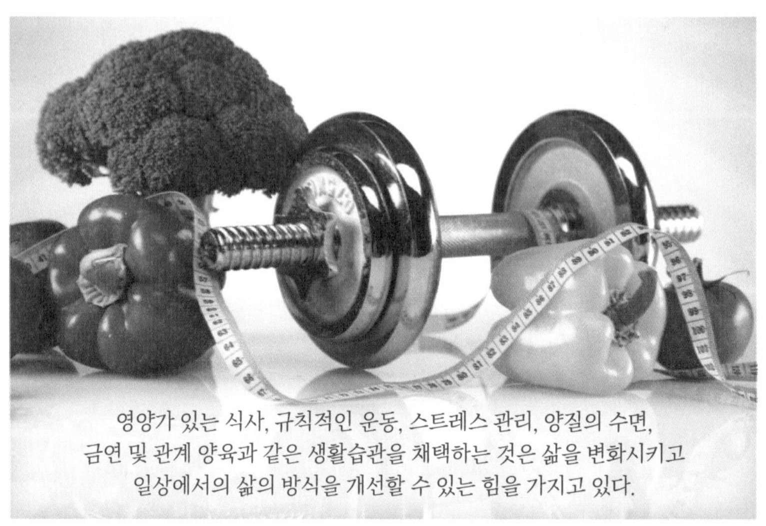
영양가 있는 식사, 규칙적인 운동, 스트레스 관리, 양질의 수면,
금연 및 관계 양육과 같은 생활습관을 채택하는 것은 삶을 변화시키고
일상에서의 삶의 방식을 개선할 수 있는 힘을 가지고 있다.

많은 편리함 위에 미국 문화 요소들이 세워졌기 때문이다. 이 모든 것이 신체활동 감소, 스트레스 증가, 부실한 식단 및 사회적 고립으로 이어지게 했다. 이러한 변화는 지난 100년 동안 점진적으로 일어났다.

질병의 타임라인

1900년대에 감염병은 미국에서 가장 큰 사망 원인이었다. 이 기간 동안 <뉴잉글랜드의학저널(New England Journal of Medicine)>에는 결핵, 임질, 장티푸스, 매독과 같은 감염병을 설명하는 수많은 기사가 실렸다.[3] 그 당시에는 이러한 감염을 치료하고 예방하기 위한 항생제 같은 약이나 백신이 존재하지 않았다. 의사들은 치료를 위한 이론들을 가지고 있었으나 대다수는 득보다 해를 더 끼쳤다.

실제로 사망 원인의 주된 세 가지 요인은 폐렴, 독감 및 결핵 같은 감염병이었다.[4] 현대 사회에서는 완치 가능한 병들이다. 따라서 우리의 기대수명과 삶의 질은 이제 엄청나게 높아져야만 하지 않겠는가? 이것은 부분적으로만 사실이다. 1900년에는 평균 기대수명이 50세 미만이었다.[5] 오늘날은 78.6세이다.[1] 그러나 첫 번째 사망 원인이었던 감염병이 사라지고, 사고와 안전성이 개선된 지금의 우리는 더 오래 살아야 하지 않을까? 하지만 불행하게도 그렇지 않다. 실제로 지난 몇 년 전부터 우리의 기대수명은 감소했다. 이것은 현대 의학의 출현 이래로 처음 일어난 현상이다.

1900년대가 진행됨에 따라 미국의 기술 발전도 가속화되었다. 알렉산더 그레이엄 벨(Alexander Graham Bell)이 세기가 바뀔 무렵 최초의 전화기를 발명한 것으로부터, 포드의 모델 T 자동차가 대량 생산에 들어갔고, 전국으로 고속도로망을 건설하는 운동이 일어나면서,[6] 우리는 사회를 발전시켰다. 그러나 소통과 만남의 운동은 아니었다. 이후 1940년대부터 1960년대까지 가공식품들이 개발되고 판매되었다. 그것은 주로 미국 주부들을 부엌으로부터 자유를 찾게 하는 것으로 소개되었다. 신선한 식사를 단 몇 분 안에 요리할 수 있는데, 어느 누가 몇 시간을 소비하기를 원하겠는가? 이것은 이런 식품 회사를 아주 유명하게 했으며, 신선한 수제 식품 섭취를 감소시키면서 포화지방, 설탕, 소금 및 칼로리가 포함된 가공식품을 생산하게 했다.

패스트푸드 사업은 1900년대부터 오늘날까지 10억 달러 규모의 산업으로 발전했다. 예를 들어 1921년 미국 최초의 햄버거 체인점인 화이트

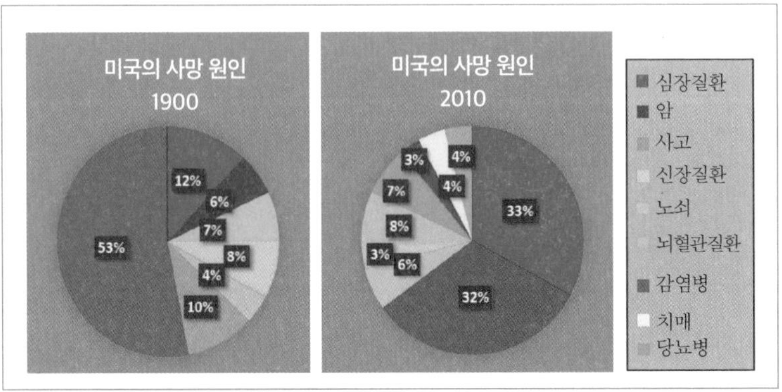

그림 1-1 1900년과 2010년 미국의 사망원인

'생활습관의학: 건강과 생존에 미치는 강력한 영향에 관한 간략한 검토(by Boai Bi, Nakata TE, Wong WT et al.)'로부터 재인쇄됨. The Permanente Journal, 22, 17-025. https://doi.org/10.7812/TPP/17-025, with permission from The Permanente Press.

캐슬(White Castle)이 문을 열었고, 다른 사람들도 빠르게 뒤따랐다.[7] 맥도날드 형제는 1948년에 첫 번째 레스토랑을 열었으며, 버거킹과 타코벨은 1950년대에 문을 열었다.[7] 이 기간 동안 우리는 심장병, 비만, 당뇨병의 발병률이 현재 수준으로 증가하는 것을 지켜보았다.

1958년까지 160만 명의 미국인이 2형당뇨병을 앓았으나, 2017년에는 당뇨병을 앓고 있는 사람의 유병률이 2,470만 명으로 14배 증가했다. 여기에 8,400만 명의 당뇨병전단계를 가진 사람들을 더하면 심각한 유행병이 된 셈이다.[8] 그리고 비만도 1950년대의 미국 유병률은 약 10%였으나 1999년대에는 30.5%, 2018년에는 무려 42.4%에 달했다.[9] 이러한 질병은 심혈관질환(CVD)이 미국을 포함한 산업 국가들에서 21세기 남성, 여성 및 대부분의 인종과 민족의 이환율과 사망률의 주요 원인이 되게 했다.[12]실제로 미국에서는 37초마다 1명이 심혈관질환으로 사망하며, 4명의

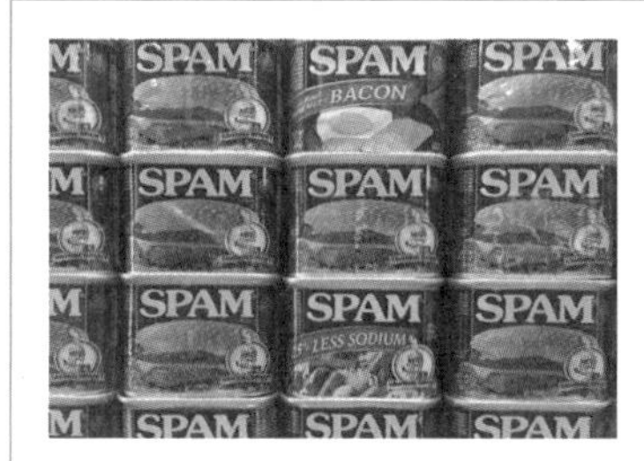

그림 1-2 스팸

우리에게 스팸이 있을 때, 누가 신선한 단백질과 채소 식품을 필요로 하겠는가? 1950년대 스팸 가공식품회사는 미국의 1호 샌드위치로 알려졌다.

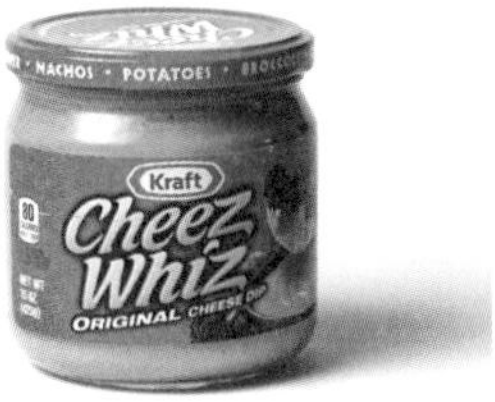

그림 1-3 크래프트의 치즈위즈

수개월 동안 선반에 저장할 수 있는 치즈 식품을 원하는가? 크래프트의 치즈위즈는 20세기에 인기를 끌었다. 방부제, 첨가색소 및 소금으로 가공된 치즈위즈는 영양을 편리함과 맞바꾼 식품의 한 사례다.

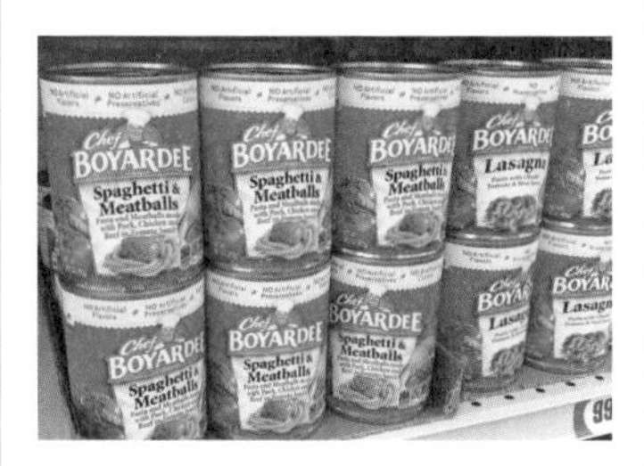

그림 1-4 체프 보야드

소금, 설탕 및 포화지방이 가득 채워진 패스터 디너의 모델로 20세기에 인기가 많았다. 1960년대에 체프 보야드는 '1분짜리 고기 주요리'로 광고되었다.

사망 중 1명은 바로 이 심혈관질환 때문이다.[10]

생활습관에 관한 경제학

당뇨병, 비만, 암 그리고 심혈관질환 같은 만성적인 생활습관 관련 질병으로 인한 경제적 파급효과는 엄청나다. 심장병 하나만으로도 미국에서는 매년 2,190억 달러의 비용이 발생한다.[11] 이것은 헬스케어 서비스, 의약품 그리고 생산성 손실 비용을 포함한다. 미국당뇨병협회(American Diabetes Association)는 2018년에 진단된 당뇨병 환자의 전체 비용이 3,270억 달러라고 보고했다.[12] 비만으로 인해 추정되는 연간 의료비는 2008년 1,470억 달러였다.[13] 보건의료연구품질관리청(Agency for Health Care Research and Quality, AHRQ)은 2015년 암으로 인한 직접적인 의료비용(모든 헬스케어 비용의 전체)을 802억 달러로 추정했다.[14]

일반적으로, 헬스케어에서 미국은 의료비용으로 매년 3조 4,000억 달러를 지불하는데, 웰니스 프로그램 및 예방에는 그중 6,000분의 1만 사용한다. 미국생활습관의학회(American College of Lifestyle Medicine)에 의하면, 미국 고용주들은 직원들의 헬스케어 혜택을 위해 매년 9,000억 달러를 지불하고 있는데, 여기에 질병으로 인한 생산성 손실은 매년 5,000억 달러에 달한다.[15] 생활습관을 통해 이런 질병들의 근본 원인을 역전시키면 소요되는 비용을 극적으로 줄일 수 있고, 처방약과 의학적 시술을 감소시킬 수 있다. 또한 일터나 가정 모두에서 생산성을 증가시킬 것이고, 직장에서의 이윤과 수익을 증가시킬 것이다.

밴더빌트 대학에서 실시한 연구에서 2형당뇨병을 역전시키기 위한 생활습관의학 원리가 6개월 동안 사용되었다. 프로그램을 개발하고 실시하는 데 사용된 비용은 3만 2,000달러였으며, 이 중재 프로그램은 참여 그룹의 헬스케어 비용을 9만 2,582달러 감소시켰다.[15] 이와 같은 연구들이 국가 차원에서 실시된다면, 우리는 수백에서 수십억 달러의 지출을 잠정적으로 줄일 수 있으며, 삶의 질을 개선하고 연장시킬 수 있을 것이다. 특히, 경제적인 측면에서, 우리는 생활습관이 인구집단의 건강에 미치는 영향을 더 이상 방치할 수 없다.

공중보건 및 생활습관의학

공중보건을 바라볼 때, 생활습관의학을 고려하는 것은 매우 중요하다. 광범위하게 가장 효과적인 생활습관의학 중재를 제공하기 위해서는 국가, 광역단체 그리고 기초단체 차원에서, 각 개인의 사회적, 경제적, 문화적 환경들을 이해할 필요가 있다. 사실, 건강의 약 80%는 건강 관련 행동, 환경 및 사회문화적 요소들을 포함한 사회적 결정요인(Social Determinants)에 의해 결정된다. 공공정책은 건강한 생활습관을 위한 이런 운동을 지지하기 위해 만들어져야 한다. 그것은 건강한 식습관 및 신체활동을 촉진시키는 공동체 개발, 더 안전한 공공장소 및 산책로 조성, 신선하고 경제적인 과일과 채소에 대한 접근성 개선 등 건강결정요인의 구체적인 요소들을 해결함으로써, 인구집단의 건강을 긍정적으로 형성할 수 있다.[16]

헬스케어 접근성 및 질의 격차는 부분적으로 정책적인 선택과 예방적인 헬스케어, 정신건강과 관련한 상태 및 물질남용 등에 대한 보장을 제한하는 공공보험 및 민간보험 프로그램들을 허용함으로써 일어난다. 우리 정부는 자원 개발을 지원하고, 교육, 농업, 상업, 노동, 교통 및 외교 정책 영역에 영향력을 행사해 건강한 생활습관을 지원해야 한다. GDP(Growth Domestic Product, 국내총생산) 대비 예방 의료비 지출의 비율은 1%도 되지 않는 0.384%로 추산된다.[16] 특히 생활습관 예방 이니셔티브(Initiative; 문제를 해결하기 위한 계획-역자 주)들이 건강 결과를 최대 80%까지 향상시킬 수 있다는 점을 고려하면, 이 지출은 매우 낮은 수치다. 그림

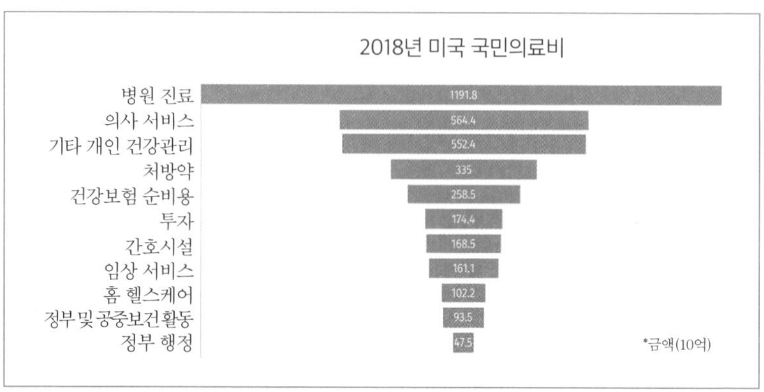

그림 1-5 국민의료비 지출, 2018

국민의료비-예방에 대한 지출 부족. 미국 메디케어 및 메디케이드 서비스 센터, 보험계리국, 국민건강통계그룹, 국민의료비 지출 계정, 국민의료비 지출에서 '국민의료비 지출' 정보 발췌. https://www.cms.gov/Research-Statistics-Data-and-Systems/Statistics-Trends-and-Reports/NationalHealthExpendData/NationalHealthAccountsHistorical.html. See Appendix I, National Health Expenditure Accounts(NHEA).

1-5에서 볼 수 있듯이, 미국의 주요 헬스케어 지출에는 예방 및 생활습관의학 전략 또는 공중보건 활동이 포함되지 않는다. 따라서 의료인들이 이런 사실에 대한 인식을 증대시키고, 환자와 지자체, 광역단체, 국가 차원에서 이런 변화의 옹호자가 되는 것이 중요하다.

코로나-19 팬데믹과 생활습관의학

2019~2021년의 코로나 바이러스 팬데믹은 건강한 인구집단의 중요성을 조명했다. 코로나-19 바이러스의 더 치명적인 진행에 대한 많은 위

험 요인에는 심혈관질환과 당뇨병이 포함된다. 사실 최근의 새로운 연구에 따르면 식습관을 식물성 기반 식단으로 바꾸는 것만으로 중등도 또는 심각한 코로나-19에 걸릴 확률이 73% 더 낮아지는 것으로 나타났다.[16A] 단순히 좀 더 건강한 음식 선택과 좀 더 많은 운동을 뒷받침하는 인프라 구조, 환경 그리고 문화를 갖추는 것만으로 인구집단의 체질량지수, 혈당 수치 및 지질 수치가 감소한다. 따라서 이러한 기저질환을 가진 사람의 최대 30%가 바이러스 합병증을 앓고 있다는 점을 감안하면, 이런 조치가 코로나-19 팬데믹 동안 인구집단의 이환율과 사망률을 크게 줄일 수 있었을 것이다.

이 책에서는 의료인들이 그들의 환자가 이런 문제를 해결하도록 도울 수 있는 방법과 개인적 및 환경적 수준에 맞춰 개별 환자에게 접근하는 방법을 고려하는 것에 초점을 두고 있다. 역사적으로 헬스케어 의료인들은 운동, 영양, 정서적 건강 그리고 위험한 물질사용과 같은 주제에 대해 이야기하도록 훈련 받거나 준비되어 있지 않다. 대신 훈련은 이런 습관들로 인한 결과를 다루는 방법에 초점이 맞춰져 있다. 이런 상황이 의료교육훈련 및 환자의 질병예방에 있어서 생활습관의학을 중요한 부분으로 만든다.[17]

생활습관의학과 건강의 사회적 결정요인(SDOH)

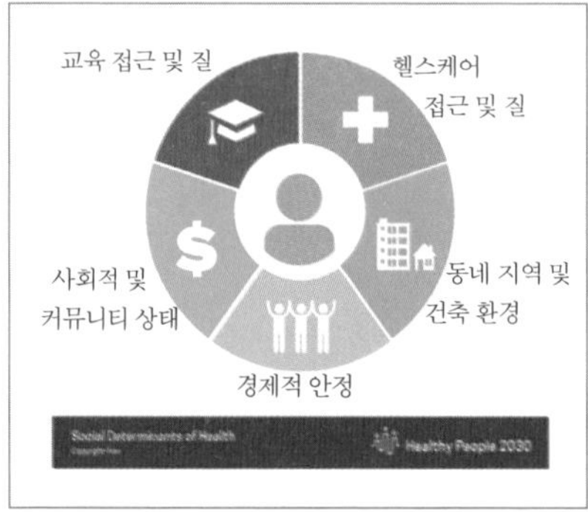

그림 1-6 건강의 사회적 결정요인

개별 환자의 생활습관을 평가할 때 건강의 사회적 결정요인을 다루어야 한다. 미국 보건복지부, 질병예방 및 건강증진국, Healthy People 2030, 2020의 '건강의 사회적 결정요인(Social Determinants of Health)'에서 발췌.
미국 정부 또는 보건복지부는 특정 상업용 제품, 제조업체, 회사 또는 상표에 관하여 인증 또는 권장사항을 제정하지 않는다. 이 그림은 DHHS 웹페이지에서 무료로 확인할 수 있다.

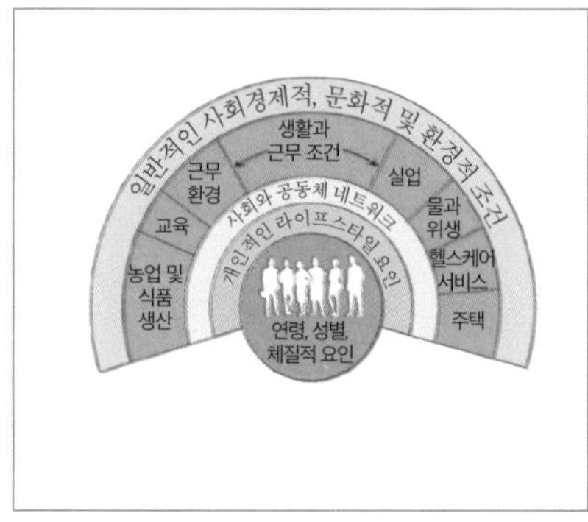

그림 1-7 건강의 주요 결정요인

스웨덴 스톡홀름 미래연구소의 G. 달그렌(G. Dahlgren) & M. 화이트헤드(M. Whitehead)에 의한, '건강의 사회적 형평성을 촉진하기 위한 정책 및 전략' 중 '건강의 주요 결정요인'. http://www.iffs.se/media/1326/20080109110739filmZ8UVQv2wQFShMRF6cuT.pdf. 미래연구소 저작권. 허가를 받아 재인쇄됨.

세계보건기구(World Health Organization, WHO)는 건강의 사회적 결정요인(Social Determinants of Health, SDOH)을 개인들의 건강 결과 및 위험, 기능 그리고 삶의 질에 영향을 미치는, 사람이 태어나고, 자라고, 생활하고, 일하고, 나이 들어가는 조건들로 설명했다. 이는 세계적, 국가적, 지역사회적 차원에서 돈, 권력, 자원의 분배에 의해 형성된다.[18] 안전하고 저렴한 주택, 교육 접근성, 공공안전, 건강한 음식의 가용성, 지역의 응급 및 건강 서비스 그리고 생명을 위협하는 독소가 없는 안전한 환경들과 같은 조건들은 전반적인 건강에 중요한 역할을 하며, 특정 개인의 생활습관을 평가할 때 반드시 고려되어야 한다.

건강의 사회적 결정요인의 예는 다음과 같다.[19]

- 소득 수준
- 교육 기회
- 직업, 고용 상태 및 일터 안전
- 성 불평등
- 인종 차별
- 식량 불안정성과 영양가 있는 식품 선택의 접근성 부족
- 주택 및 공급시설 서비스에 대한 접근성
- 초기 아동기 경험 및 발달
- 사회적 지지 및 지역사회 포용성
- 범죄율과 폭력적인 행동에 대한 노출
- 교통수단 이용 가능성
- 인근 조건 및 물리적 환경
- 안전한 식수, 깨끗한 공기, 독소가 없는 환경에 대한 접근성
- 레크리에이션 및 여가 기회

연구에 따르면, 건강의 사회적 결정요인이 인구집단 건강에 헬스케어보다 더 큰 영향을 미치며, 헬스케어 지출 대비 사회적 서비스 지출 비율이 높을수록 인구집단의 건강이 개선되는 것으로 나타났다. 따라서 헬

스케어 제공자들이 건강의 사회적 결정요인들을 이해하고, 이 정보를 사용하여 환자들과 생활습관의학에 가장 적합한 대화를 나누는 것이 필수적이다.

헬스케어 제공자들이 취할 수 있는 중요한 첫 번째 단계는 자신의 서비스를 제공하는 지역사회의 건강, 환경, 교육 및 사회적 서비스에 대해 배우는 것이다. 이를 위한 한 가지 자원으로 국립지역건강센터협회(National Association of Community Health Centers, NACHC)에서 제공하는 '환자의 자산, 위험 및 경험에 대한 대응 및 평가 프로토콜(Protocol for Responding to and Assessing Patients' Assets, Risks, and Experiences, PRAPARE)'이 있다.[20]

PRAPARE는 제공자가 사회적 필요를 평가할 수 있는 데이터를 수집하고, 이를 해결하기 위한 조치를 취할 수 있는 '구현 및 실행 툴키트(implementation and action toolkit)'를 제공한다. 이 평가 도구는 인구통계학적 데이터와 주거 상태에서부터 사회적 정서 건강 및 신체적 안전까지 다양한 영역에서 사회적 건강 관련 질문을 던진다. 또한 의료인이 아닌 지역사회 구성원을 직원으로 추가하는 것부터 만성질환 관리팀을 구성하고 구현하는 방법까지, 개인의 필요를 해결하기 위해 제공자 팀을 구성하는 방법에 대한 정보를 제공한다.[21] 우리는 이 책 전반에 걸쳐 이러한 기법 중 일부를 논의한다.

제공자들을 위한 또 하나의 중요한 자원은 '건강 지도자의 사회적 필요 검사 툴키트(Health Lead's Social Needs Screening Toolkit)'이다.[22] 이 툴키트는 헬스케어 지도자들이 인구집단의 필요에 맞는 평가를 개발하고, 의료케어(medical care)와 함께 음식, 주거, 교통과 같은 필수 자원에 사람들을 지역 내에서 연결할 수 있도록 돕기 위해 개발되었다.[21]

진정한 일차예방 및 이차예방으로서의 생활습관의학

일차예방

*

일차예방(Primary Prevention)은 질병의 원인을 제거하여 질병의 발생을 막는 것이다. 이것이 생활습관의학의 뿌리다. 예를 들어 제공자는 심혈관질환을 예방하기 위해 그 원인을 파악하고 제거해야 한다. 수많은 연구들은 흡연, 비만, 당뇨병, 고지혈증, 고혈압, 우울증 그리고 좌식생활습관이 발병에 영향을 미친다고 말한다. 이것은 아주 어린 나이부터 시작한다. 10세 이하 어린이들에서 동맥경화증의 전조증들(혈관의 지방줄무늬)이 부검에서 발견되어, 관상동맥질환이 아동기에 시작되어 증상 없이 천천히 진행될 수 있음을 보여준다.[22A] 따라서 근본적인 원인을 먼저 해결한다면, 앞으로 심혈관질환이 발병하는 것을 예방할 수 있다.

연구에 따르면 많은 생활습관 관련 질환들의 근본 원인은 염증이다. 생활습관의학 연구 회담(Lifestyle Medicine Research Summit)에 의하면, 불건강한 생활습관 선택이 궁극적으로 우리 신체의 분자적 및 유전자적 수준에서 조절장애를 일으켜 세포의 스트레스와 손상을 유발하고, 이로 인해 인터루킨-6(Interlukin-6, IL6), 적혈구침강속도(erythrocyte sedimentation rate, ESR) 및 종양괴사인자-알파(Tumor Necrosis Factor/TNF-Alpha)와 같은 염증 지표를 증가시킨다.[22B] 이런 양의 피드백 루프는 만성적인 염증을 초래해 암, 당뇨병, 심혈관질환과 같은 질병을 일으킨다. 따라서 이 악순환을 끊는 유일한 방법은 생활습관 중재다. 이것은 신체의 미생물군집을 개선하고, 세포 안에서 긍정적인 후성유전적 변화를 만들며, 분자의 손상을 감소시켜 질병이 시작되기 전에 만성질환을 멈추게 한다.

일차예방의 한 예가 금연을 한 미국 남성들에 대한 장기적인 데이터에서 확인된다. 데이터에 따르면, 1991~2007년 사이에 남성의 폐암 사망률이 25% 감소했고, 이 행동중재로 25만 명의 사망이 예방되었을 것으로 추정된다.[23] 아직 개선해야 할 부분이 있지만, 남성의 심장질환 사망률도 지난 수십 년 동안 절반이나 감소했다.[24] 이는 중재와 치료가 개선되었을 뿐만 아니라 금연과 같은 일차예방 노력이 있었기 때문이다. 이제 자궁경부암, 간암, 피부암, 유방암 그리고 골절 및 알코올중독을 포함한 많은 질병에서도 일차예방이 가능해졌다. 예를 들어 연구들은 대장암의 진정한 예방이 조기 대장내시경 하나만이 아니라 식단 중재에 의해 이뤄진다는 것을 보여준다. 식물성 기반 식단이 남자의 대장암 발병을 22%까지 줄일 수 있기 때문이다.[24A] 이런 상황을 모두 감안하면, 우리는 일차예방의 일부로 생활습관을 다루면서 이러한 질병의 이환율과 사망률을 줄일 수 있다.

개인들이 건강한 생활습관을 채택하도록 돕는 노력을 포함한 일차예방의 특별한 기여는 한 번의 중재가 수많은 질병을 동시에 예방할 수 있다는 것이다. 예를 들어 금연은 폐암뿐만이 아니라 다른 많은 폐질환, 기타 암, 심혈관질환도 줄일 수 있다. 적절한 체중 유지는 당뇨병, 골관절염은 물론 심혈관질환도 예방할 수 있다. 이러한 위험인자를 각 클리닉을 방문할 때만이 아니라 지역사회 차원에서 다루는 것도 효과적일 수 있다. 예를 들어 커뮤니티센터에서 운동의 중요성에 대해 교육하기, 건강한 식물성 식품을 최적 가격으로 자유롭게 이용할 수 있도록 하기, 공공건물

내에서의 금연 규정 등이 있다. 우리가 진료실과 지역사회 모두에서, 사람들과 협업할 때 더 큰 성공을 이룰 수 있다.

이차예방

*

이차예방(Secondary Prevention)은 질병이 무증상이면서 치료로 진행을 막을 수 있을 때, 질병을 조기에 발견하는 것이다. 생활습관의학 치료 방식은 다른 치료 중재보다 더 강력할 수 있다. 당뇨병의 위험인자를 가진 환자들에 대한 선별검사와 정기적인 혈압 측정이 조기 발견의 예다. 운동 및 체중 감량 옵션들로 치료를 지원함으로써, 우리는 비만과 심장대사질환이 더 진행되기 전에 조절할 수 있다.

대부분의 이차예방은 임상 환경에서 이뤄진다. 이는 무증상자를 대상으로 한 적절한 병력 조사(예; 환자의 규칙적 운동 여부 질문), 신체검사(예; 혈압 측정) 및 실험실 검사(예; 당화혈색소) 등을 통해 이루어진다. 이런 단계들을 통해 질병에 걸릴 가능성이 높은 사람들을 식별할 수 있고, 그에 따라 그들에게 적절한 치료를 제공할 수 있다.

임상의로서, 생활습관이 건강에 미치는 영향을 논의하는 최상의 방법을 결정하는 것은 우리의 의무다. 일상적 상담을 예방 케어에 접목하기 전에 과학적 근거를 검토해야 한다. 효과 없는 상담은 시간과 비용을 낭비하고, 환자에게 해를 끼칠 수 있기 때문이다.[25] 연구에 따르면, 특정 상담 방법들이 사람들의 건강행동을 변화시키는 데 도움이 될 수 있으며, 이 책에서 그 방법에 대해 논의할 것이다. 예를 들어 금연의 경우, 임상의와의 효과적인 접촉 시간이 많을수록 금연율이 더 높아진다는 연구 결과가 있다.[26]

후성유전학/유전학 및 생활습관의학

사람의 전체 유전자 코드 서열을 식별하고, 양을 복제하고, 생명 구조를 바꾸는 것은 공상과학 소설처럼 들린다. 그러나 알다시피 이러한 미래는 바로 지금이다. 이 모든 것은 유전학 분야의 혁신과 연구를 통해 현실이 되고 있다. 우리의 DNA에서 생성된 데이터를 분석하면, 유전자 코드를 지지하고 특정 유전자들이 잘못 활성화되는 것을 방지하기 위해, 생활습관을 가장 잘 적응시킬 수 있는 방법을 결정하는 데 도움이 될 수 있다.

후성유전학(Epigenetics)은 유전자 코드 자체의 변화보다 유전자 발현의 변형으로 일어나는 인체 변화에 초점을 둔 상대적으로 최신의 과학 분야다.[27] 생활습관이 이러한 후성유전적 변화에 영향을 미치는 기회는 무궁무진하다. 왜냐하면 이런 변화들은 동적이며 어떤 생활이나 환경적인 요소들의 노출에 반응할 수 있기 때문이다.[28] 예를 들어 DNA 변화는 UV 노출이나 흡연과 관련이 있다. 따라서 만약에 우리가 금연을 하고 자외선 차단제를 사용하면, 우리 세포 안에서 DNA 변화 및 암 발생을 막을 수 있다. 요약하면, 유전자가 일부 위험을 결정할 수 있는 만큼, 그런 위험인자들을 아는 것으로부터, 우리는 분자 수준에서 자신들 건강의 미래를 변화시키기 위해, 어떤 생활습관의 긍정적인 변화를 만들어야 하는가를 강조할 수 있다.

식단, 비만, 신체활동, 흡연, 음주, 환경 오염물질, 심리적 스트레스, 야간 근무 등 후성유전적 패턴을 변화시킬 수 있는 다양한 생활습관 요소들이 확인되었다.[29] 이러한 변화는 유전자 조절에 광범위하고 심각한 영

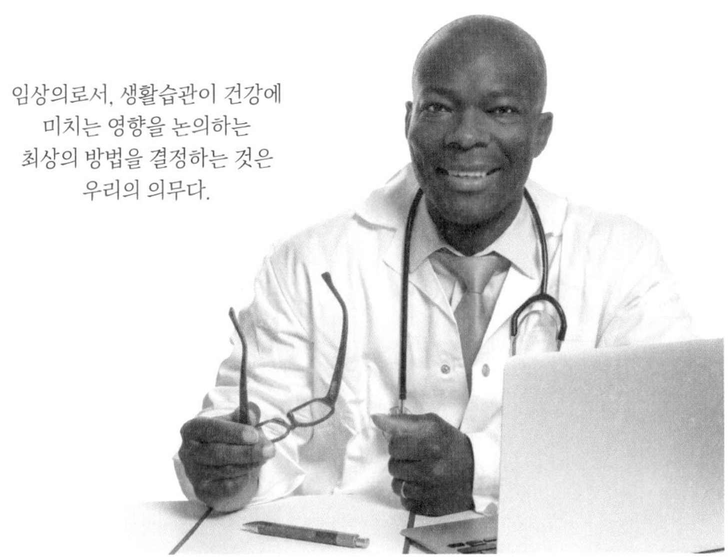
임상의로서, 생활습관이 건강에
미치는 영향을 논의하는
최상의 방법을 결정하는 것은
우리의 의무다.

향을 미칠 수 있다.[30] 유전자 조절이 생활습관 변화와 함께 어떻게 일어나는지를 보여주는 생활습관의학의 관련 주요 연구 중 일부가 그림 1-8에 요약되어 있다. 여기에는 전립선암의 진행 예방, 관상동맥질환의 위험 감소, 심지어 세포의 노화를 되돌리는 것과 관련이 있는 텔로미어 연장 등이 포함된다.

논문	요약
Ornish D, Magbanua MJ, Weidner G 외(2008). 집중적인 영양 섭취와 생활습관 중재를 받는 남성의 전립선 유전자 발현 변화. 미국 국립과학원회보˙	이 연구는 GEMINAL(Gene Expression Modulation by Intervention with Nutrition and Lifestyle, 영양과 생활습관 중재에 의한 유전자 발현 조절) 연구로 알려져 있다. 30명의 남성이 식물성 식단, 스트레스 관리, 운동 등을 포함한 생활습관 교정에 참가했다. 연구 결과 종양 형성과 관련된 과정이 감소한 것으로 나타났다.

Khera AV, Emdin CA, Drake I 외(2016). 유전적 위험, 건강한 생활습관 준수 및 관상동맥질환. 뉴잉글랜드 의학저널··	5만 5,000명 이상의 참가자를 대상으로 한 4개의 연구에서 유전적 및 생활습관 요인이 관상동맥질환에 대한 취약성과 관련이 있었다. 부정적인 생활습관을 실천하는 사람들에 비해, 양호한 생활습관을 실천하는 사람들은 높은 유전적 위험을 가진 경우에도 발병 위험이 50% 낮았다.
Shammas MA(2011). 텔로미어, 생활습관, 암, 노화. 임상 영양 및 대사 관리에 대한 현재 의견···	텔로미어 길이는 나이가 들면서 짧아지고, 사람들의 건강과 수명에 영향을 미친다. 이 논문은 특정 생활습관 요소들에 의해 텔로미어 단축 속도가 증가하거나 감소될 수 있음을 강조한다. 흡연, 비만, 신체활동 부족, 스트레스 및 불량한 식단 등은 산화스트레스 부담과 텔로미어 길이 단축 속도를 증가시킨다.

출처

· Proceedings of the National Academy of Sciences of the United States of America, 105(24), 8369-8374. https://doi.org/10.1073/pnas.0803080105

·· New England Journal of Medicine, 375(24), 2349-2358. https://doi.org/10.1056/NEJMoa1605086

··· Current Opinion in Clinical Nutrition and Metabolic, 14(1), 28-34. https://doi.org/10.1097/MCO.0b013e32834121b1

그림 1-8 긍정적인 생활습관 변화가 양호한 유전자 조절을 어떻게 일으키는지를 조명하는 생활습관의학 및 유전학 논문

근거: 생활습관의학의 주요 연구

생활습관의학 분야에서 실시된 데이터 및 연구는 해를 거듭하며 확장되어 왔다. 펍메드[PubMed; 생명과학 및 생의학 주제에 관한 문헌 및 초록에 대한 메드라인(medline) 데이터베이스에 우선적으로 접속할 수 있는 무료 검색 엔진-

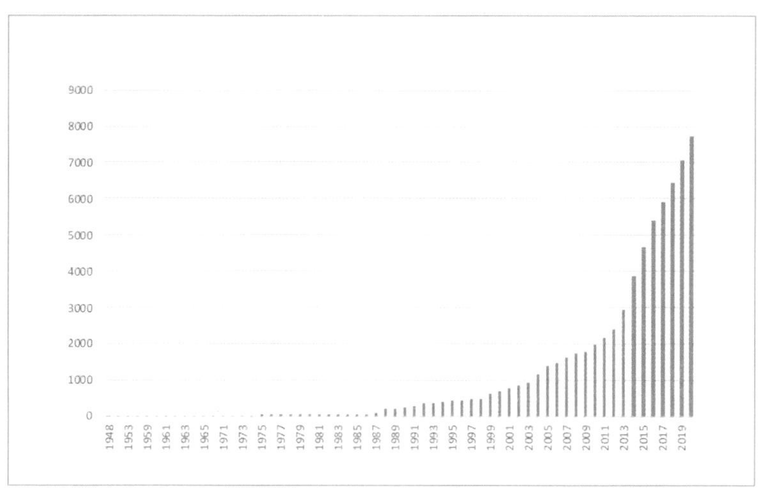

그림 1-9 펍메드 '생활습관의학' 결과

의학저널에 실린 생활습관의학 논문 수가 1976년 0에서 2019년 6,436까지 증가, 국립 생명공학정보센터의 펍메드 웹사이트에 있다. https://pubmed.ncbi.nlm.nih.gov/?term=lifestyle+medicine&timeline=expanded

역자 주|에서 '생활습관의학'이라는 용어를 검색하면 이러한 사실이 잘 드러난다. 지난 10~15년 사이에 연구는 가파르게 증가했다. 실제로 학술지에 게재된 논문이 2004년 1,000여 편에서 2019년 6,000여 편으로 늘어났다.

데이터와 연구들은 분명하다. 생활습관의학 진료는 미국 및 전 세계의 주요 만성질환들을 예방하고 치료하며 심지어 역전시킬 수 있다. 따라서 생활습관의학 의료인들은 이런 사실들을 보여주는 가장 적절한 근거들에 정통해 있는 것이 중요하다. 다음의 연구 및 논문 목록은 생활습관의학을 구현하고 시행하는 과정에서, 인식 수준을 향상시킬 수 있을 것이다(이 중 많은 내용이 이 책 전체에 걸쳐 조명될 것이다).

주제	논문
심혈관 질환	Ornish D, Scherwitz LW, Billings, J H, et al.(1998). 관상동맥질환의 역전을 위한 집중적인 생활변화 JAMA, 280(23), 2001-2007. https://doi.org/10.1001/ jama.280.23.2001 Jenkins D J, Kendall CW, Marchie A, et al.(2003). 혈청지질 및 C-반응단백질에 미치는 콜레스테롤 저하 식품의 포트폴리오 식단 대비 스타틴 복용의 효과 JAMA, 290(4), 502-510. https://doi.org/10.1001/jama.290.4.502
2형 당뇨병	Gregg EW, Chen H, Wagenknecht LE(2012). 집중적인 생활습관 중재와 2형당뇨병 관계 JAMA, 308(23), 2489-2496. https://doi.org/10.1001/ jama.2012.67929 Lean ME, Leslie WS, Barnes AC, et al.(2018). 2형당뇨병 관해를 위한 일차의료에 의한 체중관리: 개방형 표지 및 군집 무작위 배정 시험 Lancet(London, England), 391(10120), 541-551. https://doi.org/10.1016/ S0140-6736(17)33102-1
암	Orman A, Johnson DL, Comander A., et al.(2020). 유방암: 생활습관의학 접근 American Journal of Lifestyle Medicine, 14(5), 483-494. https://doi.org/10.1177/1559827620913263 Wilson KM, Mucci LA(2019). 전립선암에 있어서 식단 및 생활습관 Advances in Experimental Medicine and Biology, 1210, 1-27. https://doi.org/10.1007/978-3-030-32656-2_1 LoConte NK, Gershenwald JE, Thomson CA, et al.(2018). 일차 및 이차 암 예방을 위한 생활습관 교정 및 정책적 의미: 식단, 운동, 햇빛 안전, 및 음주 감소 American Society of Clinical Oncology Educational Book. American Society of Clinical Oncology. Annual Meeting, 38, 88-100. https://doi.org/10.1200/EDBK_200093
일반 생활습관 의학	Mechanick JI, Kushner RF(2016). 생활습관의학: 임상진료를 위한 매뉴얼 New York: Springer International Publishing. 10.1007/978-3-319-24687-1 Bodai BI, Nakata TE, Wong WT, et al.(2018). 생활습관의학: 건강 및 생존에 미친 강력한 영향에 관한 간략한 검토 The Permanente Journal, 22, 17-025. https://doi.org/10.7812/ TPP/17-025

그림 1-10 심혈관건강, 당뇨병, 암 및 일반 진료에 관한 주요 생활습관의학 논문

헬스케어 제공자의 책임

세계보건기구에서 4가지의 주요 생활습관(건강한 식단, 활동적인 신체, 금연, 절제된 음주)을 실천하면 비감염성 질환의 80%를 예방할 수 있다고 추정했음에도 불구하고, 의사들은 이런 변화를 구현하는 데 있어서 충분한 훈련을 받지 못했다.[31] 전통적으로 헬스케어에 관한 전공 훈련의 초점은 질병 발생을 예방하는 방법보다는 아픈 환자들을 치료하는 것에 맞춰져 있다. 반가운 소식은 제공자 교육이 생활습관 행동변화에 적응하려는 개인에게 심오한 영향을 미칠 수 있다는 연구 결과가 있다는 것이다.

사실 연구들은 생활습관의학의 교육 프로그램들이 제공자들의 장벽, 지식, 자신감 및 전문적인 상담 행동들을 개선시킬 수 있음을 보여주었다.[32] 동시에 시간제약, 현재 기술에 대한 편안함, 자기효능감 그리고 환자들에게 영향을 미칠 수 있는 기회를 놓칠지도 모른다는 두려움도 다루어져야 한다.[33] 제공자로서 우리의 역할은 가장 종합적인 근거기반의 케어를 제공해야 한다. 이것은 생활습관의학에 대한 논의 및 우리 환자들을 가능한 한 건강하게 유지하기 위해 실제 진료에 적용하는 것을 포함해야 한다.[32]

이를 위해서는 초기 훈련 시기와 경력 전반에 걸쳐 효과적인 의학교육을 받을 필요가 있다. 이것이 이 책의 일차적인 목표다. 우리는 생활습관의학에 대한 헬스케어 제공자들과 관련 건강전문인들의 지식 및 기술을 증가시키기를 바란다. 그래서 우리 모두가 사람들이 더욱 건강한 생활습관 행동을 채택하고 유지하도록 지원하고, 미국의 심각한 질병 부담을 감소시키는 데 더 나은 준비를 할 수 있기를 바란다.[32]

이 책에서 우리는 생활습관의학 진료가 실용적이고, 경제적 이득이 되며 진료에 쉽게 적용될 수 있는 형식으로 생활습관의학의 중요한 원칙들을 논의할 것이다. 다음은 이 책에서 다룰 주제들의 간략한 요약이다.

- 행동변화의 기초
- 최적의 영양
- 신체활동 접목
- 정서적 웰빙 양육: 스트레스 관리 및 사회적 연결 증진
- 수면의 힘
- 담배, 술 그리고 약물
- 생활습관의학 진료에 대한 보험급여

우리는 생활습관의학 분야로의 이 여정을 여러분과 함께 시작하기를 기대한다. 함께, 우리는 우리 자신을 위해서 또한 우리와 함께하는 환자들을 위해서 더 나은 건강을 구축하고, 오늘날의 헬스케어 환경을 변화시킬 것이다.

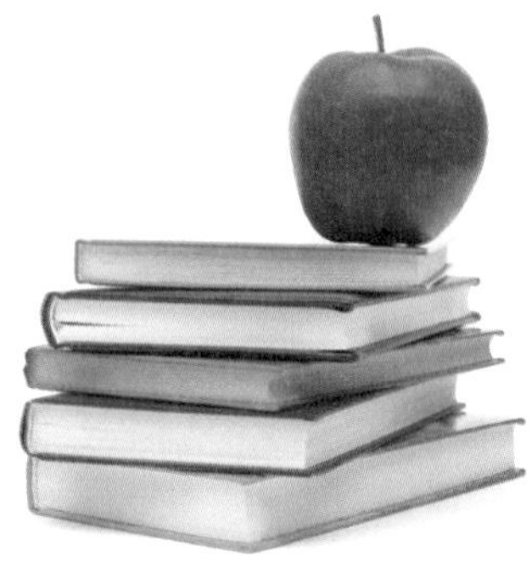

연구들은 생활습관의학의 교육 프로그램들이 제공자들의 장벽, 지식, 자신감 및 전문적인 상담 행동들을 개선시킬 수 있음을 보여주었다.

참고문헌

1. Xu, J.Q., Murphy, S.L., Kochanek, K.D., & Arias, E. (2020). *Mortality in the United States, 2018. NCHS Data Brief, no 355.* National Center for Health Statistics. https://www.cdc.gov/nchs/data/databriefs/db355-h.pdf
2. World Health Organization. (2005). *Preventing Chronic Disease: a vital investment.* World Health Organization. https://www.who.int/chp/chronic_disease_report/full_report.pdf
3. Jones, D. S., Podolsky, S. H., & Greene, J. A. (2012). The burden of disease and the changing task of medicine. *The New England journal of medicine, 366*(25), 2333~2338. https://doi.org/10.1056/NEJMp1113569
4. National Center for Environmental Health. (1999, July 30). Achievements in Public Health, 1900-1999: Control of Infectious Diseases. *MMWR, 48*(29), 621-629. https://www.cdc. gov/mmwr/preview/mmwrhtml/mm4829a1.htm
5. Institute of Medicine (US) Committee on Care at the End of Life, Field, M.J., & Cassel, C.K. (1997). *Approaching Death: Improving Care at the End of Life. Chapter 2, A Profile of Death and Dying in America.* National Academies Press (US). https://www.ncbi.nlm.nih.gov/books/NBK233601/
6. U.S. Library of Congress. (2020). *United States History Timeline.* World Digital Library. https://www.wdl.org/en/sets/us-history/timeline/#63
7. History of Fast Food. (2021). *The History of Fast Food.* History of Fast Food. http://www. historyoffastfood.com
8. Division of Diabetes Translation. (2017). *Long-term Trends in Diabetes.* Centers for Disease Control and Prevention. http://www.cdc.gov/diabetes/data
9. Hales, C. M., Carroll, M. D., Fryar, C. D., & Ogden, C. L. (2020). *Prevalence of Obesity and Severe Obesity Among Adults: United States, 2017~2018. NCHS Data Brief No. 360.* National Center for Health Statistics. https://www.cdc.gov/nchs/products/databriefs/db360.htm
10. Luepker R. V. (2011). Cardiovascular disease: rise, fall, and future prospects. *Annual review of public health, 32,* 1~3. https://doi.org/10.1146/annurev-publhealth-112810- 151726
11. Centers for Disease Control and Prevention. (2020, September 8). *Heart Disease Facts.* U.S. Department of Health & Human Services. https://www.cdc.gov/heartdisease/facts.htm
12. American Diabetes Association. (2020). *The Cost of Diabetes.* American Diabetes Association. https://www.diabetes.org/resources/statistics/cost-diabetes
13. Finkelstein, E. A., Trogdon, J. G., Cohen, J. W., & Dietz, W. (2009). Annual medical

spending attributable to obesity: payer-and service-specific estimates. *Health affairs(Project Hope)*, 28(5), w822~w831. https://doi.org/10.1377/hlthaff.28.5.w822
14. The American Center Society medical and editorial content team. (2018). *Economic Impact of Cancer.* American Cancer Society. https://www.cancer.org/cancer/cancerbasics/ economic-impact-of-cancer.html
15. Shurney, D., Hyde, S., Hulsey, K., Elam, R., Cooper, A., & Groves, J. (2012). CHIP Lifestyle Program at Vanderbilt University Demonstrates an Early ROI for a Diabetic Cohort in a Workplace Setting: A Case Study. *Journal of Managed Care Medicine, 15*(4).
16. Wang, F., Wang, J. D., & Huang, Y. X. (2016). Health expenditures spent for prevention, economic performance, and social welfare. *Health economics review,* 6(1), 45. https:// doi.org/10.1186/s13561-016-0119-1
16A. Kim, H., Rebholz, C. M., Hegde. S., et al. (2021, June 7). Plant-based diets, pescatarian diets and COVID-19 severity: a population-based case–control study in six countries. *BMJ Nutr Prev Health.* Published online. doi: 10.1136/bmjnph-2021-000272
17. Medical Economics. (2013, August 23). *Making dollars and sense of lifestyle medicine.* Medical Economics. https://www.medicaleconomics.com/view/2021-physician-paymentoutlook
18. Office of Disease Prevention and Health Promotion. (2020). *Social Determinants of Health.* US Department of Health and Human Services. https://www.healthypeople.gov/2020/topics-objectives/topic/social-determinants-ofhealth
19. NEJM Catalyst. (2017, December 1). *Social Determinants of Health (SDOH).* Massachusetts Medical Society. https://catalyst.nejm.org/doi/full/10.1056/CAT.17.0312
20. National Association of Community Health Centers. (2019). *Protocol for Responding to and Assessing Patients' Assets, Risks, and Experiences(PRAPARE).* National Association of Community Health Centers. https://www.nachc.org/research-anddata/ prapare/
21. National Association of Community Health Centers. (2019). *Workflow Implementation.* National Association of Community Health Centers. https://www.nachc.org/researchand- data/prapare/
22. Health Leads. (2021). *Health Leads.* https://healthleadsusa.org
22A. Origin of atherosclerosis in childhood and adolescence. (2000, November). *The American journal of clinical nutrition, 72*(5), 1307s~1315s. https://doi.org/10.1093/ajcn/72.5.1307s
22B. Vodovotz, Y., Barnard, N., Hu, F. B., et al. (2020). Prioritized research for the prevention, treatment, and reversal of chronic disease: recommendations from the Lifestyle Medicine Research Summit. *Frontiers in medicine, 7,* 959. https://doi.

org/10.3389/fmed.2020.585744

23. National Center for Health Statistics (US). (2011). *Health, United States, 2010: With Special Feature on Death and Dying.* National Center for Health Statistics (US).
24. 2008 PHS Guideline Update Panel, Liaisons, and Staff (2008). Treating tobacco use and dependence: 2008 update U.S. Public Health Service Clinical Practice Guideline executive summary. *Respiratory care, 53*(9), 1217~1222.

24A. Nutrition, physical activity and cancer: A global perspective. World Cancer Research Fund/ American Institute for Cancer Research. https://www.wcrf.org/dietandcancer/resourcesand-toolkit (accessed Oct. 3, 2019).

25. Fletcher, G.S. (2020). *Evidence-based approach to prevention.* UpToDate. https://www.uptodate.com/contents/evidence-based-approach-toprevention?search=lifestyle%20 medicine&source=search_result&selectedTitle=1~150&usage_type=default&display_ rank=1#H271767326
26. Siegel, R., Ward, E., Brawley, O., & Jemal, A. (2011). *Cancer statistics, 2011: the impact of eliminating socioeconomic and racial disparities on premature cancer deaths.* CA: a cancer journal for clinicians, 61(4), 212~236. https://doi.org/10.3322/caac.20121
27. Elnitski, L. (2020). *Epigenetics.* National Human Genome Institute. https://www.genome.gov/genetics-glossary/Epigenetics
28. Liu, Y., & Lu, Q. (2015). *Epigenetics and Dermatology,* 3-6. Academic Press. https://doi.org/10.1016/B978-0-12-800957-4.00001-1
29. Alegría-Torres, J. A., Baccarelli, A., & Bollati, V. (2011). *Epigenetics and lifestyle.* Epigenomics, 3(3), 267~277. https://doi.org/10.2217/epi.11.22
30. Kronfol, M. M., Dozmorov, M. G., Huang, R., Slattum, P. W., & McClay, J. L. (2017). The role of epigenomics in personalized medicine. *Expert review of precision medicine and drug development, 2*(1), 33~45. https://doi.org/10.1080/23808993.2017.1284557
31. Hivert, M. F., Arena, R., Forman, D. E., et al. (2016). Medical Training to Achieve Competency in Lifestyle Counseling: An Essential Foundation for Prevention and Treatment of Cardiovascular Diseases and Other Chronic Medical Conditions: A Scientific Statement From the American Heart Association. *Circulation, 134*(15), e308~e327. https://doi.org/10.1161/CIR.0000000000000442
32. Dacey, M., Arnstein, F., Kennedy, M. A., et al. (2013). The impact of lifestyle medicine continuing education on provider knowledge, attitudes, and counseling behaviors. *Medical teacher, 35*(5), e1149~e1156. https://doi.org/10.3109/0142159X.2012.733459
33. Sargeant, J., Valli, M., Ferrier, S., & MacLeod, H. (2008). Lifestyle counseling in primary care: opportunities and challenges for changing practice. *Medical teacher,* 30(2), 185~191. https://doi.org/10.1080/01421590701802281

행동변화의 기초

"신기한 역설은 나를 있는 그대로 수용할 때,
나를 변화시킬 수 있다는 것이다."

-칼 로저스(Carl Rogers), 미국 심리학자

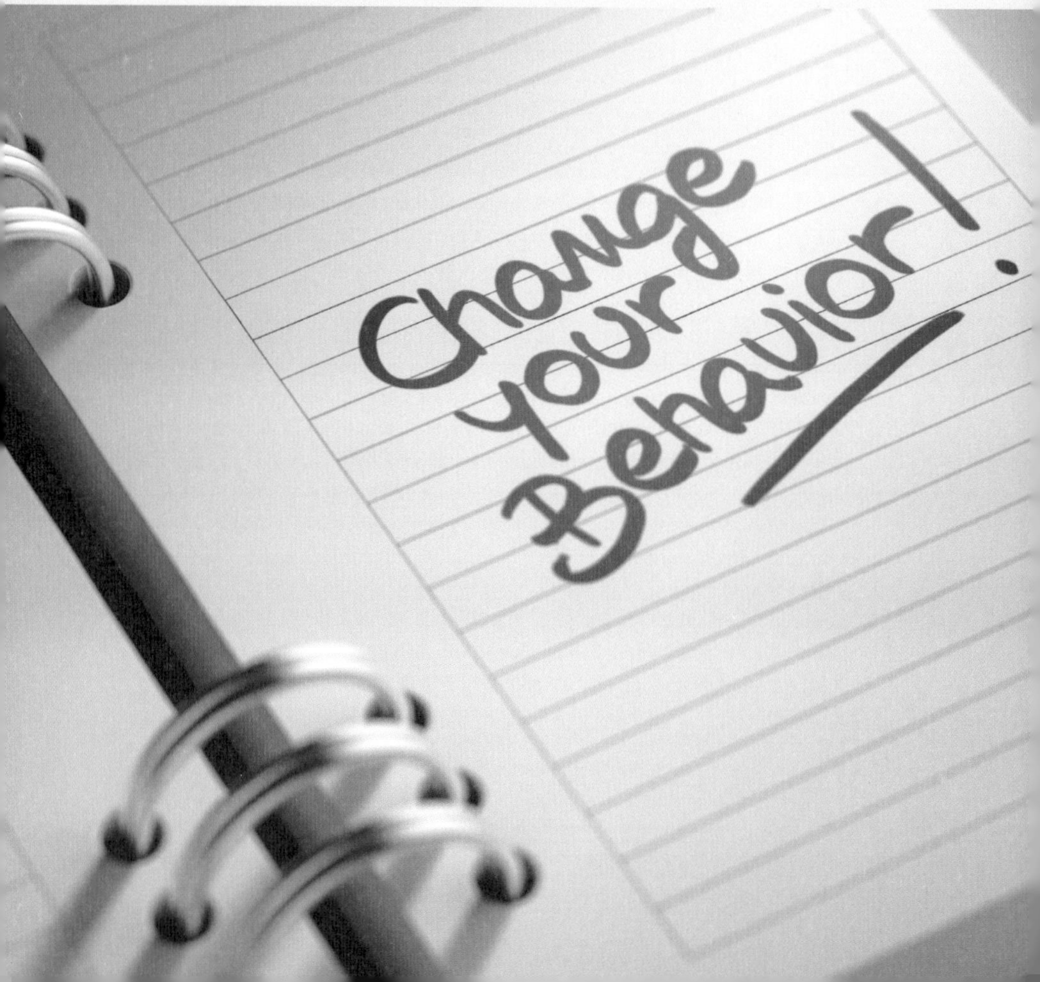

의심의 여지없이, 우리 모두는 자신이나 타인의 행동을 변화시켜야 하는 어려움에 직면해 있다. 이것은 6세 아이에게 양치질을 하게 하든, 배우자나 파트너가 식기세척기에 식기를 넣게 하든, 상사가 마감 기한에 대해 현실적이 되게 하든 또는 자신이 밤 11시 전에 잠자리에 들려고 하든, 그 과정은 힘들다. 생활습관의학 중재에 대한 비용을 청구하는 것과 더불어, 환자가 건강한 습관을 선택하도록 하는 것이 이 새로운 형태의 진료에서 할일(To-Do) 목록 상단에 올라갈 것이다.

변화는 5개의 가장 중요한 주제로 통합된다.

- 동기
- 자기조절
- 자원
- 습관
- 환경적/사회적 영향

이 장의 초점은 행동변화에 관한 배경 연구와 함께, 가치 있다고 여기는 변화를 향해 가는 개인에게 힘을 실어주기 위해 전개할 수 있는 여러 실질적인 기법을 제공하는 것이다. 여러분과 여러분이 돌보고 있는 사람들의 학습 곡선(Learning Curve)은 길지만 가파르지는 않다. 이 방법들은 단기적이고 진화적인만큼 혁명적이지 않다. 결과에 놀랍도록 강력한 영향을 미치는 이런 방법을 전달하는 데는 미묘한 차이가 있다.

이 장은 복잡하게 보이는 목록의 단순화를 검토하여, 여러분이 돌보고 있는 환자들의 동기를 더 깊이 이해하도록 도와줄 것이다. 변화의 단계에 관한 논의는 여러분과 여러분의 팀이 환자들이 변화를 숙고하거나 행동할 준비가 되었는지 등 단계에 가장 맞는 효과적인 방법들을 선택하도록 도와준다.

이 장에서 여러분을 놀라게 하는 것은 이 모든 노력이 여러분과 여러분의 팀이 자신들의 생활습관 행동을 바라보는 방식에 엄청나게 영향을 미친다는 깨달음일 것이다. 또한, 다루고 있는 이 전략들은 그저 습관 교정만이 아니라, 더 건강하고 더 행복하며 더 생산적인 삶을 향한 평생의 여정을 위한 플레이북(Playbook; 가능한 세트 플레이의 범위가 포함 된 책-역자주)이기도 하다는 것을 깨닫게 될 것이다.

인간의 행동은 일찍 그리고 자주 형성된다. 우리가 왜 그런 행동을 하는지를 이해하려는 이론과 방법 그리고 나중에 더 나은 방향으로 변화시키기 위한 전략이 넘쳐난다.

2016년 행동변화에 대한 체계적 문헌검토[1]는 동기, 자기조절, 자원, 습관 그리고 환경적/사회적 영향과 같은 5가지 아주 중요한 주제로 통합되는 117개의 이론들을 선별했다.

해를 끼치지 않으려는 의료인들의 책임에는 환자가 이를 따라 할 수 있도록 지원하는 전략이 포함되어야 한다. 이를 위해서는 '사람'의 지식과 힘에 의해 전달되는 개별적이고 전략적으로 표적화된 소통에 대한 철저한 분석이 필요하다. 여기서 '사람'은 지식을 기술과 능력으로 전환하는 복잡한 지시들을 실행하기 위해 구성된 여러분(일차의료 제공자)과 여러분의 팀(간호사, 건강코치, 영양사, 의료보조인력 및 행정관리사를 포함한 모든 의료진)으로 정의된다. 또한 이 팀에는 성공에 필수적인 일련의 포괄적인 서비스로 환자들을 둘러싸기 위해 활용할 외부의 의뢰 자원도 포함된다.[2]

개인이 스스로를 믿는 능력과 행동을 변화시킬 수 있는 타고난 능력에 대해, 여러분과 여러분의 팀이 가지고 있는 힘을 과소평가하지 말라. 개인의 생활습관 행동 개선을 돕는 동시에, 여러분과 여러분의 팀은 자신들을 위한 몇 가지 새로운 요령을 배울 수 있는 부가가치가 높은 기회를 놓치지 말라. 더불어 수년 동안 몸에 배어 있고, 사회적 및 환경적 요소들에 의해서 강화되어 왔던 행동을 변화시키는 것이 결코 쉬운 일이 아니라는 점도 잊지 말라. '더 나은 건강(Better Health)'이라는 선호하는 하나의 성과를 위해, 끝없는 실험에 기꺼이 참여하는 헌신적인 환자에게 동등하게 헌신적인 영감을 주는 전문인 팀이 필요하다.

전형적인 행동변화 여정은 여러분이 몇몇 국립공원을 보기 위하여 국토횡단 여행을 계획하는 과정과 유사하다. 목표가 정해지고, 일정이 설정되고, 예산이 책정되고, 기대하는 결과가 정의된다. 그런 다음, 정보와 추천들의 대홍수가 엄청난 양의 자료나 웹사이트 주소 등과 함께 쏟아진다. 이런 정보와 추천들은 이것들이 왜 그들의 건강에 중요한지, 또한 그들의 행동변화 여정에서 '어떻게(How-Tos)'를 구현하는 데 필요한 기술이 무엇인지에 관하여, 개별 환자의 지식을 증가시키기 위해 디자인되었다.

캐서린 알린하우스(Katherine Arilnghaus)의 2017년 논문[3] <교육을 통한 행동변화 옹호하기(Advocating for Behavior Change With Education)>에서 설명된 바와 같이, 이것은 몇 가지 권장되는 개선 사항이 포함된 근본적으로 건전한 전략이다. 특히 변화 단계 중 숙고 및 숙고 전 단계에서는 인식을 개선하기 위한 교육이 반드시 필요하다. 그저 풍성한 유인물만으로는 안 된다. 여러분의 환자가 지금 자신의 건강을 개선하기 위한 과학적인 근거를 명확히 이해하도록 하는 것이 현명하다. 새로운 습관을 촉진하고 지속하는 내적인 동기를 찾아내는 올바른 질문을 하지 않는 것은 권장되지 않는다. 반면에, 성공에 대한 기대와 함께 열정적인 인내심을 보이는 것은 추천된다. 원하는 결과를 얻기 위해 비현실적인 일정을 사용하는 것은 추천되지 않는다. 마지막으로 모든 환자를 위한 이 여정을 개인화하지 못하는 것은 실패를 초래하는 계획이다. 알린하우스는 "환자의 개인적 인지나 기술 수준을 높이지 못하는 교육을 제공하는 것은 원하는 행동변화를 이끌어내지 못한다"라고 결론지었다.

그렇다면 방대하고 복잡한 환자 집단에서 지속적인 행동변화라는 어렵고 장기적인 과제를 수행하려면 무엇이 필요할까? 그림 2-1에는 필수 업무들의 전체 목록이 자세히 나와 있다.

의사나 임상의는 자신의 전문 분야에서 요구되는 업무에 대한 역량을 유지하는 것만으로도 충분히 일이 많다. 여러분과 여러분의 팀이 행동

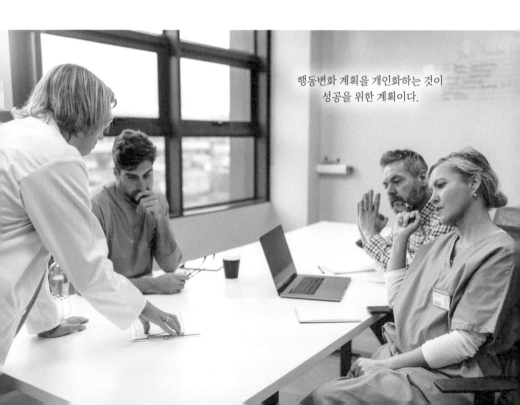
행동변화 계획을 개인화하는 것이
성공을 위한 계획이다.

현대 임상의의 필수 업무

1. 자신의 의학 분야와 관련한 생의학 및 심리사회적 지식 기반을 이해한다.
2. 지속적으로 학습하고 이러한 정보의 급격한 변화를 관리하가 위한 개인 전략을 개발한다.
3. 자신에게 케어를 원하는 환자 각자와 개인적이고 전문적인 방식으로 소통한다.
4. 자신이 종사하고 있는 헬스케어 전달 시스템과 그 안에서 자신의 역할을 이해한다.
5. 자신이 제공하는 헬스케어의 비용 효율성과 치료 효과를 극대화하는 방식으로 행동한다.
6. 환자가 헬스케어 시스템을 최적으로 사용할 수 있도록 자신의 환자들을 교육하고 지원한다.

그림 2-1 현대 임상의의 핵심 업무

'임상의-환자 관계에 대한 환자 중심의 관점'(by Delbanco, T, Gerteis, A) 허가를 받아 재인쇄됨. In: UpToDate, Post TW(ed), UpToDate, Waltham, MA.(2020년 10월 3일 접속) Copyright 2020 UpToDate, Inc. 자세한 내용은 www.uptodate.com 방문.

변화 훈련을 포괄하기 위한 진료 기술을 확장하려면, 그림 2-1의 세 번째 업무와 마지막 업무에 언급된 것처럼 지속적인 배움과 실험 대상자와의 개별적인 치료적 소통관계(Rapport)를 위한 노력이 필요하다.

또한 연구들에 따르면, 행동변화 이론이 많을 뿐만 아니라 이러한 행동변화기법(Behavioral Change Techniques, BCT)을 더 많이 적절하게 적용할수록 새롭고 건강한 행동을 준수하는 것이 향상된다는 사실이 밝혀졌다. 2019년의 체계적 문헌 고찰 및 메타분석[4] 논문에서는 행동변화기법들을 더 많이 사용하면 근골격질환을 가진 환자들의 신체활동 행동변화 준수율이 더 좋아진다고 결론지었다. 이 검토에서는 단계별 과제(graded task), 목표설정(goal setting), 자기모니터링(self-monitoring), 문제해결(problem-solving) 및 피드백(feedback) 등을 포함하여 사용할 수 있는 몇 가지 효과적인 기법을 인용했다.

성공적인 행동변화는 환자 내부와 외부에서 영향을 미치는 동기요소들에 기반하고 있다. 행동변화에 대한 구체적인 이론의 하나는 자기결정이론(Self-Determination Theory, SDT)이다. SDT 연구 결과는 충족될 때는 셀프-모니터링 및 정신건강을 향상시키고, 좌절될 때는 동기와 웰빙을 감소시키는 3가지 본능적인 심리적 욕구인 역량(Competence), 자율성(Autonomy), 관계성(Relatedness)에 관한 가설로 이어졌다.[4A] 2012 메타분석에 따르면, SDT는 건강 관련 행동에 대한 동기의 선행요인과 결과를 연구하기 위한 실행 가능한 개념적 프레임워크라고 제안했다.[4B] 또한 건강상 이점을 유지하기 위해 정기적으로 수행해야 하는 신체활동과 관련한 검토에서는 구체적인 제한점과 함께 SDT의 가치를 뒷받침하는 근거를 발견했다.[4C]

어느 하나의 행동변화기법이 다른 것보다 우수하다고 입증되지는 않았지만, 의사나 그들의 팀이 최소한 중기적으로 준수하도록 하려면 여러 기법을 적용하는 것이 좋다. "성공이 성공을 낳는다"는 전략을 믿는다면, 3~6개월에 걸친 진료를 통해 성공 확률을 높이는 것은 여러분과 여러분이 함께 하는 환자 모두를 위해 노력할 만한 가치가 있다.

힘과 영향

건강 관련 의사소통을 맞춤화하는 능력 외에도, 생활습관의학 의료인이 제공하는 교육에는 신뢰성 및 환자와의 치료적 소통관계와 같이 행동변화에 중요할 수 있는 추가 요소가 포함된다. 의사나 임상의는 키오스크보다 환자에게 적합한 맞춤형 교육을 제공할 수 있는 능력이 더 뛰어나다. 또한 환자들은 정보를 읽기보다 헬스케어 제공자로부터 정보를 듣는 것을 더 선호한다고 보고된다.[5]

인지행동치료(Cognitive-Behavioral Therapy, CBT)와 같은 근거기반 기법들은 원하는 행동과 정서에 대한 상호 연관된 기능들의 정점으로 지식을 확립했다. 또한 인지는 사유, 경험 그리고 감각을 통하여 지식을 획득하는 과정이나 정신활동으로 정의된다. 고려해야 할 다른 행동 교정 전략들에는 변화의 범이론 모델(Transtheoretical model, TTM), 동기면담(motivational interviewing, MI), 긍정탐구(appreciative inquiry), 목표설정이론(goal-setting theory), 사회인지이론(social-cognitive theory), 성인성장(adult development) 및 긍정심리학(positive psychology) 등이 포함된다.[6]

사회적 맥락 이해하기

여러분이 돌보고 있는 환자들과 연결을 유지하는 것은 특별히 중요하다. 1990년 유나이티드 항공사의 광고에서 공언했듯이, 얼굴을 마주하고 사람을 일대일로 상호작용하는 것은 비즈니스 운영에 핵심이다. 의료인과 환자 사이에 의미 있는 관계를 설정하는 것은 그 환자가 성공적인 결과를 얻을 가능성이 높은지의 여부를 결정하는 성공의 열쇠다. 성공적인 것으로 확인된 의사들은 환자와 더 높은 연결 수준을 가진 의사들이다. 그 결과는 다음과 같다. "일차의료에서 만난 환자들은 특정 의사와 다양하게 연결된다. 한편, 덜 연결된 환자들은 지침에 부합하는 치료를 받을 가능성이 낮다."[7]

변화의 단계 구현하기

"일련의 행동에는 상당한 다양성이 있으나, 문제들 사이에는 주요한 공통점도 있다. 모든 행동은 건강 혹은 정신건강에 중요한 영향을 미친다. 모든 행동에는 일회성 수행보다 장기적 관심이 필요하다. 또한 모든 행동은 많은 사람과 관련 있으며, 오늘날의 주된 건강행동 문제들을 함께 보여준다."[8] 행동변화에 대한 고전적인 접근은 1983년 유명한 심리학자

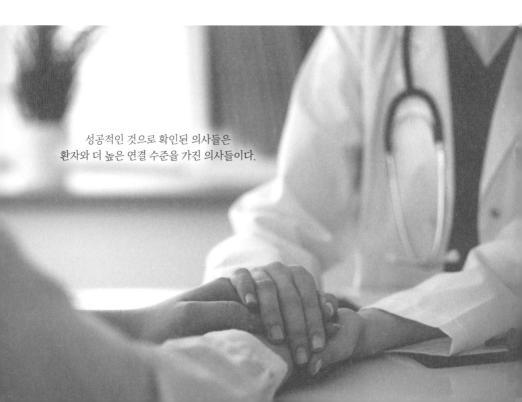

성공적인 것으로 확인된 의사들은
환자와 더 높은 연결 수준을 가진 의사들이다.

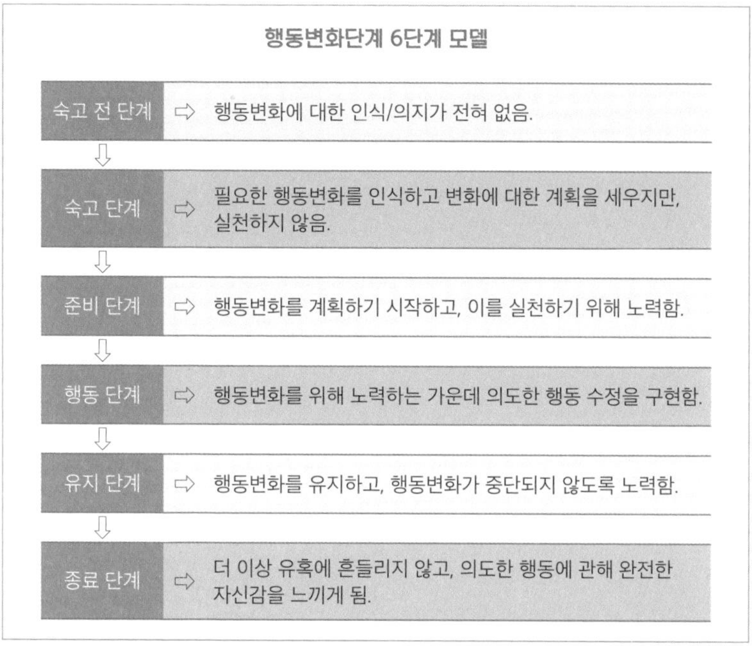

행동변화단계 6단계 모델

숙고 전 단계	⇨	행동변화에 대한 인식/의지가 전혀 없음.
⇩		
숙고 단계	⇨	필요한 행동변화를 인식하고 변화에 대한 계획을 세우지만, 실천하지 않음.
⇩		
준비 단계	⇨	행동변화를 계획하기 시작하고, 이를 실천하기 위해 노력함.
⇩		
행동 단계	⇨	행동변화를 위해 노력하는 가운데 의도한 행동 수정을 구현함.
⇩		
유지 단계	⇨	행동변화를 유지하고, 행동변화가 중단되지 않도록 노력함.
⇩		
종료 단계	⇨	더 이상 유혹에 흔들리지 않고, 의도한 행동에 관해 완전한 자신감을 느끼게 됨.

그림 2-2 행동변화단계 6단계 모델

행동변화단계 모델. '범이론적 모델을 사용하여 운동이 어린이의 신체활동에 미치는 영향을 조사'(by Z. C. Pope, B. A. Lewis, Z. Gao), 2015, Journal of Physical Activity and Health, 12, 1205~1212에서 발췌. 10.1123/jpah.2014-0310. Copyright 2015 by Human Kinetics. 허가를 받아 재인쇄됨.

제임스 프로차스카(James Prochaska)에 의해 시도되었다.

사람들은 생각과 행동의 고속도로를 드나들게 될 것이다. 궁극적으로 그들로 병원을 내원하게 하거나 안 하게 할 수 있는 결과를 초래하는 다양한 유혹들이 있기 때문이다. 예를 들어 "숙고 전 단계는 흡연자들이 금연에 대해 전혀 생각도 하지 않는 시기다(최소 다음 6개월 이내에). 6개월의 기간이 사용된 것은 대부분의 사람들이 구체적인 행동변화를 계획할 때, 이 정도의 시간이 걸린다고 가정하기 때문이다."[10] 이것은 의사/환자 상호작용과 관련이 있는데, 6~12개월이 대면 방문과 효과적인 소통을 위한 전형적이고 현실적인 주이다. 제니스와 만은 "결정할 때 균형을 맞춰야 할 요소는 8가지가 아니라 오직 2가지, 즉 그 행동의 장점과 단점만 있다"라고 말했다.[11]

다음으로 장점과 단점 간의 균형은 사람들이 처해지는 다음의 5단계에 따라 달라진다. 그 5단계는 숙고 전, 숙고, 준비, 행동 그리고 유지다. 숙고 전 단계에서 사람들은 문제 행동의 장점이 단점보다 더 크다고 판단한다. 그들은 권장되는 치료가 질병 자체보다 더 해롭다고 생각하며, 심지어 두려워할 수도 있다.[12] 행동 및 유지 단계에서는 단점이 장점보다 더 크다고 판단하는 반대 패턴이 일어난다.

여러분이 진료에서 시간과 훈련이라는 제한된 요소들과 직면했을 때, 단순화된 2차원적 접근방식이 유리할 수 있다. 제니퍼 트릴크(Jennifer Trilk)가 제안한 것처럼, 환자들이 다음의 차트에서 제안하는 결정 과정을 완료하도록 유도하는 것은 비행동에 대한 행동의 비용-대비-편익 관계에 대한 환자의 직접적인 동의를 얻을 수 있는 방법이다.[13]

장점과 단점의 균형을 맞추는 것은 행동변화의 '이유'를 발견하고, 그 이유가 행동변화의 '방법'에 대한 기본 청사진이라는 중요한 개념을 강조하는 것이기도 하다. 사이몬 사이넥(Simon Sinek)이 표현한 것처럼, 사람들은 내적으로 동기가 유발되고 또한 그렇게 하는 이유에 대해 철저히 알게 될 때 임무를 충실히 수행하려는 의욕을 갖게 된다.[14]

장점이 증가하고, 뒤이어 단점이 감소하면, 숙고 전 단계의 단점이 더 큰 상태는 행동의 장점이 더 큰 상태로 의사결정 균형의 교차점을 만들면서 이어지게 해야 한다. 정확히 어느 단계에서 교차가 발생하는지는 장점

왜 운동을 하십니까? 규칙적인 신체활동의 장점과 단점을 설명하세요.
장점이 단점보다 가치가 있나요?

	신체활동	신체활동 없음
장점		
단점		

당신에게 달려 있습니다. 지속적인 행동변화는 이 변화가 당신에게 '왜' 중요한지 그 이유에 근거를 두고 있습니다. 그 이유를 나열하십시오.

그림 2-3 2차원 의사결정 그래프

'만성질환 예방 및 치료를 위한 운동의 힘'(by J. L. Trilk), 2019, Trilk 강의에서 발췌. 허가를 받아 재인쇄됨.

이 언제, 얼마나 증가하고, 동시에 단점이 언제, 얼마나 감소하는지에 따라 달라진다. 기존 데이터로 예측한 것에 의하면, 교차는 일반적으로 대상자의 행동에 대한 이유를 과학적으로 파악하기 전에 발생한다.

이런 결과들은 환자로 하여금 의사결정 균형을 갖도록 지도하고 또한 숙고 단계에서 행동 단계로 나아갈 수 있도록 힘을 불어넣는 진료팀의 목표에 대한 의료인의 가이드가 될 수 있다. 예방에 대한 사고방식을 변화시키기 위해 사람들의 행동을 촉진하는 것은, 그들의 새로운 행동방식에 대해 생각하도록 진행된다. 사람들을 생각에서 행동으로 옮겨 가도록 슬쩍 자극하는 것은 효과적인 '습관 형성자(habit maker)'다. 형성되기 어려운 습관들은 그만큼 끊기도 어렵다. 습관 형성과 끊기에 관한 최근의 과학에 대해 더 깊이 알고 싶은가? 테드(Technology Entertainment Design, TED: 짧고 강력한 톡의 형태로 우수한 아이디어를 세상에 널리 보급하려는 비영리적인 대중연설 발표-역자 주) 강연에서 "더 나은 습관에 대한 강연(Talks to Better Habits)"[15]을 한 번 시청해보라.

롤모델로서의 여러분과 여러분의 팀

여러분 역시 롤모델이 될 필요가 있을까? 현대적이든 아니든 미디어는 롤모델의 힘을 이해하고 있고,[16] 그것은 새로운 개념이 아니다.[17]

롤모델이 되는 것의 영향은 중요할 수 있으며, 여러분이 돌보고 있는 환자들에게 직접적으로 유익할 수 있다. 미네소타주 로체스터에 있는 메

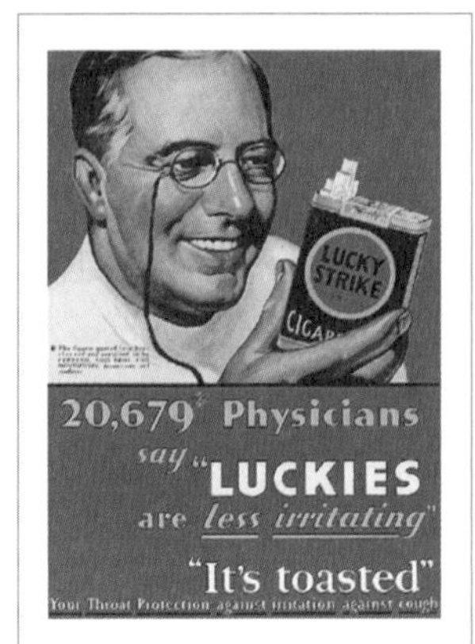

그림 2-4 소비자의 마음을 사로잡는 담배 광고

Pollay, R. W. 2만 679명의 의사들은 Luckies가 덜 자극적이라고 말한다. 1930년, 미국 담배회사. 담배 광고 컬렉션. https://www.industrydocuments에서 검색함. ucsf.edu/docs/mpjl0037. 공개, 이용에 제한이 없음.

이요 클리닉에서 전공의를 대상으로 한 단면 설문 조사에서,[18] "높은 정신적 웰빙은 전공의의 공감 능력 향상과 관련이 있었다".

마찬가지로, 의사의 웰빙 영향은 전문인 번아웃(burnout) 감소에 중요하다. 국가적인 연구들에 따르면, 미국 의사들 가운데 최소 50%가 전문인 번아웃을 경험하는 것으로 나타났다. 전략에는 문제 파악에서부터 자원 제공에 이르기까지 다양한 리더십 기반 계획이 포함된다.[19]

그러나 프로 운동선수처럼 행동하거나 심지어 운동선수처럼 보이는 것보다는, 좋은 코치처럼 행동하는 것이 더 중요하다. 효과적인 롤모델링은 내면에서 비롯된다. 코치-접근방식은 환자중심의 협력적인 파트너십을 제공한다. 그것은 여러분과 여러분의 팀이 돌보고 있는 환자들이 여러분의 리더십에 반응하고, 그들 자신의 내적인 동기 요인이 행동으로 발전하도록 영감을 줄 수 있는 힘을 불어넣어 준다.

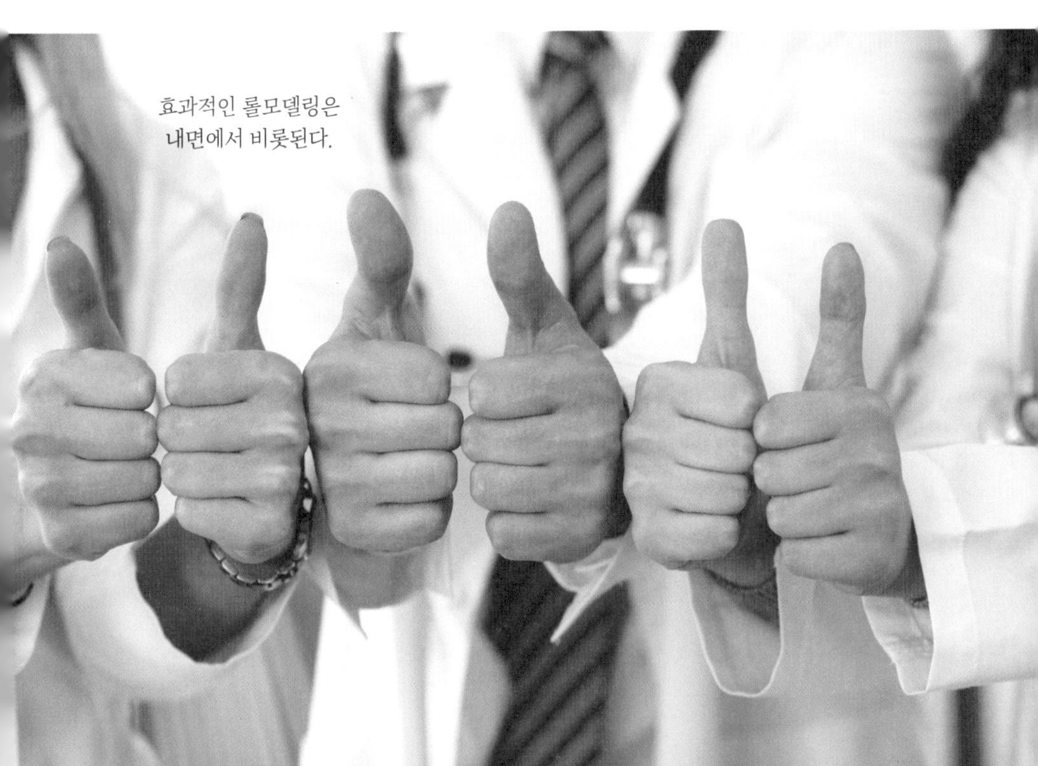
효과적인 롤모델링은
내면에서 비롯된다.

시간이 제한되었을 때

여러분의 시간은 제한되어 있는가? 어느 의료인이 그렇지 않다고 외치겠는가. 그러나 농부가 씨앗을 생각하는 것처럼 환자를 생각해야 한다. 성장을 촉진하려면 타이밍과 준비가 매우 중요하다. 타이밍은 여러분의 적절한 직관과 결합해 모든 사람에 대한 변화의 단계를 비교할 수 있다. 사람들이 초기 단계(숙고 전, 숙고) 또는 후기 단계(행동, 유지)의 어디에 있는가에 따라, 필요한 전략에 전술이 부합하는지 확인해야 한다. 직관적인 환자 관계를 발전시키는 방향으로 여러분의 지능을 사용하는 것은, 변화의 단계를 조화롭게 다루는 데도 가치 있는 보조제나 대용책이 된다. 여러분이 1월의 뉴욕에 잔디를 심지 않는 것처럼, 초기 단계에 있는 환자와 상세한 계획을 세우는 데 시간을 쓰지 말고, 대신 행동변화가 어떻게 작동하는지에 대한 이해의 폭을 넓히고, 연속적으로 그들이 다음 단계로 넘어가도록 접근방법을 맞춤화해야 한다.

환자들의 역량을 변화시키는 데 도움이 되는 몇 가지 옵션이 있다. 예를 들어 미국생활습관의학회와 같은 전문기관에서 심사한 교육 자료들이나 "건강행동변화를 위해 어떻게 준비해야 하나?"라는 기본적인 질문에 답하는 수많은 실제 접근방식에 환자를 노출시키는 수백 개의 기사에 대한 맞춤형 웹페이지 등이다(참고: 이것은 여러분이 돌보고 있는 환자들에게 줄 수 있는 우수한 검색 문구가 된다).

행동의도

행동

변화의 단계		재전략
① 숙고 전	규칙적인 운동을 실시하고 있지 않으며, 미래에도 시작하려는 의도가 없음.	• 교육(운동에 대한 신뢰가 없는 사람) • 인지 부조화의 중요성을 증가시킴(운동을 믿는 사람) • 게임화 및 외부적인 보상
② 숙고	아직 운동하고 있지는 않지만 6개월 안에 행동하겠다고 약속함.	• 교육 • 인지 부조화의 중요성을 증가시킴 • 게임화 및 외부적인 보상 • 현재의 행동 패턴에 대한 사용자의 인식을 증가시킴
③ 준비	운동을 시작하려고 진지하게 고려 중이며, 목표를 향하여 몇 가지 조치를 취함.	• 교육 • 인지 부조화의 중요성을 증가시킴 • 게임화 및 외부적인 보상 • 현재의 행동 패턴에 대한 사용자의 인식을 증가시키기 위한 지속적인 시각적 피드백
④ 행동	6개월 미만 지속적으로 운동함.	• 신체활동 수준을 모니터링하고 진행 상황을 추적하기 위한 지속적인 시각적 피드백 • 사회적 영향 요소 • 선택 사항으로서의 게임화
⑤ 유지	6개월 이상 지속적으로 운동함.	• 성취한 결과의 인식을 높이기 위한 지속적인 시각적 피드백 • 발생하는 문제 극복하기 • 사회적 영향 요소 강화 • 선택사항으로서의 게임화

그림 2-5 변화 준비도에 기반한 중재 전략[20]

변화의 단계 모델

변화의 범이론 모델	환자 단계	다른 설명적/치료적 모델 접목
숙고 전	• 변화에 대한 생각이 없음 • 체념한 상태일 수도 있음 • 통제할 수 없는 느낌 • 부정: 자신에게 해당되지 않는다고 믿음 • 결과가 심각하지 않다고 믿음	• 통제 소제 • 건강신념 모델 • 동기면담
숙고	• 행동, 제안된 변화의 이점과 비용을 저울질	• 건강신념 모델 • 동기면담
준비	• 작은 변화로 실험하기	• 인지행동치료
행동	• 변화를 위한 확고한 행동 취하기	• 인지행동치료 12단계 프로그램
유지	• 시간이 지나도 새로운 행동 유지	• 인지행동치료 12단계 프로그램
재발	• 변화 과정의 정상적인 일부로서 경험 • 보통 사기가 저하됨	• 동기면담 12단계 프로그램

정보 출처: Prochaska JO, DiClemente CC, Norcross JC. In search of how people change. Am Psychol 1992; 47:1102~1104, and Miller WR, Rollnick S. Motivational interviewing: preparing people to change addictive behavior. New York: Guilford, 1991:191~202.

그림 2-6 변화의 단계 모델

"환자의 행동변화를 돕기 위한 '변화 단계' 접근방식"(by G. L. Zimmerman, C. G. Olsen, & M. F. Bosworth), 2000, Am Fam Physician, 61(5), 1409-1416. Copyright 2000 by American Academy of Family Physicians. 허가를 받아 재인쇄됨.

다시 농부의 비유로 돌아가 보자. 씨앗이 자라기 위해서는 토양을 준비하는 것이 중요하다. 환자를 준비시키는 검증된 방법 중 하나는 동기면담이다. 이 기법은 먼저 개방형 질문을 하는 것으로 사람들이 행동변화 주기에 진입하도록 준비시킨다. 예 또는 아니오로 답할 수 없고, 적극적인 경청이 뒤따르는 잘 표현된 질문들은, 사람이 변화에 대해 생각하고 이러한 노력에 대한 장벽을 점검하게 하는 데 큰 도움이 된다. "스트레스를 정말 자주 받나요?" 대신에 "스트레스 반응을 유발하는 상황에 대하여 말해주세요"라고 질문해보라. 동기면담은 환자로 하여금 변화하는 방법에 대해 생각하게 하는 것과 함께, 환자들이 개인적인 변화의 이유를 발견하도록 힘을 불어넣어 준다. 효과상, 이것은 상담하는 사람이 환자의 자율성을 지지하도록 효과적으로 이끌기 때문에 실질적인 자기결정이론이다.[20A]

행동변화 이론은 선형적인 방식으로 개념화되고 표현된다. 왜냐하면 과정의 가장 좋은 결과가 건강한 습관을 채택하고 유지하는 것이기 때문이다. 그러나 실제적인 이 과정에 대한 생애주기는 하나의 직선이 아닌, 6~7개의 연속적인 단계를 거치는 선상에 있다.

인간 행동변화는, 특히 건강한 습관으로의 변화는, 목표 습관에 따라 달라지는 순환 과정을 통해 지속적으로 발생한다. 변화의 단계는, 앞

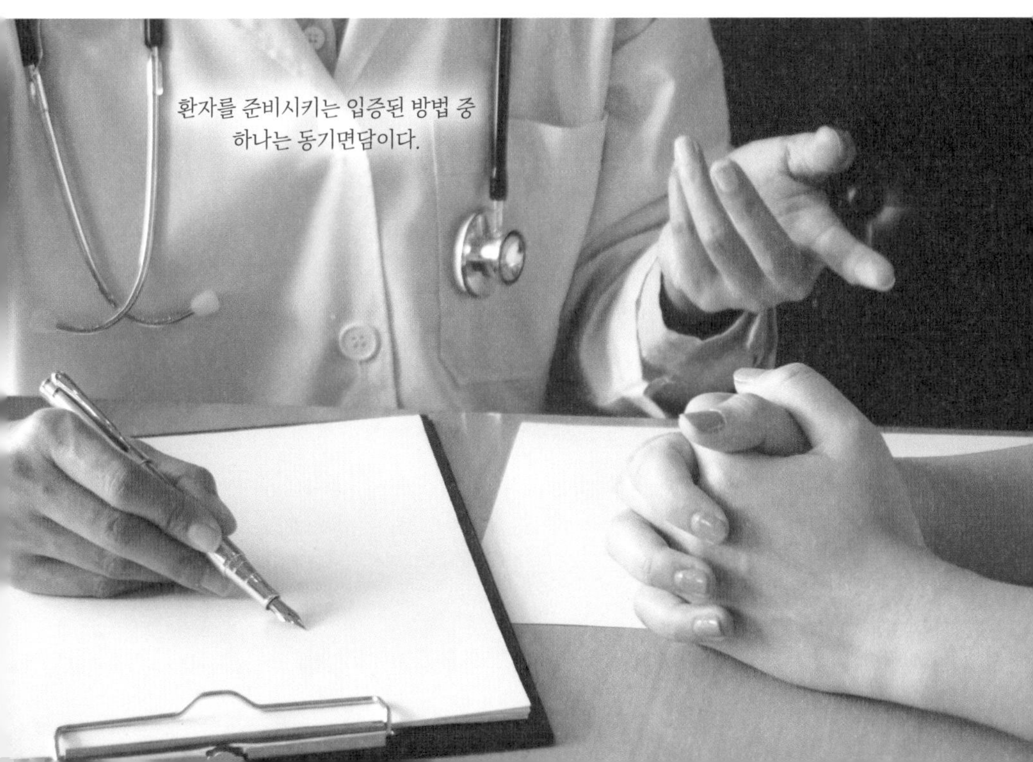
환자를 준비시키는 입증된 방법 중 하나는 동기면담이다.

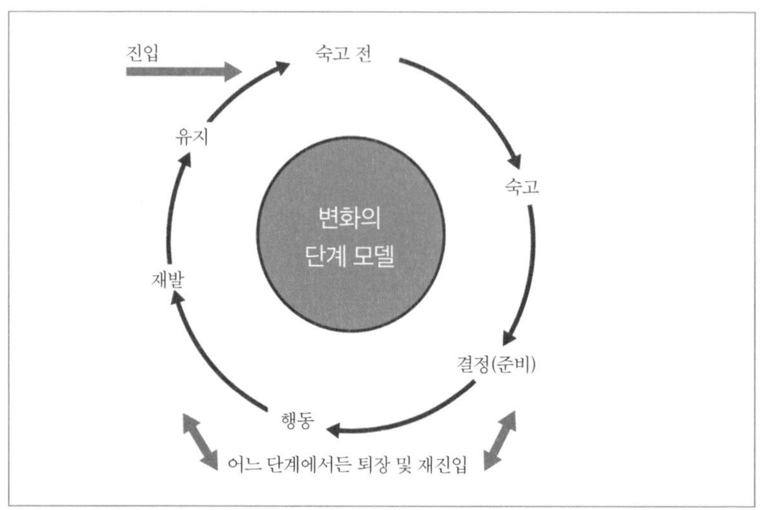

그림 2-7 범이론 모델

범이론적 모델(변화 단계). 재인쇄 허용(by LaMorte, J.J. & Greece, J.A.), 2019. https://sphweb.bumc.bu.edu/otlt/MPH-Modules/SB/BehavioralChangeTheories/BehavioralChangeTheories6.html. Copyright 2019 by Boston University School of Public Health. 범이론적 모델 및 변화 단계(by Prochaska, J.O. Redding, C.A., & Evers, K)로부터 채택, 2002. 건강행동 및 건강교육: 이론, 연구 및 실행, 3판(by Oin K. Glanz, B.K. Rimer & F.M. Lewis, Eds.) San Francisco, CA: Jossey-Bass, Inc.

서 설명했듯이, 환자가 최상의 결과를 성취하도록 돕는 여러 과정으로 구성된 모델로 설명된다.[21] 이런 과정들은 전통적인 인식 교육(awareness education)에서부터 불건강한 습관을 건강한 습관으로 대체하는 것과 같은 보다 어려운 과정까지 그 범주가 넓다. 예를 들어 여러분의 환자가 밤 9시에 냉장고로 가는 것을 2분간의 유연성 운동으로 대체하는 것은 쉬운 일이 아니며, 달성하는 데 시간이 얼마나 오래 걸리는지에 대한 지침도 거의 없다. 이 범이론모델은 여러분과 여러분의 팀에게 올바른 방향을 제시해준다.

이런 환자들을 효과적으로 돕기 위해서는, 그들이 늦은 밤 간식 행위를 촉발하는 상황을 더 잘 인식할 수 있도록 돕는 데 충분한 시간을 사용하는 것을 고려하는 것이 좋다. 이러한 인식은 대안적인 건강한 행동을 시작하게 하는 정서적 경보 역할을 한다. 완료 시, 환자들은 불건강한 행동을 피하는 것에 대해 긍정적으로 느끼고, 건강한 행동을 반복할 가능성이 증가한다. 이런 식으로 충분히 반복하면, 이제 새로운 습관이 이전 습관을 대체하게 된다.

생활습관의학 의료인과의 대화는 환자의 파악된 변화 단계에 따라 행동변화 전략을 모델링하는 것과 관련해 일부 의구심을 드러냈다. 종종 환자들은 변화가 필요한 행동에 따라, 변화에 대한 준비상태가 복수로 평가될 수 있다. 전문인들은, 심지어 생활습관의학의 한 원칙이라도 그것과 관련하여 같은 시간 내에 환자의 단계에 대해 질문을 하게 될 때, 제한된 상담시간 안에 유동성을 정량화하기는 너무 어렵다고 주장한다.

이런 적용은 만성질환의 수가 증가함에 따라 더욱 어려워지고 있다. 어느 진료 도구의 잠재적인 한계를 직면하게 되면, 다음과 같은 몇 가지 기본 원칙들을 적용해야 한다.

- 최선을 다해 여러분이 돌보고 있는 사람들을 파악하는 데 필요한 시간을 써야 한다.
- 여러 차례의 내원을 통하여 정보를 수집한다.
- 데이터의 신뢰성을 탐구하기 위해 모든 후속 조치 소통 도구를 사용한다.
- 모든 환자에 대한 정보 서류를 확장하기 위해 지원 인력을 배치한다.

적절할 때에 가장 단순한 형태의 인식 교육과 동기면담으로 시작하여, 생각을 행동으로 전환하고 산발적인 행동을 일상적 습관으로 확립하려는 환자의 의지를 결정한다.

여전히 시간에 압박을 받거나 환자의 복잡성 때문에 여러분의 전문성에 자신감이 부족한가? 지금이 바로 인증된 건강 및 웰니스 코치(certified health and wellness coach)에 의뢰할 때다. 왜 그럴까? 행동변화, 건강 그리고 웰빙에 대한 근거기반 코칭이 효과적이기 때문이다. 1만 4,591명의 직원들을 대상으로 180일간 추적 관찰한 5개의 생활습관 프로그램에 대한 사례군 연구에서,[21A] 성공 지표에는 자가보고 기준 체중의 5% 이상 감소, 신체활동 지침 충족 그리고 7일간의 금연이 포함되었다. 180일간의 추적 조사에서, 등록된 회원의 77%가 스트레스 감소, 7%가 금연, 50.5%가 신체활동 지침 충족, 65.2%가 영양 개선, 44.2%가 기준선 체중에서 5% 이상 감소하는 등의 긍정적인 결과를 보여주었다.

코칭은 의사에 의해 처방되면 더욱 효과적일 수 있다. 의사가 건강코칭을 의뢰한 성인 보험 가입자 1만 457명과 보험사가 주도한 지원활동을

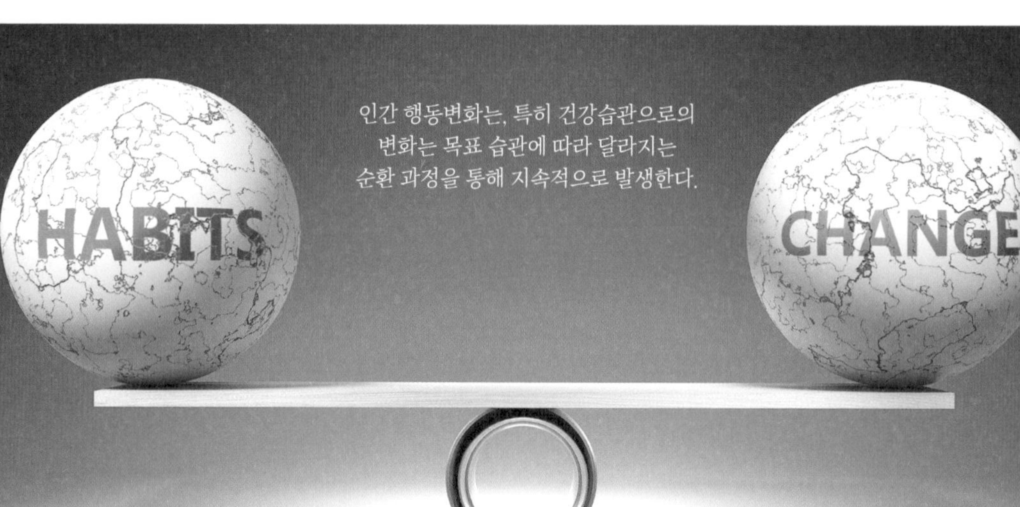

인간 행동변화는, 특히 건강습관으로의 변화는 목표 습관에 따라 달라지는 순환 과정을 통해 지속적으로 발생한다.

통해 건강코칭을 받은 3만 7,864명을 포함한 최근의 관찰 연구결과에 따르면,[21B] 환자들은 의사가 추천할 때 건강코칭에 참여할 가능성이 훨씬 더 높았다. 이런 건강코칭 참여는 건강 위험 수준을 크게 개선시키는 것으로 밝혀졌다.

일차의료 환자들에게 회복탄력성을 구축하는 귀중한 자료원을 제공하는 것과 더불어, 이런 처방 과정을 확대하고 개선하는 것은 건강을 증진하고 의료비를 줄이는 계획의 일부로 생활습관의학을 소개하는 건강 시스템과 관련 있다. 피츠버그대학의 메디컬 센터는 린식스 시그마(Lean Six Signma; 수행을 개선시키기 위해 협력적 팀을 사용하는 개선 과정으로써, 체계적으로 기관의 낭비를 없애고 과정의 변수를 감소시키는 접근을 사용-역자 주) 모델을 사용해, 그들의 '웰니스 처방(Prescription for Wellness)'을 점검하고 여러 중요한 교훈을 보고했다.[21C] 이 교훈은 사람, 과정 그리고 테크놀로지를 포함해 고려해야 할 개입 목록을 만들어주었다. 흥미롭게도 그 예비 프로그램은 의사들이 건강한 생활습관 변화에 대해 논의할지 여부에 영향을 미치는 5가지 주된 요소를 발견했다. 5가지 요소로는 이용 가능한 상담 시간, 환자를 지원하는 데 이용 가능한 프로그램이나 자원, 의사의 주제별 지식과 기술 그리고 이런 주제에 대하여 논의하는 데 대한 환자의 관심이다.

미국건강및웰니스코칭보드기관(The National Board of Health and Wellness Coaching)은 환자들에게 인증 코치를 선택할 수 있는 도구를 제공한다.[22] 미국운동위원회(American Council on Exercise, ACE)는 인증된 건강 코치 및 기타 피트니스와 영양 전문인들을 찾을 수 있는 웹 기반 도구를 제공한다.[23] 국제코치연합(The International Coach Federation)은 사용자를 안내하는 '활용 방법(how-to)' 비디오가 포함된 '공인 코치 찾기(Credentialed

Coach Finder)'를 무료로 제공하며, 6가지 필터로 검색할 수 있어, 환자들이 자신에게 딱 맞는 코치를 평가할 수 있게 한다.[24]

최선의 경로를 계획하기

첫 번째 단계는 환자와 좋은 치료적 소통관계를 형성하는 것이다. 여러분의 일상은 아마 바쁠 것이다. 환자들은 예약을 빽빽하게 했을 것이고, 서류 작업, 동료들과의 통화, 이메일 처리, 클리닉 운영 문제 그리고 더 많은 서류작업이 있을 것이다. 상담 초기 5~15분 동안 이런 골치 아픈 것의 영향을 막기 위해 최선의 노력을 하라.

여러분의 머릿속 배경 음악은 명상 재생목록에 있는 음악이어야 한다. 심호흡을 몇 번 하고, 환자가 여러분의 분위기 안에 있음을 인식하며, 차분하고 긍정적인 분위기를 조성한다. 여러분이 환자에게 보내는 비언어적 메시지를 간과하지 말라. 이러한 메시지는 긍정적이고 생산적인 세션과 건강한 장기적 관계를 촉진하는 데 중요하다.

심리치료과학은 환자는 의사에 대하여 케어를 제공하고, 이해하며, 진실하고, 호감이 가는 존재로 인식하는 의사/환자 간의 경험이 발전하는 것에 중점을 두면서, 상호작용의 관계적 측면의 중요성을 증명했다.[25] 여러분은 이런 공감적 능력을 생각이나 말 그리고 행동에 투영할 수 있도록 모든 것을 하라. 비언어적 단서 또한 여러분이 아주 자상하게 돌보고 있음을 환자들에게 전달하는 것이 중요하다.

진료 면담의 모든 기능에 적용되는 비언어적 기술

전략	이유	예시
전문가적인 모습	자신감과 전문성 전달	잘 갖추어진 모습; 다수 환자의 기대에 따라, 흰 가운을 입거나 또는 입지 않을 수 있음.
편안한 진료실	환자와 임상의의 긴장을 완화하고, 전문성을 전달하며, 임상의의 조직 수준과 심미적 취향을 전달할 수 있음.	적절한 온도, 직접적인 눈 마주침에 대한 장애물이 없음, 몸에 맞는 가운, 효율적인 검사실 구성, 겸손에 대한 주의, 방해 최소화
차분하고, 세심하며 개방적인 자세	경청할 준비가 되어 있음을 전달	편안한 대인 거리, 환자와 임상의의 눈높이(환자의 편안함에 미치는 영향을 고려한 수평 거리 고려), 임상의는 약간 앞으로 기울면서 편안한 자세를 취함.
눈 마주침	환자에게 집중된 관심을 전달, 의료인의 주의가 산만해지지 않음	임상의는 말하고 경청하는 동안 환자의 눈을 직접 바라봄. 메모 방식이 상담 흐름에 미치는 영향을 고려.
목소리 질: 음조, 속도, 말투, 크기	환자의 말을 듣기 위한 임상의의 평온함과 준비 상태를 전달, 청력장애에 대한 예의	차분함 대 무뚝뚝하거나 서두름, 목소리를 충분히 크고 부드럽게, 적대적이나 꾸짖거나 짜증내는 목소리 피하기
임상의는 환자의 행동 중 일부와 '맞춘다'.	관계의 잠재적인 강화	임상의의 자세는 환자의 자세를 반영함. 목소리 톤, 속도, 어휘를 환자에 맞춤. 임상의의 몸짓은 환자의 몸짓을 미묘하게 반영함.

의사들은 많은 비언어적 행동들이 서로 다른 문화 사이에 특별한 의미가 있음을 인식해야 한다. Clark W., Hewson M., Fry M. 등의 허가를 받아 수정됨. American Academy on Physician and Patient(AAPP) 1998, now the American Academy on Communication in Healthcare.

그림 2-8 진료 면담의 모든 기능에 적용되는 비언어적 기술

'정신과 진료에서 치료 관계 확립 및 유지(Establishing and maintaining a therapeutic relationship in psychiatric practice)'에서 발췌. A. Skodol, & D. Bender, 2018. UpToDate. https://www.uptodate.com/contents/establishing-and-maintaining-a-therapeuticrelationship-in-psycpsychiatric-practice에서 검색함. 저작권 1998 American Academy on Communication in Healthcare. 허가를 받아 재인쇄됨.

여러분과 여러분의 팀 그리고 여러분이 돌보고 있는 사람들에게 도덕적, 사회적 그리고 물질적 지원을 제공하도록 환자 그룹을 활용하는 것을 고려하라. 이런 요소는 안토누치(Antonucci)[26]가 설명한 것처럼, 혼자 진료하는 의료인에게 특별히 효과적일 수 있다. 그녀는 도움이 많이 필요한 환자들을 위한 90분의 그룹 세션을 정기적으로 진행했다. 종종 문제해결 기술의 발전을 위해 환자를 돕는 문제해결 작업용지(worksheet)를 사용하는데, 이때 작은 성공 단계를 통해 지속적인 진전을 이룬다는 궁극적인 목표와 함께, 성취할 수 있는 목표들을 신중하게 정의한다.

행동 패턴 발견하기

여러분은 진료실에서 분명히 개별적이고 다양한 행동 패턴을 가진 여러 환자들을 만나게 될 것이다. 그 행동 패턴들은 최근 인터넷을 통해 접한 유행부터 수년 동안 몸에 밴 습관들까지 그 범주가 넓을 것이다. 포괄적인 생활습관 중재는 다음과 같은 여러 요소를 포함하는 구조화된 행동 프로그램을 제공한다.[27]

- 초기 목표 설정
- 자기모니터링(예; 음식 일기 및 신체활동 기록하기)
- 식욕을 활성화하는 자극을 조절하거나 수정하기
- 식사 스타일(식사 속도 늦추기)

문제해결 작업용지

1. 문제:

2. 성취할 수 있는 목표:

3. 이것이 당신에게 맞는 목표라고 얼마나 확신하나요?

☹ 0	1	2	3	4	😐 5	6	7	8	9	☺ 10
	완전히 불확신		확실하지 않음		조금 확신		아주 확신		극도로 확신	

4. 해결책	장점(+)	단점(-)
a)		
b)		
c)		

5. 해결책 선택:

6. 해결책 달성을 위한 단계:

a)

b)

c)

6. 해결책 달성을 위한 단계:

7. 자신감 측정: 당신이 목표를 달성할 수 있다고 얼마나 확신하나요?

☹ 0	1	2	3	4	😐 5	6	7	8	9	☺ 10
	완전히 불확신		확실하지 않음		조금 확신		아주 확신		극도로 확신	

그림 2-9 문제해결 작업용지

환자용 문제해결 작업용지. '새로운 접근 방식 그룹방문: 환자의 고강도의 필요를 돕는 것은 행동을 변화시킨다'에서 발췌(by J. Antonucci), 2008. 가정의학 진료 관리, 15(4), A6-A8.

- 행동 계약 및 보상
- 영양 교육 및 식사 계획
- 신체활동 증가
- 사회적 지원
- 인지적 재구성
- 문제해결

사람들이 그렇게 행동한 이유를 드러내는 질문이 무엇인지 알고 싶은가? 패트리샤 로빈슨 박사(Patricia J. Robinson, PhD.), 데브라 고울드 박사(Debra A. Gould, MD) 그리고 커크 스트로살 박사(Kirk D. Strosahl, PhD)가 쓴 훌륭한 책 《일차의료에서의 실제 행동변화(Real Behavior Change in Primary Care)》는 환자 진료 과정에서 심리적 문제를 다루고 입증 가능한 행동변화를 촉진하는 광범위한 모델을 제공한다.[28] 물론, 이 방법들은 복잡하고, 어느 정도의 헌신, 준비, 심리검사 그리고 조정을 위한 분석이 필요하다. 그러나 저자들은 수용전념치료(Acceptance Commitment Therapy, ACT)라고 불리는 인지행동치료 양식의 모델과 완성을 위해 필요한 도구들을 제시한다. 로빈슨 박사에 의하면, 일차의료에서의 행동변화는 TEAMS(Thought, Emotions, Associations, Memories, Sensations로 생각, 정서, 관련성, 기억, 감각)라는 약어에 기반을 두고 있다. 이 기법을 일상 진료에 적용할 때 고려해야 할 흥미로운 분석에는 전통적인 웰니스 연속체를 따라 환자들의 건강 상태를 자세히 들여다보는 것이 포함된다.[29] 먼저 웰니스는 매우 역동적이고, 환자를 위해 단지 질병이 없는 것만이 아니라 건강한 삶을 향한 여정이라고 생각해야 한다.

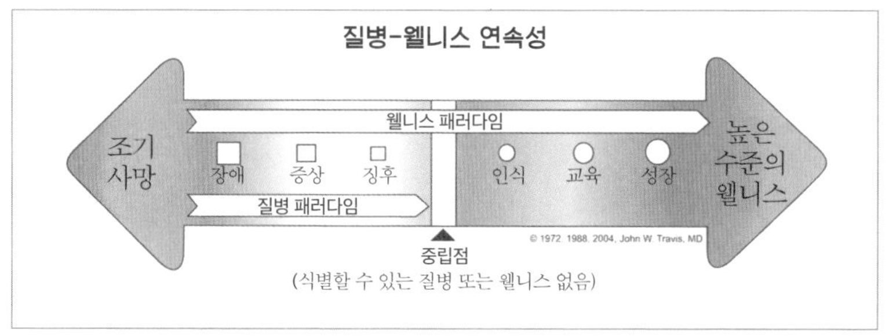

그림 2-10 질병-웰니스 연속성

웰니스 워크북(3판)(by J. W. Travis, & R. S. Ryan), 2004, Celestial Arts.
저작권 2004. Penguin Random House, 허가를 받아 재인쇄됨.

환자들 대부분은 우려의 이유를 감각으로 표현한다. 감각의 존재는 환자를 웰니스 연속체의 중립점 왼쪽에 위치하게 한다. 얼마나 왼쪽에 있는지는 감각의 심각한 정도와 개인의 일상생활에 미치는 영향에 의해서 결정된다. 여러분의 목표는 인식, 교육 그리고 성장의 단계를 통해, 각각의 환자들이 중립의 왼쪽에서 오른쪽으로, 높은 수준의 웰니스로 가도록 개인화된 여정을 시작하게 하는 것이다.

이것은 단지 중립점을 향하는 것이 아닌, 끝이 없는 여정이다. 이 여정은 의사와 의사보조인력, 간호사, 정신건강 의료인 그리고 치료계획(예; 영양, 신체활동, 마음챙김, 수면, 스트레스)을 완전히 맞춤화하는데 필요한 특정 전문 분야에 초점을 맞춘 관련된 임상 및 건강/웰니스 전문인들을 포함한 일차의료 전문인 팀을 필요로 한다. 이런 팀을 효과적으로 활용할 수 있는 진료 역량을 구축하는 것은 달성할 가치가 있는 목표다. 장기적으로 높은 수준의 웰니스를 유지하는 데 필요한 기술과 개인적 책임 수준을 환자가 가질 수 있도록 힘을 불어넣어 주는 것도 계획의 일부가 되어야 한다.

환자에게 성공의 정의에 대해 안내하기

행동에는 의도한 결과와 의도하지 않은 결과가 따른다. 환자와 함께 작업하는 행동변화 과정의 흥미로운 결과는, 그것이 그들의(그리고 아마도 여러분의) 정신적 건강 및 정서적 웰빙에 미치는 영향일 수 있다. 간략히 말하면 다음과 같다. "긍정적 심리를 지지하는 활동들은 건강행동을 촉진하며 생리적인 건강을 개선한다. 그런 활동들을 임상 진료에 추가하는 것은 세계보건기구에서 정의한 건강의 신체적, 사회적 그리고 정서적 요소들의 성취를 촉진하여, 1) 연장된 수명과 삶의 질, 2) 의료비 절감, 3) 헬스케어 제공자의 소진율 감소로 이어진다."[30]

낙관주의는 정신적 웰빙과 신체적 건강 사이의 관계에서 또 다른 중요한 요소다. 22만 9,391명이 참여한 15개 연구에 대한 메타분석에 따르면,[31] 낙관주의가 심혈관계 문제 및 모든 원인에 의한 사망 위험을 낮추는 것과 관련 있는 것으로 밝혀졌다. 아마도 사람들 대부분은 컵의 반이 비워졌다고 보거나 컵의 반이 채워져 있다고 보는 성격 유형의 고유한 장점과 단점에 익숙할 것이다. 자신이 이미 가지고 있는 것에 집중하는 것이 더 오래 살게 해줄 수 있다는 것을 어느 누가 알겠는가?

여러분의 환자가 성공을 정의하는 방식을 조절하도록 하려면, 소셜미디어와 외부 영향력의 힘을 활용하는 것이 도움이 된다. 환자에 대해 잘 알아야 한다. 동시에 그들의 행동에 영향을 미치는 주변 사람들에 대해 알아보는 것도 잊으면 안 된다. 2015년 미국립의학도서관 검색 서비스에서 '건강 및 인플루언서(health and influencer)'를 조회한 결과 25개의 논

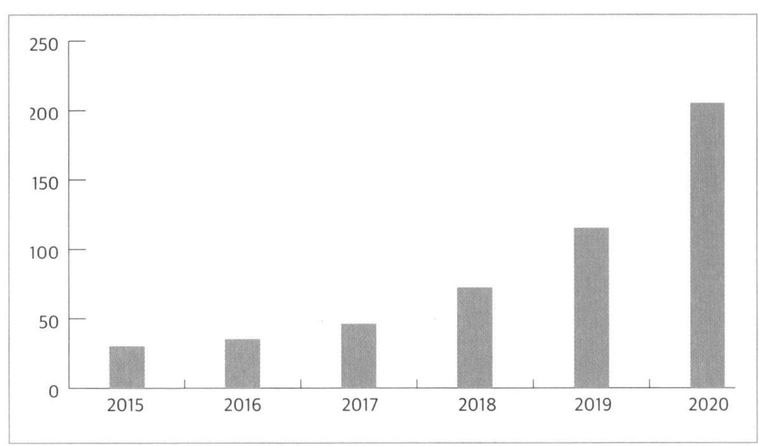

그림 2-11 PubMed '건강 및 인플루언서' 인용

문이 검색된 반면, 2020년에는 206개의 논문이 검색됐다(그림 2-11).

물론, 소셜미디어는 의심의 여지없이 인간 행동의 변화를 전파하는 기술의 실질적 가치와 인지된 가치에 심오한 영향을 미쳤다. 이 장에서는 의사의 힘, 임상팀의 역량, 대면 접촉의 장점 그리고 각 환자와의 소통 방식으로써 기술의 효율성에 대해 논의했다. 다양한 행동들이 자신에게 최선의 이득이라는 것을 환자들에게 설득하는 과정에서, 중요한 타인을 활용하는 것은 효과적이다. 이와 관련하여, 영향력이 설득에 효과적임을 보여주는 연구는 다음과 같다.

- 식단과 운동에 대한 청소년[32]
- HPV 백신의 효과에 대한 젊은 성인 대학생[33]
- 자녀들을 위한 식품 선택에 대한 부모들의 유형[34]

따라서 행동변화에 관한 환자들의 의사결정 과정에 영향을 미치는 원천에 대한 정보를 얻으려는 노력은 더 건강한 생활습관을 향한 그들의 장기적인 경로를 그려보는 적극적이고 진화적인 과정이 되어야 한다.

경청의 힘

의료케어를 요청하는 것은 스트레스가 많은 일이다. 환자들은 걱정하고, 의사들은 시간에 대한 압박을 받는다. 사실 코로나-19, 모바일 헬스(Mobile Health, mHealth)의 발전, 비대면 상담에서 사용되는 디지털 치료법의 증가로 인해, 임상팀은 환자를 직접 만나지도 못한 채 치료계획을 세워야 하는 경우가 많아졌다.

경청 기술은 효과적인 관계 구축, 관리 기능 그리고 어떤 솔루션을 판매하는 능력에 있어서 항상 무시되어 온 기초였다. 수십 년간[35] 헬스케어 전문인들은 환자들의 질병 이면에 있는 삶의 이야기를 주의 깊게 듣는 과정, 곧 서사의학(Narrative Medicine; 이야기 행위를 의료의 본질적 특성으로 보고 이를 바탕으로 의료행위나 교육에 이야기를 적용하려는 학문적, 실천적 흐름을 포괄하는 개념-역자 주)을 채택해왔다.[36] 이 기법은 케어의 정확성과 진정성을 개선시키는 공감적 가교 역할을 함으로써 의사의 환자와의 관계를 향상시킨다.[37]

동기면담은 환자를 효과적인 행동변화로 안내하는 표준 기법으로, 의사가 주도하는 개방형 질문의 소통 스타일이 필요하다.[38] 이 방법은 사람들이 스스로를 성찰하고, 효과적인 행동변화를 달성하기 위한 자기 자신만의 솔루션을 발견하도록 안내한다. 질문들은 반드시 해석되고 이해되어야 하는 답변을 요구한다. 환자들이 보이는 반응들을 주의 깊게 경청하는 것은 그들의 변화에 대한 양가감정을 발견하는 동시에, 이런 변화가 웰빙 개선에 필요한 이유들을 밝히는 확실한 방법이다.[39]

건강보다 더 개인적인 것은 없지만, 헬스케어의 재정적 보상은 이런 수준의 개인화를 달성하는 데 필요한 시간을 투자하기 어렵게 만든다. 이야기를 청하고, 극복해야 할 행동의 실제 사례를 얻고, 심지어 일상생활의 활동을 안전하게 수행하는 데 방해가 되는 장애물의 사진을 검토하는 것만으로도 여러분과 여러분의 팀이 환자들에게 깊고도 개인적인 관심을 갖고 있다는 믿음을 심어줄 수 있다. 여러분의 치료 계획에 수반되는 SMART[Specific(구체적), Measurable(측정 가능한), Attainable(달성 가능한), Realistic(현실적), Time-sensitive(시간에 민감한)] 목표설정에 영향을 미치는 인적 조건을 고려하면, 이런 목표를 더욱 스마트하게 만드는 방법에 대한 더 깊은 수준의 이해가 필요하다.

인지행동치료(CBT)는 환자가 자신의 개인적인 이야기와 그것이 일상의 습관에 어떻게 영향을 미치는지 공개함으로써, 행동변화를 촉진하기 위해 사용되며 자신의 웰빙 여정에 개인적으로 참여할 수 있도록 하는 효과적인 모닝콜 역할을 한다. 이런 이야기들을 수집하는 데 활용되는 기술은 목표 추적과 책임감 향상을 위한 피드백 고리를 제공하는 데도 도움이 될 수 있다. 환자들이 자신의 이야기를 하는 동안 실시간으로 녹음할 수 있는 가상 도구들은 세부 사항을 검토하고, 정확한 메모를 작성하며, 정확한 방법으로 이런 서사 기법(narrative technique)을 적용하는 것을 더욱 편리하게 해준다.

또한, 더 나은 경청은 여러분과 여러분의 임상 지원팀의 웰빙에도 긍정적인 영향을 미친다. 환자와의 의미 있는 관계를 방해하는 활동들은 경력 혹은 수련의 초기 단계에서도 높은 수준의 업무 불만족과 번아웃을 초래한다.[40] 헬스케어 전문인들에 대한 압력이 증가하면서 번아웃이 가장 큰 문제로 떠오르고 있다. 이런 압력은 모든 전문 분야, 특히 생활습관의학 진료를 효과적으로 실시하기 위해 요구되는 전문 분야의 다양성과 수익성 목표가 현재의 비즈니스 모델에 가하는 시간 압력으로 인하여 촉각을 곤두세우는 번아웃을 가지고 왔다.

요청하기

모든 영업 과정의 중요한 단계는, 특히 여러분의 솔루션이 올바른 것이라고 확신하는 경우, 가능한 한 직접적으로 구매(환자가 행동변화를 위해 여러분의 솔루션을 구매)를 요청하는 것이다. 효과적인 행동변화에도 같은 과정이 적용된다.

환자에 대한 여러분의 연구는 그들의 역량에 대한 현실적인 기대를 보여주었다. 여러분은 환자에게 현실적이고, 전인적이고, 명확하게 이로울 것으로 예상되는 계획을 고안했다. 계획에 대한 반대 의견을 고려하고 선제적으로 해결했다. 이제 여러분이 추구하는 행동변화를 명확하게 요청할 때다. 실행 가능한 전술은 다음 전략과 같다.

• 환자에게서 어떤 변화를 기대하는지 구체적으로 설명하라.

"체중을 좀 줄이세요"는 올바른 요구가 아니다. "과일과 통곡물로 구성된 300~350칼로리의 건강한 아침 식사를 하세요"가 맞다. "저녁 식사 후에는 10~15분 동안 걸으세요"도 또 다른 좋은 사례다. 건강한 생활습관을 위한 장기적 솔루션은 명확하고, 단기적인 단계를 통해 달성된다.

• 명확한 기간을 포함하라.

"앞으로 3주 동안 일주일에 최소 3회 이상 건강한 아침 식사를 하세요"가 이런 시간 범위의 한 사례다. 여러분의 솔루션 접근을 레고 블록으로 집을 짓는 것처럼 생각하라. 행동변화로 가는 길은 그 유명한 창의적인 장난감과 더욱 유사하다. 다양한 색상의 블록을 제자리에 단단히 고정하여 독특한 구조를 만들 듯이, 궁극적으로 환자의 성장과 변화에 대한 현실에 맞게 조정한다. 메인주에 있는 환자에게, 여름에 "앞으로 4주간 일주일에 3회 저녁 식사 후 10~15분 동안 걸으세요"는 지역 날씨에 맞게 쉽게 조정할 수 있다. 날씨에 관계없이 환자가 1년 중 매주 신체활동을 더 많이 할 수 있도록 돕는 목표를 포기하지 않으면서도, 분명한 시간 범위는 조건에 맞게 조정될 수 있다는 점에 유의하라.

• 성공을 위해서 전체 팀을 구성하라.

성공 그 자체만큼 성공을 낳는 것은 없다. 긍정적으로 생각하고 제시하라. 긍정성은 전형적으로 준비 및 개인화로부터 비롯된다. 초기 단계에서는 시간 소모가 좀 더 많겠지만, 환자를 알아가는 과정은 다른 질병의 성공적인 치료를 위해서도 여러 가지 면에서 도움이 될 것이다. 다음의 사례가 이 점을 잘 설명한다. 정기적인 투석이 필요했던 55세의 한 남성은 약 1년 동안 성공적으로 투석을 받았다. 그런데 몇 번의 치료 후에 그는 내원하지 않았고, 결국 나중에 응급실로 실려 오게 되었다. 이런 일들이 여러 번 반복되었다. 일차의료 제공자는 그가 치료받는 동안 지루하고 외로워서 앉아있을 수 없었다는 것을 발견했다. 다음 질문이 좀더 밝혀주는데, 간호사가 물었다. "전에는 어떻게 거의 1년간 치료를 지속할 수 있었나요?" 그는 다음과 같이 답했다. "휴대용 음악플레이어로 음악을 들었는데, 누가 그걸 훔쳐갔어요. 그런데 다시 살 여유가 없었어요." 간호사는 그에게 다른 음악플레이어를 구해줬는데, 그 이후 그는 치료를 놓치지 않았다.

- 실패에 대한 계획을 세워라.

실패는 언제든지 일어난다. 환자가 문제에 대처할 수 있도록 준비하면 환자를 좀 더 쉽게 다시 정상궤도로 되돌아갈 수 있게 만든다. 한 가지 접근방식은 실패를 과학 실험처럼 대하는 것이다. 만약 체중감량 목표를 달성하지 못했다면, 가능한 원인을 분석하라. 채소와 과일을 충분히 먹고 있는가? 체중 측정을 위해 매일 같은 시간과 조건으로, 같은 체중계를 사용하는가? 신체활동으로 소모한 칼로리를 정확하게 추정하고 있는가? 정기적으로 섭취하는 가공식품이나 가당음료가 있는가? 이 중 일부 또는 전부가 성공을 지연시키는 원인이 될 수 있다. 환자가 각각을 분석하고, 자신의 궁극적 목표에 역효과를 낳는 효과의 근본 원인을 찾아내도록 도와준다.

실패에 대처하는 또 다른 전략은 좌절과는 전혀 관련이 없다. 그것은 여러분과 여러분의 환자가 성공을 정의하는 방식과 관련이 있다. 환자가 단기적 목표 달성에 고집스러울지라도, 이것이 장기적 목표를 향한 진전에 대한 전망을 흐리지 않도록 상기시켜야 한다. 예를 들어 '건강한 생활 습관'의 실제 '이유'는 고혈압약을 끊는 것이다. 이런 큰 그림의 목표에 도달하는 '방법'은 체중계에만 있는 것은 아니다. 여러 요소가 마스터플랜을 세우는 데 기여한다. 좀 더 건강한 음식 선택, 규칙적인 신체활동 참여, 섭취 분량 조절에 대한 이해, 평온함을 촉진하는 호흡법 사용, 전체 수면 시간에서 야간 수면을 1시간 더 늘려 수면 위생 개선하기 등이 계획에 포함될 수 있다. 이런 목표들 중 어느 하나라도 진전이 있다면, 체중 몇 킬로그램 감량과 같이, 진전 정도를 측정하고 축하해주어야 한다.

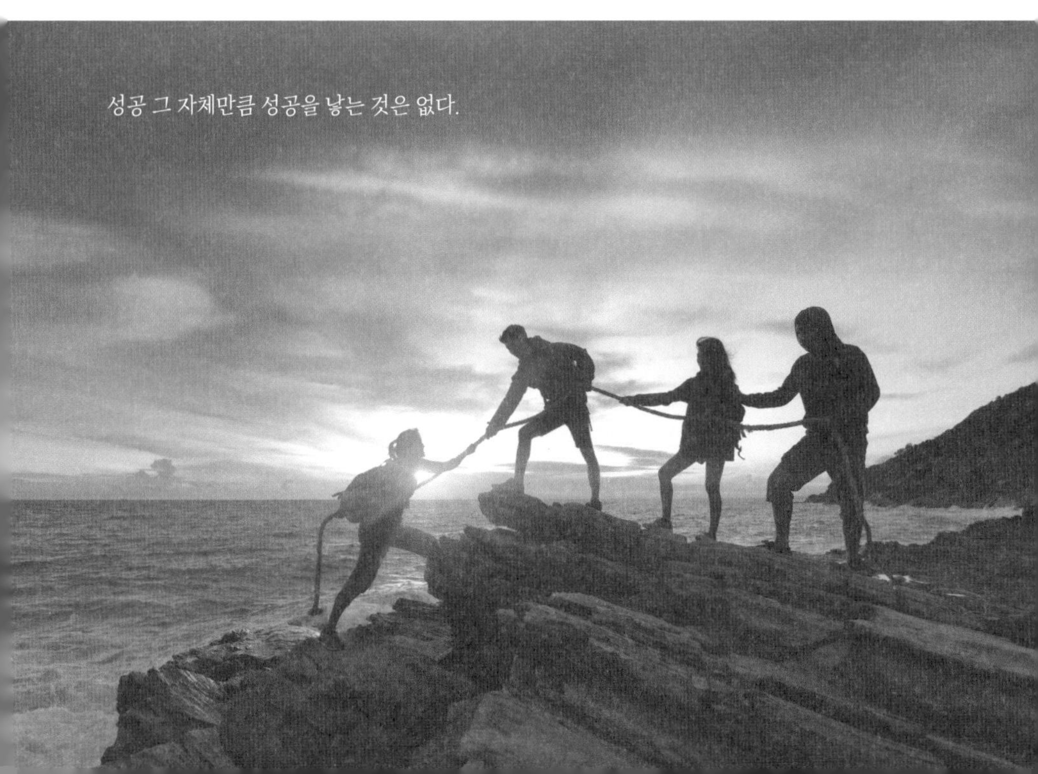
성공 그 자체만큼 성공을 낳는 것은 없다.

환자들이 이해할 수 있는 도구를 사용하라

개인이 치료 프로토콜을 준수하지 못하고 실패하는 데는 변화에 대한 준비도, 통제소재(統制所在), 자기 효능감, 미래 할인[Future Discounting; 미래에 발생할 사건의 가치를 현재와 비교하여 할인하는 현상으로, 경제학자 존 브룸(John Broome) 박사에 의하여 이론화-역자 주], 건강신념, 건강 문해력, 지식 부족, 건망증, 의존 불안과 같은 여러 요소가 관계하고 있다.[41] 행동변화 노력을 최적으로 준수하도록 하기 위한 각 환자와의 상호작용은 사려 깊은 면담 과정의 기본 기술에 기반한다. 개방형 질문, 의사결정 과정에 환자 참여, 환자에게 접근 가능하고 효과적인 과학기술 도구 등은 단순한 사례다. 예를 들어 2016년 메타분석[42]에서 문자 메시지가 만성질환 치료에서 약 복용 준수율을 두 배로 증가시켰다고 결론이 났다. 개인을 대상으로 하는 대부분의 행동변화 진화와 마찬가지로, 이 과정은 실험적이다. 문제를 정의하고, 대상자의 의견을 수렴하여 솔루션을 적용하고, 데이터를 분석하고, 효과가 있는 작업을 반복한다.

책임감의 힘

환자가 책임감을 갖도록 하는 것은 변화를 만드는 요인(change-maker)이 되거나 계약을 파기하는 요인(deal-breaker)이 될 수 있다. 하지만 모든 것이 끝나고 나면, 환자는 행동 개선을 보여주어야 한다. 전체 과정은 데이터를 수집하고 분석하여 진행상황을 평가하고 그에 따라 방법을 조정하는 계획으로 구성된 실험이다. 임상팀이 실험 개요를 설계하고, 데이터를 분석하는 것에 대해 1차적 책임을 지는 반면, 환자는 치료법을 적용하고 데이터를 모으는 전형적인 책임을 진다. 여러분의 임상팀은 최종적으로 결과를 확인하고 조언을 하지만, 사실 환자가 공정하고, 균형 잡히고, 정확한 실험 보조 인력이 되는 것에 의존해야 한다.

데이터의 존재와 정확성은 매우 중요하다. 실험의 전체적인 성공은 일련의 단계들로 전개된다. 각 단계의 완료는 데이터 수치(예; 섭취한 칼로리)의 제출, 데이터를 계획과 비교하기, 결과를 바탕으로 다음 단계 계획에 대한 조정 제안(예; 칼로리 섭취량 조정이 원하는 체중 변화 결과에 어떤 영향을 미쳤는가?) 등이 포함된다.

데이터 수집의 책임을 환자에게 맡기는 것도 이 과정의 중요한 부분이지만, 의사나 임상 지원팀의 신뢰할 수 있는 일상적인 후속 조치는 이 모든 중요한 실험의 전체 단계에 대한 루프를 마무리한다. 환자가 행동에 대한 모니터링이 존재한다는 것을 지속적으로 인식한다면, 자신감이 생길 것이다. 이것이 책임감의 힘이다. 책임감은 또한 환자 셀프-모니터링의 중요성을 강화한다. 공동 의사결정 개념을 강화하는 것 외에도, 환자를 치료 프로토콜에 한 주체(player)로서 신뢰하는 것은 준수 및 성공 확률을 증가시키는데 확실히 기여할 것이다.

최적의 웰빙 상태에 도달하기 위해서는, 환자가 배웠던 모든 건강한 생활습관 요소들을 실행하는 것에 대해 반드시 전적인 책임을 질 수 있어야 한다. 이것은 그들이 의사와 케어팀의 직접적인 케어와 지도를 받고 오랜 시간이 지난 후에만 이뤄질 수 있다. 선별검사, 교육, 치료, 코칭 등의 집중적인 발달 기간을 거친 후에 최상의 건강을 유지하는 것은 개인의 몫이다.

연결 유지하기

함께 있어 주는 것은 여러분이 케어하고 있다는 것을 보여준다. 연례 건강검진 또는 걱정스러운 만성적인 증상에 대한 진료실 방문을 일련의 연결된 임상팀/환자 접점으로 전환하면 결과를 개선시키는 능력에 상당한 영향을 미칠 수 있다. 2014년 고혈압 치료를 위한 팀 기반 케어에 대한 체계적 문헌고찰에 따르면,[43] 이런 케어 프로토콜이 혈압이 조절된 사람의 비율을 높이고 수축기 및 이완기 혈압 모두를 낮추는 것으로 나타났는데, 특히 약사와 간호사가 포함되었을 때 그러했다. 생활습관의학의 경우, 이 팀은 나타나는 증상에 따라 웰니스 코치, 영양사, 운동생리사, 건강/웰니스 전문인 및 수면 전문가 등 다양한 임상 전문인들로 구성된다. 심지어 가장 과학기술적으로 진보된 디지털 치료 솔루션들은 지속적인 결과를 위해 인간 코칭 요소를 접목시키고 있다.

환자들과 소통하는 데 가장 효과적인 매체를 선택하는 것은 어려운 과정일 수 있다. 전화, 이메일, 일반 우편, 웹 기반, 문자 메시지, 소셜미디어, 스마트폰 앱은 모두 환자와 잠재적으로 연결된다. 고려할 수 있는 또 다른 소통 방법은 '모바일 헬스'다.

모바일 헬스는 세계보건기구의 e헬스 글로벌 관측소(WHO's Global Observatory for eHealth)에 의해서 '휴대폰이나, 환자 모니터링 도구, 개인 정보 단말기(PDAs) 및 다른 무선 도구와 같은 모바일 도구에 의해서 지원되는 의료 및 공중보건 진료'로 정의된다.[44]

모바일 헬스 도구에는 문자 메시지, 블루투스 기능이 있는 전자 알약 상자(electronic pill box), 온라인 메시지 플랫폼, 인공지능 채팅 도구, 로봇 Q&A 기능, 대화형 음성 통화 등이 포함된다. 행동변화 측면에서 볼 때, 인구집단 수준에서 가치제안(value proposition)의 잠재적 미래와 관련하여 행동변화 앱이 모든 기반을 포괄하고 있다는 것은 고무적이다.[45]

개인이 선호하는 소통 방법을 초기에 결정할 수 있는 빠른 방법은 물어보는 것이다. 일반적인 절차가 적용될 수 있고, 선택들이 여러분의 진료에 이미 사용 중인 시스템들로 제한될 수도 있지만, 가능성은 실질적인

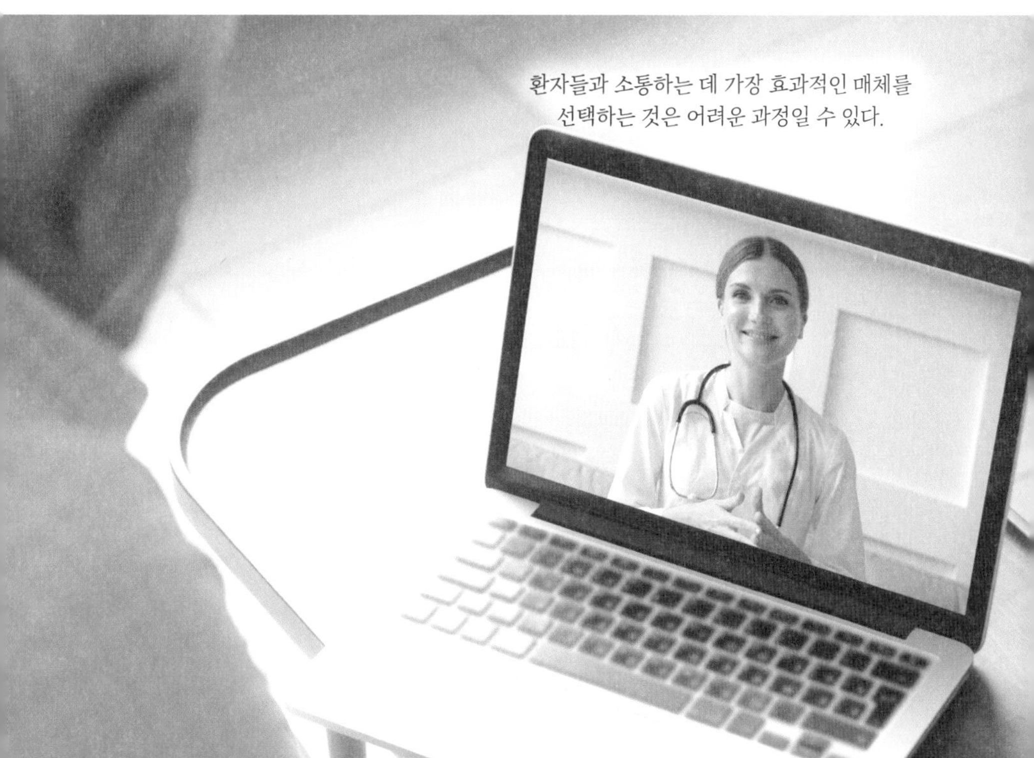
환자들과 소통하는 데 가장 효과적인 매체를
선택하는 것은 어려운 과정일 수 있다.

모바일 헬스 앱의 각 카테고리별 인구집단 수준 값	접근 용이성 및 불평등 감소를 통한 서비스 가용성 확대	비용 효율적 (낮은 한계 비용, 높은 확장성, 조기 발견, 치료보다 예방)	비용 효율적 (환자 중심 케어 활성화로 헬스케어 시스템의 인적 자원 부담 감소)	헬스케어 제공자와의 더 나은 소통을 통한 환자 만족도 향상	친환경 및 지속가능성
진단 및 임상 의사결정 앱	√	√	√	✗	√
행동변화 앱	√	√	√	√	√
디지털 치료 앱	√	√	√	✗	√
질병 관련 교육 앱	✗	√	√	√	√

√ 예　✗ 아니오

그림 2-12 모바일 헬스에 대한 가치 제안

'환자를 위한 모바일 헬스의 임상적 가치는 무엇입니까?'에서 발췌(by S. P. Rowland, J. E. Fitzgerald, T. Holme, J. Powell, & A. McGregor), 2020, npj 디지털 메디슨, 3(4 https://doi.org/10.1038/s41746-019-0206-x. CC 라이선스 4.0 하에서 무료 사용. http://creativecommons.org/licenses/by/4.0/. 원본 기사에서 발췌됨.

선택의 범위를 좁힐 수 있다. 심혈관질환을 가진 환자의 복약 준수를 성공적으로 개선시키기 위해서는 모바일 헬스 도구가 효과적일 수 있다.[46] 그러나 이후 유사한 검토에서 모바일 헬스 도구가 만성질환 관리 준수를 더 촉진할 수 있는 가능성이 있다고 결론을 내렸지만, 현재 효과를 뒷받침하는 근거는 엇갈린다.[47] 2011년의 문헌 검토에서,[48] 대면 진료와 결합할 경우, 어린이와 청소년을 대상으로 한 신체활동 중재에서는 정보 및 의사소통 과학기술(인터넷 및 핸드폰)의 긍정적인 효과를 뒷받침하는 증거가 제시됐다.

타이밍+팀워크+메시지 보내기

피자헛, 도미노 그리고 파파존스(미국에 기반을 둔 유명 피자 체인 기업-역자 주)가 대학 및 프로 미식축구 경기 중간에 하는 TV 광고를 모두 구매하는 데는 이유가 있다. 마찬가지로 의사나 그들의 임상팀은 생활습관 교정과 관련하여 환자 접근성과 환자들을 위한 상황 기반 메시지를 고려해야 한다. '언제'가 '더 많이'보다 훨씬 효과적일 수 있다. 이런 타이밍은 특히 페이스북, 인스타그램 및 트위터 같은 소셜미디어 플랫폼의 메시지 게시물에 적용된다. 여러분의 대상 고객에 기반을 둔 정보를 게재하기에 가장 좋은 타이밍을 결정하기 위하여, 기술 제공업체와 상담하고 이런 앱 내에서 사용 가능한 인사이트 기능에 접속하라.

초기 웰니스 건강검진 또는 예방 검사 기회를 고려하라. 많은 사례에서, 이것은 환자들에게 더 나은 생활습관 씨앗을 심을 수 있는 거의 완전한 타이밍이다. 환자는 전문가의 출처를 존중하고, 임상적인 데이터 평가에 개방적이며, 사전에 개별 목표를 염두에 두고 있을 수 있고, 그들의 전체적인 웰빙에 관심 있으면서 자격을 갖춘 팀과 대면하고 싶어한다. 이런 관심의 일부는 환자의 일일 일정을 철저히 조사하고, 메시지가 가장 덜 거슬리고 가장 효과적인 것을 발견했을 때에 대한 의견을 통해 완전히 드러난다.

더불어 여러분이 메시지를 보내면서 타이밍 요소를 고려할 때, 전달되는 것을 기다리지 마라. 여러분과 여러분 팀이 행동교정 실행을 위한 전략을 계획할 때, 따라야 할 좋은 규칙은 '현재와 같은 시간은 없다'는 것이다. 여러분의 환자가 자신의 건강을 개선하는 방식으로 행동하지 않는 모든 날은 그들이 계속 나쁜 건강을 실천하는 날이다.

반면에, 개개인의 행동이 너무나 '개인적'인 상황에서, 여러분과 여러분 팀은 정말 영향을 미칠 수 있을까? 질문에 대답은 '그렇다'이다. 특히 대면으로 전달하게 될 때 더욱 그렇다. 중등도로 분류되었지만, 3,579의 참가자를 포함한 27개의 연구들에 대한 2016년 메타분석 연구의 결론에 의하면, 행동변화 중재로 개인의 웰빙은 개선될 수 있다.[49]

담배, 운동 및 식단 메시지 시험(The Tobacco, Exercise, and Diet Messages trial, TEXT ME)[50]에서는 710명의 심혈관질환이 있는 환자들을 문자 메시지 기반 예방 프로그램에 무작위로 배정했다. 이 프로그램은 대상자에게 식단 개선, 신체활동 증가, 흡연(해당하는 경우)을 위한 조언, 동기부여 및 정보가 포함된 준-개인화된 문자 메시지를 주 4회 전달했다. 6개월 후, 중재 그룹은 LDL 콜레스테롤(79 대비 84mg/dl), 수축기 혈압(128.2 대비 135.8mmHg), 체질량지수(29.0 대비 30.3), 신체활동(936 대비 642.7MET/주), 및 흡연율(26.0% 대비 42.9%)에서 통계적으로 유의미하게 개선되었다. 의사, 코치, 영양사와의 대면 후속방문이 어려운 환자들의 경우, 계획된 모바일 헬스 상호작용 전략은 환자들이 건강한 생활습관을 향한 성공적인 여정을 향해 가도록 넛지('팔꿈치로 쿡쿡 찌르다'라는 뜻의 단어 nudge로, 선택의 자유를 보장하면서, 바람직한 방향으로 부드럽게 유도하는 것을 뜻한다-역자 주)하는 역할을 할 수 있다.

요약

행동변화는 어렵다. 그러나 행동변화는 거의 모든 헬스케어 중재에서 중요한 요소이며, 특히 생활습관의학에 기반을 둔 중재에서는 더욱 그렇다. 생활습관과 관련된 만성질환을 치료, 관리, 역전 그리고 궁극적으로는 예방하려면, 불건강한 습관을 제거하고 그 자리를 건강한 습관으로 대체하도록 설계된 개인화된 근거기반 중재가 필요하다. 이런 불건강한 습관은 수십 년 동안 환자의 의식에 스며들어 습관적 행위가 되고, 영양, 신체활동, 스트레스 관리, 수면, 관계, 환경과 같은 일상생활의 수많은 기능들에 걸쳐 있다.

초점이 생활습관의 한 측면에 있든, 상호 연관된 여러 측면에 있든, 첫 번째 임무는 변화를 받아들일 준비가 되어 있는 환자를 파악하는 것이다. 이런 분류 과정은 의료인과 환자 양측 모두의 시간을 절약할 뿐만 아니라, 적극적인 행동변화 전술로 나아가는 데 필요한 지식과 인식을 갖추게 해준다.

치료과정의 모든 단계에서, 환자의 궁극적인 성공을 위해 임상 치료팀이 가지고 있는 힘과 영향력을 과소평가해서는 안 된다. 전체 팀은 열정을 갖고, 임무 중심의 결과 기반 전략 계획에 전념해야 한다. 그리고 모든 환자와의 상호작용에서 나타나는 비언어적 단서, 태도, 롤모델링에 주의를 기울여야 한다. 최적의 환자 건강이 목표이며, 이 목표를 달성하는 것은 평생에 걸친 여정을 통해야 가장 잘 달성된다.

선별검사 세션에 들어갈 때 여러분 자신의 상태를 고려하라. 긍정적이며, '우리는 할 수 있어(we-can-do-it)'라는 태도를 보이는 것은 환자에게 자신감을 주는데 큰 도움이 된다. 시간을 내어 개별 환자들의 행동 선택에 영향을 미치는 중요하고 개인적인 인플루언서를 파악하라. 단계별 과제, SMART 목표설정, 셀프-모니터링, 혁신적인 과학기술 도구 활용하기 등은 고려해야 할 옵션들이다. 시기적절한 피드백으로 강화되는 문제해결 절차들도 과정에 포함시킬 가치가 있는 방법이다. 성공에 대해 보상하고, 또한 오래 좌절하기보다는 더 빨리 회복할 수 있는 계획을 세우면, 환자가 현실적인 기대치를 만들고 유지하는 데 도움이 된다.

성공은 성공을 낳는다. 환자들이 성공이 자신에게 어떤 의미인지 정의하도록 돕는 것이 가장 먼저 해야 할 일이다. 이렇게 정의된 성공이 매일 발생하도록 하기 위해 필요한 모든 내부 및 외부 자원들을 활용하는 방법을 가르치는 것이 최적의 건강과 웰빙을 향한 길을 닦는 방법이다.

행동을 변화시키기: 요약 및 진료 가이드

요약

*

- 환자의 내적 동기와 변화에 대한 준비도를 결정하는 것은 전략과 전술을 선택하는 데 있어서 중요한 첫 번째 단계다.
- 환자가 자신을 믿는 능력과 행동을 변화시킬 수 있는 타고난 능력에 대해, 여러분과 여러분의 팀이 가지고 있는 힘을 과소평가하지 말라.

- 환자, 임상팀, 가족 그리고 여러분 자신에게 긍정적인 롤모델링의 영향을 활용하라.
- 행동을 변화시키는 것은 어려운 작업이며, '더 나은 건강'이라는 하나의 선호하는 성과를 위해 끝없는 실험을 수행하는 데 헌신하는 팀에 의해 구현된다는 점을 항상 명심하라.
- 인식을 개선하는 교육이 필요하다는 것, 특히 변화 단계의 숙고 및 숙고 전 단계에서는 더욱 그렇다는 것을 기억하라.
- 성공을 위하여 다음 레시피를 준수하라. 올바른 개방형 질문을 하고, 내적 동기부여 요인 및 주요 인플루언서를 발견하고, 현실적인 기대치를 가지고 인내심을 발휘하고, 각 환자의 여정을 개인화하라.
- 단계별 과제, 목표설정, 셀프-모니터링, 문제해결 그리고 피드백 등을 포함하는 다양한 행동변화 기법을 사용하라.
- 생각, 경험, 감각을 통해 지식을 습득하는 과정을 활용하는 인지행동치료를 실시하라.
- 자기결정이론, 변화의 범이론 모델, 동기면담, 긍정탐구, 목표설정이론, 사회적 인지이론, 성인개발 및 긍정심리 등과 같은 추가 전략을 고려하라.

성공적인 행동변화 실시 가이드

*

1단계: 준비 상태를 파악하라	• 환자의 변화 준비 상태를 파악하라. • 환자가 불건강한 행동을 '어떻게' 바꿀 것인지 뒤의 '왜(이유)'를 깨닫도록 돕기 위해 자기결정이론(SDT)을 고려하라. 이 과정을 돕기 위해 트릴 박사의 2차원 그래프 구현을 고려하라(그림 2-3). • 적절한 전략과 그에 따른 전술을 결정하라(상세한 정보는 그림 2-5 및 2-6을 참고).
2단계: 성공을 위해 계획하라	• 환자들의 성공을 위해 사전 예방적 계획에 필요한 도구들로 환자에게 힘을 불어넣어 줘라. 예를 들어 인터넷 검색 용어의 적절한 선택을 가르치고, 근거기반 정보를 참고하도록 신뢰할 수 있는 기관을 안내하고, 적절한 임상 지원(공인 건강코치, 가상상담 서비스 제공자 또는 영양사)을 파악하라. • 환자가 자신의 성공 정의 및 예상 시간 기간 결정에 참여하도록 하라. • 행동변화와 관련하여 환자를 지원하기 위한 여러분과 여러분 팀의 모든 케어 접근을 전달하기 위해 환경적, 태도적, 언어적, 비언어적 단서들에 집중하라. • 환자의 인식에 영향을 미치는 주요 인플루언서들의 역할을 찾아보라.
3단계: 요청하라	• 환자에게서 기대하는 바를 구체적으로 제시하라. 예를 들어 다음과 같다. "다음 4주 동안 주당 최소 5일 중 4일은 과일과 통곡물로 구성된 300~350칼로리의 건강한 아침 식사를 하십시오." • 성공을 위해 계획하라. 동시에 정체를 예상하고 성공과 실패의 경험 모두에서 배울 점을 가르친다.
4단계: 개인화하라/맞춤화하라	• 다양한 행동교정 전략을 사용하여 생활습관 중재 프로그램을 개인화하라. 전략에는 현실적인 초기 목표설정, 셀프-모니터링 독려, 사회적 지원을 위한 인플루언서 활용하기, 이정표(Milestones; 프로젝트 진행 과정에서 특별히 계획한 방향, 거리, 활동 등을 뜻함-역자 주)에 대한 후속 모니터링을 포함한 계약서 작성, 수용전념기법과 같은 독특한 인지행동치료 등이 포함된다. 2장의 프로그램 정보 및 참고문헌을 참고하라. • 심각한 질병에서부터 최적의 건강까지 질병이 없어졌다 해도 멈추지 않는 끝없는 여정으로 웰빙 개념을 제시하라. • 환자들이 이해할 수 있는 도구들을 사용하고, 환자의 피드백을 통해 이를 시험해보고, 결과를 분석하고, 효과가 있는 것은 반복하라. 또한 문자 메시지 알람이나 리마인더는 이런 도구의 사례로 자주 사용된다.

5단계: 모든 이해관계자들에 대한 책임감을 프로그램화하라	• 환자들에게 과학적 방법론의 기본사항과 성공적인 행동변화를 위해서 환자의 정확한 데이터 추적이 필요하다는 것을 가르치라. • 전체 임상팀은 이런 과정에 참여해야 하고, 팀이 구현해야 할 데이터 분석과 적절한 조정을 위한 후속 조치를 취해야 한다. • 좌절을 예상하고 GPS전략("차선의 기회에, 처방된 궤도로 돌아오기 위해 유턴을 실행한다")의 구현을 고려하라. GPS전략은 좌절에 대응하기 위해, 판단을 내리지 않고, 쉽게 인지할 수 있는 전술을 제공한다. • 환자의 선호도와 효능감에 따라 알람이나 리마인더 메시지를 전달하는 타이밍을 고려하라. 메시지가 전달되는 시기가 전달된 메시지 수보다 더 중요하다. • 소셜미디어를 활용하라.
6단계: 보상 및 갱신	• 성공은 성공을 낳는다. 그에 따라 인정하고 보상하라. 다른 환자들과 직원들에게 동기를 부여하기 위해 성공 사례를 사용하라. • 행동변화 주기의 모든 단계에서 피드백을 요청하라. 동기면담을 사용해 환자가 추가적인 행동변화 목표 혹은 현재 목표의 연장(유지단계)을 위한 수용 가능한 교정 및 갱신을 인지하고 식별하도록 안내한다.

고위험 행동의 상담에 대한 보험급여

흡연이나 알코올 오남용과 같은 고위험 행동에 대한 상담은 표준 평가 및 관리(Evaluation & Management, E/M) 내원의 일부일 수 있다. 이 E/M 내원이 30분 이상 연장될 때, 제공자는 방문의 연장을 기록할 수 있다. 이는 제공자가 같은 날 진료실에 있는 자격을 갖춘 건강코치나 행동건강 전문인에게 친절하게 환자를 인계할 때 일어난다. 이때 상담을 위해서 사용된 추가 E/M 시간에 대해서 30분마다 추가 코드(add-on code)를 사용할 수 있다. 또한 집중적인 동기면담을 위해 인증된 행동건강 전문인에게 의뢰하는 옵션도 있을 수 있으며, 이에 대한 비용은 별도로 청구된다.

행위별수가제(fee-for-service)든 인두제(capitated reimbursement)든, 여

러분의 환급 환경에 관계없이 고위험 행동상담은 동일한 방식으로 보고해야 한다. 구체적인 건강보험 코딩 지침을 알아보려면 환자의 건강보험 제공자 자료원을 참조하거나 제공자 담당자에게 문의하라. 다음은 고위험 행동상담을 제공할 때 고려할 수 있는 몇 가지 보험급여 코딩 예시다.

보험급여 코딩 사례

*

고위험 행동상담으로 인해 E/M 내원이 길어질 때, 99354 또는 99355 추가 코드 대신, 같은 날의 추가적인 15분의 서비스마다 99417 코드를 사용하라. 이것은 대면이나 원격의료(telehealth) 방문 모두에 사용될 수 있다. 인증된 행동건강 상담사에게 의뢰하는 것은 적절한 행동건강 상담 코드(90932~90834 및 90836~90838)를 사용하여 보험급여를 청구할 수 있다.

99401~99404, 99411, 99412를 사용하는 생활습관 상담은 일차의료 제공자(DO, MD, NP, PA)가 사용하도록 고안되었다. 대부분의 건강보험들은 사용의 횟수를 제한하지 않으나, 건강보험의 제한사항은 다양하다. 인증된 자격증이 있는 행동건강 상담사는 90931~90834 및 90836~90838 같은 적절한 행동건강 상담 코드를 사용하여 보험급여를 청구할 수 있다.

메디케어는 다음과 같은 특정 고위험 상담 세션에 대해 'G' 코드라고 불리는 알파벳 코드를 할당했다.

- G0442 및 G0443-알코올 의존 상담
- 99406 및 99407-금연 및 담배 상담
- 99417-E/M 코드 99205 및 99215에 추가되는 코드

영양사가 임상 전문성을 요구하는 웰빙 상태에 대한 상담을 제공할 때, 적절한 진단과 함께 상담이 제공된 경우 97802, 97803 또는 97804를 사용하여 의료영양요법(medical nutrition therapy, MNT)에 대해 청구할 수 있다.

참고문헌

1. Kwasnicka, D., Dombrowski, S. U., White, M., & Sniehotta, F. (2016). Theoretical explanations for maintenance of behaviour change: a systematic review of behaviour theories. *Health Psychology Review, 10*(3), 277–296. https://doi.org/10.1080/17437199.2016.1151372
2. AuYoung M, Linke SE, Pagoto S, Buman MP, Craft LL, Richardson CR, Hutber A, Marcus BH, Estabrooks P, Sheinfeld Gorin S. Integrating Physical Activity in Primary Care Practice. *Am J Med.* 2016 Oct;129(10):1022-9. doi: 10.1016/j.amjmed.2016.02.008. Epub 2016 Mar 4. PMID: 26953063.
3. Arlinghaus, K. R., & Johnston, C. A. (2017). Advocating for behavior change with education. *American Journal of Lifestyle Medicine, 12*(2), 113-116. https://doi.org/10.1177/1559827617745479
4. Eisele, A., Schagg, D., Krämer, L. V., Bengel, J., & Göhner, W. (2019). Behaviour change techniques applied in interventions to enhance physical activity adherence in patients with chronic musculoskeletal conditions: A systematic review and meta-analysis. *Patient Education and Counseling, 102*(1), 25–36. https://doi.org/10.1016/j.pec.2018.09.018

4A. Ryan, R. M., & Deci, E. L. (2000). Self-determination theory and the facilitation of intrinsic motivation, social development, and well-being. *American Psychologist, 55*(1), 68–78. https://doi.org/10.1037/0003-066X.55.1.68

4B. Ng, J. Y., Ntoumanis, N., Thøgersen-Ntoumani, C., et al. (2012, July). Self-determination theory applied to health contexts: a meta-analysis. *Perspect Psychol Sci.*, 7(4), 325-340. doi: 10.1177/1745691612447309. PMID: 26168470

4C. Teixeira, P. J., Carraça, E. V., Markland, D., et al. (2012, June 22). Exercise, physical activity, and self-determination theory: a systematic review. *Int J Behav Nutr Phys Act., 9*, 78. doi: 10.1186/1479-5868-9-78. PMID: 22726453; PMCID: PMC3441783

5. Raynor, D. K., Blenkinsopp, A., & Knapp, P. (2007). A systematic review of quantitative and qualitative research on the role and effectiveness of written information available to patients about individual medicines. *Health Technol Assess, 11*, 1-160.
6. Frates, E. P., Moore, M. A., Lopez, C. N., & McMahon, G. T. (2011). Coaching for behavior change in physiatry. *American Journal of Physical Medicine & Rehabilitation, 90*(12), 1074–1082.
7. Atlas, S. J., Grant, R. W., Ferris, T. G., Chang, Y., & Barry, M. J. (2009). Patientphysician connectedness and quality of primary care. *Annals of Internal Medicine, 150*(5), 325–335. https://doi.org/10.7326/0003-4819-150-5-200903030-00008

8. Prochaska, J. O., Velicer, W. F., Rossi, J. S., Goldstein, M. G., Marcus, B. H., Rakowski, W., Fiore, C., Harlow, L. L., Redding, C. A., & Rosenbloom, D. (1994). Stages of change and decisional balance for 12 problem behaviors. *Health Psychology: Official Journal of the Division of Health Psychology, American Psychological Association, 13*(1), 39–46. https://doi.org/10.1037//0278-6133.13.1.39
9. Pope, Z.C., Lewis, B. A., Gao, Z. (2015). Using the Transtheoretical Model to Examine the Effects of Exergaming on Physical Activity Among Children. *Journal of Physical Activity and Health,* 12, 1205-1212. 10.1123/jpah.2014-0310
10. Prochaska, J. O., Velicer, W. F., Rossi, J. S., Goldstein, M. G., Marcus, B. H., Rakowski, W., Fiore, C., Harlow, L. L., Redding, C. A., & Rosenbloom, D. (1994). Stages of change and decisional balance for 12 problem behaviors. *Health Psychology: Official Journal of the Division of Health Psychology, American Psychological Association, 13*(1), 39–46. https://doi.org/10.1037//0278-6133.13.1.39
11. Janis, I. L., & Mann, L. (1977). Emergency decision making: a theoretical analysis of responses to disaster warnings. *Journal of Human Stress, 3*(2), 35–45. https://doi.org/10 .1080/0097840X.1977.9936085
12. Zimmerman, G. L., Olsen, C. G., & Bosworth, M.F. (2000). A 'Stages of Change' Approach to Helping Patients Change Behavior. *American Family Physician, 61*(5), 1409-1416.
13. Trilk, J.L. (2019, September). *The Power of Exercise for Prevention and Treatment of Chronic Diseases.* [Presentation]. EHE Health. Virginia, United States.
14. Sinek, S. (2009). *How great leaders inspire action.* [Video file]. Retrieved from https:// www.ted.com/talks/simon_sinek_how_great_leaders_inspire_action?language=en
15. TED Conferences. (2020). *Talks to form better habits.* [Video file playlist]. Retrieved from https://www.ted.com/playlists/321/talks_to_form_better_habits
16. Wallace, J. E., Lemaire, J. B., & Ghali, W. A. (2009). Physician wellness: a missing quality indicator. *The Lancet, 374*(9702), 1714-1721. https://doi.org/10.1016/S0140-6736(09)61424-0
17. Watts, M. S. (1990). Physicians as role models in society. *The Western journal of medicine, 152*(3), 292.
18. Shanafelt, T. D., West, C., Zhao, X., Novotny, P., Kolars, J., Habermann, T., & Sloan, J. (2005). Relationship between increased personal well-being and enhanced empathy among internal medicine residents. *Journal of General Internal Medicine, 20*(7), 559- 564. https://doi.org/10.1111/j.1525-1497.2005.0108.x
19. Shanafelt, T. D., & Noseworthy, J. H. (2016). Executive leadership and physician wellbeing: Nine organizational strategies to promote engagement and reduce burnout. *Mayo Clinic Proceedings, 92*(1), 129-146. https://doi.org/10.1016/j.mayocp.2016.10.004

20. Ferron, M. & Massa, P. (2013). *Transtheoretical model for designing technologies supporting an active lifestyle.* Proceedings of the Biannual Conference of the Italian Chapter of SIGCHI, 7, 1-8. https://doi.org/10.1145/2499149.2499158

20A. Deci, E. L., & Ryan, R. M. (2012, Mar. 2). Self-determination theory in health care and its relations to motivational interviewing: a few comments. *Int J Behav Nutr Phys Act.,* 9, 24. doi: 10.1186/1479-5868-9-24. PMID: 22385839; PMCID: PMC3312850.

21. LaMorte, J.J. & Greece, J.A. (2019). The Transtheoretical Model (Stages of Change). https:// sphweb.bumc.bu.edu/otlt/MPHModules/ SB/BehavioralChangeTheories/ BehavioralChangeTheories6.html. Copyright © 2019 by Boston University School of Public Health. Adapted from Prochaska, J.O. Redding, C.A., & Evers, K (2002). The Transtheoretical Model and Stages of Change. Oin K. Glanz, B.K. Rimer & F.M. Lewis, (Eds.) Health Behavior and Health Education: Theory, Research, and Practice (3rd Ed.). San Francisco, CA: Jossey-Bass, Inc.

21A. Budzowski, A. R., Parkinson, M. D., Silfee, V. J. (2019, July). An evaluation of lifestyle health coaching programs using trained health coaches and evidence-based curricula at 6 months over 6 years. *Am J Health Promot., 33*(6), 912-915. doi: 10.1177/0890117118824252. Epub 2019 Jan 22. PMID: 30669850.

21B. Parkinson, M. D., Hammonds, T., Keyser, D. J., et al. (2020, May). Impact of physician referral to health coaching on patient engagement and health risks: an observational study of UPMC's Prescription for Wellness. *Am J Health Promot., 34*(4), 366-375. doi: 10.1177/0890117119900588. Epub 2020 Feb 12. PMID: 32048859.

21C. Maners, R. J., Bakow, E., Parkinson, M. D., et al. (2018, May/June). UPMC Prescription for Wellness: a quality improvement case study for supporting patient engagement and health behavior change. *Am J Med Qual., 33*(3), 274-282. doi: 10.1177/1062860617741670. Epub 2017 Nov 16. PMID: 29144156.

22. National Board for Health & Wellness Coaching. (2020). *Find a national boardcertified coach.* National Board for Health & Wellness Coaching. Retrieved from https://nbhwc.org/ find-a-certified-coach/#!directory/map

23. The American Council on Exercise. (2020). *Find an ACE pro.* The American Council on Exercise. Retrieved from https://www.acefitness.org/education-andresources/ lifestyle/find-ace-pro/

24. International Coaching Federation. (2020). *Credentialed Coach Finder.* International Coaching Federation. Retrieved from https://coachfederation.org/credentialed-coachfinder

25. Skodol, A., & Bender, D. (2018). *Establishing and maintaining a therapeutic relationship in psychiatric practice.* UpToDate. Retrieved from https://www. uptodate.com/contents/establishing-and-maintaining-a-therapeuticrelationship-

in-psychiatric-practice
26. Antonucci, J. (2008). A new approach group visits: helping high-need patients make behavioral change. *Family Practice Management, 15*(4), A6–A8.
27. Perreault, L. (2020). *Obesity in adults: Behavioral therapy.* UpToDate. Retrieved from https:// www.uptodate.com/contents/obesity-in-adults-behavioraltherapy?search=uncovering%20behavioral%20patterns§ionRank=1&usage_type=de fa ult&anchor=H1989275734&source=machineLearning&selectedTitle=1~150&displ ay_ rank=1#H1989275734
28. Robinson, P. J., Gould, D. A., & Strosahl, K. D. (2011). *Real behavior change in primary care:Improving patient outcomes and increasing job satisfaction.* New Harbinger Publishers.
29. Travis, J. W., & Ryan, R. S. (2004). *Wellness workbook (3rd ed.).* Celestial Arts.
30. Lianov, L. S., Fredrickson, B. L., Barron, C., Krishnaswami, J., & Wallace, A. (2019). Positive Psychology in Lifestyle Medicine and Health Care: Strategies for Implementation. *American Journal of Lifestyle Medicine, 13*(5), 480–486. https://doi.org/10.1177/1559827619838992
31. Rozanski, A., Bavishi, C., Kubzansky, L. D., & Cohen, R. (2019). Association of Optimism With Cardiovascular Events and All-Cause Mortality: A Systematic Review and Meta-analysis. *JAMA Network Open, 2*(9), e1912200. https://doi.org/10.1001/ jamanetworkopen.2019.12200
32. Pilgrim, K., & Bohnet-Joschko, S. (2019). Selling health and happiness how influencers communicate on Instagram about dieting and exercise: mixed methods research. *BMC Public Health, 19,* 1054. https://doi.org/10.1186/s12889-019-7387-8
33. LaJoie, A. S., Kerr, J. C., Clover, R. D., & Harper, D. M. (2018). Influencers and preference predictors of HPV vaccine uptake among US male and female young adult college students. *Papillomavirus Research (Amsterdam, Netherlands), 5,* 114–121. https://doi.org/10.1016/j.pvr.2018.03.007
34. Coates, A. E., Hardman, C. A., Halford, J. C. G., Christiansen, P., & Boyland, E. J. (2019). Social Media Influencer Marketing and Children's Food Intake: A Randomized Trial. *Pediatrics, 143*(4). https://doi.org/10.1542/peds.2018-2554
35. Fioretti C, Mazzocco K, Riva S, Oliveri S, Masiero M, Pravettoni G. Research studies on patients' illness experience using the Narrative Medicine approach: a systematic review. BMJ Open. 2016 Jul 14;6(7):e011220. doi: 10.1136/bmjopen-2016-011220. PMID:27417197; PMCID: PMC4947803.
36. Schiffman,B. Doctors Urged to Elicit Stories Behind the Pain. *NY Times,* Tuesday, March 2, 2021, Science Times section, pg. D6
37. Charon R. The patient-physician relationship. Narrative medicine: a model for empathy, reflection, profession, and trust. JAMA. 2001 Oct 17;286(15):1897-902. doi: 10.1001/ jama.286.15.1897. PMID: 11597295.

38. Christie D, Channon S. The potential for motivational interviewing to improve outcomes in the management of diabetes and obesity in paediatric and adult populations: a clinical review. Diabetes Obes Metab. 2014 May;16(5):381-7. doi: 10.1111/dom.12195. Epub 2013 Sep 1. PMID: 23927612; PMCID: PMC4237607.
39. Oshman LD, Combs GN. Integrating motivational interviewing and narrative therapy to teach behavior change to family medicine resident physicians. Int J Psychiatry Med. 2016 May;51(4):367-78. doi: 10.1177/0091217416659273. PMID: 27497457.
40. Lijoi AF, Tovar AD. Narrative medicine: Re-engaging and re-energizing ourselves through story. Int J Psychiatry Med. 2020 Sep;55(5):321-330. doi: 10.1177/0091217420951039. PMID: 32883142.
41. Egan, B. M. (2020). *Patient adherence and the treatment of hypertension.* UpToDate. Retrieved from https://www.uptodate.com/contents/patient-adherence-and-the-treatmentofhypertension? search=test%20of%20functional%20 health%20literacy&source=search_res ult&selectedTitle=13~35&usage_type=default&display_rank=13
42. Thakkar, J., Kurup, R., Laba, T. L., Santo, K., Thiagalingam, A., Rodgers, A., Woodward, M., Redfern, J., & Chow, C. K. (2016). Mobile Telephone Text Messaging for Medication Adherence in Chronic Disease: A Meta-analysis. *JAMA Internal Medicine, 176*(3), 340– 349. https://doi.org/10.1001/jamainternmed.2015.7667
43. Proia, K. K., Thota, A. B., Njie, G. J., Finnie, R. K., Hopkins, D. P., Mukhtar, Q., Pronk, N. P., Zeigler, D., Kottke, T. E., Rask, K. J., Lackland, D. T., Brooks, J. F., Braun, L. T., Cooksey, T., & Community Preventive Services Task Force (2014). Team-based care and improved blood pressure control: a community guide systematic review. *American Journal of Preventive Medicine, 47*(1), 86–99. https://doi.org/10.1016/j.amepre.2014.03.004
44. Bradway, M., Carrion, C., Vallespin, B., Saadatfard, O., Puigdomènech, E., Espallargues, M., & Kotzeva, A. (2017). mHealth Assessment: Conceptualization of a Global Framework. *JMIR mHealth and uHealth, 5*(5), e60. https://doi.org/10.2196/mhealth.729
45. Rowland, S. P., Fitzgerald, J. E., Holme, T., Powell, J., & McGregor, A. (2020). What is the clinical value of mHealth for patients? *npj Digital Medicine, 3*(4). https://doi.org/10.1038/ s41746-019-0206-x
46. Gandapur, Y., Kianoush, S., Kelli, H. M., Misra, S., Urrea, B., Blaha, M. J., Graham, G., Marvel, F. A., & Martin, S. S. (2016). The role of mHealth for improving medication adherence in patients with cardiovascular disease: a systematic review. *European Heart Journal. Quality of Care & Clinical Outcomes, 2*(4), 237–244. https://doi.org/10.1093/ehjqcco/qcw018
47. Hamine, S., Gerth-Guyette, E., Faulx, D., Green, B. B., & Ginsburg, A. S. (2015).

Impact of mHealth chronic disease management on treatment adherence and patient outcomes:a systematic review. *Journal of Medical Internet Research, 17*(2), e52. https://doi.org/10.2196/jmir.395

48. Lau, P. W., Lau, E. Y., Wong, d., & Ransdell, L. (2011). A systematic review of information and communication technology-based interventions for promoting physical activity behavior change in children and adolescents. *Journal of Medical Internet Research, 13*(3), e48. https://doi.org/10.2196/jmir.1533
49. Weiss, L. A., Westerhof, G. J., & Bohlmeijer, E. T. (2016). Can We Increase Psychological Well-Being? The Effects of Interventions on Psychological Well-Being: A Meta-Analysis of Randomized Controlled Trials. *PloS one, 11*(6), e0158092. https://doi.org/10.1371/ journal.pone.0158092
50. Chow, C. K., Redfern, J., Hillis, G. S., Thakkar, J., Santo, K., Hackett, M. L., Jan, S., Graves, N., de Keizer, L., Barry, T., Bompoint, S., Stepien, S., Whittaker, R., Rodgers, A., & Thiagalingam, A. (2015). Effect of Lifestyle-Focused Text Messaging on Risk Factor Modification in Patients With Coronary Heart Disease: A Randomized Clinical Trial. *JAMA, 314*(12), 1255– 1263. https://doi.org/10.1001/ jama.2015.10945

최적의 영양

"음식이 약이 되게 하고, 약이 음식이 되게 하라."

히포크라테스(Hippocrates), 그리스 의사

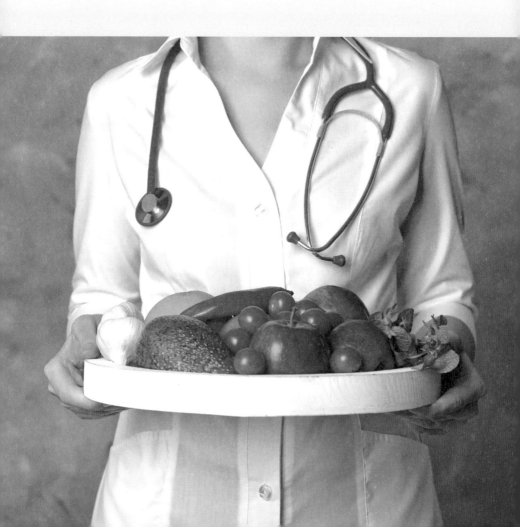

최적의 영양에 대한 사례

만성질환은 원인이 다양하지만, 식이요법이 이러한 생활습관과 관련된 질병 발생 위험을 줄이는 일차적인 방법이라는 것은 잘 알려져 있다. 사람들 대부분은 건강한 신체를 유지하고 더 오래 살기 위해서는 건강한 식습관이 필요하다는 것을 알고 있다. 반면, 많은 사람들은 영양불량이 심장병, 뇌졸중 및 2형당뇨병과 같은 심장대사질환의 가장 큰 원인일 수 있다는 사실을 모른다.

만성질환 외에도 영양부족은 건강을 해치고, 다양한 방식으로 사람의 수명을 단축시킬 수 있다. 단기적으로 최적이 아닌 식단은 스트레스와 피로를 유발하여 직장과 일상생활에서 개인의 생산성을 낮출 수 있다. 장기적으로 비만, 고혈압, 고콜레스테롤, 충치, 골다공증, 우울증, 섭식장애, 심지어 일부 암 발병 위험을 증가시킬 수 있다.[1] 따라서 생활습관의학 외래진료에서 적절한 영양상태를 평가해 진료에 통합하는 것은 중요하다.

미국에서 영양불량은 지난 수십 년 동안 상당히 악화된 만연한 문제라는 점에 주목해야 한다. 2000년대 중반 다큐멘터리 〈슈퍼 사이즈 미, 패스트푸드 국가(Super Size Me, Fast Food Nation)〉나 《이 책을 먹지 마시오(Don't Eat This Book)》 같은 책의 물결은 '정크푸드'를 주목받게 했고, 많은 미국인이 식습관을 반성하고 변화하게 독려했다. 그러나 2013년에서 2016년 사이 여전히 미국인의 1/3 이상이 아무 때나 패스트푸드를 먹은 것으로 추정된다.[2] 미국 보건복지부(Department of Health and Human Services)의 식이지침은 "인구의 3/4이 채소, 과일, 유제품 및 기름 섭취가

적은 식사 유형을 가지고 있다"고 추정한다. 또한, 미국인의 절반 이상이 칼로리, 첨가당, 나트륨 및 포화지방을 과도하게 섭취하고 있다.[3,3A]

사회적 차원에서, 미국인의 식습관은 지난 수십 년 동안 변화했다. 퓨 리서치(Pew Research)의 자료에 따르면, 1970년대와 비교해 오늘날 미국인들은 더 많은 곡물과 옥수수 제품, 지방과 기름, 당류를 섭취하고 있다. 미국인들은 전지우유(whole milk; 지방을 제거하지 않은 우유-역자 주)를 적게 마시는 반면 치즈 섭취량은 늘렸다. 닭고기는 현재 대부분의 미국 가정에서 주로 선택되는 육류이며, 두 번째로 흔히 선택되는 육류는 결장암 및 심장병과 같은 만성질환의 원인이 될 수 있는 소고기이다. 전체 칼로리 섭취량도 23% 증가하여, 미국의 비만 유행에 기여한다. 건강의 사회적 결정요인 및 기타 환경요인은 많은 지역사회에서 영양가 있는 식사에 대한 추가 장벽을 만들어 이러한 통계를 더욱 악화시킨다.[4]

영양불량 문제는 너무 심각해서 2012년 미국에서 심장대사질환 관련 사망의 절반이 부적절한 식습관과 관련이 있었다. 심장대사질환 관련 사망의 가장 높은 비율(9.5%)은 과도한 나트륨 섭취와 관련이 있었다. 견과류와 씨앗류, 어패류 오메가-3 지방, 채소, 과일, 통곡물 또는 고도불포화지방이 적은 식단은 이러한 유형의 음식을 최적으로 섭취한 사람들에 비해 사망 위험이 증가하는 것과 관련이 있었다.

2019~2021년 코로나-19의 대유행으로 인해 심장대사질환이 중증 코로나-19 발병 위험을 증가시켰기 때문에 심장대사질환의 이환(罹患) 및 사망 위험을 줄이는 것은 더욱 필요하고 중요해졌다. 따라서 여러분과 함께하는 사람들은 적절한 영양 섭취를 포함한 건전한 생활습관이 면역력을 높일 수 있다는 사실을 알아야 한다. 필수 영양소는 건강한 세포를 보호하

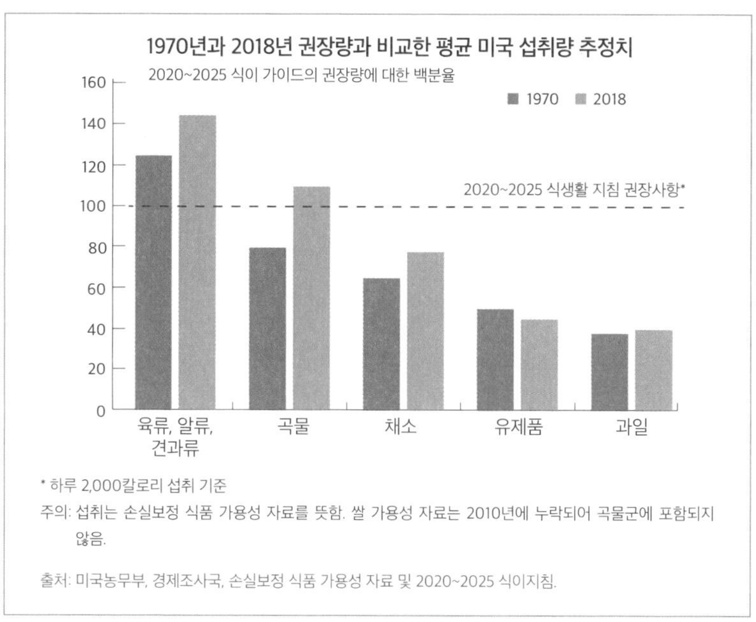

그림 3-1 1970년과 2018년 권장량과 비교한 평균 미국 섭취량 추정치

2021년 미국 농무부 경제 조사국의 '미국의 식단은 연방정부의 권장 사항과 균형이 맞지 않다'에서 발췌. 미국 정부 또는 농무부는 특정 상업 제품, 제조업체, 회사 또는 상표에 관하여 보증 또는 권장사항을 제정하지 않는다. 이 그림은 미국 농무부 웹페이지에서 무료로 볼 수 있음.

고, 세포의 성장을 지원하고, 항체를 생성하고, 면역계의 활동을 개선하는 데 도움이 된다. 또한 연구에 따르면, 영양불량이 코로나-19를 포함한 박테리아, 바이러스 및 기타 감염의 위험을 증가시키는 것으로 나타났다.[5]

이러한 자료의 경향과 그에 따른 만성질환의 증가에도 불구하고, 미국인의 73%는 건강하고 영양가 있는 식사에 상당히 집중하고 있다고 했으며, 58%는 대부분의 날에 더 건강한 식사를 해야 한다고 인정했다.[4] 이런 시나리오는 진료실에서 이미 접했을 가능성이 높기 때문이 유의해야 할 사항이다. 환자가 이미 건강한 선택을 하고 있다고 느낀다면, 건강한 식습관에 대한 대화를 시작하기는 어려울 수 있다.

그렇다면 의사로서 환자에게 적절한 영양에 대해 설명하기 위해 무엇을 할 수 있는가? 첫 번째 단계에는 이해를 넓히기 위한 교육과 진료실을 방문할 때마다 영향을 미칠 수 있는 사람들에게 이상적인 식사 유형을 설명하기 위한 개별 진료 중에 작동하는 프로그램 개발이 포함된다.

영양은 만성질환을 예방하기 때문에[6,7] 이 장에서는 진료 중 실제로 접할 수 있는 식이 유형을 포함한 영양의 기본사항을 설명한다. 이 장을 마치면 생활습관과 관련된 만성질환의 위험을 줄이기 위해 적절한 영양 섭취를 실천하는 최선의 방법에 대한 단계별 지침을 얻게 될 것이다. 환자의 현재 영양 상태를 평가하는 방법과 성공적이고 지속적인 결과를 위해 일상적인 진료 중에 영양 성분을 처방하고 통합하는 방법을 이해하게 될 것이다.

식이요법은 최적의 건강을 유지하는 가장 강력한 요인일 수 있으므로, 모든 외래 방문에 이 중재를 다루는 것이 중요하다. 적절하게 시행된다면 건강과 장수를 위해 환자에게 처방할 수 있는 어떤 약물이나 다른 중재보다 더 효과적일 수 있다.

영양 101: 표준미국인식단(S. A. D.)

영양에 대해 논의할 때 첫 번째 단계는 대부분의 미국인이 매일 무엇을 섭취하고 있는지를 아는 것이다. 미국인 식단 상태에 대한 국립암연

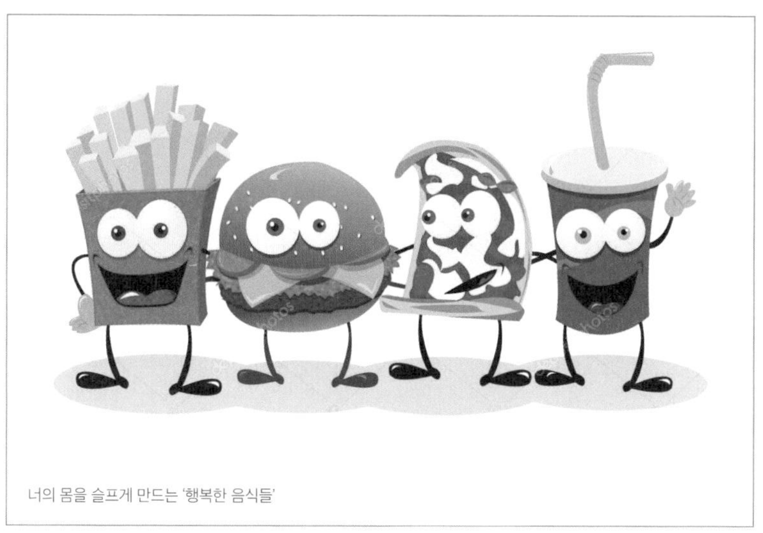

그림 3-2 표준미국인식단(S.A.D.)

'표준미국식단'에서 발췌(by A. Bailey), 2020년. '표준미국식단'에서 영감을 받은 이미지. 건강자유 옹호, 2015년 8월 13일, Optimal Health Systems. http://thehealthmoderator.com/standardamerican-diet-sad-changing-dna/.

구소(National Cancer Institute)의 2010년 보고서에 따르면, 미국인 4명 중 3명은 하루에 단 한 조각의 과일도 먹지 않으며, 거의 10명 중 9명이 채소의 하루 권장 최소 섭취량에 도달하지 못했다.[8] 실제로 사람들은 채소 가운데 감자와 토마토를 가장 많이 섭취했는데, 이는 감자튀김과 피자 소스를 섭취했기 때문이다! 이 식사 유형은 적절하게 S.A.D.(Standard American Diet) 또는 표준미국인식단이라고 불린다.

일반적으로 미국인들은 당뇨병, 고혈압 및 심혈관질환의 일부 근본 원인과 직접적인 관련이 있는 당류, 콜레스테롤, 포화지방 및 트랜스지방, 나트륨을 과잉섭취하고 있다. 그 대신에 칼슘, 섬유질, 마그네슘, 칼류, 비타민 A, C, D, E, K 함량이 높은 영양이 풍부한 식품을 적게 섭취하고 있다. 이들은 중요한 영양소들이다. 예를 들어 섬유질은 심장질환, 당뇨병, 게실질환, 변비 심지어 특정 암의 발병 위험을 줄이는 것으로 나타났으며,[9,10] 평생 적절한 칼슘 섭취는 골격 강도 및 구조에 중요하다.[11]

따라서 대부분의 미국인은 자신이 최적의 상태로 식사를 하고 있지 않고, 그로 인해 건강상태가 좋지 않다는 사실을 알고 있다. 그렇다면 생활습관의학 의사와 환자는 무엇을 얼마나 많이 먹어야 할까?

단백질과 탄수화물에 대해서는 뉴스는 물론, 식단을 조절하고 영양에 대한 관심을 표현하는 환자들로부터 많은 이야기를 듣는다. 단백질과 탄수화물에 대한 사실은 무엇인가?

사실 대부분의 사람은 충분한 단백질을 섭취하고 있다. 하지만 단백질 공급원은 다양하며, 일부 공급원은 다른 공급원보다 영양학적으로 더 좋다. 단백질은 인체의 모든 세포에서 발견되는 아미노산 사슬이다. 몸

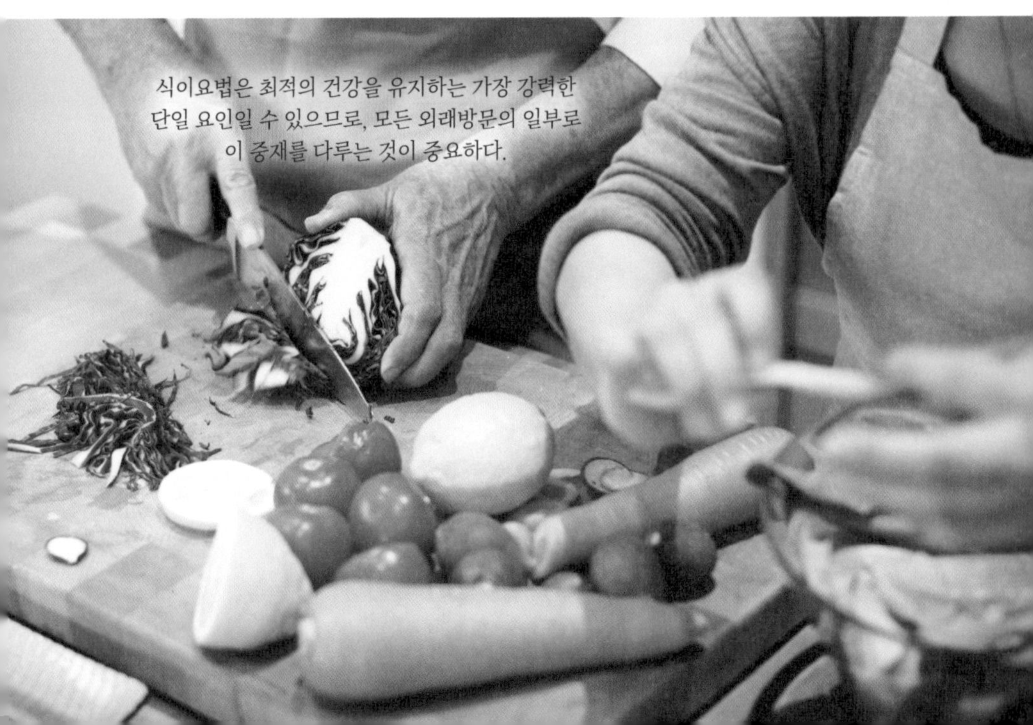

식이요법은 최적의 건강을 유지하는 가장 강력한 단일 요인일 수 있으므로, 모든 외래방문의 일부로 이 중재를 다루는 것이 중요하다.

이 근육을 만드는 것뿐만 아니라 세포를 복구하고 새로운 세포를 생성하는 것을 돕기 위해 식단에 단백질이 필요하다. 의학연구소(Institute of Medicine)는 하루에 섭취하는 칼로리의 10%를 단백질을 통해 섭취해야 하지만, 35%를 넘지 않아야 한다고 말한다.[12]

권장 단백질 섭취량[12]

성인 남성 단백질 섭취량	성인 여성 단백질 섭취량
56g/일	46g/일 71g/일(임신 혹은 모유 수유 중인 경우)

일반적인 단백질 공급원[13]

콩과류	검은콩, 대두, 가르반조, 핀토콩, 동부, 렌즈콩 및 완두콩 등이 포함된다. 이 음식들은 심장질환의 위험을 낮추는 것과 관련 있다. 렌즈콩 ½ 컵: 단백질 9g 리마콩 ½ 컵: 단백질 7g 강낭콩, 검정강낭콩, 흰강낭콩, 카넬리니콩 ½ 컵: 단백질 8g

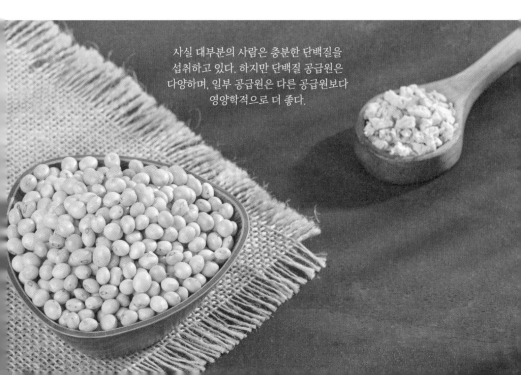

견과류 및 씨앗류	호두, 땅콩, 아몬드, 캐슈, 피칸 및 피스타치오가 포함된다. 견과류 섭취는 심장병 위험 감소와도 관련이 있다. 땅콩버터 2큰술: 단백질 7g 견과류, 다양한 종류 1온스(28g, ¼컵): 단백질 4~6g 해바라기씨 1온스(28g): 단백질 5g
유제품	우유, 요구르트 및 치즈가 포함된다. 유제품은 단백질과 칼슘의 이상적인 공급원이 아니다. 유제품은 종종 포화지방과 콜레스테롤이 많고, 섬유질과 파이토 뉴트리언트가 부족하므로 양을 제한하거나 제거해야 한다. 연구에 따르면 유제품은 암 위험을 증가시킬 수 있다.[13A] 강화두유 8온스(227g): 단백질 9g 요구르트(무지방, 저지방) 6온스(170g): 단백질 5g 경질치즈(저지방) 1온스(28g): 단백질 7g
동물성 단백질	동물성 식품의 단백질은 암뿐만 아니라 만성신장질환 및 심장질환 발생에 기여하는 것으로 나타났으며, 포화지방 및 콜레스테롤과 같은 건강에 해로운 지방을 함유하고 있다. 섬유질, 항산화제, 파이토 뉴트리언트가 부족하고 염증을 일으키는 것으로 나타났다. 동물성 단백질을 선택한다면, 생선을 선택한다. 예를 들어 연어와 참치는 오메가-3이 풍부하다. 달걀은 심장질환 위험과 관련이 있으므로 섭취량을 제한하는 것이 이상적이며, 섭취량은 일주일에 세 번을 초과하지 않는다. 가금류는 포화지방이 적다. 적색육 섭취는 심장질환 및 특정 암과 관련이 있으므로 제한하거나 배제해야 한다. 섭취할 경우 포화지방과 나트륨 섭취를 증가시킬 수 있으므로 가공되지 않은 살코기를 선택한다. 소, 닭, 칠면조, 돼지, 양 1온스(28g): 단백질 7g 생선, 참치 1온스(28g): 단백질 7g 달걀 1개: 단백질 6g

권장 탄수화물 섭취량[3]

탄수화물	<미국인을 위한 식이지침>에서는 탄수화물이 하루 총 칼로리의 45~65%를 구성하도록 권장한다. 이는 남성과 여성 모두 하루 2,000칼로리 식단에 225~325g의 탄수화물을 섭취하는 것을 의미한다.

빵, 팝콘, 감자에서 페이스트리에 이르기까지 탄수화물은 많은 건강한 음식 및 건강하지 못한 음식에서 발견된다. 탄수화물은 신체기능과 신체활동을 뒷받침하기 위해 에너지로 사용되는 당분을 신체에 제공한다. 따라서 의사는 환자를 위해 건강에 좋은 탄수화물과 건강에 해로운 공급

원을 구별하는 것이 중요하다.

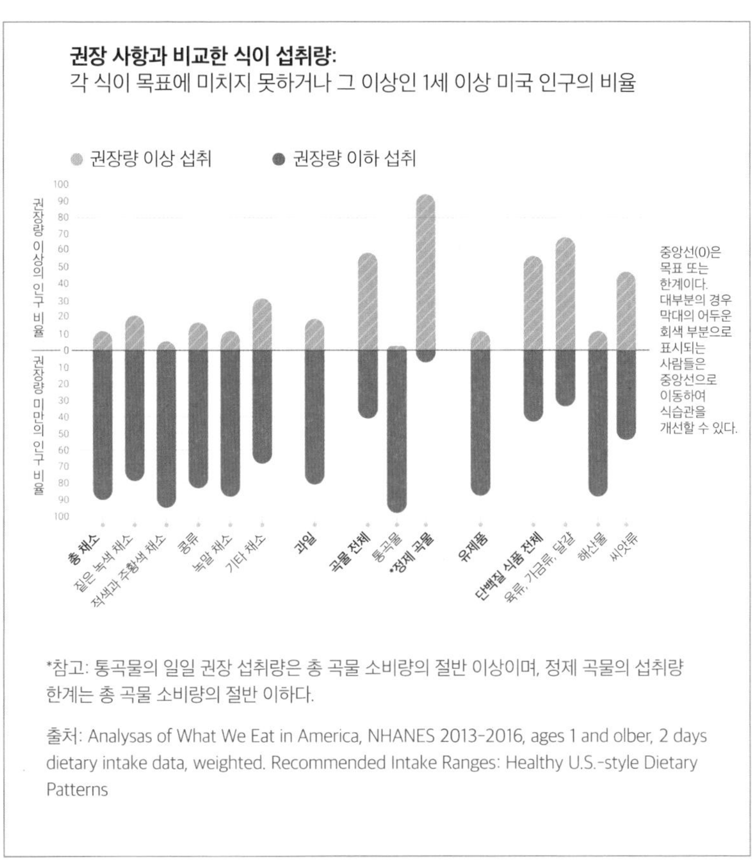

그림 3-3 권장량과 비교한 식이 섭취량

'2020~2025 미국인을 위한 식이지침(9판, pp. 30)'의 목표 또는 한도 미만, 만족 또는 초과하는 1세 이상의 미국 인구의 비율. 미국 보건복지부 및 미국 농무부, 2020년. 특정 상업 제품, 제조업체, 회사 또는 상표에 대한 언급은 미국 정부, 보건복지부 또는 농무부의 보증 또는 권장사항에 해당하지 않는다. 이 수치는 미국농무부 웹페이지에서 무료로 볼 수 있다.

일반적인 탄수화물 공급원[13]

이상적이지 않은 선택	건강한 선택
• 백미, 도정된 밀로 만든 파스타, 흰 빵	• 통곡물(현미, 보리, 퀴노아, 메밀 등), 통곡물 파스타 혹은 쿠스쿠스, 통밀빵
• 케이크, 쿠키, 페이스트리	• 과일: 생과일, 냉동과일, 건과일
• 당분 첨가 음료수(소다, 과일주스, 펀치, 아이스티)	• 물, 무가당 차 혹은 커피, 풍미를 더하기 위해 약간의 과일주스를 곁들인 탄산수
• 튀긴 감자	• 껍질 있는 구운 감자 혹은 구운 고구마

당류

(목표-여성의 경우 24g/일, 남성의 경우 36g/일)

당류는 많은 사람에게 어렵고 감정적인 주제다. 당류의 위험과 이점에 대한 논쟁은 만연하다. 당류 섭취에 대한 지침을 달성하는 것이 얼마나 어려운지는 언제든 구입할 수 있는 옥수수 시럽, 당류 대체품 및 무설탕 스낵 등과 같은 다양한 옵션이 진열되어 있는 식료품점에 가기만 하면 알 수 있다. 당류는 분자 수준에서 개인의 세포에 힘을 제공하는 단순 탄수화물의 일종이다. 단백질과 지방에 비해 몸이 당류를 분해하는 것은 더 쉽다.

탄수화물은 몸에 필요하지만, 단순당을 통해 섭취하면 비만, 만성염증, 혈압 상승, 간장질환, 당뇨병 및 심혈관질환 위험 증가로 이어질 수 있다. 실제로 JAMA 내과학회지(JAMA Internal Medicine)에 발표된 15년간 진행된 연구에서 첨가당으로 칼로리의 약 20%를 섭취한 사람들은 첨가당으로 칼로리의 8%를 섭취한 사람들에 비해 심혈관질환으로 인한 사망 위험이 38% 증가했다.[14]

콜레스테롤

(목표-가능한 한 적은 양의 식이 콜레스테롤 섭취)

2020~2025년 미국인을 위한 식이지침에 따르면, 개인은 가능한 한 적은 양의 식이 콜레스테롤을 섭취해야 한다. 혈중 콜레스테롤은 간에서 만든 밀랍 및 지방 같은 물질로서, 호르몬을 만들고 지방이 많은 음식을 소화하는 데 도움을 준다.[15] 이 혈중 콜레스테롤은 몸에서 충분히 만들어지기 때문에, 다른 콜레스테롤 공급원이 필요하지 않다.

따라서 동물성 식품 및 유제품의 식이성 콜레스테롤은 건강을 유지하거나 증진하는 데 필요하지 않다. 사실 식이 콜레스테롤이 적은 식단이 심혈관질환의 위험 감소와 관련이 있다는 강력한 증거가 있다.[16] 저밀도 지단백(LDL)과 중성지방 같은 바람직하지 않은 콜레스테롤은 심장마비, 뇌졸중 및 말초동맥질환으로 이어지는 죽상경화증을 유발한다. 따라서 콜레스테롤 섭취를 제한하는 것은 개인이 조절할 수 있는 중요한 생활습관 요인이다.

포화지방

(목표-포화지방 유래 칼로리 5~6%,

미국에서는 트랜스지방이 금지되어 있음)

미국심장협회(American Heart Association)는 식단에서 포화지방이 칼로리의 5~6% 이상이 되지 않게 하고, 트랜스지방을 섭취하지 말 것을 권장한다. 일반적인 2,000칼로리 식단의 경우, 하루에 120칼로리 또는 약 13g의 포화지방이 허용된다.[17] 실제로 지방에는 수많은 유형이 있다. 다중불포화지방과 단일불포화지방과 같은 지방은 세포막을 형성하고, 비타민과 무기질의 흡수를 돕고, 에너지원을 제공하며, 신경세포 기능을 돕는 좋은 지방이다. 반대로 트랜스지방과 포화지방은 건강에 좋지 않다. 포화지방은 버터, 치즈, 크림, 적색육, 야자유, 코코넛 오일과 같은 식품에서 찾을 수 있는 식이 지방의 한 유형이다.[18] 식단에 포화지방이 너무 많으면 다른 건강 문제뿐만 아니라 심장질환의 위험이 증가한다.

트랜스지방은 건강한 기름이 산패되는 것을 방지하기 위해 식품 산업에서 개발되었으며, 페이스트리에서 패스트푸드 감자튀김에 이르기까지 식품의 유통 기한을 연장한다. 1990년대에 연구는 트랜스지방의 심혈관질환 및 기타 건강에 미치는 악영향을 확인하기 시작했다. 그 후 2015년 미국식품의약국(FDA)은 인공 트랜스지방이 먹기에 안전하지 않다고 판결하고, 식품 제조업체에 3년의 유예기간 동안 식품 공급체계에서 제거하도록 했다. 그 결과 현재 미국에서 트랜스지방은 금지되어 있다.[19]

나트륨

(목표-2,300mg 이하, 소금 1작은술 이하)

소금. 얼마나 많이 먹어야 과한 걸까? 섭취량을 얼마나 감시해야 하나? 소금은 몸에 중요한 무기질이다. 소금은 근육과 신경 기능에서의 세포 과정 그리고 체액 균형을 돕는 것으로 알려져 있지만, 너무 많은 소금은 고혈압, 골다공증, 신장 문제, 체액 저류 및 뇌졸중을 유발한다. 대부분의 미국인은 주로 포장된 음식, 가공식품 및 식당 음식을 통해 하루에 3,400mg 이상의 나트륨을 섭취한다.[20] 따라서 환자에게 나트륨 섭취량을 관찰해, 그에 따라 섭취량을 조정하도록 알리는 것이 중요하다.

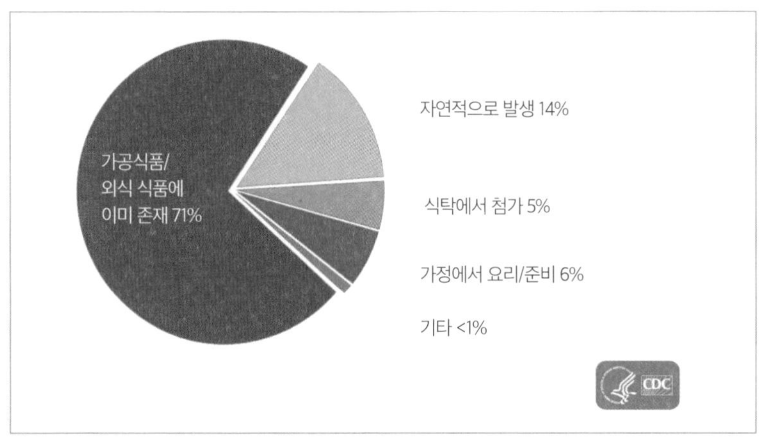

그림 3-4 대부분의 나트륨은 가공식품 및 식당 음식에서 섭취됨

2017년 미국 질병통제예방센터의 '나트륨 및 식품 공급원'. 미국 보건복지부, https://www.cdc.gov/salt/food.htm. 미국 정부, 보건복지부 또는 농무부는 특정 상업 제품, 제조업체, 회사 또는 상표에 대한 보증 또는 권장사항을 제정하지 않는다. 이 수치는 미국농무부 웹페이지에서 무료로 볼 수 있다.

과소섭취 식품/부족 영양소

지금까지는 일반적으로 과다 섭취되는 식품과 영양소에 대해 다루었다. 반면에 사람들이 더 많이 먹어야 하는 음식은 무엇일까? 바로 부족 영양소가 있는 음식들이다. 불행하게도 표준미국인식단(S.A.D.)에는 칼슘, 섬유질, 마그네슘, 칼륨 또는 비타민 A, C, D, E, K가 풍부하지 않다.

칼슘[23]

*

칼슘 섭취(19~51세)	칼슘 섭취(51~71세)	칼슘 섭취(71세 초과)
• 남성: 1,000mg	• 남성: 1,000mg	• 남성: 1,200mg
• 여성: 1,000mg	• 여성: 1,200mg	• 여성: 1,200mg

인체는 칼슘을 생산하지 않기 때문에 음식 섭취를 통해 칼슘의 1일 권장량을 섭취하는 것이 중요하다. 칼슘이 풍부한 식품에는 짙은 녹색 잎채소, 저지방 또는 우유 대체 식물성 음료, 정어리 및 연어와 같은 생선, 칼슘 강화식품 또는 보충제가 포함된다. 환자가 비건, 유당불내증, 고단백 식단, 골다공증 또는 특정 장질환이 있는 경우 보충제가 필요할 수 있다.[23]

섬유질[21]

*

섬유질 섭취(50세 이하)	섬유질 섭취(50세 초과)
• 남성: 38 g	• 남성: 30 g
• 여성: 25 g	• 여성: 21 g

하루에 사과 1개면 정말 의사를 멀리할 수 있다! 섬유질은 몸에 흡수되지는 않지만 건강에 매우 중요하다. 고섬유질 식단의 이점 중 하나는 실제로 흡수되지 않는다는 사실에서 비롯된다. 오히려 섬유질은 장 건강과 장내 미생물을 개선하고 변비, 치질 및 게실증을 줄이는 데 도움이 된다. 또한 염증성장질환의 치료를 지원할 수 있다는 증거가 있다.[21A]

섬유질은 당류의 흡수를 늦춰 2형당뇨병 발병 위험을 줄이는 것으로 나타났다. 또한 면역기능과 인슐린 감수성을 지원하는 단쇄지방산의 생산을 회복하여, 2형당뇨병과 관련된 세균불균형을 치료하는 데 사용할 수 있다. 게다가 고섬유질 식품은 천천히 흡수되고 더 포만감을 느끼게 만들기 때문에, 고섬유질 식품은 정상 체질량지수(BMI)와 관련이 있다. 또한 나쁜 콜레스테롤인 LDL을 감소시켜 콜레스테롤 수치를 낮춘다. 이러한 모든 요인들은 섬유질이 특정 암, 당뇨병, 장 문제 및 심혈관질환의 위험을 감소시켜 수명을 연장하는 데 도움이 된다는 것을 보여준다.[22] 환자들이 더 많은 섬유질을 식단에 포함시킬 수 있는 방법 중에는 과일, 채소, 견과류, 씨앗, 통곡물, 콩류를 더 많이 섭취하고, 가공 및 정제 식품을 피하는 것 등이 있다.

마그네슘[24]

*

마그네슘 섭취(남성)	마그네슘 섭취(여성)
• 400~420mg	• 310~320 mg* *임신 및 수유 시 필요량 증가

마그네슘은 근육과 신경 기능, 심장박동, 에너지 생산, 혈압 조절, 혈당 조절 등 신체의 많은 과정에서 중요한 역할을 하는 보조 인자다. 마그네슘은 많은 식품에서 자연적으로 발견되며, 다음을 포함한 일부 강화식품에 첨가된다.

- 콩류, 견과류, 씨앗류, 통곡물
- 우유와 요구르트(유제품)
- 녹색 잎채소(예; 시금치)
- 강화된 아침식사용 시리얼

따라서 환자가 매일 식단에서 적절한 마그네슘을 섭취하도록 하는 것이 중요하다.

비타민 A, E, K, C 및 D

*

이 비타민들은 최적의 신체 기능을 위해 필수적이다. 비타민 A, E, K는 지용성 비타민으로 지방이 많은 음식에 가장 잘 흡수된다. 비타민 C와 D는 일반적으로 과소섭취되며, 각각 면역과 뼈 건강에 필수적이다.

비타민 A-900mcg/일

비타민 A는 시력 및 면역계 기능과 같은 중요한 과정에 필수적이다. 식물성 기반 식단을 따르는 환자는 비타민 A가 부족할 수 있다. 비타민 A 함량이 높은 식품에는 식물성 및 동물성 공급원이 모두 포함된다.[25]

- 식물성 공급원: 케일, 시금치와 같은 녹색 잎채소, 당근, 멜론, 고구마, 콩(검은콩 등)
- 동물성 공급원: 생선 간유, 우유, 치즈 및 기타 유제품

비타민 E-15mg/일

비타민 E는 신체가 자유 라디칼을 파괴하는 데 도움이 되는 항산화제다. 자유 라디칼은 산화스트레스를 유발할 수 있는 불안정한 원자다. 산화스트레스는 세포 손상으로 이어져 암 및 기타 질병을 유발할 수 있다. 비타민 E는 혈관 형성을 돕고, 면역기능의 역할을 하기 때문에 다양한 건강 문제로부터 신체를 보호하는 데 도움이 될 수 있다.[25] 비타민 E의 공급원은 다음과 같다.

- 식물성 공급원: 시금치, 브로콜리와 같은 녹색 채소, 견과류 및 씨앗류, 식물성 기름, 강화 시리얼 및 주스

비타민 K-120mcg/일

비타민 K는 혈액 응고를 돕고 뼈 건강에 중요한 역할을 한다. 환자와 비타민 K 섭취에 대해 논의할 때, 비타민 K 섭취 변화가 항응고제(혈액 희석제)와 같은 특정 약물의 체내 작용 방식에 영향을 미칠 수 있으므로 약물 목록을 확인해야 한다.[25] 비타민 K의 공급원은 다음과 같다.

- 식물성 공급원: 브로콜리, 케일, 시금치와 같은 녹색 채소

비타민 C-90mcg/일

많은 사람이 건강에 대한 비타민 C의 중요성을 알고 있다. 이 비타민은 항산화제이며, 콜라겐과 결합 조직 형성을 통해 상처 치유 역할을 한다. 또한 면역기능에 역할을 하기 때문에 일부 사람들은 감기에 걸렸을 때 비타민 C를 섭취하는 것을 좋아한다.[25] 비타민 C의 공급원은 다음과 같다.

- 식물성 비타민 C 공급원: 감귤류, 멜론, 키위, 딸기, 브로콜리, 토마토, 방울양배추

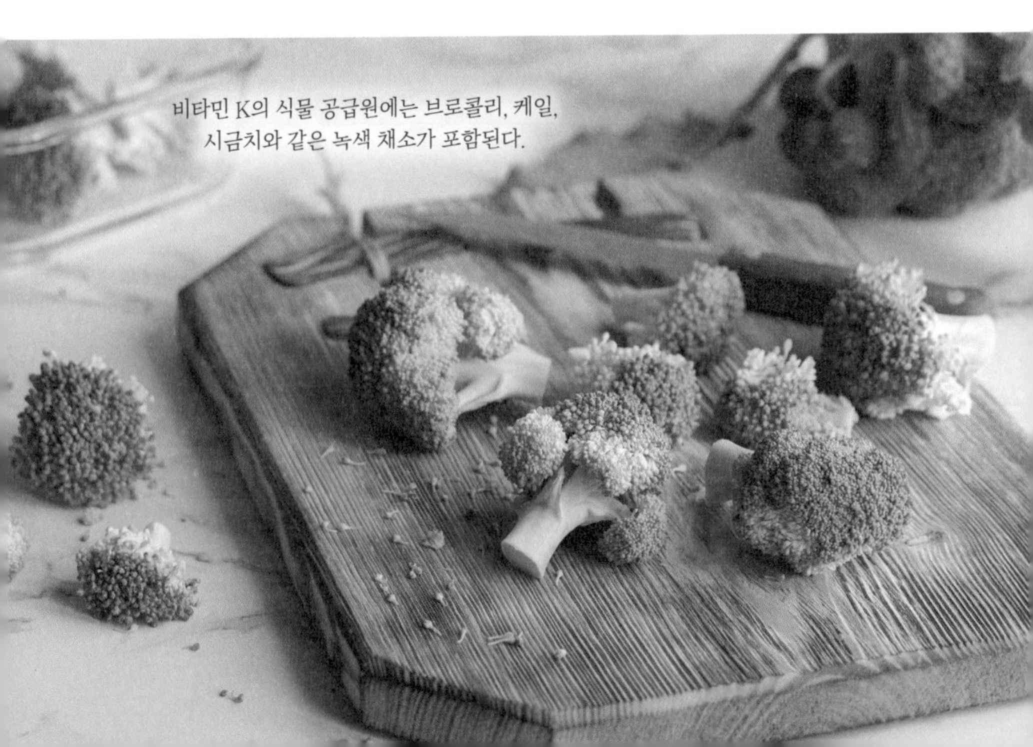
비타민 K의 식물 공급원에는 브로콜리, 케일, 시금치와 같은 녹색 채소가 포함된다.

비타민 D[25]

*

비타민 D 섭취(70세 이하 성인)	비타민 D 섭취(70세 초과)
• 600IU(15mcg)	• 800IU(20mcg)

비타민 D는 칼슘 흡수, 면역기능, 신경계 기능, 혈압 조절, 뼈 성장 및 호르몬 생성을 돕는다. 비타민 D의 공급원에는 햇볕노출과 다음이 포함된다.

- 식물성 공급원: 강화 오렌지 주스 및 시리얼, 아몬드 및 쌀음료와 같은 식물성 음료 그리고 버섯
- 동물성 공급원: 우유, 대부분의 강화 유제품, 달걀, 청어, 고등어, 연어와 같은 생선, 어유 그리고 대구 간유

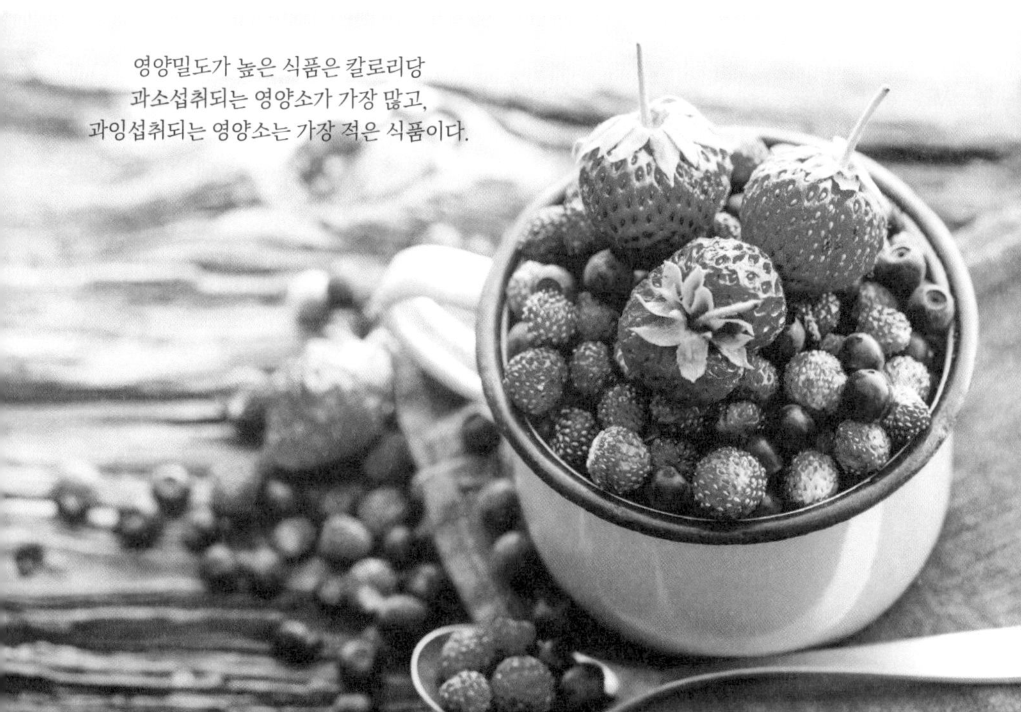

영양밀도가 높은 식품은 칼로리당
과소섭취되는 영양소가 가장 많고,
과잉섭취되는 영양소는 가장 적은 식품이다.

영양밀도가 높은 식품

영양밀도가 높은 식품은 칼로리당 과소섭취되는 영양소가 가장 많고, 과잉섭취되는 영양소는 가장 적은 식품이다. 2020~2025년 미국인을 위한 식이지침은 모든 사람이 단백질, 섬유질, 비타민 및 무기질 섭취에 대한 권장사항을 충족시키는 영양이 풍부한 식품 유형을 선택하는 동시에, 포화지방, 첨가당 및 나트륨을 제한하도록 옹호함으로써 이러한 중요한 식품을 강조한다.[26] 따라서 어떤 음식을 먹을지 추천할 때, 이러한 음식을 우선적으로 강조하고, 칼로리당 영양소 부족 및 잠재적인 질병 촉진 성분의 양을 근거로, 우선적으로 피해야 할 음식을 환자가 얼마나 먹고 있는지 판단하는 것이 중요하다.

높은 영양밀도 상위 8위[27]	피해야 할 음식 상위 8위
• 채소	• 가당 음료
• 허브	• 가공육
• 향신료	• 튀긴 음식
• 과일	• 지방, 당류, 소금이 첨가된 가공된 간식류
• 콩류	• 과자
• 통곡물	• 고지방 유제품
• 견과류	• 적색육
• 씨앗류	• 흰 밀가루, 백미, 파스타/국수 등 정제 곡물

식단의 유형

생활습관의학 의료인들은 환자 스스로 처방한 '트렌드' 식단부터 다양한 식이 생활습관 및 문화적 식습관에 이르기까지, 다양한 식단을 실천하는 환자를 만나게 된다. 그림 3-5는 제공자가 접할 수 있는 많은 식단을 간략하게 보여준다. 환자와 식단 및 영양에 대해 현명하게 논의하기 위해서는 일반적인 식단 경향을 이해하는 것이 중요하다. 그림 3-5에서 알 수 있듯이 모든 식단에는 이점과 성과가 있다. 그러나 지금까지의 연구에 따르면, 최적의 식단은 생활습관과 관련된 만성질환을 줄이기 위해 식물성의 자연 상태에 가까운 가공되지 않은 식품을 최대한 포함하는 식단이다.

식단	유래	무엇인가?	추정/이점	고려사항/위험
지중해식 식단	• 미국인을 위한 식이 지침 및 세계보건기구에서 권장한다. • 1960년대 스페인, 이탈리아, 그리스의 식습관에서 영감을 얻었으며, 일부 관찰 연구에서 모든 원인에 인한 사망률 감소와 관련이 있다.[7, 38]	• 과일, 채소, 통곡물, 콩, 견과류, 씨앗, 올리브오일이 풍부하다. • 생선, 가금류, 콩, 달걀과 같은 단백질을 일주일 단위로 섭취할 것을 제안한다. • 과하지 않은 양의 유제품 • 제한된 양의 적색육 • 생활습관 권장 사항에는 사회적 식사 및 적당한 양의 운동을 포함한다. • 적당한 양의 와인[38, 39]	• 심혈관질환 일차 예방 • 높은 수준의 준수율[40]	• 올리브오일과 견과류의 지방 섭취 증가로 체중이 증가할 수 있다. • 철분 및 칼슘 결핍 가능성 • 와인은 지중해식 식단의 일반적인 부분이지만, 알코올 사용 장애가 있거나 임신 중이거나 유방암 위험이 높거나 기타 질병이 있는 사람을 포함하여, 일부 사람들은 섭취해서는 안 된다.[40]

식단	유래	무엇인가?	추정/이점	고려사항/위험
비건 식단	• 비건(vegan; 완전 채식)이라는 용어는 1940년대에 시작되었고 나중에 인기를 얻었다. • 육류 및 육류 제품을 피하는 개념은 고대 인도와 동부 지중해 사회에서 찾을 수 있다. • 건강상의 이유 또는 육류/동물 제품 산업에 대한 도덕적/종교적 반대를 위해 채택될 수 있다.[41]	• 동물성 제품(예; 우유, 치즈, 달걀, 요구르트, 때때로 꿀)을 배제하는 채식주의 유형[42, 43]	• 포화지방 및 콜레스테롤 섭취가 감소한다. • 심혈관질환 위험 감소 • 더 많은 비타민 C와 E, 섬유질, 엽산, 칼륨, 마그네슘 및 파이토케미컬(예; 카로티노이드 및 플라보노이드) 섭취 • 혈압 및 체질량 지수 저하 • 만성질환(예; 암 및 2형당뇨병)으로부터 보호[26] • 연구에 따르면 비건 식단 채택이 널리 확산되면 전 세계 사망률이 6~10% 감소하고, 식품 관련 온실가스는 29~70% 감소한다.[44, 45]	• 철, 아연, 요오드, 비타민 B12, 비타민D, 칼슘 및 오메가-3 지방산 결핍 위험이 증가한다. • 비타민 B12 결핍을 치료하지 않으면 돌이킬 수 없는 신경학적 영향을 일으킬 수 있다.[46, 47, 48, 49, 50]
홀 30식단 (Whole-30 Diet)	• 2009년 멜리사(Melissa)와 댈러스 하트윅(Dallas Hartwig)이 특정 식품의 염증 특성을 조사하기 위해 만들었다.[51]	• 설탕, 알코올, 곡물, 콩류, 유제품, 카라기난, MSG 및 아황산염 첨가를 피하는 30일 식단 • *예외: 버터 기름, 과일주스가 첨가된 제품, 섬유질 꼬투리가 있는 특정 콩과 식물(예; 깍지완두)[52] • 몸무게를 재거나 신체 측정을 하지 않는다.	• 대부분의 가공식품, 특히 단순 가공 당류 및 과도한 가공 지방 섭취를 제한하여, 심혈관질환, 비만 및 모든 원인으로 인한 사망위험을 줄인다.[53,54] • 곡물 및 유제품 알레르기가 있는 환자의 경우, 이를 제거하고 식단에 다시 도입하면서 더 쉽게 식별할 수 있다.	• 설탕이나 술을 마시지 않으면 신체적 금단증상이 나타날 수 있다. • 식사 계획 및 준비가 필요한 매우 제한적인 식단이다. 많은 사람이, 특히 사교 모임에서 준수에 어려움을 겪고 있다고 보고되었다. • 자연 상태 식품이 가공식품보다 비싸다는 점을 고려하면 비쌀 수 있다.[53, 54]

식단	유래	무엇인가?	추정/이점	고려사항/위험
앳킨스 식단	• 앳킨스 식단은 1960년대 심장 전문의인 로버트 C. 앳킨스(Robert C. Atkins)가 체중감량을 촉진하기 위해 만들었다. • 미국에서 가장 인기 있는 유행 식단 중 하나였으며, 전 세계 식료품점과 식당에서 저탄수화물 선택의 발달로 이어졌다.[55]	• 케톤 생성 식단 유형 • 저탄수화물, 고단백질, 채소 및 건강한 지방 • 개인의 필요에 따라 다른 프로그램을 선택할 수 있다(예; 앳킨스20, 앳킨스40 및 앳킨스100). • 앳킨스20=탄수화물 20g/일 • 앳킨스40=탄수화물 40g/일 • 앳킨스100=탄수화물 100g/일 • 채소, 단백질, 건강한 지방 및 대부분의 치즈가 기초 • 모든 단계에서 견과류와 씨앗을 먹을 수 있다.[55, 56, 57]	• 칼로리 계산 없이 체중이 감소하지만, 순탄수화물은 계산해야 한다. • 포만감을 주는 섬유질이 풍부한 음식에 집중한다. • 명확하게 정의된 지침[58]	• 급격한 탄수화물 감소는 두통, 현기증, 피로, 쇠약 및 변비를 포함한 케토플루(keto-flu)의 위험을 증가시킨다. • 환자가 이뇨제, 인슐린 또는 경구 당뇨병 약물을 복용하고 있거나 기타 질환이 있는 경우, 임신, 수유부에게 금기일 수 있다. • 과일및곡물섭취감소 • 많은 사람이 유지하기 어려운 제한적인 식단 • 생활습관의학 제공자는 환자가 장기간의 앳킨스 식단을 계획하고 있는 경우 위험에 대해 주의를 기울여야 하나, 환자가 식단을 중단하기로 선택한 경우에도 정제된 탄수화물을 계속 주의하도록 해야 한다. • 고단백은 고요산혈증을 유발하여 통풍 및 고칼슘뇨증의 위험을 증가시켜, 신장 결석과 골다공증을 유발할 수 있다. 한 연구에 따르면, 고단백 식단은 신장 기능이 저하된 사람에게 영구적인 신장 기능 손실을 유발할 수 있다.[57, 59, 60]

식단	유래	무엇인가?	추정/이점	고려사항/위험
체중 감시자 식단	• 체중감시자 식단은 설립자 진 니데치(Jean Nidetch)가 1960년대 초에 시작했다. 뉴욕시의 집에서 체중감량을 위한 최선의 방법을 논의하기 위해 친구를 초대한 경험을 바탕으로 그녀는 이 체중감량 프로그램에 공동체의 힘을 통합했다.[66]	• 체중감량을 위한 과학기반 접근방식을 사용하여, 섭취량 조절, 음식 선택 및 느리고, 일관된 체중감량의 중요성을 강조한다. • 회원에게 칼로리, 포화지방, 농축된 첨가당을 낮추고, 단백질을 높이는 식단을 안내하는 SmartPoints 시스템이다.[66]	• 원하는 것을 먹어라. 어떤 음식도 제한되지 않아 순응도가 향상된다. • 성공적인 체중감량[67] 및 12개월 시점의 체중감량에 더 큰 효능을 일관되게 보여준다.[68] • 일주일에 약 3만 6천 회의 모임이 있으므로, 지원을 쉽게 찾을 수 있다.[69, 70]	• 프로그램의 일부로서 코칭 멤버십(디지털, 워크숍 또는 개인)이 포함되므로 비용이 많이 들 수 있다. 연구에 따르면, 참가자가 다양한 도구를 사용할수록, 체중이 더 많이 감소한다.[71] • 회원은 설탕이 많고 영양소가 적은 음식을 선택하면서도 여전히 SmartPoint 목표를 달성할 수 있기 때문에, 이 다이어트가 반드시 건강한 식습관을 지원하는 것은 아니다.[72,73]
오니쉬 식단	• 오니쉬 식단은 1977년 생활습관의학의 창시자 중 1명이며 캘리포니아 대학교 샌프란시스코 캠퍼스 임상 교수인 딘 오니시(Dean Ornish) 박사가 창안했다. 이 식단은 사람들을 "기분 좋고, 더 오래 살고, 체중을 줄이고, 건강을 얻을 수 있도록" 돕기 위해 고안되었다.[61]	• 식단 및 생활습관 요법 • 주로 과일, 채소, 통곡물 및 콩류로 구성되고, 최소한으로 가공되고, 지방, 당류 및 정제된 탄수화물이 적은 자연식물식 식단이다. • 지방 유래 칼로리가 10% 수준의 저지방(포화지방 거의 없음). • 스트레스 관리 기술, 운동, 사회적 지원 및 금연과 결합. • 녹차 이외의 카페인 섭취를 자제한다. • 참가자들이 포만감을 느끼는데 필요한 만큼 충분히 먹도록 권장한다.	• 이 식단은 고도로 근거기반적이다. 오니쉬 식단에 대한 수많은 연구에서 관상동맥 심장질환, 2형당뇨병, 고콜레스테롤혈증 및 고혈압 진행의 역전을 포함한 긍정적인 결과들이 제시됐다. • 초기 전립선암의 진행을 감소시키는 것으로 나타났다(일련의 무작위 시험). • 메디케어(공공보험)는 집중 심장 재활 프로그램의 일부로 이 프로그램을 보장한다. • 일부 보험사는 2형당뇨병 또는 만성질환에 대한 2가지 이상의 위험 요소가 있는 사람들을 위한 식단 및 생활습관 프로그램도 보장할 수 있다. • 또한 텔로미어 길이를 증가시킬 수 있다. 이는 노화의 예후 지표이자 장수의 잠재적 지표다.[61, 62, 63, 64, 65]	• 사회적 조건에서 특히 준수하기 어렵다. • 비싸다. 자연식품과 통곡물은 가공식품보다 비싼 경향이 있다. • 프로그램에 운동이 포함되어 있기 때문에 거동이 불편한 사람들은 대체활동이 필요할 수 있다.[62]

식단	유래	무엇인가?	추정/이점	고려사항/위험
존 식단	• 존 식단은 미국의 생화학자인 배리 시어스(Barry Sears) 박사에 의해 만들어졌다. 그의 베스트셀러인 《존으로 들어가기(Enter The Zone)》는 시어스가 심장마비로 가족을 잃은 후인 1995년 출판되었다. 혈액 염증 수치가 목표 범위 내에 있으면 신체가 '존(zone; 영역)'에 있는 것이다.[74]	• 존 식단은 환자에게 혈당 지수가 낮은 탄수화물 40%, 저지방 단백질 30%, 지방 30% 및 물을 섭취하도록 지시한다. • 권장되지 않는 식품으로는 가공되었거나 정제되었거나 당분이 첨가되어 당류와 전분 함량이 높은 식품이 포함된다. • 존 식단은 항산화 특성이 있는 오메가3 및 폴리페놀 보충제를 섭취할 것을 권장한다.[74]	• 이 식단은 신체의 염증을 감소시킨다고 주장한다. 기본 이론은 염증이 비만과 모든 원인으로 인한 사망 그리고 조기 노화와 관련이 있다는 것이다.[74]	• 존 식단이 염증 감소와 성능 향상을 포함하여, 광고하는 결과를 낸다는 것을 뒷받침하는 근거가 거의 없다.
간헐적 단식 식단	• 단식은 많은 종교의 전통이자 중요한 요소다. 장기간의 단식은 어떤 질병도 '치료'할 수 있다는 믿음이 있다. • 최근 2000년대에 유명인과 인플루언서가 체중감량 및 기타 건강상의 이점(수면 및 장내 미생물군집 건강 개선)을 위해 채택했다.[28, 29]	• 정상적인 음식을 먹지만, 먹는 시간을 제한한다. • 5:2=일주일에 5일은 먹고 2일은 단식한다. • 격일로 단식하거나 하루 중 특정 시간에 단식한다. • 시간-제한 식사 일정, 예; 아침 일찍 8시간 동안만 식사하고 나머지 16시간 동안 단식한다.[28, 29]	• 체중감량에 도움이 될 수 있다. • 신체가 탄수화물을 연소한 후 인슐린 수치가 낮아지면 신체가 지방 세포를 분해하게 된다.[30, 31]	• 단식의 어려움으로 인해 중도 탈락 비율이 잠정적으로 높다. • 단식일에 기력이 저하된다. • 특정 약물은 전해질 및 기타 문제를 유발할 수 있으므로 1형 당뇨병 환자, 고혈압 또는 심장병 환자에게는 안전하지 않다. • 임신 중이거나 신체활동이 활발한 사람은 권장하지 않는다.[30,31]
구석기 '팔레오' 식단	• 이 철학에는 현대인이 충분한 단백질과 섬유질을 섭취하고 있지 않으며, 구석기 시대의 식단을 근거로 했을 때 현대식 가공식품의 칼륨과 나트륨 비율이 이상적이지 않다는 생각을 포함한다.[32]	• 과일, 채소, 견과류, 씨앗류, 살코기, 해산물을 많이 먹는다. • 곡물, 유제품, 정제된 설탕, 소금, 콩류, 감자, 고가공식품을 피한다. • 건강한 물 섭취와 규칙적인 신체활동을 유지한다. • 지방을 피하는 것을 권장하지 않는다. • 나트륨보다 칼륨을 5~10배 더 많이 섭취한다. • 뼈 건강을 증진하고 고혈압 위험을 낮추기 위해 산성 식품보다 알칼리성 식품에 중점을 둔다.[32]	• 구석기 시대의 수렵인들은 건강했다. • 수정 가능한 심혈관 위험 인자 • 포도당 조절 및 지질 프로파일에 대해 더 큰 이점이 있다. • 인슐린 감수성이 크게 향상되었다.[33, 34, 35]	• 뼈 건강과 골다공증, 구루병 및 골절 위험 증가에 영향을 미치는 칼슘 및 비타민 D 결핍을 유발할 수 있다. • 포화지방, LDL 및 단백질은 권장 수준보다 훨씬 많이 섭취할 수 있어서, 신장 및 심장질환 뿐만 아니라 특정 암의 위험을 증가시킬 수 있다.[36]

그림 3-5 미국에서 가장 인기 있는 식단 개요

최적표준: 자연식물식 식단

이 근거들은 앞서 설명된 모든 식단 중에서 자연식물식 식단이 건강을 증진하고 질병의 위험을 줄이는 데 최고의 식단임을 보여준다. 연구에 따르면, 식물성 식단은 이환율과 사망률을 낮출 수 있는 비용 효율적이고 위험이 낮은 중재다. 또한 만성질환을 치료하는 데 필요한 약물의 용량과 종류를 줄일 수 있을 뿐만 아니라, 생활습관과 관련된 만성질환으로 인해 필요한 시술을 피할 수 있게 한다. 다른 어떤 중재가 이 모든 것을 달성할 수 있을까?

자연식물식 식단은 USDA, 식이지침 자문위원회, 미국 암연구소, 카이저 퍼머넌트(Kaiser Permanente; 미국 내 최대 HMO로, HMO는 health

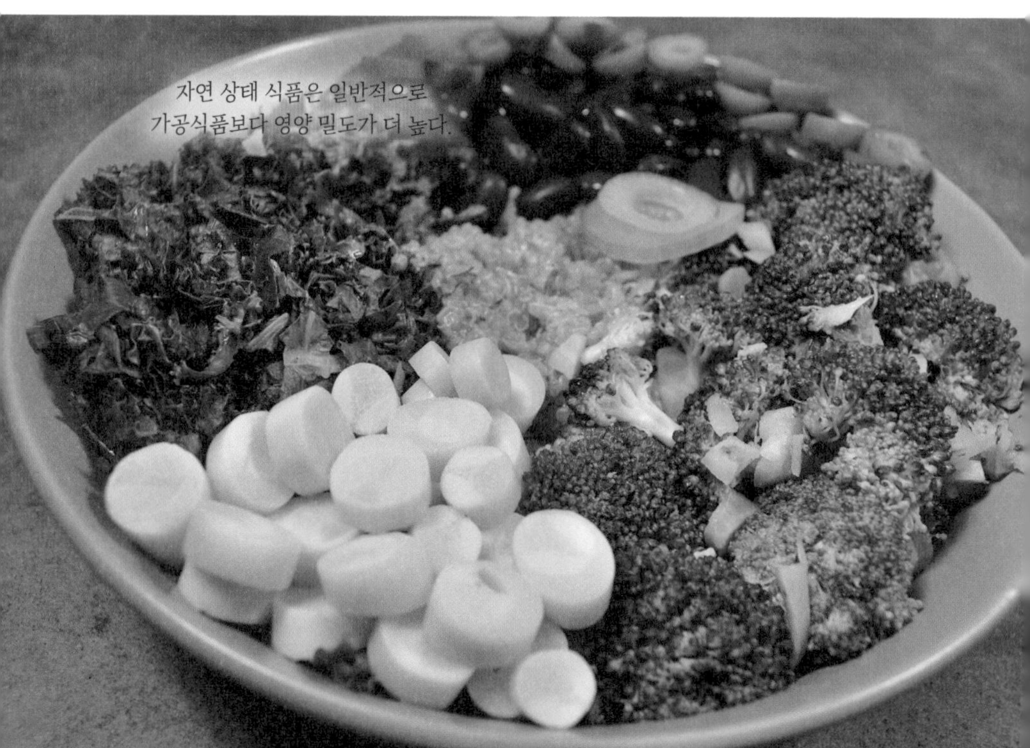
자연 상태 식품은 일반적으로
가공식품보다 영양 밀도가 더 높다.

maintenance organization의 약자로 건강보험과 의료기관이 통합된 조직을 뜻함-역자 주), 미국생활습관의학회 및 하버드 공중보건대학과 같은 기관에서 지지한다. 자연 상태의 식품(whole food)이란 심하게 가공되지 않은 자연 식품을 뜻한다. 이는 자연 상태이거나 정제되지 않은, 또는 최소한으로 정제된 재료를 의미한다. 식물성 식품은 고기, 우유, 달걀 등 동물성 성분을 포함하지 않는, 식물에서 유래한 식품을 뜻한다. 자연 상태 식품 식단은 성분 목록이 필요하지 않다고 선전한다. 왜냐하면 성분이 모두 자연 상태 식품이기 때문이다. 가공되지 않은 천연 당근은 원재료, 안정재, 기름 및 방부제 등의 구성 성분으로 설명할 필요가 있는 당근 케이크와 다른, 자연 상태 식품의 좋은 예다.

자연 상태 식품은 일반적으로 가공식품보다 영양 밀도가 높다. 이것은 섬유질과 수분 함량이 높기 때문에 더 포만감을 느끼게 하고, 배고픔을 억제하고, 건강한 BMI를 촉진한다. 또한 칼로리 대비 높은 비율의 비타민, 무기질 및 파이토 뉴트리언트를 함유하고 있다. 자연식물식 식단은 환경에도 이상적이다. 총 온실가스 배출량의 거의 20%와 미국의 담수 공급량의 약 55%가 식용 동물 사육에 사용된다.[75] 소고기를 덜 먹으면 토지 사용을 50%에서 70%까지 줄일 수 있다.[76] 따라서 모든 임상의는 자연식물식 식단의 이점을 고려해야 한다. 특히 비만, 당뇨병, 죽상동맥경화성 심혈관질환이 있는 환자가 얻을 이득뿐만 아니라 환경에 대한 이득까지![77]

식품군	섭취량	건강한 선택
채소	• 다양한 색과 식감의 채소 매일 4회 분량 • 1회 분량=익힌 것 ½컵 혹은 날 것 1컵	• 시금치, 콜라드 그린, 브로콜리, 나파 양배추, 그린빈, 콜리플라워, 방울양배추, 고추, 아스파라거스, 가지
과일	• 다양한 색과 식감의 과일 매일 3~4회 분량 • 1회 분량=자연 상태 과일 1개 혹은 베리류, 자른 멜론 1컵	• 오렌지, 사과, 바나나, 딸기, 블루베리, 배, 무화과, 석류, 멜론, 라즈베리
통곡물/ 전분질 채소/ 콩류	• 매일 4~6회 분량 • 1회 분량=빵 1 조각 혹은 작은 감자(손바닥 크기) 1개 혹은 오트밀 ½컵	• 현미, 겨울 호박, 고구마, 일반 감자, 통밀빵, 통밀 파스타, 플랜틴(plantain; 요리용 바나나라고도 불림-역자 주), 오트밀, 퀴노아, 파로(farro), 보리, 옥수수, 완두콩
단백질	• 주당 5~7회, 동물성 단백질보다는 식물성 단백질을 우선으로 섭취하는 것을 목표로 한다. • 환자가 동물성 단백질을 선택한다면, 주 2회까지 생선 우선 선택, 동물성 단백질은 식사당 4온스(≒113g)까지로 한다. • 지나치게 가공된 육류 대체품에는 나트륨, 방부제, 포화지방이 첨가되어 있을 수 있기 때문에 피한다.	• 식물성 단백질: 강낭콩, 렌틸, 완두콩, 풋콩(edamame; 깍지상태의 풋 대두콩-역자 주), 퀴노아, 두부, 씨앗류/견과류 • 동물성/해산물 단백질 섭취는 제한 혹은 최소화한다. 연어, 대구, 넙치, 참치, 칠면조, 닭고기, 달걀 등이 포함된다.
유제품	• 먹지 않음(매일 혹은 주 단위로) • 먹는다면, 하루 1~2회 분량 이하 • 1회 분량=우유 혹은 두유 8온스 컵(≒237ml) 혹은 요구르트 6온스(≒177ml) 혹은 치즈 1온스(≒28g)	• 저지방 우유, 저지방 치즈 또는 저지방 요구르트 • 두유, 아몬드 음료 또는 쌀 음료와 같은 강화 무가당 우유 대체 음료를 고려하라. • 환자가 유제품이나 대체 식품을 먹지 않기로 결정한 경우, 칼슘과 비타민D가 풍부한 식단을 포함하도록 한다.
지방	• 매일 5~7회 분량 • 1회 분량=기름 1작은술 혹은 중간크기 아보카도 1/4개 혹은 견과류 버터 1.5작은술	• 올리브오일, 카놀라오일, 아보카도, 견과류/견과류 버터
단 음식 및 알코올	• 단 음식: 드물게 • 알코올: 마시지 않거나 남성은 최대 하루 1~2잔 이하, 여성은 최대 하루에 1잔 이하 • 와인 1잔은 5온스(≒148ml) • 증류주 1.5온스(≒44ml) • 저칼로리 음료와 함께 페어링	• 70% 다크 초콜릿 • 적포도주, 라이트 맥주, 보드카, 진, 위스키 • 페어링: 탄산수, 레몬 혹은 라임주스

이 목록은 각 식품 범주의 건강한 선택에 대한 기본적인 아이디어를 제공하지만 모든 것을 포함하지는 않는다.
EHE Health(2020)에서 수정됨. 허가를 받아 재인쇄됨.

그림 3-6 균형 잡히고 영양가 있는 식물성 위주 식단 예시

진료에 영양 통합하기

일반 지침

*

환자에게 적합한 식단에 대해 논의할 때 환자가 시도할 수 있는 가장 일반적인 옵션을 실제로 이해하는 것이 중요하다. 엄격한 식단이 답이 아니라는 점을 강조하는 것이 중요하다. 더 많은 제한은 효과가 없다. 낮은 순응도와 요요 현상은 종종 엄격하고 유행하는 식단의 결과다. 또한 박탈감과 배고픔을 느끼는 사람들은 식사를 할 때 지나치게 탐닉하는 경향이 있고, 그 결과 필요한 것보다 더 많은 칼로리를 소비한다. 따라서 다루어야 할 주요 개념은 다음과 같다.

• '더 적게'가 아니라, '더 많이'에 집중

환자가 먹지 말아야 하는 것보다, 먹어야 하는 것에 집중하라. 예를 들어 단백질, 지방 및 탄수화물의 3가지 주요 영양소의 균형을 이루는 자연식물식 식단은 과일, 채소, 향신료, 통곡물 및 견과류, 렌즈콩, 콩류 같은 식물성 단백질 공급원 등의 다양한 음식 섭취를 강조해야 한다. 반면 첨가당, 가공식품 및 트랜스지방을 피하면서, 영양이 풍부한 다양한 다른 식품에 집중하면서, 양보다 질에 집중한다.

• 유인물, 도구 및 자료 제공

건강하고 영양가 있는 식단에 대한 근거를 환자와 공유하라. 이상적인 식단에 대한 많은 오해와 잘못된 정보가 있다. 체중감량이 목표라면, 체중감량은 80~90%가 건강한 식생활에 의해 결정된다는 것을 강조한다. 특히 장기적인 성공을 위해서는 더욱 그렇다. 나머지는 운동 및 개인의 목표를 뒷받침하는 기타 건강한 습관에 의해 달성된다. 무엇으로 건강한 식단을 구성하는지에 대해서는 다음과 같은 몇 가지 자료가 있다.

- 포크스 오버 나이브스(Forks Over Knives): https://www.forksoverknives.com/. 조리법, 도구, 식단계획, 요리 과정 및 샘플 식단 등을 포함한다. [병원에서 수술을 위해 사용하는 칼(knives)보다 샐러드를 먹는 데 쓰는 포크(forks)가 더 강력하다는 뜻-역자 주]
- 미국생활습관의학회(ACLM) 웹사이트: https://www.lifestylemedicine.org/. 이 웹사이트에는 생활습관의학의 개념을 환자에게 소개하는 의사를 위한 다양한 도구와 자료가 포함되어 있다.

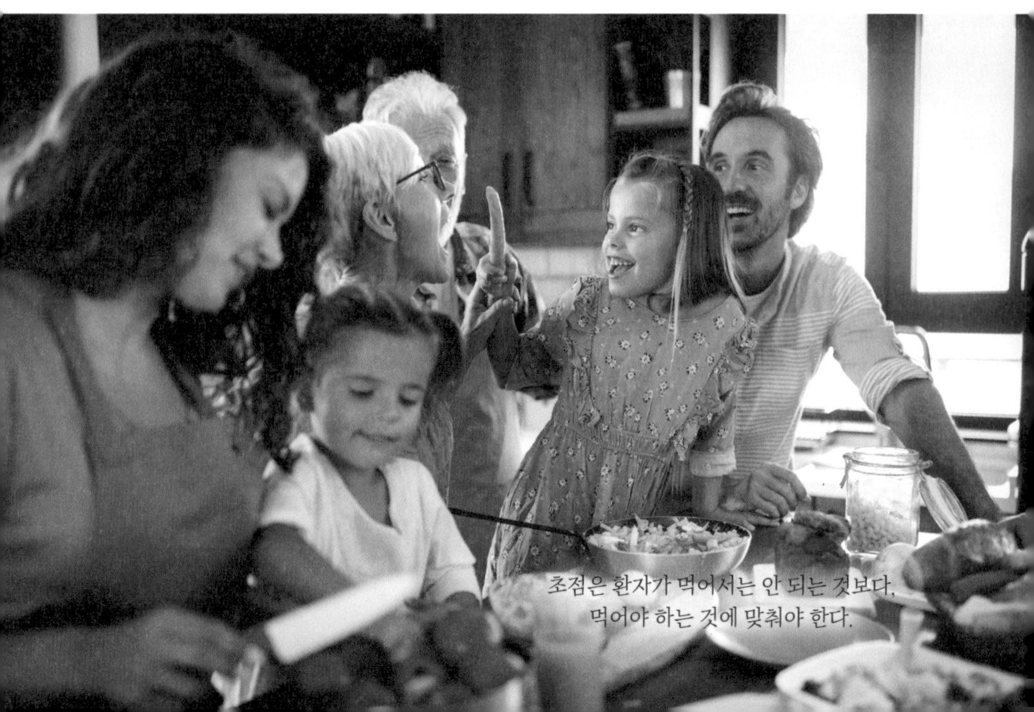

초점은 환자가 먹어서는 안 되는 것보다, 먹어야 하는 것에 맞춰야 한다.

ACLM 회원은 또한 평가 양식, 파워포인트 발표자료 및 보험급여 로드맵(미국의 상황-역자 주)에 접근할 수 있다.

- 《임상진료에서의 영양학(Nutrition in Clinical Practice)》(David Katz, et al.[77A]): 이 책에는 식단이 건강에 미치는 영향에 대한 실용적이고 근거에 기반을 둔 정보가 포함되어 있다. 여기에는 당류가 신체에 미치는 영향과 같은 뜨거운 주제와 관련된 기사 및 보도에 대한 링크가 포함되어 있다.
- 'My Fitness Pal', 'Lose It!', 'Noom' 앱: 이 앱들은 바코드 스캔, 식단계획 및 레시피를 포함하는 기능을 통해 환자가 목표를 추적하고 습관을 이해하기 위한 음식일기를 작성하도록 돕는다. 또한 같은 생각을 가진 개인을 찾아 조언, 팁 및 지원을 받을 수 있는 커뮤니티 기능도 포함되어 있다. Noom은 건강한 식습관과 체중감량에 대한 인지 및 행동기반 접근방식을 포함한다. https://www.myfitnesspal.com/; https://www.loseit.com; https://www.noom.com

• 자주 체크하기

새로운 습관에 적응하는 것은 어려울 수 있다. 특히 새로운 습관이 형성되는 중이라면 더욱 그렇다. 행동변화에 관한 장에서 설명한 대로 SMART 목표를 만들기 위해 환자와 협력하면서 환자를 지원한다. 간호사, 의료보조원 또는 기타 직원이 1주 후, 그다음에는 2주 후, 그다음에는 매달 환자를 확인하도록 한다. 지원 및 문제해결을 제공하기 위해 3개월마다 후속 약속을 잡는다.

• 환자의 '이유' 찾기

변화가 있을 때마다 환자에게 건강한 식습관을 적용하려는 이유를 묻는 것이 중요하다. 동기면담 기술을 사용하여 다음과 같은 개방형 질문을 할 수 있다. 구체적인 목표는 무엇인가요? 혹시 당신의 자녀, 손주들과 즐거운 시간을 보내기 위한 것인가요? 삼촌이 갖고 있는 당뇨병 발병 위험을 줄이는 것인가요? 하루 종일 에너지가 지속되기를 원하는 것인가요? 수면 무호흡증 증상을 줄이고 숙면을 취하는 것인가요? 중요한 다른 사람에게 좋은 모범을 보이기 위해서인가요? 체중관리의 성공은 당신에게 어떤 의미인가요? 새로운 변화에 적응할 때 특정 목표를 염두에 두는 것이 중요하다.

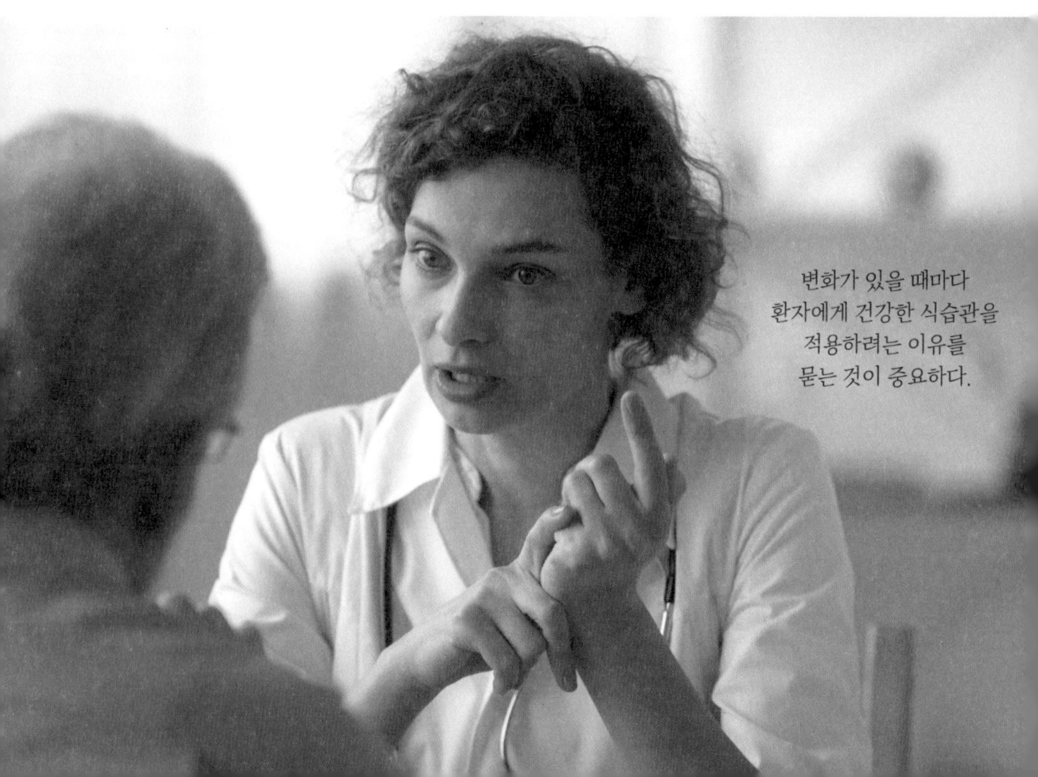
변화가 있을 때마다
환자에게 건강한 식습관을
적용하려는 이유를
묻는 것이 중요하다.

• 기대치 관리

영양가 있는 식사는 목적지가 아니라 여정이자 평생의 습관이다. 그 과정에서 더 어려운 상황과 시간이 있을 것이다. 진행상황을 축하하고, 모든 도전을 배움의 기회로 만드는 것이 중요하다. 이를 위한 전략은 환자에게 무엇이든 먹을 수 있음을 알리는 것이다. 식탁에서 자신의 몸에 무엇을 넣을지 결정하는 것은 매번 환자의 선택이며, 그때 제한이 아닌, 식단의 질과 성공에 초점을 두도록 한다.

영양을 위한 진료 가이드

생활습관과 관련된 만성질환의 위험을 줄이는 것뿐만 아니라, 포괄적인 관리를 제공하기 위해서 모든 환자가 생활습관의학 진료를 위해 방문할 때마다 영양을 통합하는 것이 중요하다. 잘 알려져 있듯이, 미국에서 가장 흔한 사망 원인의 80%는 영양불량과 같은 생활습관 때문이다. 초기의 초점은 철저한 영양이력을 얻는 것이다. 여기에는 환자의 건강상태, 건강 목표 및 필요량을 적절하게 평가하는 것이 포함되며, 이를 바탕으로 올바른 조치를 권장한다. 영양평가는 개인의 현재 영양 적합성, 습관, 문제 및 필요량을 결정하는 데 도움이 되며, 치료 및 적절하게 조절하는 과정에서 여러분이 모니터링할 수 있다.

환자의 영양 상태를 평가하는 데 필요한 첫 번째 단계는 이러한 변화에 대한 동기 파악이다. 개인이 더 건강한 생활습관에 적응하기를 원하는 이유는 무엇인가? 그들의 건강 신념과 목표는 무엇인가? 이를 조기에 결정하는 것은 지속적인 변화를 달성하는 데 중요하다. 새로운 변화에 적응하고 지속적인 변화를 위한 계획을 세울 때 개인의 구체적인 목표를 염두에 두는 것이 핵심이다. 환자가 변화에 대한 숙고 전 단계(pre-contemplative phase) 또는 숙고 단계(contemplative phase)에 있는 경우, 필요에 따라 자원, 도구 및 정보를 제공하여 관심을 불러일으키고 동기생성을 지원한다.

간단한 연습 중 하나는 메모 카드에 건강한 생활습관을 도입하고 싶은 이유를 적도록 요청하는 것이다. 성공을 위한 계획을 세울 때 이 카드를 자주 참조하고 환자 기록의 일부로 보관하라. 이것이 종종 변화의 핵심 이유이기 때문이다. 또 다른 연습은 환자에게 〈포크스 오버 나이브스〉 또는 〈패스트 푸드 내이션(Fast Food Nation)〉과 같은 다큐멘터리를 보도록 요청하는 것이다. 반면에 그들이 책 읽기를 좋아한다면, 그 주제에 관한 책을 읽도록 권하고, 다음 방문 때 읽은 내용에 대한 생각을 논의하기 위해 후속 조치를 할 수 있다. 실제로 이러한 책이나 영화를 확인할 수 있는 옵션과 함께 여러 자료를 진료실에 보관하는 것은 관심을 불러일으키는 데 도움이 되는 방법이다. 건강한 습관의 이점을 설명하는 포스터와 자료를 진료실에 장식해 두면 진료 분위기를 조성하는 데 도움이 될 수 있다.

환자가 건강한 생활습관에 적응하도록 동기를 부여하는 예시

- 미래를 위해 존재하기: 자녀 및 손주와 함께 놀 수 있음.
- 롤모델 되기: 소중한 사람/자식/친구들에게 좋은 본보기가 되고 싶은 마음
- 장수: 장수하기
- 이동성: 하루 종일 이동할 수 있고, 신체적, 정신적으로 필요한 일을 할 수 있음.
- 유전적 소인: 유전자 극복하기. 예를 들어 가족처럼 당뇨병에 걸리는 것 피하기
- 의학적 피해를 피하기 위해 만성질환의 위험 줄이기: 가장 친한 친구처럼 투석을 받고 싶어하지 않음.
- 질병 회피: 대장암 원하지 않음.
- 약물 감소: 너무 많은 약물 복용을 중단하고 싶음.
- 체중 감소: 체중을 줄이고 영원히 좋은 체중을 유지하기 원함.
- 활력/에너지/전투 피로(현재 외상후스트레스장애, PTSD라는 용어로 쓰임-역자 주) 개선: 더 많은 에너지를 원함. 항상 피곤해서 지쳐 있음.
- 면역력: 면역력을 높이고 싶어함.
- 비순응: 수면 무호흡증에 대한 '지속적 상기도 양압기(CPAP)' 착용을 원치 않다면, 이를 위해 체중을 줄여야 함.

영양에 대한 관심을 불러일으키는 자료

- How Not to Die, 저자 마이클 그레거(Dr. Michael Gregor): 근거기반 과학을 사용하여 만성질환을 예방 및 역전시키고, 장수하는 방법을 설명한다. (《의사들의 120세 건강비결은 따로 있다》로 번역서가 출간됐지만, 현재 품절 상태-역자 주)
- Whole, 저자 T. 콜린 캠벨(T. Colin Campbell), 하워드 제이콥슨(Dr. Howard Jacobson): 자연식물식 식단이 어떻게 건강과 장수를 향상시킬 수 있는지 초점을 맞춘다. (《당신이 병드는 이유》로 번역서 출간-역자 주)
- Eat for Life, 저자 조엘 펄먼(Dr. Joel Fuhrman): 몸을 치유하고, 만성질환을 역전시키고, 활력을 향상시키기 위해 식물성 기반 식단에 적응하는 방법에 대한 지침을 제공한다. 최신 과학, 레시피, 메뉴 계획 및 후기를 기반으로 한 영양 프로그램을 포함한다.
- Forks Over Knives: The Plant-Based Way to Health, 저자 진 스톤(Gene Stone): 다큐멘터리 <포크스 오버 나이브스>의 후속으로 출간된 책. 후기, 식물성 기반 식단의 이점, 레시피 및 전환을 위한 팁을 포함한다.

- The Blue Zones, 2nd ed: 9 Lessons for Living Longer From the People Who've Lived the Longest, 저자 댄 부트너(Dan Buettner): 장수를 위한 생활습관, 영양, 태도 및 스트레스 대처 방법을 포함하여, 장수 공동체의 주요 습관에 대해 설명한다.

진료실에 비치할 수 있는 근거기반 자료

- 미국생활습관의학회(ACLM), Plantrician 프로젝트, 영국생활습관의학회(BSLM) 또는 생활습관의학 연구소(Institute of Lifestyle Medicine)의 유인물 및 포스터
- 대기실에서 <포크스 오버 나이브스> 또는 <더 게임 체인저(The Game Changer)> 다큐멘터리의 비디오 반복재생
- 환자에게 대출해줄 수 있는 근거기반 도서 및 자료 도서관

지역사회 기반 자원(환자의 고유한 요구 사항을 기반으로 할 수 있음)[78]

- 식료품점, 병원, 진료실 및 '체중감시자(Weight Watchers)'와 같은 조직에서의 영양 관련 주제에 대한 지역 수업 및 정보 세미나
- 시니어 파머스 마켓 뉴트리션 프로그램(Senior Farmers Market Nutrition Program, SFMNP; 저소득 노인에게 지역에서 기른, 신선하고 영양가 있는 과일, 채소, 허브 등을 제공하는 프로그램-역자 주)
- 밀스 온 휠 미국연합(Meals On Wheels Association of America) (Meals on Wheels; 집에서 직접 식사를 구매하거나 준비할 수 없는 개인에게 식사를 배달하는 프로그램-역자 주)
- 건강관리 영양사(Dietetics in Health Care Communities, DHCC; 급성기 치료 후 환자들에게 영양학적 도움을 주는 영양사들의 조직-역자 주)
- 미국 영양및식이요법학회(Academy of Nutrition and Dietetics, AND)

다음 단계는 포괄적 영양평가다. 여기에는 생물측정학적, 객관적 자료 역시 포함되어야 하며, 이 여정에서 환자의 진행상황을 추적하는 데 사용될 수 있다. 그런 점에서 특정 환자에 대한 객관적인 영양 자료에는 다음이 포함되어야 한다(그림 3-7).

체질량지수(BMI)	BMI 분류 • 저체중: BMI 18.5 미만 • 정상 체중: BMI 18.5~24.9(한국인은 18.5~22.9) • 과체중: BMI 25~29.9(한국인은 23~24.9) • 비만: BMI 30 이상(한국인은 25 이상) 연령, 인종, 성별 및 민족성이 BMI 범주에 영향을 미칠 수 있음을 명심해야 한다. 예를 들어 보디빌더는 BMI가 27이라도 정상 범위에 있을 수 있다. 65세 이상의 환자는 BMI가 정상 범위에 있더라도, 허리둘레가 두꺼울 수 있다.
허리둘레	과도한 복부 지방은 2형당뇨병, 고혈압, 관상동맥질환과 같은 다양한 질병들과 관련이 있다. • 남성: 100cm 미만 정상(한국인은 90cm 미만 정상-역자 주) • 비임신 여성: 90cm 미만 정상(한국인은 85cm 미만 정상-역자 주)
체지방률	미국운동협회(The American Council on Exercise, ACE)의 연령별 여성 체지방률 권장 범위[79] 연령 체지방률 20~39 21~32% 40~59 23~33% 60~79 24~35% 남성의 이상적인 체지방률: 일반적으로, 남성은 여성에 비해 체지방률이 낮다. 연령 체지방률 20~39 8~19% 40~59 11~21% 60~79 13~24%
활력징후	신장, 체중, 허리둘레 그리고 운동 활력징후[주당 운동 시간(분), 운동 유형, 심박수 및 혈압 등 포함]
검사실 검사	다음 검사항목 포함 • 기초대사 패널(Basic Metabolic Panel): 신장 기능, 나트륨, 칼륨 수치 확인 • 당화혈색소(HbA1c): 당뇨병전단계 및 당뇨병 평가 • 혈색소 및 적혈구용적률: 빈혈 평가 • 지질 패널: 총 콜레스테롤, HDL, LDL을 검사하여 죽상경화증 위험인자 결정 • 추가 검사: 환자의 위험인자, 식습관 및 병력에 따라 비타민D, 비타민B12, 간 기능 검사, 갑상선자극호르몬, 철분/페리틴 수치

그림 3-7 생활습관의학 진료를 위한 생물측정학 및 객관적 자료(계속)

기본적인 활력징후와 검사실의 객관적 자료를 수집한 후에는 환자로부터 철저한 영양기반 건강이력(nutrition-based health history)을 얻어야 한다. 이것은 종종 전통적인 병력보다 더 깊이가 있다. 환자에게 적합한 실천 과정을 찾아내고 권장하기 위해, 과거 병력 및 수술 병력뿐만 아니라 체중 변천사도 포함해야 한다. 이런 요인들이 식단 및 영양소 흡수, 약물, 알레르기, 음식 민감성, 유당불내증 등과 관련이 있기 때문이다.

사회력 또한 중요한 고려사항이다. 문화, 종교, 재정 능력/식량 예산, 특별한 식이 필요사항 등이 고려되어야 하기 때문이다. 개인의 정서적 안녕도 고려되어야 한다. 슬프거나 지루하거나 행복할 때 먹는 것과 같이, 그 사람의 식습관에 심리적 기반이 있는지 판단해야 하기 때문이다.

영양기반 건강이력에는 다음 요인들이 포함된다.

체중이력	환자의 이상적인 체중은 얼마인가? 과거에 다이어트를 한 적이 있는가? 지난 5년간 최고 체중과 최저 체중은 얼마였는가?
과거 병력	비만 또는 2형당뇨병과 같은 영양 관련 질병이 있는가? 당뇨병 전단계? 고혈압? 고지혈증? 치주질환이 있는가? 셀리악병이나 대장염과 같이 음식의 흡수 및 처리에 영향을 미치는 질환이 있는가?
약물	과거 및 현재 어떤 약을 복용하고 있는가? 부작용들 중 체중 증가가 포함되는가? 약물로 인해 검사 수치가 변할 수 있는가? 환자가 건강한 식습관에 적응하여, 체중이 감소하고 위험 요인이 개선됨에 따라, 처방된 약물을 조정하거나 중단해야 할 가능성이 높기 때문에, 이 요인은 중요하다.
알레르기/식품 선호도 및 불내성	베지테리언인가? 비건인가? 유당불내성인가? 특별한 식단 관련 요구사항이 있거나 알레르기가 있는가?
과거 수술력	과거에 비만 수술을 포함한 시술을 받은 적이 있는가? 흡수에 영향을 미치는 장 제거 시술을 받은 적이 있는가?

사회력	담배를 피우는가? 술을 마시는가? 처방약 및 비처방약과 같은 기타 위험한 물질을 사용하는가? 이것이 식단에 어떤 영향을 미치는가? 재정 상황과 과일과 채소에 대한 접근성은 어떤가? 장보기와 요리는 누가 하는가? 어디에 살고 있는가? 기억해야 할 디저트 음식이 있는가?
문화적/ 종교적 배경[80]	신념이 식단에 영향을 미치는가? 예를 들어 정통 유대교 신자들은 종종 돼지고기, 조개류, 썩은 고기를 먹지 않는다. 힌두교 신자는 베지테리언일 수 있으며, 이슬람교 신자는 돼지고기 제품을 먹지 않는 경우가 많다.
식습관	얼마나 자주 외식을 하는가? 과일과 채소를 먹는가? 요리 방법은 무엇인가? 튀김? 베이킹? 단 음식을 얼마나 자주 즐기는가? 가당 음료는? 과잉섭취하는 음식은 무엇인가? 과소섭취하는 음식은? 식탐이 있는가?
정서적 건강	축하하기 위해, 위로받기 위해, 지루해서 등 감정 때문에 자주 식사를 하는가? 우울증/불안의 위험 요인을 가지고 있는가? 스트레스 요인은 무엇인가? 서로 지지하는 관계가 있는가? 친구/가족의 영양 상태와 식습관이 좋지 않은가? 스트레스 회복력이 있는가?
수면	수면습관은 어떤가? 권장 수면 시간인 7~9시간을 취하고 있는가? 음식과 식습관이 수면에 영향을 미치고 있는가?
운동	신체적으로 활동적인가? 규칙적으로 운동하고 운동 지침에 부합하는가? 어떤 운동을 선호하는가? 유산소, 근력 강화, 유연성, 균형 감각을 키우는 운동이 포함되어 있는가?

다음 단계는 식이 평가다. 이는 객관적인 관찰뿐만 아니라 주관적인 보고로도 달성할 수 있다. 주관적 평가는 식이 회상 또는 기록과 같은 개방형 설문조사와 식품 빈도 설문지를 포함하는 폐쇄형 설문조사를 사용하여 수행된다. 최적의 식이 평가를 위한 몇 가지 옵션이 있다. 가장 일반적으로 사용되는 것은 24시간 식이 회상, 3일 음식기록, 음식일기, 식습관과 영양을 평가하기 위한 소비자기반 앱 등이다. 식단을 전자적으로 평가할 수 있는 최신 모델도 있다. 예를 들어 Diet ID(https://www.dietid.com/

partners/healthcare)는 식단의 질, 관련 만성질환 위험 및 환자의 건강에 도움이 되는 특정 변화를 측정하기 위한 빠른 디지털 식단평가를 제공한다.[80A]

24시간 회상 방법의 목적은 환자가 특정한 날, 일반적으로 자정부터 자정까지 섭취하는 것을 이해하는 것이다. 수집된 정보에는 환자가 24시간 동안 섭취한 모든 음식, 음료 및 영양 보충제가 포함된다. 이 방법은 심층 면담을 수반하며 일반적으로 하루 종일 회고를 완료하는 데 20~30분이 소요된다. 이때 음식 준비 방법, 사용된 재료, 섭취하는 상업용 제품의 브랜드 이름에 대한 질문한다. 이 정보 수집 방법의 이점은 환자에게 최소한의 부담을 준다는 것이다. 그러나 개인의 단기적인 식습관만을 포착한다는 점과 환자의 기억력 등의 한계가 존재한다.

실제로 개인의 식습관을 평가하기 위한 몇 가지 옵션이 있다.[81] 자세한 내용은 그림 3-8을 참조한다.

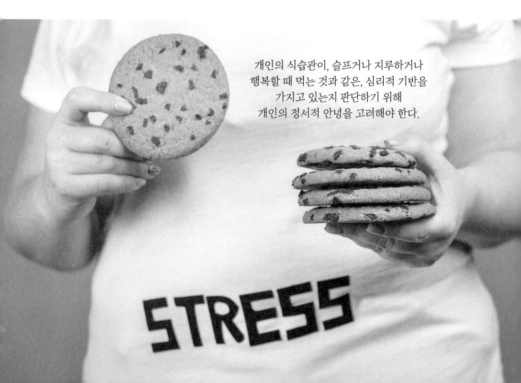

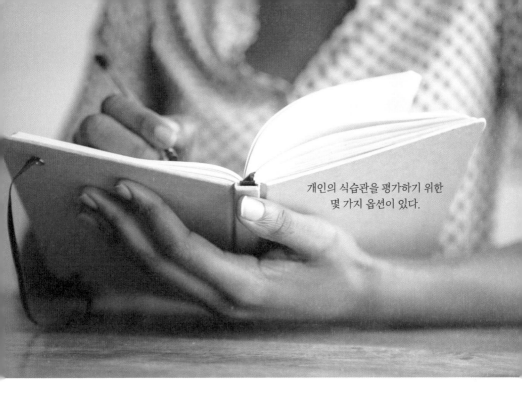

식단 평가 유형	설명	장점	단점	예시/자료
24시간 회상	• 목적: 환자가 특정한 날 섭취하는 것을 이해하기 위해, 일반적으로 자정부터 자정까지 • 내용: 환자가 24시간 동안 섭취한 모든 음식, 음료 및 영양 보충제 포함. • 방법: 심층 인터뷰를 실시하며 일반적으로 하루 회상을 완료하는 데 20~30분 소요. 음식 준비 방법, 사용된 재료, 섭취하는 상업용 제품의 브랜드 이름에 대한 질문이 주어짐.	• 모든 세부 자료 제공. • 24시간 동안 섭취한 모든 음식 및 음료에 대한 상세한 자료를 제공하여, 단기간의 총 식이 섭취량에 대한 상대적으로 타당한 추정치로 이어짐. • 일반적으로 상담사가 작성하므로 환자의 부담은 제한적임. • 표준화된 과정이 될 수 있음. • 온라인 또는 직접 방문하여 작성할 수 있음.	• 단기 식습관만 다룸. • 먹은 것을 기억하는 환자의 능력에 의해 제한됨. • 환자에게 적절한 음식 섭취량을 대변하지 않을 수 있음. • 장기간의 식습관을 대변하지 않을 수 있음.	• Nutritools는 검증된 대화식 식이 평가 도구에 대한 지침 및 접근과 함께 식이 평가 도구를 나열: https://www. nutritools.org/tools • 영국의학연구위원회의 자금 지원을 받음.

식단 평가 유형	설명	장점	단점	예시/자료
음식일기	• 목적: 환자가 며칠 동안 무엇을 섭취하고 있는지 이해함. • 내용: 환자는 섭취한 음식과 음료에 대한 모든 세부 정보 제공. • 방법: 며칠간 섭취하면서 참가자가 기록. 참가자가 추정하거나 직접 측정한 음식 분량이 포함됨.	• 온라인 또는 대면으로 작성할 수 있음. • 모든 음식 및 음료 섭취량, 1인분량에 대한 자세한 데이터를 제공하여, 영양 및 식이 섭취량을 정확하게 예측할 수 있음. • 식사 시간, 장소, 식습관(예: 누구와 함께, YouTube 시청 중 등)을 포함. • 음식이 실제로 섭취되는 시점에 일기가 실시간으로 생성되므로, 회상하기 좋음.	• 환자가 종종 여러 날의 일기를 작성하기 때문에 시간이 많이 소요됨. • 일기 일수가 증가함에 따라 완료율 감소. • 우수한 문해력 필요. • 환자가 며칠에 걸쳐 일기를 작성하고 음식의 무게를 재야 하므로 참여자의 부담이 큼. • 대상 기간이 여러 날이라는 점을 감안할 때 의사가 결과를 평가하는 데 시간이 걸림.	• 미국 질병통제예방센터(CDC)는 환자가 음식 섭취를 모니터링할 수 있는 몇 가지 음식 추적기를 제공한다. https://www.cdc.gov/diabetes/prevention/pdf/t2/Handouts-Food_Log.pdf https://www.cdc. gov/healthyweight/ pdf/food_diary_ cdc.pdf • 다음 링크는 환자를 위한 37가지 식품 추적 옵션을 템플릿과 함께 보여준다. https://www.developgoodhabits.com/food-journal-template/
식품섭취 빈도조사[82]	• 목적: 일정 기간 동안의(일반적으로 지난 달 또는 지난 해) 섭취빈도, 1인분량, 음식 및 음료 섭취에 대한 정보를 얻기 위함. • 내용: 음식과 음료의 한정된 목록(일반적으로 80~120개)을 포함하며 일정 기간 특정 음식을 섭취하는 일반적인 빈도, 1인분량 및 섭취량에 대해 질문 포함.	• 환자의 읽기 쓰기 수준이 낮지 않은 한, 일반적으로 환자 자신이 작성. • 일반적으로 완료하는 데 30~60분 소요됨. • 일정 기간 음식과 음료의 장기간 섭취량을 이해할 수 있으며 섭취되는 식품군의 빈도를 결정하는 데 사용할 수 있음(예: 질문의 기간 동안 과일과 채소의 섭취량).	• 음식 준비, 섭취한 특정 음식 및 음료, 브랜드, 섭취 관련 맥락 등에 대한 자세한 정보는 미포함. • 실시간 추적이 아닌 환자의 기억에 의존함. • 미리 지정된 식품 목록을 사용하므로, 목록에 없는 식품이 반영되지 않을 수 있음.	• 국립암연구소(National Cancer Institute)의 식이력 설문지(Diet History Questionnaire)
간소화된 식이 평가 혹은 검색 도구[83]	• 목적: 과일 및 채소 섭취량을 평가할 수 있는 도구; 지방 칼로리 백분율, 섬유질, 첨가당, 통곡물, 칼슘, 유제품, 적색육 및 가공육.	• 환자 섭취량의 중앙값 평가에 유용. • 식단과 다른 변수 사이의 상호 관계 조사.	• 24시간 식이 회상과 같은 더 자세한 방법의 정확도만큼 정확하지 않음.	• 웹사이트에서 간소화된 식이 평가 옵션에 대한 링크 제공 다양한 연구에 사용. https://epi.grants.cancer.gov/diet/screeners/

그림 3-8 환자 식습관 평가 도구

일수: 1 2 3 4 날짜: __/__/__ 요일: ________________ 회상 시작 시간: ______시(24시 기준)

3	빠른 목록

시간	장소	음식 혹은 음료 설명	브랜드	양 (P/H/W)	남은 양 (P/H/W)

식품코드	P/H/W	섭취분량 코드	개수

그림 3-9 24시간 식사 회상 양식의 예

런던 대학교의 24시간 회상 지침에서 발췌(by Nelson M., Erens B., Bates B., Church S., & Boshier T). https://www.dapa-toolkit.mrc.ac.uk/pdf/Diet/Recalls/24hr_Instructions_ LIDNS.pdf. 이 설문지를 사용하거나 수정할 경우 저자들을 인용해야 한다.

나의 음식 일기

날짜: ____________

월요일	
아침	
간식	
점심	
간식	
저녁	
간식	

화요일	
아침	
간식	
점심	
간식	
저녁	
간식	

수요일	
아침	
간식	
점심	
간식	
저녁	
간식	

목요일	
아침	
간식	
점심	
간식	
저녁	
간식	

금요일	
아침	
간식	
점심	
간식	
저녁	
간식	

토요일	
아침	
간식	
점심	
간식	
저녁	
간식	

일요일	
아침	
간식	
점심	
간식	
저녁	
간식	

메모

자세한 내용은 링크 참조: https://www.cdc.gov/healthyweight/losing_weight/eating_habits.html

CDC

그림 3-10 음식 일지 양식의 예

2020년 미국 질병통제예방센터의 'My Food Diary', 미국 보건복지부 https://www.cdc.gov/healthweight/pdf_food_ diary.pdf. 미국 정부, 보건복지부 또는 질병통제예방센터는 특정 상업 제품, 제조업체, 회사 또는 상표에 관하여 승인 또는 권장사항을 제정하지 않는다. 그림은 미국 DHHS 웹페이지에서 무료로 이용할 수 있다.

채소 및 곡물(계속)	이런 음식을 얼마나 자주 먹나요?									→	양		
	전혀 혹은 월 1회 미만	월 1회	월 2-3회	주 1회	주 2회	주 3-4회	주 5-6회	하루 1회	하루 2회 이상	중간 1회 분량	소	중	대
샐러드, 혼합 요리, 샌드위치, 볶음 요리 등 먹은 모든 채소를 표시하세요.													
브로콜리	○	○	○	○	○	○	○	○	○	1/2컵	○	○	○
콜리플라워, 양배추, 방울양배추	○	○	○	○	○	○	○	○	○	1/2컵	○	○	○
풋강낭콩	○	○	○	○	○	○	○	○	○	1/2컵	○	○	○
완두콩	○	○	○	○	○	○	○	○	○	1/2컵	○	○	○
옥수수 및 옥수수죽(호미니)	○	○	○	○	○	○	○	○	○	1/2컵	○	○	○
여름호박 및 돼지호박(주키니)	○	○	○	○	○	○	○	○	○	1/2컵	○	○	○
도토리호박, 버터넛호박, 늙은 호박 등의 겨울호박	○	○	○	○	○	○	○	○	○	1/2컵	○	○	○
얌 및 고구마	○	○	○	○	○	○	○	○	○	중간 크기 1개	○	○	○
시금치, 겨자잎, 근대 등의 익힌 녹색 잎채소	○	○	○	○	○	○	○	○	○	1/2컵	○	○	○
양파 및 리크(leek)	○	○	○	○	○	○	○	○	○	1/4컵	○	○	○
요리에 사용된 생마늘	○	○	○	○	○	○	○	○	○	1쪽	○	○	○
아보카도 및 과카몰리	○	○	○	○	○	○	○	○	○	중간 크기 1/4개 혹은 1/4컵	○	○	○
프렌치 프라이, 감자튀김 및 해시 브라운	○	○	○	○	○	○	○	○	○	3/4컵	○	○	○
감자(삶은, 구운, 으깬)	○	○	○	○	○	○	○	○	○	중간 크기 1개 혹은 3/4컵	○	○	○
리프라이드빈(refried beans)	○	○	○	○	○	○	○	○	○	1/2컵	○	○	○
기타 모든 콩류(베이크드빈즈, 리마콩, 고기 없는 칠리)	○	○	○	○	○	○	○	○	○	1/2컵	○	○	○
코울슬로	○	○	○	○	○	○	○	○	○	1/2컵	○	○	○
마요네즈 또는 기름으로 만든 감자, 마카로니 및 파스타 샐러드	○	○	○	○	○	○	○	○	○	1/2컵	○	○	○
현미, 통밀 파스타 및 기타 통곡물(반찬으로)	○	○	○	○	○	○	○	○	○	1컵	○	○	○
백미, 국수 및 기타 곡물(반찬으로)	○	○	○	○	○	○	○	○	○	1컵	○	○	○
야채, 감자 및 쌀에 첨가된 버터, 마가린, 사워 크림 및 기타 지방	○	○	○	○	○	○	○	○	○	1 작은 술	○	○	○

그림 3-11 음식 빈도 설문지(FFQ)

프레드 허친슨 암연구센터의 영양평가공유자료원에서 발췌한 음식 빈도 설문지. 전체 설문지: https://sharedresources.fredhutch.org/ sites/default/files/GNA_FFQ_sample.pdf. 질문지 사용 시 인용해야 한다.

◈ 지난 한 달 동안 오렌지, 망고, 사과, 포도, 파인애플 주스와 같은 100% 순수 과일 주스를 얼마나 자주 마셨나요? 설탕이 첨가된 과일 맛 음료나 집에서 직접 만들어 설탕을 첨가한 과일 주스는 포함하지 마세요. X를 하나만 표시하세요.

□전혀 먹지 않음
□지난달 1회
□지난달 2~3회
□주 1회
□주 2회
□주 3~4회
□주 5~6회
□하루 1회
□하루 2~3회
□하루 4~5회
□하루 6회 이상

◈ 지난 한 달 동안 설탕이나 꿀이 첨가된 커피나 차를 얼마나 자주 마셨나요? 직접 달게 한 커피와 차, 애리조나 아이스티나 프라푸치노 같은 가당 차 및 커피 음료도 포함하세요. 인공감미료로 단맛을 낸 커피나 다이어트 차는 포함하지 마세요.

□전혀 먹지 않음
□지난달 1회
□지난달 2~3회
□주 1회
□주 2회
□주 3~4회
□주 5~6회
□하루 1회
□하루 2~3회
□하루 4~5회
□하루 6회 이상

◈ 지난 한 달 동안 쿨에이드, 레모네이드, 하이씨, 크랜베리 음료, 게토레이, 레드불, 비타민 워터 등 가당 과일 음료, 스포츠 또는 에너지 음료를 얼마나 자주 마셨나요? 집에서 직접 만들어 설탕을 첨가한 과일 주스도 포함하세요. 다이어트 음료나 인공감미료로 단맛을 낸 음료는 포함하지 마세요.

□전혀 먹지 않음
□지난달 1회
□지난달 2~3회
□주 1회
□주 2회
□주 3~4회
□주 5~6회
□하루 1회
□하루 2~3회
□하루 4~5회
□하루 6회 이상

◈ 지난 한 달 동안 과일을 얼마나 자주 드셨나요? 신선한 과일, 냉동 과일 또는 통조림 과일을 포함하세요. 주스는 포함하지 마세요.

□전혀 먹지 않음
□지난달 1회
□지난달 2~3회
□주 1회
□주 2회
□주 3~4회
□주 5~6회
□하루 1회
□하루 2회 이상

◈ 지난 한 달 동안 다른 채소를 포함하거나 포함하지 않고 녹색 잎채소 또는 양상추 샐러드를 얼마나 자주 먹었습니까?

□전혀 먹지 않음
□지난달 1회
□지난달 2~3회
□주 1회
□주 2회
□주 3~4회
□주 5~6회
□하루 1회
□하루 2회 이상

그림 3-12 식품 스크리너 양식의 예

2020년 국립암연구소의 '다운로드 가능한 식이 평가 스크리너, 방법론적 정보 및 분석 파일', 국립 보건원 https://epi.grants.cancer.gov/diet/screeners/files.html. 국립암연구소 또는 국립 보건원은 특정 상업 제품, 제조업체, 회사 또는 상표에 관하여 급은 승인 또는 권장사항을 제정하지 않는다. 그림은 NCI 웹 페이지에서 무료로 이용할 수 있다.

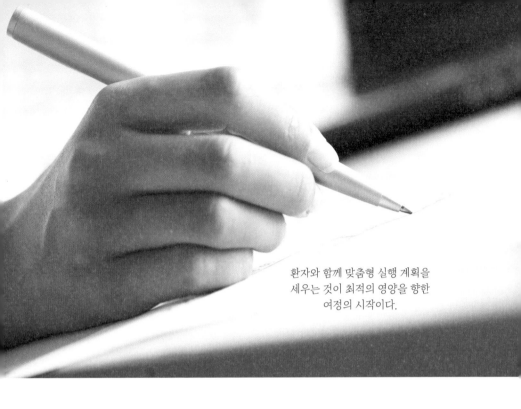

식이 평가를 위한 소비자 앱

오늘날 수많은 소비자 응용 프로그램이 시장에 출시되면서 환자의 영양 및 식이 습관을 추적하는 것에 시간이 덜 걸리고 더 편리하게 되었다. 이와 관련하여 다음 목록은 환자가 시작할 수 있는 몇 가지 옵션을 자세히 설명한다(그림 3-13). 영양평가의 일환으로 이러한 앱을 통해 기록된 데이터를 임상의와 공유하여 식습관에 대한 적절한 통찰력과 평가를 제공할 수 있다.

소비자 어플리케이션	설명	가격
MyFitnessPal	칼로리 카운터, 바코드 스캐너, 레시피 가져 오기 및 레스토랑 메뉴와 같은 편리한 옵션이 포함된 대규모 음식 데이터베이스	무료, 인앱 구매 옵션 포함.
Nutrients-Nutrition Facts(과거 Foodle)	환자는 1일 영양 분석을 통해 식사 추적 가능	4.99달러
MyPlate Calorie Counter	영양 정보, 식사계획, 맞춤형 1일 칼로리 목표, 대규모 음식 데이터베이스 및 바코드 스캐너가 포함됨	무료, 인앱 구매 옵션 포함.
Nutrition Facts	8,700개 이상의 식품에 대한 영양 성분 데이터베이스 검색 가능	무료
Calorie Counter & Diet Tracker	300만 개의 음식/음료 데이터베이스와 영양 성분이 포함됨. 운동 추적기 및 계획 도구	무료, 인앱 구매 옵션 포함.

그림 3-13 개인의 식습관을 추적하기 위한 앱의 예

영양 개선을 위한 근거기반 생활습관의학 치료

환자와 함께 맞춤형 실행 계획을 세우는 것이 최적의 영양을 향한 여정의 시작이다. 그들은 생활습관과 관련된 질병 위험인자의 감소 및 기대수명 연장을 포함하여 많은 이점을 보게 될 것이다. 이 섹션에서는 환자의 포괄적이고 영양에 기반을 둔 건강이력과 검사 소견을 바탕으로 치료계획 수립을 포함하여, 영양개선을 위한 구체적인 근거기반 방법을 검토한다. 시간 경과에 따라 환자는 영양과 전반적인 건강이 꾸준하고 지속적으로 개선되는 것을 보게 될 것이다. 영양처방, 인지행동치료 기법, 팀 접근방식, 전문가 의뢰 시점 등에 대해 논의한다. 이 섹션을 마치면 여러분의 진료에서 생활습관의학 영양 중재를 시작하는 데 필요한 모든 것을 갖게 될 것이다.

영양처방

*

적절한 병력 및 식이 평가 결과를 얻은 후에는 환자의 영양 습관을 개선하는 데 필요한 치료를 결정할 수 있다. 그러나 적절한 중재를 어떻게 전달하고 실행할까? 처방전을 쓰는 것만큼 쉬울 수 있다. 임상 전문인으로서 여러분은 처방전을 잘 알고 있다. 심장 전문의 또는 물리치료사에게 의뢰하거나, 환자에게 유방촬영을 받도록 지시하거나, 세균성 폐렴의 경우에 항생제를 처방하는 것과 같은 약과 중재를 제공하기 위해 정기적으로 처방전을 작성했을 것이다. 그런데 영양처방전을 써본 적이 있는가?

영양처방을 작성하는 첫 번째 단계는 환자를 위해 달성하고자 하는 것이 무엇인지 결정하는 것이다. 이 처방을 통해 건강한 식습관의 중요성을 개인화하고, 확인하고, 명확히 할 수 있다. 평가를 통해 환자의 현재 습관, 환자의 필요사항, 선호도 및 환경은 물론 환자의 제한사항과 걸림돌을 알게 된다. 예를 들어 이 환자가 건강한 음식을 어디에서 찾을 수 있는지 이해시키는 것이 필요한가? 요리 기술이 제한적인가? 식비 예산이 제한적인가? 특정 음식을 먹어야 하거나 먹지 않아야 하는가? 과감한 변화 혹은 점진적인 변화 중 무엇을 선호하는가?

영양처방에 대한 적응증	TAF 처방전의 예: 유형, 양, 빈도	처방의 결과 및 이점
환자가 건강한 음식을 요리하는 방법을 모름	Forks Over Knives 웹사이트에서 앞으로 10일 동안 4가지 레시피를 찾아서 만들어 보기.	환자에게 책임감을 부여하고, 기술을 가르치고, 구체적인 실행 항목과 타임라인을 제공함.
고혈압	앞으로 2주 동안 식품 라벨과 영양 정보를 살펴보고 식단에 포함된 소금의 양 계산하기. 차트를 작성해 다음 방문 시 지참하기. 14일 동안 소금의 섭취량을 하루 2,300mg으로 제한함.	DASH 식단의 원칙에 따라 환자가 식단에서 소금 공급원을 얼마나 잘 파악할 수 있는지 테스트하고, 하루 소금 섭취량 목표를 제공함.
당뇨병	매 끼니를 시작할 때 채소와 함께 단백질이 풍부한 음식 섭취하기.	혈당을 조절하고 포만감을 주어 과식을 줄이고, 채소 섭취를 늘리는 데 도움이 됨.
고지혈증	성분을 확인하여 다음 주에 어떤 종류의 지방을 섭취할지 결정하기. 다음 주에는 포화지방, 트랜스지방, 팜유의 섭취량을 절반으로 줄이고 다가불포화 오메가3의 섭취량을 50% 늘리기.	현재 건강습관에 대한 교육과 통찰력을 제공하고, 고지혈증에 기여하는 영양 인자를 줄이기 위한 실행 계획을 제공함.
미량 영양소 부족 식단	미량 영양소 챌린지: 앞으로 14일 동안 칼슘, 섬유질, 마그네슘 및 칼륨을 섭취하고, 일주일간 매 끼니마다 비타민 A, C, D, E, K 섭취하기.	현재 습관에 대한 통찰력을 제공하고, 환자가 특정 기간 식단에 더 영양가 있는 식품을 추가하는 것에 도전하도록 함.
비만	앞으로 2주 동안 매일 섬유질과 통곡물이 풍부한 식물성 식품을 5가지씩 섭취하기.	환자가 높은 포만감을 동반하는 영양가 있는 식사에 집중하면서, 동시에 체중 감량을 촉진함.

그림 3-14 영양 관련 처방의 예

이 정보를 사용하여 환자와 함께 SMART 목표를 설정하는 것이 성공에 매우 중요하다. 처방전을 작성할 때, 이러한 변화가 어떻게 영양가 있는 식생활습관에 적응하려는 주된 이유를 뒷받침하는 지속적인 행동으로 이어질 수 있는지 구체화해야 한다.[84] 예를 들어 과일과 채소가 풍부한 식단을 섭취하면 대장암 위험이 감소한다.

영양처방 양식: 유형, 양, 빈도(TAF) 및 빈도, 강도, 시간 및 유형(FITT) 양식은 환자를 위한 영양처방전의 가장 인기 있고 직접적인 방법이다. 환자의 필요에 따라 양성(다양한 색깔의 과일과 채소 섭취)과 음성 처방 지침(가당 음료 덜 마시기)을 모두 사용하여 다양성을 포함한다(그림 3-14). 영양 원칙을 사용하여, 표준 미국식 식단에서 흔히 볼 수 있는 많은 부족 영양소와 함께 어떤 미량 영양소와 다량 영양소를 포함하는 것이 중요한지 염두에 둔다. 또한 환자의 병력에 따라 중재 유형을 구체적으로 지정해야 한다. 예를 들어 환자가 고혈압이 있는 경우 저염식에 집중한다. 고지혈증의 경우 콜레스테롤이 낮은 식단에 집중하는 것이 가장 좋다.

이러한 유형의 중재는 미국질병예방특별위원회(U.S. Preventive Services Task Force, USPSTF) 지침에 의해 지원되며, 진료 시 보험급여를 받을 수 있다(보험급여 항목 참조). 실제로 USPSTF는 과체중 또는 비만 환자가 종종 심혈관질환(예; 당뇨병 또는 고지혈증)에 대한 추가 위험인자를 가지고 있기 때문에 건강한 식단 및 신체활동을 촉진하기 위해 집중적인 행동상담 중재를 받을 것을 권장하고 있다.

환자 후속 평가 및 추적관찰

적절한 영양처방을 개발하는 것은 건강한 생활습관 변화를 달성하는데 필수적인 단계이지만, 행동변화의 원칙에 따라 환자와 협력하여 할 수 있는 건강한 식습관을 촉진하는 몇 가지 다른 방법도 있다. 여기에는 단기 중재, 지속적인 지원, 동기부여, 집중적인 후속방문이 포함된다(그림 3-15).

후속방문 구조	예
활력징후 확인	환자의 체중, BMI, 체지방률, 일반적인 음식 섭취 패턴 등을 확인한다.
진행상황 점검	영양처방전, 음식일기, 일기, 마지막 방문 이후의 행동 및 생활습관 변화 등을 검토한다. 환자의 진행상황이 전반적인 건강 목표와 어떤 관련이 있는가?
격려하기	환자를 격려하고, 경과를 되돌아보고, 크든 작든 성공을 축하하는 것이 중요하다.
실험실 검사 재확인(필요 시)	혈중 지질, 당화혈색소(HbA1c), 공복혈당 등이 포함될 수 있다.
문제해결	환자가 스스로 식사 패턴을 점검하고, 진행상황에 따라 보상과 강화를 통합하고, 사회적 지원을 최적화하고, 인지 재구성을 통해 긍정적 행동변화를 촉진하고, 필요에 따라 적절한 스트레스 관리 기법을 포함하는 등 성공적인 인지행동치료 기법을 강조한다.[85] 가능한 한 구체적이어야 한다. 예를 들어 식당에서 식사할 때, 명절 잔치에서, 배가 고플 때, 다양한 감정을 느낄 때, 피곤할 때 등에 대한 지침을 제공한다. 환자의 구체적인 상황에 맞춰 계획이 실행될수록 환자의 성공 가능성은 높아진다.
지지해줄 공동체가 있는지 확인하기	환자가 이러한 변화에 적응할 수 있도록 동기를 부여하고 지지할 수 있는 공동체를 구축해야 한다. 여기에는 가족, 친구, 전자 또는 공동체 자료 사용, 지지 그룹, 앱 및 온라인 지원 등이 포함될 수 있다.
다음 방문 예약	환자의 진행상황, 위험 요인, 계획에 따라 장기 후속방문을 준비한다. 일반적으로 1~2개월 간격으로 시작하여, 1년 동안 3~6개월 간격으로 진행하거나, 필요에 따라 더 긴 기간 동안 진행할 수 있다.
팀 접근방식 적용	다른 사람들을 참여시킨다. 환자는 필요에 따라, 예를 들어 간호사, 건강 코치 및 의료보조원(medical assistants) 또는 변화 성공자(예; 영양가 있는 식생활습관에 성공적으로 적응한 다른 환자)와 함께하는 빈번한 후속방문을 통해 혜택을 얻을 수 있다. 환자와의 전통적인 1:1 세션을 통해 후속방문을 제공하거나, 식품라벨 검토, 영양학 강좌, 요리교실, 식료품점 또는 레스토랑 방문 등 공유진료예약을 활용한다(자세한 내용은 보험급여 항목 참조).

후속방문 구조	예
후속방문 계획 제공	앞서 언급한 기법 외에도, 세부적이고 맞춤형 후속방문 계획을 제공하는 것이 중요하다는 점을 항상 기억해야 한다. 여기에는 환자의 개별 진행상황에 따라 추가 자료, 처방 및 필요에 따른 영양사 및 기타 관련 의료 전문가에 대한 의뢰가 포함될 수 있다. 성공적인 지속적 행동변화를 촉진하기 위해 계획을 SMART(구체적이고, 측정 가능하고, 달성 가능하고, 현실적이고, 시간에 민감한)하게 수립한다.
의뢰(필요시)	환자의 요구, 임상 프로필, 의료진의 경험 및 임상 지식에 따라, 필요 시 의뢰를 한다.86 그림 3-17은 영양사에게 의뢰를 고려해야 하는 시기의 몇 가지 예를 보여준다.

그림 3-15 후속방문 구조

영양상담 보험급여

환자 집단에 영양상담 서비스를 제공할 때 마지막 단계는 보험급여다. 제공하는 중재에 대해 적절한 보수를 받는 것이 중요하다. 공식 진료 지침을 사용하는 것은 보험급여 및 치료 전략의 일부여야 한다. 이에 대한 예는 2014년 미국질병예방특별위원회(USPSTF)가 과체중 또는 비만이고 심혈관질환에 대한 추가 위험인자(예; 고혈압, 당뇨병)가 있는 성인에게 건강 식단 및 신체활동을 촉진하기 위한 집중적인 행동상담 중재(intensive behavioral counseling interventions)를 권장한 것이었다.[87] 이 지침은 의료인이 이러한 서비스에 대한 보험급여를 받는 데 도움이 된다.

의학영양요법 및 식이행동상담은 영양상담을 위한 주요 치료 및 예방 치료 보험급여 옵션이다. 보험급여 환경(행위별수가제 또는 인두제)에 관계없이 영양상담은 동일한 방식으로 보고하게 된다. 일차의료 제공자는 영양상담을 평가 및 관리(E/M) 방문에 통합하기를 원할 수 있다. 반면에 선택한 의료인 유형 및 커리큘럼에 따라 추가 옵션을 사용할 수 있다. 환자 방문 중 영양상담을 포함하는 방법으로 특정 프로그램(예; 완전한 건강개선 프로그램, CHIP 등) 또는 간행물(예; Plantrician 프로젝트 등)의 콘텐츠를 사용하기로 결정할 수 있다. 중재를 처방할 때 용량을 결정한다.

행위별수가제 환경에서 일부 건강보험은 보장 연도 내에 코드를 사용할 수 있는 횟수를 제한할 수 있다. 따라서 각 건강보험에 대한 코딩 매개변수를 아는 것이 유용하다. 특정 건강보험 코딩 지침을 알아보려면 환자의 건강보험 제공자 자료원을 참조하거나 제공자 담당자에게 문의한다(자세한 코딩 세부 정보는 보험급여 장 참조). 그림 3-16은 보험급여 코딩의 3가지 예를 보여준다.

항목	코드	추가 정보
의학영양요법 (MNT)	97802, 97803, 97804	• United Healthcare와 같은 일부 건강보험의 경우 영양사만 이 코드를 사용할 수 있다. • 메디케어는 당뇨병 진단을 위해 이 코드의 사용을 연간 최대 3시간으로 제한한다. 그러나 같은 해에 G0270 또는 G0271을 사용한 추가 MNT 방문에 대해서는 보험급여를 지급한다.
식이행동상담	99401, 99402, 99403, 99404, 99411, 99412	• 일차의료 제공자(DO, MD, NP, PA)와의 생활습관 상담을 위해 설계되었다. • 대부분의 건강보험은 사용횟수에 제한이 없지만, 건강보험에 따라 제한이 있을 수 있다.
집중 비만상담	G0447 (개인상담) 및 G0473(그룹상담)	• 메디케어는 보험급여를 연간 22회까지로 제한한다.

그림 3-16 영양에 대한 보험급여 코드 예시

"당신이 이 세상에서 보고 싶은 변화가 되십시오."

-마하트마 간디, 비폭력 정치윤리학자

식물성 위주의 자연 상태 식품 식단 형태의 적절한 영양은 심장병, 뇌졸중, 비만 및 당뇨병과 같은 생활습관과 관련된 만성질환의 발병률을 줄이는 핵심 요인이다. 이와 관련하여 이 장에서는 환자와 효과적이고 교육적인 토론을 할 수 있도록 영양의 기본 원칙을 검토했다. 이 장에서는 환자의 식습관, 문화, 목표, 제한사항 및 필요사항을 적절하게 평가한 후 성공적이고 지속적인 결과를 얻기 위해 영양가 있는 식습관을 환자에게 처방하고 상담하는 방법에 중점을 두었다.

마지막으로 고려해야 할 원칙은 설교한 내용을 실천하는 것이다. 이러한 건강한 습관을 자신의 일상 요법에 포함시켜야 한다. 이를 통해 환자가 새로운 식사 방식에 적응할 때 직면할 수 있는 도전에 대한 통찰력과 관점을 얻을 수 있다. 이것은 또한 진료실 안과 밖 모두에서 높은 성과를 내는 의사가 되도록 도와줄 것이다.

유용한 학습 자료

- 1차 진료에 영양 서비스 통합. Can Fam Physician. 2005 Dec 10; 51(12): 1647~1653. Anne Marie Crustolo, BSCN, RN, Nick Kates, MB BS, FRCPC, Sari Ackerman, BA, BE, and Sherri Schamehorn, BSCN

- https://www.hsph.harvard.edu/ecpe/teaching-patients-about-healthy-lifestyle- behaviors-communication-is-the-first-step/
- Feeding Nutrition into our practice. ACP Internist NUTRITION | JANUARY 2017; Mollie Durkin
- https://www.dietaryguidelines.gov/sites/default/files/2019-05/DGA_Executive- Summary%20%281%29.pdf
- https://www.dietaryguidelines.gov/sites/default/files/2019-05/DGA_ Recommendations-At-A-Glance.pdf

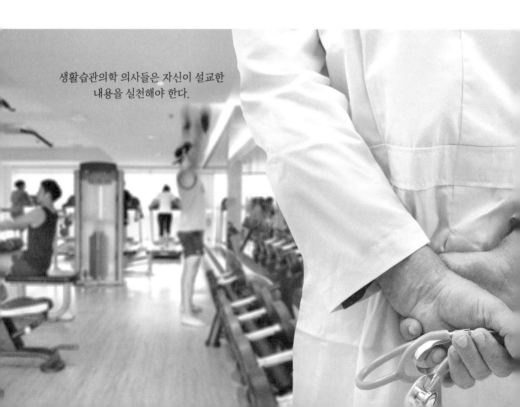

생활습관의학 의사들은 자신이 설교한
내용을 실천해야 한다.

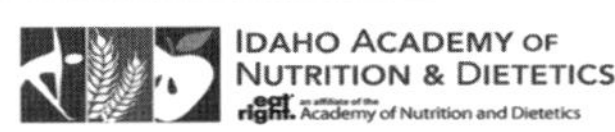
IDAHO ACADEMY OF
NUTRITION & DIETETICS
eat right. an affiliate of the Academy of Nutrition and Dietetics

환자를 등록 영양사에게 의뢰해야 할 시기 파악하기

자가면역 질환
- 다발경화증
- 셀리악병
- 류마티스관절염
- 크론병
- 궤양성 대장염

행동 문제
- 알츠하이머병
- 치매
- 식사장애: 신경성 식욕부진, 신경성 폭식증, 폭식장애

심혈관 건강
- 관상동맥질환
- 심장마비 또는 뇌졸중
- 지질, 대사, 고혈압 장애

발달장애
- 자폐스펙트럼장애
- 다운증후군
- 프라더-윌리

당뇨병
- 공인 당뇨병 교육자/당뇨병 자가관리 프로그램에 의뢰:
  - 새로 진단된 1형, 2형, 임신성 당뇨병
  - 경구용 약물에서 인슐린으로 전환하는 환자
- 영양사에게 의뢰:
  - 당뇨병 식단 교육
  - 탄수화물 계산
  - 체중감량 상담

당뇨병전단계
- 생활습관 수정을 위한 의뢰
  - 영양사 및/또는
  - 당뇨병 예방 프로그램

연하장애
언어병리학이 필요할 수도 있음

음식 알레르기, 민감성 및 불내성

위장관 장애
- 상부 및 하부 위장관
  - 위 마비
  - 위식도역류병
  - 지속적인 구역, 구토, 설사
  - 소화성 궤양
  - 식도 수술
  - 위 수술
  - 과민대장질환
  - 과민대장증후군
  - 흡수 장애
  - 변비
  - 장 절제술
  - 결장루 회장루
  - 게실 질환
- 간
  - 경변증
  - 간염
- 담낭
- 췌장염

HIV/AIDS
- HIV 카켁시아/소모
- 약물로 인한 이차적 체중 증가
- 음식/약물 상호작용을 위한 식단 수정

선천적 대사이상 질환
- 갈락토스혈증
- PKU

영양실조
- 콰시오르코르
- 영양성 소모증;
- 중증 단백질-에너지 영양실조
- 상세불명의 영양실조
- 영양결핍

근골격계 질환
- 관절염
- 통풍, 골관절염
- 류마티스관절염
- 골다공증

신경질환
- 뇌전증
- 헌팅턴병
- 파킨슨병

영양소 결핍
- 빈혈
- 최적에 못 미치는 비타민/미네랄 수준

산과학
- 출생전 영양
- 건강한 체중 증가
- 모유 수유

종양학
- 회복을 위한 최적의 영양
- 부작용 관리

소아과
- 과체중/비만
- 저체중
- 선택적 식사 문제

폐질환
- 만성 폐쇄성 폐질환
- 낭성 섬유증

신장
- 신장 결석
- 신장 질환
- 투석

갑상선 질환

이식
- 장, 심장, 신장, 간, 폐, 췌장

비의도적 체중 감소
- 성인의 성장장애
- 저체중, BMI<18.5

체중 관리
- 과체중/비만
- 비만 수술

건강/질병 예방
- 전 생애에 걸친 건강한 삶을 위한 생활습관 접근법

상처 관리
- 압박궤양

그림 3-17 환자를 영양사에게 의뢰해야 하는 시기에 대한 개요

2015년 아이다호 영양 및 식이요법 학회가 제시한 '환자를 언제 영양사에게 의뢰해야 하는지 알기'에서 발췌. https://www.eatrightidaho.org/documents/when-to-refer-an-rdn.pdf/. 허가를 받아 재인쇄됨.

최적의 영양에 관한 주요 사항

* 건강한 식단을 섭취하는 것은 많은 생활습관과 관련된 질병의 발병 위험을 줄이는 주요 방법이다. 따라서 적절한 영양에 대한 평가와 교육은 모든 생활습관의학 방문 시 이루어져야 한다.
* 영양불량은 심장질환, 뇌졸중, 2형당뇨병과 같은 여러 심장대사질환의 가장 큰 원인이다.
* 건강하지 못한 식단의 단기적 영향으로는 스트레스, 피로, 직장과 가정에서의 생산성 저하가 포함된다.
* 건강하지 못한 식단의 장기적인 영향으로는 비만, 고혈압, 고콜레스테롤, 충치, 골다공증, 우울증, 섭식장애 및 일부 암 발생 위험 증가가 포함된다.
* 미국인의 식습관에 관한 흥미로운 통계
  - 2013년에서 2016년 사이에 미국인의 1/3이 특정 날짜에 정크푸드를 먹었다.
  - 미국인의 3/4은 다음과 같은 채소, 과일, 유제품이 적은 식단을 섭취한다.
    ⇨ 미국인 4명 중 3명은 하루에 과일을 한 조각도 먹지 않는다.
    ⇨ 미국인 10명 중 거의 9명이 채소를 1일 최소 섭취량만큼도 섭취하지 않는다.
    ⇨ 피자 소스와 프렌치프라이의 섭취로 인해 가장 많이 먹는 채소는 감자와 토마토다.

- 미국인의 절반 이상이 칼로리, 첨가당, 나트륨 및 포화지방을 과도하게 섭취하고 있다. 개인적으로 우리는 칼슘, 섬유질, 마그네슘, 칼륨 및 비타민 A, C, D, E, K를 포함하는 영양이 풍부한 식품을 충분히 섭취하지 않는다.
- 미국인의 73%는 건강한 식습관에 상당히 집중하고 있다고 보고했으며, 58%는 대부분의 날에 더 건강하게 먹을 수 있다고 보고했다.
- 식습관은 1970년대 이후로 진화했다. 예를 들어 다음과 같다.
  ⇨ 미국인들은 이제 더 많은 곡물과 옥수수 제품, 지방, 기름, 당류를 섭취한다.
  ⇨ 미국인들은 전지우유를 덜 마시지만 치즈는 더 많이 먹는다.
  ⇨ 칼로리 섭취량이 23% 증가했다.
  ⇨ 건강의 사회적 결정요인 및 기타 환경요인은 많은 지역사회에서 영양가 있는 식사에 대한 장벽을 만든다.

* 생활습관의학 의료인들이 직면한 주요 과제 중 하나는 이미 건강한 선택을 하고 있다고 생각하는 환자에게 건강한 식습관에 대해 이야기하는 방법이다.
  - 해결책: 진료 집단에 적합한 이상적인 식사 패턴을 다루기 위하여 개별 진료 중에 사용할 수 있는 교육 및 프로그램 신설.

* 영양소 밀도가 높은 식품은 과소섭취되는 영양소는 많고, 과잉섭취되는 영양소는 적은 식품이다. 권장사항은 단백질, 섬유질, 비타민 및 무기질에 대한 권장량을 충족시키지만 포화지방, 첨가당 및 나트륨은 적은 영양이 풍부한 식품을 섭취하는 것이다.

* 오늘날 많은 일반적인 '트렌드' 식단이 상대적으로 인기가 있다.

* 생활습관의학 의료인들이 합의한 최적표준은 최고의 건강증진과 질병 위험 감소를 제공하는 자연식물식 식단이다. 이러한 건강한 식습관의 이점은 다음과 같다.
  - 비용 효율적이고 위험이 낮다.
  - 가공식품보다 영양밀도가 더 높고, 더욱 포만감을 주고, 배고픔을 억제하고, 건강한 BMI를 촉진하는 자연 상태 식품이 특징이다.
  - 이환율과 사망률을 낮춘다.
  - 만성질환 치료에 필요한 약물의 용량과 유형을 줄일 수 있다.
  - 생활습관과 관련된 만성질환의 감소로 인해 필요한 시술을 피할 수 있다.
  - 온실가스 배출량과 담수 및 토지 사용량이 줄어 환경에 좋다.

진료에 영양 통합하기

일반 지침

*

환자가 시도할 수 있는 다양한 식단 옵션을 이해하는 것이 중요하다. 엄격한 식단은 지속 가능하지 않다는 점을 강조한다. 박탈감과 배고픔을 느끼면 식사 시 필요 이상으로 지나치게 탐닉하고 더 많은 칼로리를 섭취할 수 있다. 이러한 상황에서는 다음 단계를 고려해야 한다.

- 더 적게 먹어야 할 것이 아니라 더 많이 먹을 것에 집중한다(영양밀도가 높은, 자연 상태에 가까운 식물성 식품을 더 많이 먹어야 한다).
- 유인물, 도구 및 자료를 제공한다(건강하고 영양가 있는 식단을 뒷받침하는 근거를 제공할 준비를 한다). 음식 섭취량을 추적하기 위한 책, 웹사이트 및 앱을 포함한 사용 가능한 수많은 자료가 있다.
- 환자의 '왜', 즉 그들의 동기를 찾는다.
- 기대치를 관리한다. 환자는 식탁에 앉을 때마다 무엇을 먹을지 선택하고, 그 때마다 도전이 있겠지만, 완벽을 목표로 하지 않고 진전을 축하하는 것이 중요하다.

단계별 지침

*

- 1단계-철저한 영양이력 확보

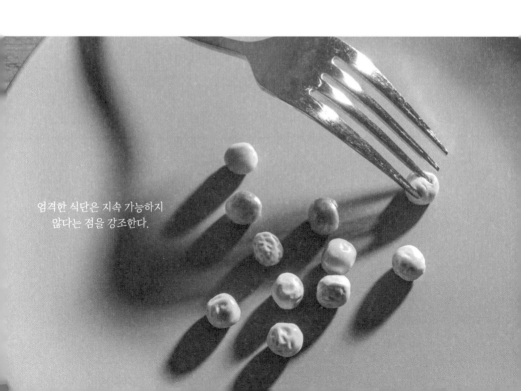
엄격한 식단은 지속 가능하지 않다는 점을 강조한다.

- 동기부여 및 건강목표: 동기부여 면담을 사용하여 환자가 더 건강한 식단/생활습관으로 변화를 원하는 이유를 파악한다.
- 객관적 평가: BMI, 허리둘레, 체지방률, 활력징후, 실험실 검사(기초대사 패널(Basic Metabolic Panel, BMP), 당화혈색소, 혈색소 및 적혈구용적율, 지질 패널, 간 기능 검사, TSH, 철/페리틴 수치, 비타민 D 및 B12) 등을 포함한 생체계측학 사용.
- 영양기반 건강이력: 체중이력, 과거 병력, 약물, 알레르기/음식 선호도/불내성, 과거 수술력, 사회력, 관련 문화적 또는 종교적 배경, 식습관, 정서적 건강, 수면 및 운동 등을 포함한다.
- 식이 평가: 주관적 보고 또는 객관적 관찰에 의해 수행될 수 있다. 24시간 식이 회상, 3일 음식기록, 음식일기, 소비자기반 앱은 식습관과 영양을 평가하는 몇 가지 방법이다.

• 2단계-영양 개선을 위한 근거기반 생활습관 치료
  - 개인화된 실행 계획을 수립한다. 가장 단순한 중재는 처방전을 작성하는 것일 수 있다. 이와 관련하여 중재의 양식은 TAF(유형, 양 및 빈도) 또는 FITT(빈도, 강도, 시간 및 유형)일 수 있다. 병력과 환자의 필요에 따라 구체적으로 작성하는 것이 중요하다.
  - 기타 중재에는 인지행동치료, 팀 접근법 또는 전문가 의뢰가 포함된다.

• 3단계-환자 후속방문 및 후속평가

- 환자와 지속적으로 협력하여 단기 중재, 지속적인 지원 및 동기부여를 제공한다. 이는 지속적인 변화를 촉진한다.
- 후속방문에는 영양 활력징후가 포함되어야 한다. 진행 모니터링, 격려, 필요에 따라 실험실 재점검, 변화에 대한 장벽 문제해결, 환자가 지원을 받도록 보장, 필요에 따라 환자의 다음 약속 및 의뢰 일정을 잡는다.
- 환자가 더 빈번하고 전문적인 후속 조치를 통해 혜택을 받을 수 있다는 점을 고려하여, 다른 사람들을 팀 접근방식에 참여시킨다. 예를 들어 방문에는 요리 또는 영양 수업, 식품라벨을 검토하기 위한 예약, 심지어 건강한 식품 선택을 검토하기 위한 식료품점 또는 레스토랑 견학 등이 포함될 수 있다.

• 4단계-보험급여

- 의학영양요법 및 식이행동상담은 영양상담에 대한 보험급여가 가능한 주요 치료 및 예방 돌봄 옵션이다.
- 이러한 중재 코드를 평가 및 관리 방문(E/M)에 통합할 수 있다.
- 각 건강보험의 코딩 매개변수를 알고 있어야 한다. 행위별수가제 환경에서 일부 건강보험은 보장 연도 내에서 코드가 사용될 수 있는 횟수를 제한할 수 있다. 환자의 건강보험 제공자 자료를 참조하거나 제공자의 담당자에게 문의하여 특정 건강보험 코딩 지침을 배운다.

식단 권장사항

영양소	권장사항	참고
단백질	• 성인 남성: 56g/일 • 성인 여성: 46g/일(임신 및 수유 시 71g/일) • 1일 칼로리의 최소 10% 이상 35% 이하로 단백질 섭취	• 신체가 새로운 근육 세포를 만들고, 복구하고, 생성하도록 도움.
탄수화물	• 1일 총 칼로리의 45~65% (2,000kcal 식단 기준 225~325g)	• 신체 기능과 신체활동을 지원하기 위해 신체가 에너지로 전환할 수 있도록 당류를 공급.
당류	• 목표: 여성은 하루 24g, 남성은 하루 36g 이하로 섭취.	• 체내에서 분해되기 쉬운 단순 탄수화물은 비만, 만성염증, 고혈압, 간질환, 당뇨병, 심혈관질환 위험 증가를 유발할 수 있음. • 첨가당을 통한 칼로리 섭취가 전체 칼로리의 20%인 사람은 8%인 사람에 비해 심혈관질환 위험이 38% 더 높다.
콜레스테롤	• 식이 콜레스테롤은 가능한 한 적게 섭취.	• 간에서의 호르몬 생산 및 지방이 많은 음식의 소화를 돕지만, 신체에서 충분히 합성되므로 추가적인 콜레스테롤 섭취는 필요하지 않음. • 좋지 않은 콜레스테롤(LDL 및 중성지방)은 심장마비, 뇌졸중 및 말초동맥질환을 유발하는 죽상동맥경화증의 원인임.
지방	• 목표: 전체 칼로리의 5~6%를 불포화지방으로 섭취(2,000kcal 식단 기준 하루 120kcal, 13g) • 트랜스지방 무함유(2015년 이후 미국 내 금지)	• 불포화지방은 '좋은' 지방으로 세포막 형성 및 비타민과 미네랄 흡수를 돕고, 에너지원을 제공하고, 신경세포의 기능을 도움. • 포화지방과 트랜스지방은 건강에 좋지 않음. 포화지방과 트랜스지방을 너무 많이 섭취하면 심장질환 및 기타 건강 문제의 발생위험 증가.
나트륨	• 목표: 하루 2,300mg 미만 (소금 1작은술에 해당하는 양)	• 근육과 신경기능의 세포과정을 돕고, 신체의 체액균형을 도움. • 너무 많이 섭취하면 고혈압, 골다공증, 신장 문제, 체액저류 및 뇌졸중 유발 가능. • 포장식품, 가공식품, 식당 음식은 미국인의 식단에서 나트륨의 대부분을 차지하는 공급원. 대부분의 미국인은 하루에 3,400mg 이상의 나트륨 섭취.

영양소	권장사항	참고
섬유질*	• 남성: 50세 미만 하루 38g, 50세 이상 하루 30g • 여성: 50세 미만 하루 25g, 50세 이상 하루 21g	• 체내에 흡수되지 않음. • 부드럽고, 쉽게 배변할 수 있도록 돕고, 장 건강을 개선하고, 변비, 치질 및 게실증을 줄임. • 당 흡수를 늦춰 2형당뇨병 위험을 줄임. • 섬유질은 천천히 소화되고, 포만감을 더 많이 주므로 고섬유질 식단은 정상 BMI와 관련 있음. • LDL을 낮춰 콜레스테롤을 낮춤. • 특정 암, 당뇨병, 대장질환 및 심혈관질환의 위험을 낮춤.
칼슘*	• 19~51세(남성 및 여성): 1,000mg • 51~71세: 1,000mg(남성), 1,200mg(여성) • 71세 이상(남성 및 여성): 1,200 mg	• 체내에서 생성되지 않으므로 음식으로 섭취해야 함. • 비건, 유당불내증, 고단백 식단을 섭취하는 사람들, 골다공증 또는 특정 장질환이 있는 사람에게는 보충제가 필요할 수 있음.
마그네슘*	• 남성: 400~420mg • 여성: 310~320mg(임신 혹은 수유 중일 때 더 많이 섭취)	• 근육 및 신경기능, 심장리듬, 에너지 생산, 혈압 조절, 혈당 조절 등 다양한 신체 과정에서 중요한 역할.
비타민 A*	• 900mcg/일	• 지용성(고지방 음식과 함께 섭취) • 시력 및 면역계 기능에 중요. • 식물성 식단만 섭취하는 사람들에게는 결핍이 발생할 수 있음.
비타민 E*	• 15mg/일	• 지용성(고지방 음식과 함께 섭취) • 활성산소를 파괴하는 데 도움이 되는 항산화제이며, 또한 혈관 형성과 면역기능에도 도움.
비타민 K*	• 120mcg/일	• 지용성(고지방 음식과 함께 섭취) • 혈액 응고와 뼈 건강에 도움. • 혈액 희석제(항응고제)를 포함한 특정 약물과 상호작용할 수 있으므로, 이러한 약을 복용하는 환자의 경우 비타민K 섭취 시 주의 필요.
비타민 C*	• 90mcg/일	• 콜라겐과 결합 조직 형성을 통해 상처 치유를 돕는 항산화제. 면역기능에도 중요한 역할을 한다.
비타민 D*	• 70세 미만 성인: 600IU • 70세 이상 성인: 800IU	• 칼슘 흡수, 면역기능, 신경계 기능, 혈압 조절, 뼈 성장, 호르몬 생성에 도움.

* 일반적으로 표준미국인식단에서 적게 섭취하는 영양소.

참고문헌

1. Nishida, C., Uauy, R., Kumanyika, S., & Shetty, P. (2004). The Joint WHO/FAO Expert Consultation on diet, nutrition and the prevention of chronic diseases: process, product and policy implications. *Public Health Nutrition: 7*(1A), 245–250. 10.1079/PHN2003592
2. Fryar, C. D., Hughs, J. P., Herrick, K. A., & Ahluwalia, N. (2018). *Fast Food Consumption Among Adults in the United States, 2013-2016 (Report No. NCHS 322).* National Center for Health Statistics. https://www.cdc.gov/nchs/data/databriefs/db322- h.pdf
3. U.S. Department of Health and Human Services and U.S. Department of Agriculture. (2015). *2015–2020 Dietary Guidelines for Americans (8th ed., pp. 37-62).* https://health.gov/our-work/food-nutrition/previous-dietary-guidelines/2015

3A. U.S. Department of Agriculture and U.S. Department of Health and Human Services. Dietary Guidelines for Americans, 2020-2025. 9th Edition.

4. Desilver, D. (2016). *What's on your table? How America's diet has changed over the decades.* Pew Research Center. https://www.pewresearch.org/facttank/ 2016/12/13/whats-on-your-table-how-americas-diet-has-changed-over-the-decades
5. Harvard T.H. Chan School of Public Health. (2020). *Disease Prevention: Nutrition and Immunity.* The President and Fellows of Harvard College. https://www.hsph.harvard.edu/ nutritionsource/nutrition-andimmunity/#:~: text=%5B8%5D%20 These%20nutrients%20 help%20the,%2C%20viral%2 C%20and%20other%20 infections
6. Dansinger, M. L., Gleason, J. A., Griffith, J. L., Selker, H. P., & Schaefer, E. J. (2005). Comparison of the Atkins, Ornish, Weight Watchers, and Zone diets for weight loss and heart disease risk reduction: a randomized trial. *JAMA, 293*(1), 43–53. https://doi. org/10.1001/jama.293.1.43
7. Gardner, C. D., Trepanowski, J. F., Del Gobbo, L. C., Hauser, M. E., Rigdon, J., Ioannidis, J., Desai, M., & King, A. C. (2018). Effect of Low-Fat vs Low-Carbohydrate Diet on 12-Month Weight Loss in Overweight Adults and the Association With Genotype Pattern or Insulin Secretion: The DIETFITS Randomized Clinical Trial. *JAMA, 319*(7), 667–679. https://doi. org/10.1001/jama.2018.0245
8. Krebs-Smith, S. M., Guenther, P. M., Subar, A. F., Kirkpatrick, S. I., & Dodd, K. W. (2010). Americans do not meet federal dietary recommendations. *The Journal of nutrition, 140*(10), 1832–1838. https://doi.org/10.3945/jn.110.124826
9. Farvid, M. S., Eliassen, A. H., Cho, E., Liao, X., Chen, W. Y., & Willett, W. C. (2016). Dietary Fiber Intake in Young Adults and Breast Cancer Risk. Pediatrics, 137(3),

e20151226. https://doi.org/10.1542/peds.2015-1226

10. Pereira, M. A., O'Reilly, E., Augustsson, K., Fraser, G. E., Goldbourt, U., Heitmann, B. L., Hallmans, G., Knekt, P., Liu, S., Pietinen, P., Spiegelman, D., Stevens, J., Virtamo, J., Willett, W. C., & Ascherio, A. (2004). Dietary fiber and risk of coronary heart disease: a pooled analysis of cohort studies. *Archives of internal medicine, 164*(4), 370–376. https://doi. org/10.1001/archinte.164.4.370
11. Power, M. L., Heaney, R. P., Kalkwarf, H. J., Pitkin, R. M., Repke, J. T., Tsang, R. C., & Schulkin, J. (1999). The role of calcium in health and disease. *American journal of obstetrics and gynecology, 181*(6), 1560–1569. https://doi.org/10.1016/s0002-9378(99)70404-7
12. Institute of Medicine. (2005). *Dietary Reference Intakes for Energy, Carbohydrate, Fiber, Fat, Fatty Acids, Cholesterol, Protein, and Amino Acids.* Washington, DC: The National Academies Press. https://doi.org/10.17226/10490.
13. Harvard Men's Health Watch. (2018). *The smart way to look at carbohydrates.* Harvard Health Publishing. https://www.health.harvard.edu/staying-healthy/the-smart-way-tolook- at-carbohydrates

13A. Campbell, T.C. (2007, June). Dietary protein, growth factors, and cancer. *The American Journal of Clinical Nutrition, 85*(6), 1667. https://doi.org/10.1093/ajcn/85.6.1667

14. Yang, Q., Zhang, Z., Gregg, E. W., Flanders, W. D., Merritt, R., & Hu, F. B. (2014). Added sugar intake and cardiovascular diseases mortality among US adults. *JAMA internal medicine, 174*(4), 516–524. https://doi.org/10.1001/jamainternmed.2013.13563
15. Centers for Disease Control and Prevention. (2019). *About Cholesterol.* U.S. Department of Health & Human Services. https://www.cdc.gov/cholesterol/about.htm
16. Centers for Disease Control and Prevention. (2020). *Knowing Your Risk for High Cholesterol.* U.S. Department of Health & Human Services. https://www.cdc.gov/cholesterol/risk_factors.htm
17. American Heart Association. (2020). *Saturated Fat.* American Heart Association, Inc. https://www.heart.org/en/healthy-living/healthy-eating/eat-smart/fats/saturated-fats
18. MedlinePlus. (2020). *Facts about saturated fats.* U.S. National Library of Medicine. https:// medlineplus.gov/ency/patientinstructions/000838.htm#:~:text=Your%20body%20 needs%20healthy%20fats,for%20heart%20disease%20and%20stroke
19. Harvard T.H. Chan School of Public Health. (2020). *Artificial trans fats banned in U.S.* The President and Fellows of Harvard College. https://www.hsph.harvard.edu/nutritionsource/ nutrition-andimmunity/#:~: text=%5B8%5D%20These%20nutrients%20help%20the, %2C%20viral%2 C%20and%20other%20infections

20. Centers for Disease Control and Prevention. (2017). Sodium and Food Sources. U.S. Department of Health & Human Services. https://www.cdc.gov/salt/food.htm
21. Larson, H. (2019). *Easy Ways to Boost Fiber in Your Daily Diet.* Academy of Nutrition and Dietetics. https://www.eatright.org/food/vitamins-and-supplements/types-ofvitamins- and-nutrients/easy-ways-to-boost-fiber-in-your-daily-diet
21A. Milajerdi, A., Ebrahimi-Daryani, N., Dieleman, LA., Larijani, B., Esmaillzadeh, A. (2021). Association of dietary fiber, fruit, and vegetable consumption with risk of inflammatory bowel disease: a systematic review and meta-analysis. *Adv Nutr, 12*(3), 735–743. doi:10.1093/advances/nmaa145
21B. Ojo, O., Ojo, O.O., Zand, N., Wang, X. (2021). The effect of dietary fibre on gut microbiota, lipid profile, and inflammatory markers in patients with type 2 diabetes: a systematic review and meta-analysis of randomised controlled trials. *Nutrients, 13*(6), 1805. doi:10.3390/nu13061805
22. Mayo Clinic Staff. (2018). *Dietary fiber: Essential for a healthy diet.* Mayo Foundation for Medical Education and Research. https://www.mayoclinic.org/healthylifestyle/ nutrition- and-healthy-eating/in-depth/fiber/art-20043983
23. Mayo Clinic Staff. (2020). *Calcium and calcium supplements: Achieving the right balance.* Mayo Foundation for Medical Education and Research. https://www.mayoclinic.org/healthy- lifestyle/nutrition-and-healthy-eating/indepth/ calcium-supplements/art-20047097
24. National Institutes of Health. (2020). *Magnesium: Fact Sheet for Consumers.* U.S. Department of Health & Human Services. https://ods.od.nih.gov/factsheets/Magnesium- Consumer/
25. U.S. Food & Drug Administration. (2020). *Interactive Nutrition Facts Label: Vitamins and Minerals.* U.S. Food & Drug Administration. https://www.accessdata.fda.gov/scripts/ interactivenutritionfactslabel/assets/InteractiveNF L_Vitamins&MineralsChart_March2020.pdf
26. Drewnowski, A., Dwyer, J., King, J.C., & Weaver, C. M. (2019). A proposed nutrient density score that includes food groups and nutrients to better align with dietary guidance. *Nutrition Reviews, 77*(6), 404–416, https://doi.org/10.1093/nutrit/nuz002
27. Greger, M. (2015). *2C Nutrition: Foods Overconsumed and Underconsumed, in Lifestyle Medicine Core Competencies.* ACPM: ACPM Education
28. Collier R. (2013). Intermittent fasting: the science of going without. *CMAJ, 185*(9), E363– E364. https://doi.org/10.1503/cmaj.109-445
29. Kerndt, P. R., Naughton, J. L., Driscoll, C. E., & Loxterkamp, D. A. (1982). Fasting: the history, pathophysiology and complications. *The Western journal of medicine, 137*(5), 379–399.
30. Cleveland Clinic. (2019). *Could a Type of Intermittent Fasting Improve Your Heart Health?* Cleveland Clinic. https://health.clevelandclinic.org/could-a-type-of-

intermittentfasting- improve- your-heart-health/
31. Tello, M. (2018). *Intermittent fasting: Surprising update.* Harvard Health Publishing. https:// www.health.harvard.edu/blog/intermittent-fasting-surprising-update-2018062914156
32. Mayo Clinic Staff. (2020). *Paleo diet: What is it and why is it so popular?* Mayo Foundation for Medical Education and Research. https://www.mayoclinic.org/healthylifestyle/ nutrition- and-healthy-eating/in-depth/paleo-diet/art-20111182
33. The Paleo Diet Team. (2020). *The Paleo Diet Premise.* The Paleo Diet. https://thepaleodiet.com/the-paleo-diet-premise
34. Talreja, D., Buchanan, H., Talreja, R., Heiby, L., Thomas, B., Wetmore, J., Pourfarzib, R., & Winegar, D. (2014). Impact of a Paleolithic Diet on Modifiable Cardiovascular Risk Factors. *Nutrition, Nutrigenomics, Nutraceuticals, and Exercise Therapies, 8*(3), 341. https://doi. org/10.1016/j.jacl.2014.02.07
35. Masharani, U., Sherchan, P., Schloetter, M., Stratford, S., Xiao, A., Sebastian, A., Nolte Kennedy, M., & Frassetto, L. (2015). Metabolic and physiologic effects from consuming a hunter-gatherer (Paleolithic)-type diet in type 2 diabetes. *European journal of clinical nutrition, 69*(8), 944–948. https://doi.org/10.1038/ejcn.2015.39
36. UC Davis Health. (2015). *Is the paleo diet safe for your health?* UC Regents. https://health.ucdavis.edu/welcome/features/2014-2015/06/20150603_paleo-diet.html
37. Arnett, D. K., Blumenthal, R. S., Albert, M. A., Buroker, A. B., Goldberger, Z. D., Hahn, E. J., Himmelfarb, C. D., Khera, A., Lloyd-Jones, D., McEvoy, J. W., Michos, E. D., Miedema, M. D., Muñoz, D., Smith, S. C., Jr, Virani, S. S., Williams, K. A., Sr, Yeboah, J., & Ziaeian, B. (2019). 2019 ACC/AHA Guideline on the Primary Prevention of Cardiovascular Disease: A Report of the American College of Cardiology/American Heart Association Task Force on Clinical Practice Guidelines. *Circulation, 140*(11), e596–e646. https://doi.org/10.1161/ CIR.0000000000000678
38. Mayo Clinic Staff. (2019). *Mediterranean diet: A heart-healthy eating plan.* Mayo Foundation for Medical Education and Research. https://www.mayoclinic.org/healthylifestyle/ nutrition-and-healthy-eating/in-depth/mediterranean-diet/art-2004780
39. Amidor, T. (2015). *How to Adopt a Mediterranean Lifestyle.* Food Network. https://www. foodnetwork.com/healthyeats/diets/2013/05/how-to-adopt-a-mediterraneanlifestyle
40. Estruch, R., Ros, E., Salas-Salvadó, J., Covas, M. I., Corella, D., Arós, F., Gómez-Gracia, E., Ruiz-Gutiérrez, V., Fiol, M., Lapetra, J., Lamuela-Raventos, R. M., SerraMajem, L., Pintó, X., Basora, J., Muñoz, M. A., Sorlí, J. V., Martínez, J. A., Fitó, M., Gea, A., Hernán, M. A., … PREDIMED Study Investigators (2018). Primary Prevention of Cardiovascular Disease with a Mediterranean Diet Supplemented with Extra-Virgin Olive Oil or Nuts. *The New England journal of medicine, 378*(25),

e34. https://doi.org/10.1056/NEJMoa1800389

41. Forgrieve, J. (2018). *The Growing Acceptance Of Veganism.* Forbes. https://www.forbes.com/sites/janetforgrieve/2018/11/02/picturing-a-kindler-gentlerworld-vegan- month/?sh=47e4cf2f2f2b
42. Mayo Clinic Staff. (2020). *Vegetarian diet: How to get the best nutrition.* Mayo Foundation for Medical Education and Research. https://www.mayoclinic.org/healthylifestyle/ nutrition-and-healthy-eating/in-depth/vegetarian-diet/art-20046446
43. Harvard Women's Health Watch. (2020). *Becoming a vegetarian.* Harvard Health Publishing. https://www.health.harvard.edu/staying-healthy/becoming-a-vegetarian
44. Harvard Women's Health Watch. (2020). *Becoming a vegetarian.* Harvard Health Publishing. https://www.health.harvard.edu/staying-healthy/becoming-a-vegetarian
45. Barnard, N. D., Cohen, J., Jenkins, D. J., Turner-McGrievy, G., Gloede, L., Jaster, B., Seidl, K., Green, A. A., & Talpers, S. (2006). A low-fat vegan diet improves glycemic control and cardiovascular risk factors in a randomized clinical trial in individuals with type 2 diabetes. *Diabetes care, 29*(8), 1777–1783. https://doi.org/10.2337/dc06-0606
46. Springmann, M., Godfray, H. C., Rayner, M., & Scarborough, P. (2016). Analysis and valuation of the health and climate change cobenefits of dietary change. *Proceedings of the National Academy of Sciences of the United States of America, 113*(15), 4146– 4151. https://doi.org/10.1073/pnas.1523119113
47. Mayo Clinic Staff. (2020). Vegetarian diet: How to get the best nutrition. Mayo Foundation for Medical Education and Research. https://www.mayoclinic.org/healthylifestyle/ nutrition-and-healthy-eating/in-depth/vegetarian-diet/art-20046446
48. Rizzo, G., Laganà, A. S., Rapisarda, A. M., La Ferrera, G. M., Buscema, M., Rossetti, P., Nigro, A., Muscia, V., Valenti, G., Sapia, F., Sarpietro, G., Zigarelli, M., & Vitale, S. G. (2016). Vitamin B12 among Vegetarians: Status, Assessment and Supplementation. *Nutrients, 8*(12), 767. https://doi.org/10.3390/nu8120767
49. Mayo Clinic Staff. (2017). *Vitamin B-12.* Mayo Foundation for Medical Education and Research. https://www.mayoclinic.org/drugs-supplements-vitamin-b12/art-20363663
50. Rizzo, G., Laganà, A. S., Rapisarda, A. M., La Ferrera, G. M., Buscema, M., Rossetti, P., Nigro, A., Muscia, V., Valenti, G., Sapia, F., Sarpietro, G., Zigarelli, M., & Vitale, S. G. (2016). Vitamin B12 among Vegetarians: Status, Assessment and Supplementation. *Nutrients, 8*(12), 767. https://doi.org/10.3390/nu8120767
51. The Whole30. (2020). *What is the Whole30.* Thirty & Co. https://whole30.com

52. The Whole30. (2020). *The Whole30 Program Rules.* Thirty & Co. https://whole30.com/ whole30-program-rules/
53. Srour, B., Fezeu, L. K., Kesse-Guyot, E., Allès, B., Méjean, C., Andrianasolo, R. M., Chazelas, E., Deschasaux, M., Hercberg, S., Galan, P., Monteiro, C. A., Julia, C., & Touvier, M. (2019). Ultra- processed food intake and risk of cardiovascular disease: prospective cohort study (NutriNet- Santé). *BMJ (Clinical research ed.), 365,* l1451. https://doi.org/10.1136/bmj.l145
54. Rico-Campà, A., Martínez-González, M. A., Alvarez-Alvarez, I., Mendonça, R. D., de la Fuente-Arrillaga, C., Gómez-Donoso, C., & Bes-Rastrollo, M. (2019). Association between consumption of ultra-processed foods and all cause mortality: SUN prospective cohort study. *BMJ (Clinical research ed.), 365,* l1949. https://doi.org/10.1136/bmj.l1949
55. Atkins. (2020). *Atkins Weight Loss Plans.* Simply Good Foods USA. https://www.atkins. com/choose-dietplan? mcid=riseppcgglbrand&gclid=CjwKCAjwtO7qBRBQEiwAl5WC29L- hd-iA2M4zrgnbcxX0- ovQQzStiJWJUzN3iQciEbsufroXXObBoCJEcQAvD_BwE&
56. Atkins. (2020). *How It Works.* Simply Good Foods USA. https://www.atkins.com/ howit- works/atkins-20
57. Mayo Clinic Staff. (2020). *Atkins Diet: What's behind the claims?* Mayo Foundation for Medical Education and Research. https://www.mayoclinic.org/healthy-lifestyle/ weightloss/ in-depth/atkins-diet/art-20048485
58. Foster, G. D., Wyatt, H. R., Hill, J. O., McGuckin, B. G., Brill, C., Mohammed, B. S., Szapary, P. O., Rader, D. J., Edman, J. S., & Klein, S. (2003). A randomized trial of a low-carbohydrate diet for obesity. *The New England journal of medicine, 348*(21), 2082– 2090. https:// doi.org/10.1056/NEJMoa022207
59. Reddy, S. T., Wang, C. Y., Sakhaee, K., Brinkley, L., & Pak, C. Y. (2002). Effect of low- carbohydrate high-protein diets on acid-base balance, stone-forming propensity, and calcium metabolism. *American journal of kidney diseases: the official journal of the National Kidney Foundation, 40*(2), 265–274. https://doi.org/10.1053/ ajkd.2002.34504
60. Harvard Health Publishing. (2020). *Low-Carb, High-Protein Diets.* Harvard Health Publishing. https://www.health.harvard.edu/healthy-eating/low-carb-high-protein-diets
61. Ornish Lifestyle Medicine (2021). *Nutrition.* Ornish Lifestyle Medicine. https:// www.ornish. com/proven-program/nutrition/
62. Moyer, M. W., & Ornish, D. (2019). *Why Almost Everything Dean Ornish Says about Nutrition Is Wrong. UPDATED: With Dean Ornish's Response.* Scientific American. https:// www.scientificamerican.com/article/why-almost-everything-dean-ornish-saysabout- nutrition-is-wrong/

63. Ornish, D., Scherwitz, L. W., Billings, J. H., Brown, S. E., Gould, K. L., Merritt, T. A., Sparler, S., Armstrong, W. T., Ports, T. A., Kirkeeide, R. L., Hogeboom, C., & Brand, R. J. (1998). Intensive lifestyle changes for reversal of coronary heart disease. *JAMA, 280*(23), 2001– 2007. https://doi.org/10.1001/jama.280.23.200
64. Ornish, D., Weidner, G., Fair, W. R., Marlin, R., Pettengill, E. B., Raisin, C. J., Dunn- Emke, S., Crutchfield, L., Jacobs, F. N., Barnard, R. J., Aronson, W. J., McCormac, P., McKnight, D. J., Fein, J. D., Dnistrian, A. M., Weinstein, J., Ngo, T. H., Mendell, N. R., & Carroll, P. R. (2005). Intensive lifestyle changes may affect the progression of prostate cancer. *The Journal of urology, 174*(3), 1065–1070. https://doi.org/10.1097/01.ju.0000169487.49018.73
65. Ornish, D., Lin, J., Chan, J. M., Epel, E., Kemp, C., Weidner, G., Marlin, R., Frenda, S. J., Magbanua, M., Daubenmier, J., Estay, I., Hills, N. K., Chainani-Wu, N., Carroll, P. R., & Blackburn, E. H. (2013). Effect of comprehensive lifestyle changes on telomerase activity and telomere length in men with biopsy-proven low-risk prostate cancer: 5-year follow- up of a descriptive pilot study. *The Lancet. Oncology, 14*(11), 1112–1120. https://doi. org/10.1016/S1470-2045(13)70366-8
66. Weight Watchers. (2020). *Weight Watchers Reimagined.* WW International. https://www. weightwatchers.com/us/
67. Ahern, A. L., Wheeler, G. M., Aveyard, P., Boyland, E. J., Halford, J., Mander, A. P., Woolston, J., Thomson, A. M., Tsiountsioura, M., Cole, D., Mead, B. R., Irvine, L., Turner, D., Suhrcke, M., Pimpin, L., Retat, L., Jaccard, A., Webber, L., Cohn, S. R., & Jebb, S. A. (2017). Extended and standard duration weight-loss programme referrals for adults in primary care (WRAP): a randomised controlled trial. *Lancet (London, England), 389*(10085), 2214–2225. https://doi.org/10.1016/S0140-6736(17)30647-5
68. Atallah, R., Filion, K. B., Wakil, S. M., Genest, J., Joseph, L., Poirier, P., Rinfret, S., Schiffrin, E. L., & Eisenberg, M. J. (2014). Long-term effects of 4 popular diets on weight loss and cardiovascular risk factors: a systematic review of randomized controlled trials. Circulation. *Cardiovascular quality and outcomes, 7*(6), 815–827. https://doi.org/10.1161/ CIRCOUTCOMES.113.000723
69. Ahern, A. L., Olson, A. D., Aston, L. M., & Jebb, S. A. (2011). Weight Watchers on prescription: an observational study of weight change among adults referred to Weight Watchers by the NHS. *BMC public health, 11*, 434. https://doi. org/10.1186/1471-2458- 11-434
70. Gudzune, K. A., Doshi, R. S., Mehta, A. K., Chaudhry, Z. W., Jacobs, D. K., Vakil, R. M., Lee, C. J., Bleich, S. N., & Clark, J. M. (2015). Efficacy of commercial weight-loss prog: an updated systematic review. *Annals of internal medicine, 162*(7), 501–512. https://doi. org/10.7326/M14-2238
71. Johnston, C. A., Rost, S., Miller-Kovach, K., Moreno, J. P., & Foreyt, J. P. (2013). A randomized controlled trial of a community-based behavioral counseling program.

The American journal of medicine, 126(12), 1143.e19–1143.e1.143E24

72. Denza, D. (2017). *Weight Watchers Brings Body-Shaming Into the Bedroom.* National Eating Disorders Association. https://www.nationaleatingdisorders.org/blog/weightwatchers- brings-body-shaming-bedroom
73. Harrison, C. (2019). *I Help People Recover From Disordered Eating. Don't Give Your Child This App.* The New York Times. https://www.nytimes.com/2019/08/18/opinion/weight- watchers-kids.html
74. Zone Diet. (2021). *Zone Diet.* Zone Labs Inc. https://www.zonediet.com/the-zone-diet/
75. Jacobson, M. F. (2006). *Six Arguments For a Greener Diet: How a More Plant-based Diet Could Save Your Health and the Environment. Chapter 4: More and Cleaner Water.* Washington, DC: Center for Science in the Public Interest.
76. Glaser, Christine, Romaniello, C., & Moskowitz, K. (2015). *Costs and Consequences: The Real Price of Livestock Grazing on America's Public Lands.* Center for Biological Diversity.
77. McMacken, M., & Shah, S. (2017). A plant-based diet for the prevention and treatment of type 2 diabetes. *Journal of geriatric cardiology: JGC, 14*(5), 342–354. https://doi. org/10.11909/j.issn.1671-5411.2017.05.009

77A. Katz, D. L., & Friedman, R. S. C. (2008). *Nutrition in Clinical Practice: A Comprehensive, Evidence-Based Manual for the Practitioner.* Philadelphia: Lippincott Williams & Wilkins.

78. National Agricultural Library. (2020). *Programs, Associations and Organizations.* U.S. Department of Agriculture. https://www.nal.usda.gov/fnic/prog-associations-andorganizations
79. Lindberg, S. (2019). *What Is My Ideal Body Fat Percentage?* Healthline Media. https:// www.healthline.com/health/body-fat-scale-accuracy#how-they-work
80. Reddy, S., & Anitha, M. (2015). Culture and its Influence on Nutrition and Oral Health. *Biomed Pharmacol J, 8.* https://dx.doi.org/10.13005/bpj/757

80A. Katz, D. K. (n.d.). *Diet ID healthcare providers.* Diet ID. Retrieved from https:// www.dietid.com

81. Shim, J. S., Oh, K., & Kim, H. C. (2014). Dietary assessment methods in epidemiologic studies. *Epidemiology and health, 36.* https://doi.org/10.4178/epih/e2014009
82. National Cancer Institute. (2020). *Food Frequency Questionnaire at a Glance.* National Institute of Health. https://dietassessmentprimer.cancer.gov/profiles/questionnaire/index.html
83. National Cancer Institute. (2020). *Short Dietary Assessment Instruments.* National Institute of Health. https://epi.grants.cancer.gov/diet/screeners/
84. Wetherill, M., Whelan L. J., Do, L. U., Schumann, S., Davis, G., Carter, V., &

Tollefson, M. (2019). Nutrition Made Simple. *Journal of the Oklahoma State Medical Association, 112*(10):370-31

85. Kelly, J., & Shull, J. (2019). *Lifestyle Medicine Board Review Manual (2nd edition).* American College of Lifestyle Medicine.
86. Pomeroy, S. E., & Cant, R. P. (2010). General practitioners' decision to refer patients to dietitians: insight into the clinical reasoning process. *Australian journal of primary health, 16*(2), 147–153. https://doi.org/10.1071/py09024
87. American Family Physician. (2015, May 1). Behavioral Counseling to Promote a Healthful Diet and Physical Activity for Cardiovascular Disease Prevention in Adults with Cardiovascular Risk Factors: Recommendation Statement. Https://Www.Aafp.Org/Afp/2015/0501/Od1.Html.

신체활동의 힘

*"우리는 나이가 들기 때문에 운동을 멈추는 것이 아니라
운동을 멈추기 때문에 늙는다."*

- 케네스 쿠퍼(Kenneth Cooper, MD), 쿠퍼 에어로빅 설립자

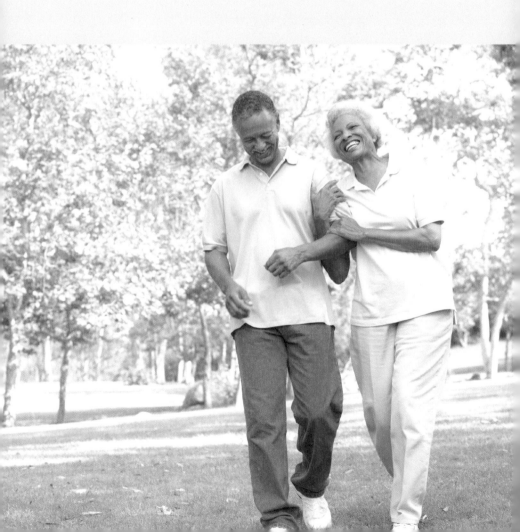

헬스케어 제공자, 특히 의사는 환자에게 치료 솔루션을 추천할 때 영향력 있는 위치에 있다. 신체활동의 효과와 빈도를 높이기 위한 더 나은 건강한 생활습관을 위한 전략으로 이 영향력을 활용하려면 오래된 전술과 새로운 전술이 모두 필요하다. 일반적으로 1년에 한 번 이상 일차의료 의사(primary care physicians, PCP)를 방문하는 고령 환자를 위한 간단하지만 강력한 방법은 '트리플 A: 옹호(Advocate), 질문(Ask) 및 조언(Advise)'으로 알려져 있다.

무엇보다도 의사는 규칙적이고, 효과적이며, 안전한 운동을 적극적으로 옹호해야 한다(경고: 환자가 의사 자신의 운동에 대한 태도를 어떻게 인식하는지에 따라, 옹호자로서 의사의 능력이 평가받게 될 수 있다). 효과적인 옹호는 내면 깊은 곳에서 우러나오는 에너지, 열정, 신념이 필요하다. 옹호는 매번 환자의 생활습관에 신체활동을 통합하기 위한 압도적인 지원을 필요로 한다.

그런 다음 의사는 환자에게 신체활동에 대한 현재 및 과거 경험에 대해 질문해야 한다. 이는 이전에 간과했을 수 있는 운동 기회에 대해 '가르칠 수 있는 순간'을 제공하는 동시에, 근본적인 관심과 우려 사항에 대하여 문을 열어준다. 예를 들어 몸통을 비틀기 위해 휘젓는 거리를 늘리고, 양 방향을 번갈아가면서 양쪽 팔을 동일하게 사용하며 잔디를 긁어모으는 것은 팔과 몸통 근육을 단련하는 좋은 방법이 될 수 있다.

마지막으로, 의사는 환자에게 현재 건강상 필요한 요구사항을 해결할 수 있다고 생각되는 운동 방법을 조언해야 한다. 체중관리는 걷기와 같은 리드미컬한 유산소 운동이 가장 효과적일 수 있지만, 근력과 유연성이 불균형한 하체 부위에는 근력 강화와 스트레칭을 병행하는 루틴이 필요할 수 있다. 이러한 전략은 부상을 예방할 뿐만 아니라 유산소 운동의 강도와 지속시간을 충분히 확보하는 데도 도움이 된다. 물론 이 모든 작업에는 소중하고 귀중한 시간을 필요로 한다. 환자가 활동적으로 살아가겠다는 약속에 평생 영향력을 발휘할 행동을 하도록 영향을 미치는 것은 시간이 걸린다. 실제로 신체활동의 이점은 소요되는 시간적 노력보다 훨씬 더 크다(그림 4-2).

영향력 있는 전략을 실행하려면, 다음과 같은 가정을 포함하는 사고방식을 채택하는 것이 도움이 된다.

- 당신은 변화를 중요하게 생각하며, 그러한 감정을 내면에서 발산할 수 있다.
- 당신과 환자는 장기적인 관계에 있다.
- 일차의료는 질병을 예방하기 위한 첫 번째 방어선이다.
- 이를 위해서는 팀이 필요하며, 당신이 바로 그 감독이다.

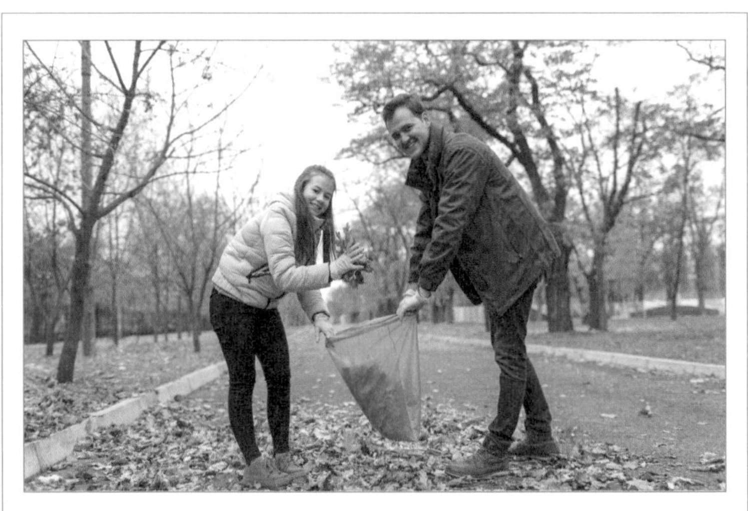

그림 4-1 신체활동을 가르칠 수 있는 순간인 집안일

규칙적인 신체활동의 이점

- 조기사망 위험 감소
- 심장질환으로 인한 사망 위험 감소
- 뇌졸중 위험 감소
- 당뇨병 발병 위험 감소
- 고혈압 발병 위험 감소
- 이미 고혈압이 있는 사람의 혈압을 낮추는 데 도움
- 대장암 발병 위험 감소
- 우울증 및 불안감 감소
- 체중조절에 도움
- 건강한 뼈, 근육, 관절을 형성하고 유지하는 데 도움
- 노인이 넘어지지 않고 더 튼튼하고 더 잘 움직일 수 있도록 도움
- 심리적 웰빙 증진

그림 4-2 규칙적인 신체활동의 이점

Peterson DM 허가를 받아 재인쇄됨. 환자 교육: 운동(기본을 넘어서) In UpToDate, Post TW(Ed), UpToDate, Waltham, MA(2020.10.29. 접속). 저작권 2020 UpToDate, Inc. 자세한 정보는 www.uptodate.com참조.

시간과 전문 지식의 한계는 환자의 목표 달성을 돕기 위해 효과적이고 이용 가능한 자료원으로 구성된 인상적인 팀의 구축을 필요로 한다. 전략적 건강 생활습관 파트너팀을 구성하는 데 필요한 단계는 이 장의 한 항목으로 다룰 예정이다.

이 장의 목적은 환자가 일반적인 위협 없이 일상생활에 안전하게 운동을 포함하도록 격려하기 위해 배포할 수 있는 몇 가지 실용적인 기술과 함께, 신체활동의 이점에 대한 배경 연구를 제공하는 것이다. 운동의 모든 구성 요소가 약간 낯설더라도, 이 장에서는 환자를 넛지하는 방법에 대한 영향력을 어떻게 활용할 수 있는지에 대한 정보를 제공하고, 환자가 좋아하는 운동 유형을 찾도록 도와줄 것이다.

또한 이 장에서는 안전과 효과를 모두 고려한 맞춤형 활동을 위한 검사, 활력징후 수집, 처방, 신뢰할 수 있는 자료원 선택 등 운동의 기본에 대해 소개한다. 아직 이런 기본을 시행하지 않았다면, 이 장이 여러분과 여러분의 팀이 건강한 생활습관을 위한 전략에 운동을 추가하도록 교육하고 영감을 줄 수 있기를 바란다. 개인적인 경험을 바탕으로 운동의 이점에 대한 확고한 믿음이 있다면, 환자에게 더 효과적으로 동기를 부여할 수 있을 것이다.

운동 과학을 운동 기술에 적용하는 것 역시 디지털 혁명을 경험하고 있다. 또한 이 장에서는 최신 기술 전략과 이러한 기술을 활용하여 환자의 신체활동 습관의 성장과 발달을 관리하는 방법을 소개한다. 신체활동과 관련된 보험급여 기본사항은 8장 부록에서 검토될 것이다.

적절한 영양과 신체활동은 생활습관의학의 2가지 핵심 요소다. 6가지 기둥 모두 최적의 건강을 위해 중요하지만, 그중에서도 신체활동은 가장 재미있게 즐길 수 있다.

영향력을 행사하는 의사의 힘

잠재력은 방대하지만, 신체활동을 촉진하기 위해 효과적인 상담을 제공하는 의사의 실적은 만족스럽지 않다.[1,2] 운동과 식단에 초점을 맞춘 연구에서 약간의 개선이 보고되었다. 그러나 그 효과는 지속되지 않았다.[3]

건강의 사회적 결정요인들에 대한 불평등은 운동을 처방하는 의사의 능력에 부정적인 영향을 미친다. 고용주, 지역사회 파트너, 기타 주요 인플루언서 및 국가기관(일차의료 의사의 노력을 지원하는 정책을 담당하는)을 포함한 다단계 접근법(multilevel approach)이 권장되는 해결책 중 하나다.[3A] 예를 들어 미국질병예방특별위원회(USPSTF)는 모든 시민의 건강 개선을 위해 노력하는 근거기반 의학 분야의 국가 전문가들로 구성된 독립 패널이다. 이 위원회는 선별검사, 상담 서비스, 예방 약물과 같은 임상 예방서비스에 대한 근거기반 권장사항을 제시함으로써 이를 수행한다.

미국국립의학도서관(National Library of Medicine)[4] 및 UpToDate[5]와 같은 기타 연구 자료원에서는 유용한 요약과 자세한 문헌 검토를 제공한다. 미국질병예방특별위원회는 신체활동에 관한 상담 권장사항을 알려진 위험인자가 있는 경우와 없는 경우, 2가지 범주로 나눈다. 위험인자가 알려진 환자의 경우, 9~12개월 동안 평균 5~16회의 대면, 그룹 및 전화 접촉을

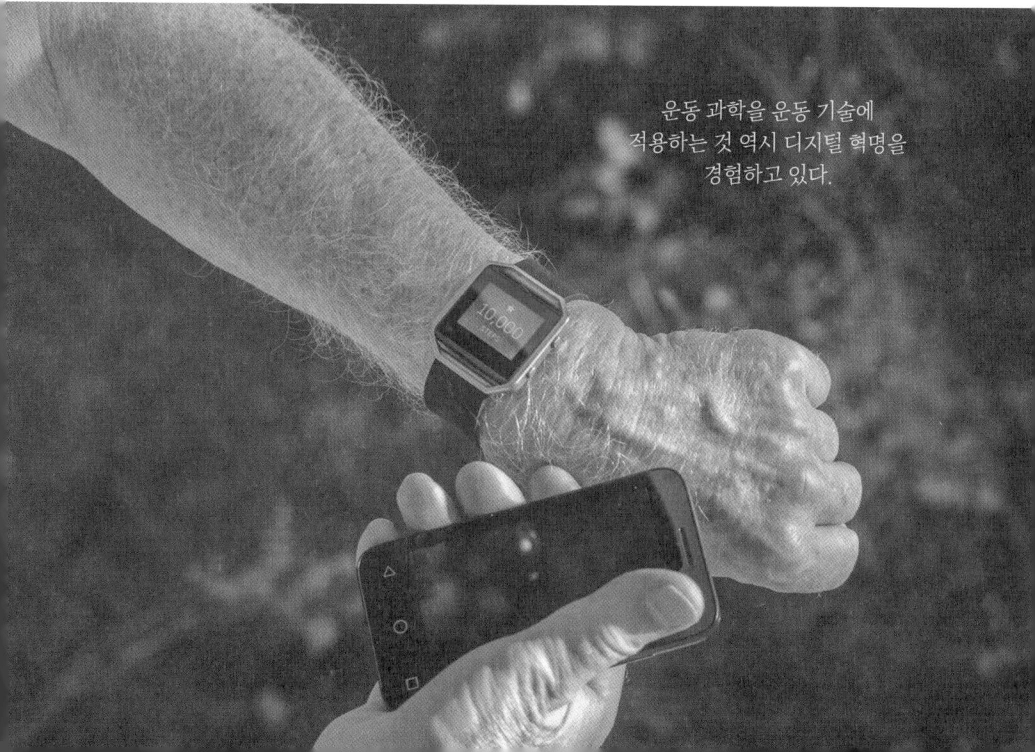

운동 과학을 운동 기술에 적용하는 것 역시 디지털 혁명을 경험하고 있다.

통해 다양한 복합 상담(운동 및 식이요법)을 실시할 것을 권장한다.[6]

미국스포츠의학회는 환자에게 운동처방을 시작하기 전에 필요한 의학적 허가의 깊이를 결정하기 위해 철저한 지침 순서도(flowchart)를 제공한다.[6A] 위험인자가 알려지지 않은 개인의 경우, 권장사항은 개별화되어야 하며, 변화 단계 점수가 숙고 전 단계 또는 그 이상인 환자에게 우선권을 부여해야 한다.[7,8] 행동변화 전략의 일환으로 변화 단계를 사용하는 방법에 대한 자세한 내용은 2장을 참조한다.

그러나 개별화된 운동 전략 및 요법은 모든 노년층이 신체활동의 혜택을 누릴 수 있게 한다. 이는 노인의 심혈관 및 비심혈관 결과에 대한 신체활동의 영향에 대해 하버드 공중보건대학에서 발표한 설득력 있는 입장이다.[9]

환자의 수명에 몇 년을 더하는 것 외에도, 진정한 보너스는 그 수명에

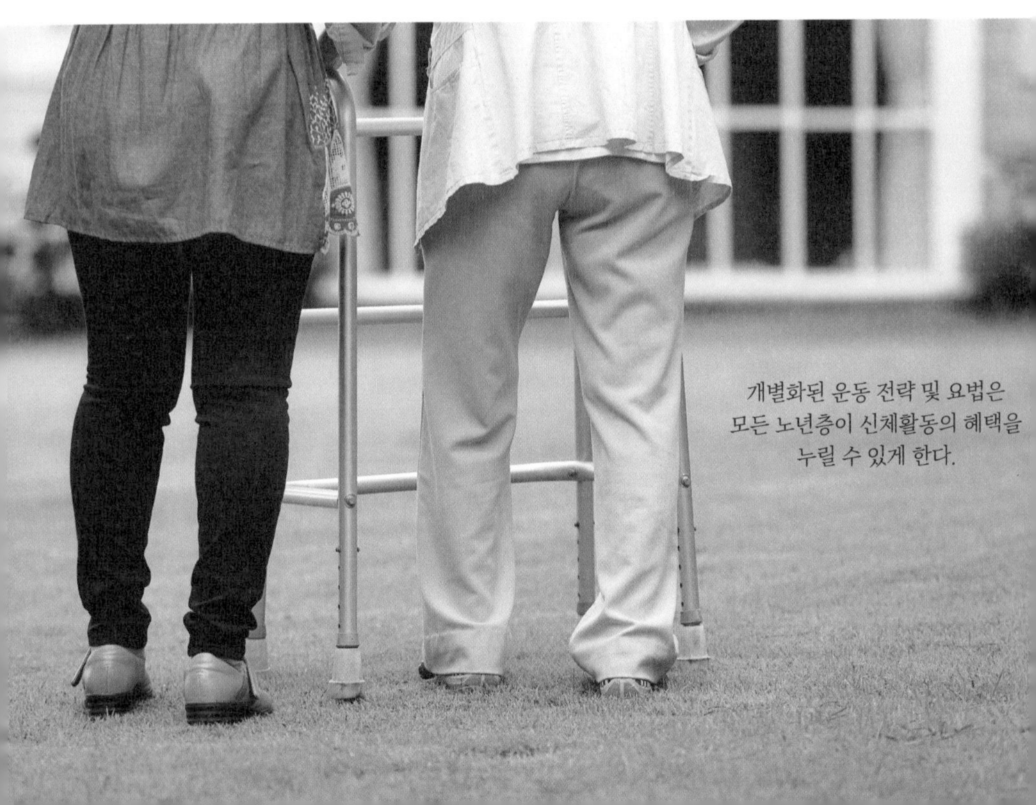

개별화된 운동 전략 및 요법은 모든 노년층이 신체활동의 혜택을 누릴 수 있게 한다.

생명을 더하는 데 있다. 이러한 혜택은 수십 년에 걸쳐 나타나고, 여러 위험인자 감소에 의해 심화되며, 상담 전략을 장기적으로 만든다. 수십 년에 걸쳐 전체적인 건강한 생활습관 계획을 수립하고 전달하는 책임을 지는 것이 효과적인 것으로 나타났다.

연구를 요약하고 여러 가지 이점을 설명하며, 의사의 운동처방 필요성을 홍보하는 가장 포괄적인 문서 중 하나는 2015년 미국심장협회(American Heart Association)에서 발행한 것이다.[10]

일반적으로 구조화된 운동과 전반적인 신체활동을 장려하면 거의 모든 미국인의 건강 필요사항을 해결하고 주요 생활습관 결핍을 교정할 수 있다. 개인별 맞춤 운동처방은 모든 사람에게 가장 큰 도움이 되지만, 거의 모든 사람에게 도움이 되는 단일한 중재에 대한 내용은 거의 찾아보기 어렵다.

소셜미디어 플랫폼의 유무와 관계없이 의사는 강력한 인플루언서다. 의사가 환자의 모든 생활에서 신체활동을 위한 맞춤형 계획을 세울 수 있도록 돕는 것은 미국스포츠의학회(American College of Sports Medicine, ACSM)의 '운동은 의학이다(Exercise is Medicine)' 계획의 기초다.[11]

지난 2018년 2월, ACSM의 신체활동 지침 자문위원회는 미국 보건복지부 장관에게 과학 보고서를 제출했다. 이 보고서는 신체활동과 건강에 대한 근거를 요약한 것으로, '미국인을 위한 신체활동 지침' 제2판을 개발하는 데 사용되었다. 요약본에 명시된 바와 같이, 신체활동은 정상적인 성장과 발달을 촉진하고 기분을 좋게 하고, 기능을 개선하며, 수면을 개선해 수많은 만성질환의 위험을 줄일 수 있다. 건강상의 이점은 운동 직후부터 나타나기 시작하며, 단기간의 신체활동도 유익하다. 더욱이 연구

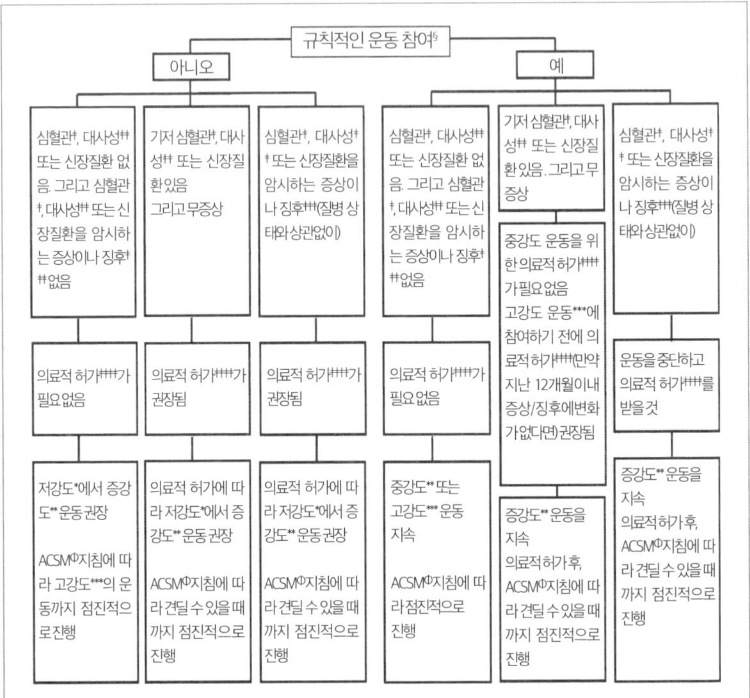

유산소 운동 참여를 위한 운동 참여 전 건강 선별 로직 모델.

§운동참여: 최소한 지난 3개월 동안 최소 주당 3일, 중강도 신체활동을 최소 30분 이상 계획적이고 체계적으로 수행

*저강도: 30~40% HRR 또는 VO2R, 2~2.9METs, RPE 9~11, 심박수와 호흡이 약간 증가하는 강도

**중강도: 40~60% HRR 또는 VO2R, 3~5.9METs, RPE 12~13, 심박수와 호흡이 눈에 띄게 증가하는 강도

***고강도: HRR≥60% 또는 VO2R, ≥6METs, RPE≥14, 심박수와 호흡의 실질적인 증가를 유발하는 강도

†심혈관질환: 심장질환, 말초혈관질환 또는 뇌혈관질환.

††대사질환: 1형당뇨병 및 2형당뇨병.

†††징후나 증상: 휴식 중 또는 활동 중, 허혈로 인해 발생할 수 있는 가슴, 목, 턱, 팔 또는 기타 부위의 통증, 불편함, 휴식 시 또는 경미한 운동 시 호흡곤란, 어지럼증 또는 실신, 앉아서 숨쉬기 또는 발작성 야행성 호흡곤란, 발목 부종, 심계항진 또는 빈맥, 간헐적 파행, 알려진 심잡음, 일상적인 활동으로 비정상적인 피로 또는 호흡곤란 등을 포함함.

††††의료적 허가, 건강관리 운동에 참여하기 위한 의료 전문가의 승인.

ΦACSM 가이드라인, ACSM's 운동검사 • 운동처방 지침, 9판, 2014 참조.

그림 4-3 ACSM 참여 전 선별 지침

Riebe, D., Franklin, B. A., Thompson, P. D., et al. (2015)의 승인을 받아 재인쇄. '운동참여 건강 선별에 대한 ACSM 권장 업데이트.' Medicine & Science in Sports & Exercise, 47(11), 2473-2479.

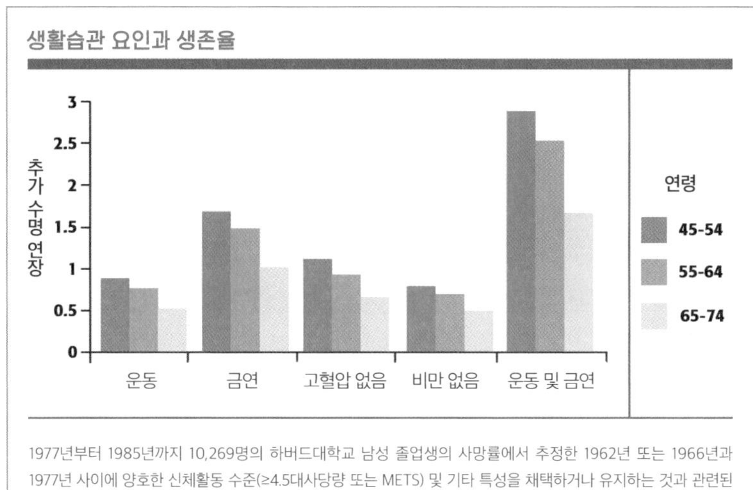

1977년부터 1985년까지 10,269명의 하버드대학교 남성 졸업생의 사망률에서 추정한 1962년 또는 1966년과 1977년 사이에 양호한 신체활동 수준(≥4.5대사당량 또는 METS) 및 기타 특성을 채택하거나 유지하는 것과 관련된 연령에 따른 추가 수명. 수명의 연장은 젊은 남성에서, 금연을 한 경우, 단독 또는 특히 운동과 함께 한 경우 더 큰 것으로 나타났다. 각 개별 요인의 효과는 다른 요인의 차이에 따라 조정되었다.

HTN: 고혈압

데이터: Paffenberger RS Jr, Hyde RT, Wing AL 외. N Engl J Med 1993; 328:538.

그림 4-4 생활습관 요인과 생존율

Peterson DM 승인을 받아 재인쇄. 유산소 운동의 유익성과 위험성. In UpToData, Post TW(Ed), UpToDate, Waltham, MA(2020년 10월 29일 접속). 저작권 2020 UpToDate, Inc. 자세한 정보는 www.uptodate.com참조.

에 따르면, 모든 인종과 민족의 남녀, 어린아이부터 노인까지, 임신 중이거나 산후(출산 후 첫해) 여성, 만성질환이나 장애가 있는 사람, 만성질환의 위험을 줄이려는 사람 등 거의 모든 사람이 이점을 얻는다.[12]

환자가 앞서 언급한 지침을 충족하고 이를 초과할 때 신체활동을 통해 최적의 건강상 이점을 얻을 수 있다. 100분 이상 유산소 운동과 매주 2회의 저항운동을 균형 있게 혼합하는 것은, 많은 환자에게 가장 기본적인 시간, 장비 및 환경적 제약으로 인해 어려울 수 있다. 최근 연구에 따르면,

Exercise is Medicine® | AMERICAN COLLEGE of SPORTS MEDICINE.

이름 ______________________ 날짜 __________

2018 성인을 위한 신체활동 가이드라인

- 주당 150~300분 중간 강도의 활동 또는 주당 75~150분 격렬한 활동(다소 어려움에서 매우 어려움) 또는 이 2가지를 결합한 활동
- 일주일에 2회 이상 근력 운동하기

유산소활동(체크)

빈도(일/주): ❑ 1 ❑ 2 ❑ 3 ❑ 4 ❑ 5 ❑ 6 ❑ 7
강도: ❑ 가벼움(보통 걷기) ❑ 중강도(빠르게 걷기) ❑ 고강도(조깅 등)
시간(분/일): ❑ 10 ❑ 20 ❑ 30 ❑ 40 ❑ 50 ❑60 이상
유형: ❑ 걷기 ❑ 달리기 ❑ 자전거 ❑ 수영/수중 운동 ❑ 기타
걸음 수/일: ❑ 2,500 ❑ 5,000 ❑ 7,000 ❑ 9,000 이상 ❑ 기타

유산소 활동은 어떻습니까?

- 중강도 활동은 말은 할 수 있지만 노래는 할 수 없는 정도의 속도입니다. 예; 빠르게 걷기, 가벼운 자전거 타기, 수중 운동, 춤추기.
- 고강도 활동은 숨을 멈추지 않고는 몇 마디 이상 말할 수 없을 정도의 속도입니다. 예; 조깅, 수영, 테니스, 빠른 자전거 타기.
- 운동 시간은 얼마든지 정할 수 있습니다. 예를 들어 걷기를 할 수 있습니다.
  - ◆ 주 5일 30분 또는
  - ◆ 매일 20분
  - ◆ 여기 5분, 저기 10분. 일주일에 총 150분까지 운동.
- 궁극적인 목표는 하루 7,000~9,000보까지 점진적으로 쌓아가는 것입니다.

근력 운동(체크)

빈도(일/주): ❑ 1 ❑ 2 ❑ 3 ❑ 4 ❑ 5 ❑ 6 ❑ 7

근력 운동은 어떻습니까?

- 헬스장에 갈 필요는 없습니다. 탄력 밴드를 사용하거나 의자에 앉았다 일어서기, 바닥, 벽 또는 주방 카운터 팔굽혀펴기, 플랭크 또는 브리지 등 체중 부하 운동을 하거나 덤벨을 들어봅니다. 집이나 마당에서 무거운 일을 하는 것도 근력을 키우는 데 도움이 됩니다.
- 다리, 등, 가슴, 팔을 강화하세요. 시작하려면 가벼운 힘으로 10~15회 반복합니다. 중간 또는 강한 힘으로 8~12회까지 반복합니다. 일주일에 2~3일씩 2~4회 반복합니다.
- 각 근력 운동 세션 사이에 하루 정도는 휴식을 취하세요.

처방자의 서명 ____________________

이번 주에는 어떻게 시작하시겠습니까?

그림 4-5 운동은 약이다 템플릿

미국스포츠의학회의 허가를 받아 사용됨.

신체활동 활력징후

Exe℞cise is Medicine® | AMERICAN COLLEGE of SPORTS MEDICINE.

1. 평균적으로 일주일에 며칠 동안 중강도에서 고강도 정도의 신체활동(빠르게 걷기 등)을 하십니까? ________일
2. 평균적으로 이 수준에서 신체활동을 몇 분 동안 하십니까? ________분

주당 총 신체활동 시간(#1에 #2를 곱한 시간) ________**주당 시간(분)**

신체활동 활력징후(PAVS)를 전자건강기록 및 환자 접수 양식에 통합합니다. 계산은 프로그램 되고 좌식 생활 환자는 의뢰 또는 상담을 위해 표시됩니다.

신체활동 활력징후 사용

국가 지침에서는 주당 150분의 중강도 신체활동을 권장합니다. 이는 단지 1주일 168시간 중 2시간 반일뿐! 중강도의 활동 대신 75분간 고강도의 활동 또는 중강도와 고강도의 신체활동의 동등한 조합을 완료할 수 있습니다.

- 1분간의 고강도 활동은 2분간의 중강도 활동과 동일합니다.
- 하루 종일 길이에 상관없이 여러 번의 '한판 승부'로 활동을 수행하여 주당 권장량인 150분까지 추가할 수 있습니다.

가벼운 걷기 등 가벼운 강도의 신체활동은 PAVS에서 평가하지 않지만 건강에는 긍정적인 영향을 미칩니다. 신체활동 여정의 어느 단계에 있든, 환자들이 활동을 시작하고 유지하도록 장려하세요. 하루 종일 활동적인 생활을 장려하여 앉아 있는 시간을 줄입니다(스크린 사용 시간 줄이기)

중강도란 무엇인가요?

- 활동을 수행하는 동안 대화는 가능하지만 노래는 할 수 없습니다.
- 예; 빠르게 걷기, 천천히 자전거 타기, 복식 테니스, 다양한 형태의 댄스, 활동적인 집안일과 정원 가꾸기 등이 있습니다.

고강도란 무엇인가요?

- 고강도: 활동 중에 더 이상 말을 쉽게 할 수 없고 숨이 다소 가쁩니다.
- 예; 조깅, 빠른 자전거 타기, 단식 테니스, 에어로빅 운동 수업, 수영 랩 등

신체활동 활력징후 - 추가 옵션

- 신체활동에 대한 종합적인 평가에는 미국인을 위한 신체활동 지침에서 권장하는 근육 강화 운동이 포함되어야 합니다. 성인은 일주일에 2일 이상 중강도 또는 고강도의 모든 주요 근육군을 포함하는 근육 강화 활동을 해야 합니다.
- 근육 강화 활동에 대한 질문을 추가하길 원한다면, 다음을 추천합니다.

일주일에 며칠 동안 웨이트 운동이나 저항 훈련과 같은 근육 강화 운동을 하십니까? ________일

그림 4-6 신체활동 활력징후

미국스포츠의학회의 허가를 받아 사용됨.

환자가 어느 정도 건강상의 이점을 얻을 수 있는 역치는 단지 주당 1~2회의 운동일 가능성이 매우 높은 것으로 나타났다. 핵심은 활동을 하지 않는 경우와 비교했을 때, 제한적인 운동이라도 모든 원인, 심혈관질환 및 암 사망 위험을 감소시킨다는 것이다.[13]

신체활동의 방식, 강도 및 지속시간이 모니터링, 추적 및 개선을 위한 신중한 계획이 필요한 의료 활력징후라는 근거가 점점 더 많아지고 있다.[14]

의사는 독특하고 의미 있으며 가르칠 수 있는 순간에 많은 사람들과 교류한다는 점에서 뚜렷한 이점을 가지고 있다. 이러한 기회를 활용하여, 환자들이 운동을 건강한 생활습관을 향한 여정에서 중요한 부분으로 만들도록 돕는 것은 모든 전문 분야에서 진료하는 의사들의 책임이자 특권이다.

운동 활력징후(Exercise vital signs, EVS)는 쉽게 측정할 수 있다. 미국스포츠의학회의 '운동은 의학이다' 프로그램에서는 유산소 활동에 대한 2가지 질문과 근력 운동에 대한 한 가지 질문을 추가하는 2가지 방법을 권장한다(그림 4-6).

환자가 신체활동을 처음 시작하거나 특정한 의료 제한이 필요한 경우, 2문항으로 구성된 운동 활력징후를 사용하는 것이 좋다. 이는 혈압, 안정 시 심박수, 체중, 체질량지수(BMI)와 같은 일반적인 검사 활력징후와 함께 활용하면 임상팀이 치료의 첫 과정으로 신체활동을 권장하는 계기가 될 수 있다. 이 장의 뒷부분에서 설명하겠지만, 운동의 장기적인 이점은 유산소 능력, 근력, 가동성의 3가지 영역이 개선된다는 것이다. 이러한 추가 조치와 적절한 추적 및 관리 절차를 언제 포함할지는 팀이 결정한다.

심폐체력(cardiorespiratory fitness, CRF)은 신체활동 프로그램을 수행할 수 있는 개인의 준비도(readiness)를 평가하기 위한 기초다. 3분 걸음 수 테

운동처방 및 의뢰 양식

Exe℞cise is Medicine Canada

신체활동 유형	유산소	근력
주당 운동 일수		
일일 운동시간(분)		
주당 총 운동시간(분) *		

***신체활동 지침**

만성질환이 없는 18~64세 성인:
최소 150분의 중강도 신체활동(예. 하루 30분, 주당 5일) 및
주당 2일 이상 근력강화
www.csep.ca/guidelines

건강 및 체력 전문인에게 의뢰

- ❑ 건강한 생활습관 상담
- ❑ 운동 및 레크리에이션
- ❑ 공인 운동생리학자 / 공인 퍼스널 트레이너

의견

환자 정보 스티커

그림 4-7 운동처방 및 의뢰 양식 샘플

퀸즈대학교의 '운동은 약이다' 그룹의 대학원생들이 만든 원본(종이 버전) 운동 의뢰서 (Exercise Referral Form EPRF). 이 양식은 캠퍼스 내 HCDS(Health, Counselling and Disability Services, 건강, 상담, 장애 서비스)센터의 서면 처방 패드에 소개되었다.

스트는 회복 중에 심박수 범위에 따라 결정되는 수준으로 이 체력 구성요소를 평가하는 데 널리 사용되어 왔다.[14A] 안전하고 효과적인 걷음 수 테스트를 시행하고 환자의 유산소 체력 수치를 운동 활력징후에 추가하는 것은 전반적인 생활습관의학 선별검사 과정의 일부로 적극 권장된다. 이 심폐체력 값은 유산소 활동의 기본 측정값으로 사용할 수 있으며, 신체활동 프로그램을 위한 팀의 일원인 물리치료사, 운동 생리학자 및 피트니스 강사에게 전달되는 처방 값으로도 사용할 수 있다.

운동처방에 권장되는 구성요소를 명확히 하는 것은 환자와 환자를 의뢰하는 모든 임상 전문인 모두에게 중요하다. 의뢰서 양식의 2가지 예는 그림 4-7과 4-8에 나와 있다.

신체활동 활력징후

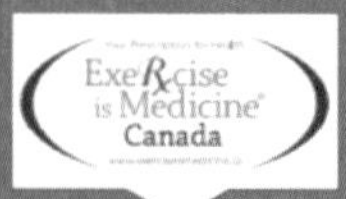

이름 ______________________

날짜 ______________ 연령 ______________

질병 프로필

□심혈관 위험인자 □만성 폐쇄성 폐질환 □2형당뇨병 □고혈압

□골다공증 □골관절염 □요통 □이동성 제한

□일반적인 웰빙: 성인

□운동 프로그램 시작 전 작업치료사와 면담

2형당뇨병 신체활동 권장사항

신체활동 유형	유산소	근력
주당 운동 일수	최소 4일/주	2일/주
운동 지속시간	10~60분씩 추가해서 주당 150분이 되도록 함	주요 목표 근육 그룹; 총 3~5회 운동 운동당 1세트; 세트당 10~15회 반복
예시	- 사이클링, 걷기, 정원 가꾸기, 조깅, 춤, 수영 - 중강도(적당한 활동 중에는 말을 할 수 있지만 좋아하는 노래를 부를 수는 없고, 심박수를 높일 수 있는 정도)	-체중을 저항으로 사용하는 운동(스쿼트, 런지, 팔굽혀펴기) -힘든 정원일(땅파기, 삽질) -저항 밴드로 운동하기

특별 고려사항

- 혈당이 너무 높거나 낮을 때는 운동을 피하세요.
- 혈당이 불건강하게 떨어질 경우를 대비해 운동 중 단순 당류(예: 주스 박스)를 가까이에 두세요.
- 운동 전후에 충분한 수분을 섭취하세요.
- 운동 1시간마다 운동 전후에 15그램의 탄수화물(예: 과일)을 추가로 섭취합니다.
- 신체활동은 가벼운 강도로 시작하여 점차 높은 강도로 늘려야 합니다.

그림 4-8 2형당뇨병에 대한 운동처방 및 의뢰 샘플

미국 스포츠의학회의 '운동은 의학이다'의 허가를 받아 사용됨.

행동경제학에서 얻은 통찰

2장에서 설명한 바와 같이, 수년에 걸쳐 환자의 생활습관에 뿌리내린 행동을 바꾸는 것은 치료 계획을 세우는 과정에서 의사가 직면하는 가장 어려운 과제 중 하나다. 환자는 신체활동에 대한 영감을 주는 처방으로 무장한 채 진료실을 나서지만, 항상 앉아 있는 생활습관을 하게 만드는 그들의 일상적인 독성 환경(toxic environment)과 마주하게 된다. 에스컬레이터, 엘리베이터, 위험한 보행로, TV리모컨, 항상 존재하는 책상 앞에 앉아 하는 업무 그리고 다양한 크기의 컴퓨터 화면에 고정된 채로 몇 시간씩 앉아 있어야 하는 상황은 모두 극복해야 할 지속적인 장애물이다.

행동변화를 촉진하기 위한 일반적인 진행 방식은 인식, 기술 개발 그리고 이유 및 방법에 대한 전술이라는 3가지 교육적 접근방식을 사용한다.[15] 이 전략은 특히 맞춤형으로 개인화된 방식으로 적용될 때 효과적이다.

다른 접근방식은 심리학과 경제학을 결합하여, 개인이 완벽하게 이성적일 때 행동하는 방식과는 반대로 개인이 어떻게 행동하는지를 조사하는 것으로 정의되는 행동경제학을 채택한다.[16] 환자가 건강상 최선의 이익이 아닌데도 왜 그런 행동을 하는지를 밝히는 것은 어렵지만 매우 의미가 있다.

신체활동과 관련하여 많은 환자(특히 나이가 많고 체력이 약한 환자)는 운동 프로그램을 시작하기 전에 직면하는 동기부여의 장애물을 극복하는데 도움이 되는 간단하고 실행 가능한 목표가 필요하다. 행동경제학 연구는 앵커링(anchoring)이라고 불리는 의사결정 나무의 중요한 구성요소를 정의했다. 비정보적인 앵커(anchor)는 가치 판단에 지속적인 영향을 미친다.[17] 예를 들어 환자에게 걷기 프로그램에 대해 달성 가능하고, 안전하고, 적절한 기간과 빈도(4주 연속 격일로 10분씩)를 조언하면 해당 수치에 고정(anchor)되어 설정된 권장사항에서 벗어난 수치가 오염될 수 있다.

여러분과 여러분의 팀은 강력한 인플루언서다. 그런 점에서 운동 권장사항이 자의적이고 부적절하더라도 환자에게 장기적인 영향을 미칠 수 있다. 이러한 장기적인 결과는 바로잡기 어려울 수도 있다.[18] 따라서 숙제를 하고 환자를 신뢰할 수 있는 신체활동 전문가와 연결하는 것이 무엇보다 중요하다.

리처드 탈러(Richard Thaler)와 캐스 선스타인(Cass Sunstein)은 2009년 저서 《넛지(Nudge)》[19]에서, 히포크라테스 선서를 바탕으로 행동경제학

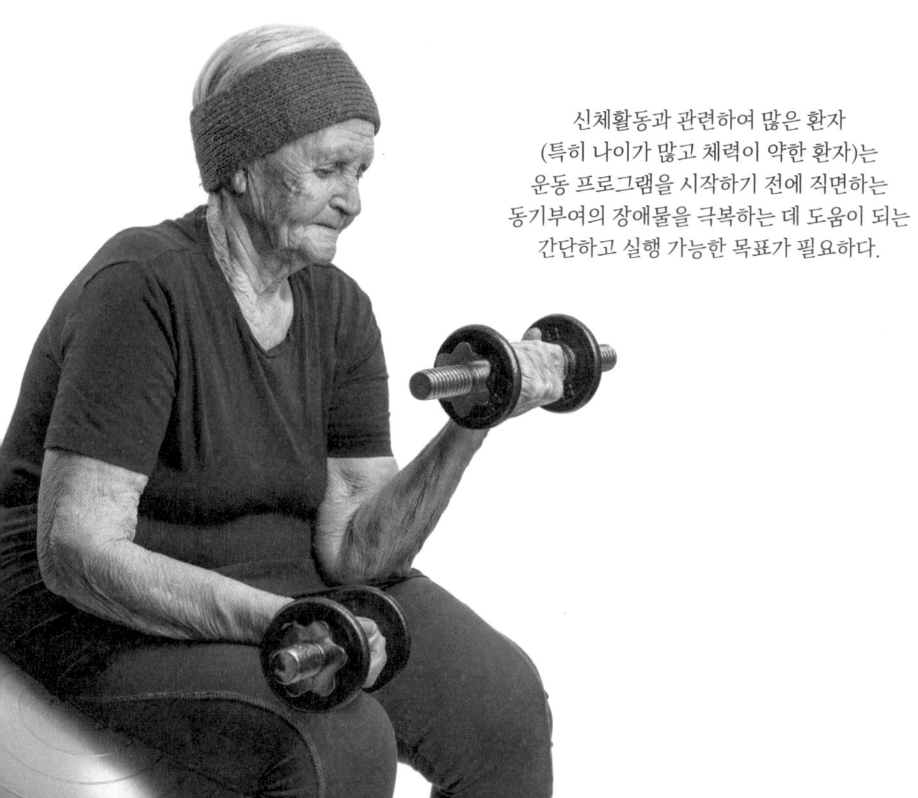

신체활동과 관련하여 많은 환자
(특히 나이가 많고 체력이 약한 환자)는
운동 프로그램을 시작하기 전에 직면하는
동기부여의 장애물을 극복하는 데 도움이 되는
간단하고 실행 가능한 목표가 필요하다.

의 원리를 환자에게 적용하는 방법을 제시한다. 그렇다면 생활습관의학과 관련된 넛지란 무엇인가? 넛지는 의사가 긍정적인 영향력과 제안을 통해 환자의 행동을 변화시킬 수 있는 기회다. '의사는 중요한 선택 설계자'이며, 긍정적인 피드백이 강력하다. 일차의료와 행동경제학의 결합은 새로운 것이 아니다.[20,21]

여러분이 실시해야 할 아주 간단한 넛지는 환자가 앞서 설명한 걷기 프로그램을 성공적으로 수행했는지 추적하는 것이다. 모든 가능한 환자의 반응과 직원의 적절한 행동 권장사항을 예상하는 의사결정 나무와 후속조치 대본을 사용하여, 팀의 모든 구성원이 이를 수행할 수 있다. 달성한 목표에 대해 적절한 칭찬을 포함하는 것을 잊어서는 안 된다.

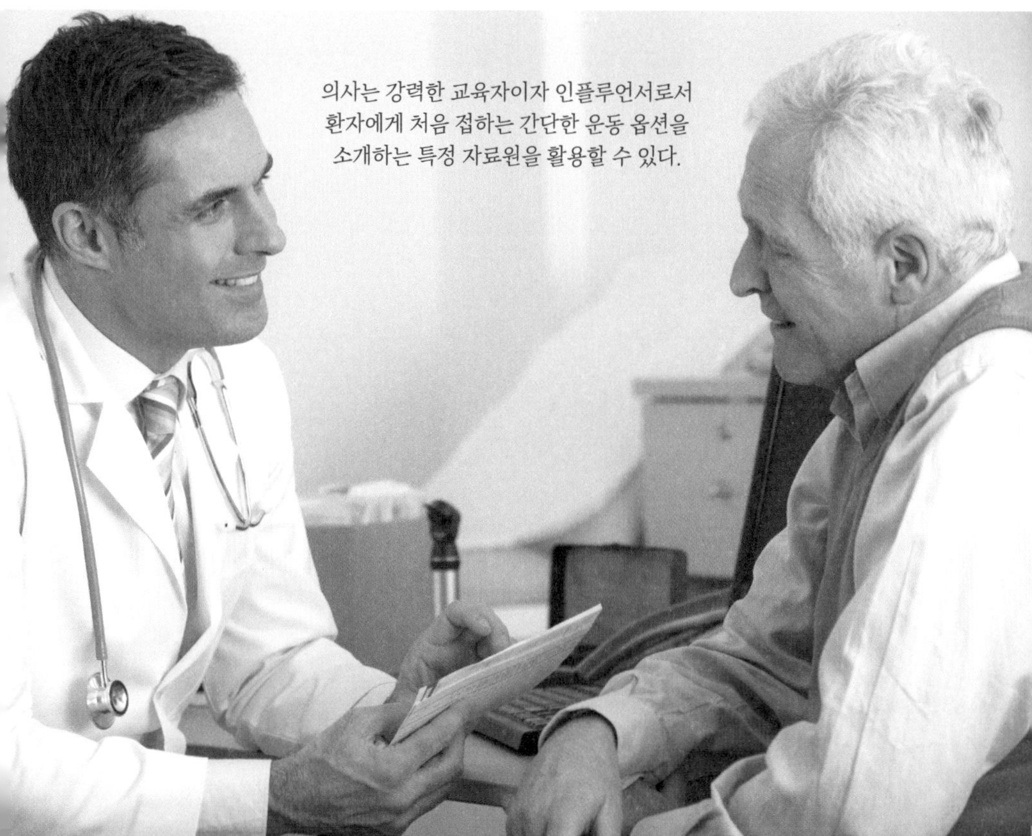

의사는 강력한 교육자이자 인플루언서로서 환자에게 처음 접하는 간단한 운동 옵션을 소개하는 특정 자료원을 활용할 수 있다.

미국인의 신체활동 동향

2008년에 미국질병통제예방센터는 미국인의 건강상 이점을 위해 권장되는 운동의 '시간'과 '종류'를 정의하기 위해 신체활동 지침을 제정했다.[22] 이러한 매개변수는 이 장의 뒷부분에서 설명한다. 그렇다면 환자들은 이러한 권장사항과 관련하여 어떤 성과를 거두고 있을까?

2008년부터 2017년까지 신체활동 추세에 관한 좋은 소식은 다음 조사 결과를 통해 확인할 수 있다.

- 여가 시간에 신체활동을 전혀 하지 않는 성인의 수가 감소하는 추세다.
- 최소 강도 및 고강도 유산소 활동 지침을 충족하는 사람이 증가하고 있다.
- 근육 강화 및 복합(유산소+근육 강화) 운동 지침을 충족하는 성인이 증가하고 있다.

신체활동의 모든 범주에서 유의미한 개선이 나타나지 않았다는 점을 고려할 때, 추세와 관련된 주요 과제는 청소년 인구에 있다. 이는 의사들이 주목해야 할 미래에 대한 적신호다.

신체활동의 장벽

다음과 같은 여러 가지 장벽이 건강행동 전반에 걸쳐 반복된다.[23]

- 시간 부족(가족 및 업무로 인한)
- 접근성 문제(이동)
- 재정적 비용
- 고착화된 태도와 행동
- 물리적 환경의 제한(예; 안전하지 않은 지역, 기후)
- 낮은 사회경제적 지위
- 지식 부족

신체활동과 관련하여 긍정적인 경험을 촉진할 수 있는 요소는 다음과 같다.

- 즐거움에 집중
- 건강상의 이점(예; 체중관리, 근력, 가동성, 약 복용량 감소)
- 사회적 지원
- 생활습관에 행동 통합

의사는 강력한 교육자이자 인플루언서로서 환자에게 처음 접하는 간단한 운동 옵션을 소개하는 특정 자료원을 활용할 수 있다. 그룹 수업은 사회적 지지를 장려한다. 육체적인 집안일은 비용을 절약하고, 야외 활동의 진가에 대한 이해를 높이는 방법을 장려할 수 있다. 개별 스포츠 기술[예; 골프, 오리엔티어링(지도와 나침반을 이용해 정해진 지점을 빠르게 찾아가는 운동-역자 주), 하이킹, 카약]을 습득하면 자기효능감을 높이고, 자신감을 키우

2008년 신체활동 지침 충족 추세, 2008~2018년

백분율(95% 신뢰 구간)

2008	2009	2010	2011	2012	2013	2014	2015	2016	2017	2018	전체 트렌드*	기간별 트렌드*
여가 시간에 신체활동을 전혀 하지 않는 성인												
36.2 (35.0~37.4)	32.3 (31.3~33.3)	32.4 (31.5~33.3)	31.6 (30.7~32.5)	29.6 (28.8~30.5)	30.3 (29.5~31.1)	30.0 (29.1~30.9)	30.0 (29.2~30.9)	26.9 (25.7~28.1)	25.9 (24.6~27.2)	25.4 (24.3~26.6)	↓ ~ 0.9/년	없음
최소 유산소 신체활동 지침(주당 150분 이상 중등도 강도 또는 주당 75분 이상 격렬한 강도)을 충족하는 성인의 경우 또는 동등한 조합												
43.5 (42.4~44.6)	47.2 (46.2~48.2)	47.1 (46.2~48.0)	48.8 (47.9~49.7)	50.0 (49.1~50.8)	49.9 (49.1~50.8)	49.9 (49.0~50.8)	49.8 (48.9~50.6)	52.6 (51.5~53.7)	54.1 (52.9~55.2)	54.2 (53.2~55.3)	0.9/년 ↑	없음
고강도 유산소 신체활동 지침(주당 300분 이상의 중등도 강도 또는 주당 150분 이상의 격렬한 강도)을 충족하는 성인 또는 동등한 조합												
28.4 (27.5~29.4)	31.2 (30.4~32.1)	31.7 (30.9~32.5)	33.1 (32.4~34.0)	34.3 (33.5~35.1)	34.3 (33.5~35.2)	34.0 (33.2~34.9)	33.6 (32.7~34.4)	35.9 (34.9~36.9)	37.0 (36.0~38.1)	37.4 (36.4~38.4)	0.7/년 ↑	↑2008~2012년 (1.3/년) 증가 ↔ 2012~2015 ↑2015~2018년 (1.2/년)
근육 강화 지침을 충족하는 성인-주 2일 이상의 근육 강화 활동												
21.9 (21.2~22.7)	22.6 (21.8~23.3)	24.2 (23.4-24.9)	24.2 (23.5~24.9)	23.9 (23.2~24.5)	24.1 (23.4~24.9)	24.4 (23.7~25.2)	24.8 (24.2~25.5)	26.0 (25.1~26.9)	27.7 (26.8~28.6)	27.6 (26.8~28.5)	0.5/년 ↑	↑2008~2010년 (1.1/년) 증가 ↔ 2010~2014년 ↑2014~2018년 (0.9/년)
유산소 신체활동 및 근육 강화 활동에 대한 지침을 충족하는 성인												
18.2 (17.5~19.0)	19.0 (18.3~19.7)	20.6 (19.9~21.3)	20.8 (20.2~21.5)	20.6 (20.0~21.2)	20.8 (20.1~21.4)	21.3 (20.6~22.0)	21.4 (20.8~22.1)	22.5 (21.7~23.3)	24.3 (23.5~25.2)	24.0 (23.2~24.9)	0.5/년 ↑	없음
유산소 신체활동 지침을 충족하는 청소년 - 주 7일, 하루 60분 이상 신체활동을 하는 경우												
-	-	-	28.7 (27.1~30.3)	-	27.1 (25.5~28.8)	-	27.1 (25.4~28.8)	-	26.1 (24.1~28.3)	-	↔	없음
근육 강화 활동 지침을 충족하는 청소년-주 3일 이상 근육 강화 활동을 하는 청소년												
-	-	-	55.6 (53.6~57.5)	-	51.7 (49.6~53.9)	-	53.4 (51.1~55.6)	-	51.1 (47.5~54.7)	-	↔	없음
유산소 신체활동 및 근육 강화 활동에 대한 지침을 충족하는 청소년												
-	-	-	21.9 (19.9~23.9)	-	21.6 (19.6~23.8)	-	20.5 (18.4~22.7)	-	20.0 (17.2~23.0)	-	↔	없음

성인 추정치(18세 이상)는 국민건강영양조사(NHIS)의 데이터를 기반으로 한다. 중간 강도의 유산소 활동 참여에는 가벼운 또는 중강도의 활동이 포함된다. 성인 추정치는 18~24세, 25~34세, 35~44세, 45~64세, 65세 이상의 5가지 연령 그룹을 사용하여, 2000년 미국 표준 인구에 맞게 연령을 조정한 것이다. 청소년 추정치(고등학생)는 청소년 위험 행동 감시 시스템(YRBSS)의 데이터를 기반으로 한다.

* 로지스틱 회귀 모델을 사용한 추세 분석 기준(연령을 통제한 성인 모델). 청소년의 경우 유의미하거나 고차적인 경향은 확인되지 않았다. 성인의 경우, 모든 측정 항목에서 유의미한 선형 및 고차 추세($p < 0.05$)가 나타났다. 고차 추세가 존재하는 경우, JoinPoint 소프트웨어를 사용하여 가장 적합한 모델을 식별했다. 연평균 백분율 포인트 변화는 전체 기간 또는 JoinPoint에서 식별된 세그먼트(고유산소 및 근육 강화 지침)에 대한 선형 추세선의 기울기다.

그림 4-9 신체활동 지침 동향

미국 보건복지부에서 재인쇄됨(2018). 2008년 신체활동 지침 충족 동향, 2008~2018. https://www.cdc.gov/physicalactivity/downloads/trends-in-the-prevalence-of-physical-activity-508.pdf. Copyright 2018 by the Disease Prevention and Control. 해당 자료는 대행사 웹사이트에서 무료로 이용할 수 있다.

며, 신체활동의 즐거움을 높일 수 있다. 특히 골관절염 환자에게 이 접근법을 사용하여 건강상의 이점을 향상시켜 왔다.[24] 임상팀에게 주는 시사점은, 환자를 위한 개별 신체활동 프로그램 설계 시, 장벽과 촉진자를 모두 고려해야 한다는 것이다.[25]

현재 스마트폰의 침입을 피할 수 있는 상황은 거의 없다. 신체적으로 활동적인 생활습관의 호황이자 악재로 여겨지는 스마트폰 기술은 사용자가 운동에 대한 특정 장벽을 극복하는 데 도움이 되도록 설계된 수만 개의 애플리케이션을 갖추고 있다.[26] 지식 부족이 장벽일 때, 안전하고 효과적인 운동에 필요한 다양한 기술을 알려주는 수백 개의 앱이 있다. 예를 들어 스마트폰은 전지구적 위치 확인 기능 및 영양 데이터베이스와 결합된 추적 및 컴퓨팅 기능을 통해 칼로리를 소모하는 걸음 수와 그 직후에 섭취한 아침 식사의 칼로리 비용에 대한 실시간 피드백을 제공한다. 이러한 일련의 과정을 통해 긍정적인 행동변화를 촉진할 수 있다. 또한 이러한 프로그램을 통해 구현된 소셜미디어를 통한 다른 사용자와의 연결은 협력, 경쟁, 책임감을 장려하며, 이는 모두 목표 달성 및 웰빙 개선의 촉매제가 된다.

운동의 장애물로 가장 많이 언급되는 것은 시간 부족일 것이다. 앱이 하루의 시간을 늘려주지는 못하지만, 편리함과 친숙함 덕분에 거의 언제 어디서나 접근할 수 있다. 최근 연구에 따르면, 기술이 노년층이 운동 기회에 참여할 수 있는 방법을 제공하는 것으로 나타났다.[27] 적어도 중재 후 첫 12주 동안은 감독 및 비감독 환경 모두에서, 운동 준수율이 높게 유지되었다. 기술 기반 중재에 대한 높은 준수율은 이러한 프로그램을 사용할 때 보고된 높은 수준의 즐거움으로 설명할 수 있다. 특히 고령 참가자의

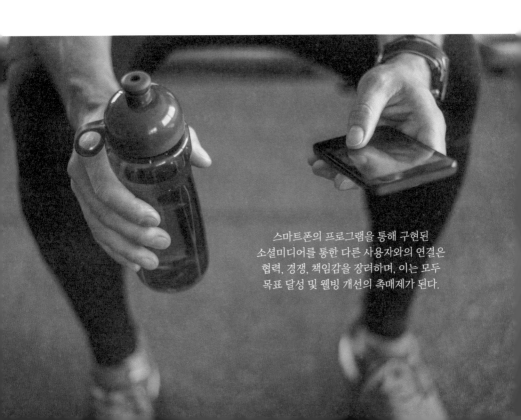

스마트폰의 프로그램을 통해 구현된 소셜미디어를 통한 다른 사용자와의 연결은 협력, 경쟁, 책임감을 장려하며, 이는 모두 목표 달성 및 웰빙 개선의 촉매제가 된다.

경우 운동에 대한 역사적 장벽은 운동이 일반적으로 '재미'로 간주되지 않는다는 것이다. 기술을 통해 이러한 재미 요소를 되찾을 수 있다면, 프로그램을 꾸준히 이용하는 것은 당연한 일이다.

많은 사람이 걸음 수를 추적하는 스마트폰 애플리케이션을 내장하고 있어서, 진행상황, 성공 여부, 책임감을 추적할 수 있다. 모든 운동 방식에 대한 교육용 비디오가 제공되어, 합리적인 비용으로, 때로는 무료로 모든 환자에게 전문적인 지침과 교육 가능한 순간을 확장할 수 있다. 스마트폰은 모든 주머니 속에 있는 스위스 군용 칼과 같은 해결책이 되었다. 의사와 환자 모두 이 도구를 효과적으로 사용하는 데 익숙해지면, 멈추고 바라보게 만드는 기기를 벗어나 일어나서 움직이게 만드는 기기로 변모해, 장벽을 허무는 도구로서의 유용성은 더욱 커질 것이다.

활동적인 생활습관을 위한 개인적인 장벽 극복하기

효과적인 인플루언서가 되기 위한 중요한 요소 중 하나는 상징적인 롤 모델이 될 수 있는 능력이다. 신체활동과 운동에 대해 많은 사람이 '내면의 모습을 투영하는 방법'이 아니라 '어떻게 보이는지'로 정의하는 것은 안타까운 일이다. 지금까지의 문헌 검토가 운동이 좋은 약이라는 믿음을 가질 만큼 설득력이 있었기를 바란다. 적어도 그것이 더 많은 것을 배우고 이러한 배움을 자신의 생활습관 행동에 적용하는 데 영감을 주었기를 바란다. 환자들은 의사를 존경하지만, 건강한 생활습관을 달성하기 위한 성취와 그 과정에서 겪는 어려움을 모두 강조하고 동일시한다. 이러한 이유로 임상의로서 여러분은 다음과 같이 노력해야 한다.

- 건강한 생활습관을 향한 자신의 여정에 대해 솔직하게 이야기하고, 그 현실을 환자들과 기꺼이 공유한다.
- 각 환자의 상황에 대해 수행 중인 연구에 주의를 기울여 개인의 건강 목표를 개선하는 데 어떻게 도움이 될 수 있는지 확인한다.
- 환자를 위한 생활습관 해결책 설계를 혁신하고, 각 해결책이 자신의 원인에 실제로 도움이 될 수 있는지 확인하기 위해 기꺼이 실험한다.
- 건강한 생활습관을 달성할 수 있는 능력의 현재와 미래 상태에 대해 긍정적인 태도를 취한다. 이는 환자가 건강한 생활습관을 달성하도록 돕는 데 있어 가장 중요한 측면일 것이다.

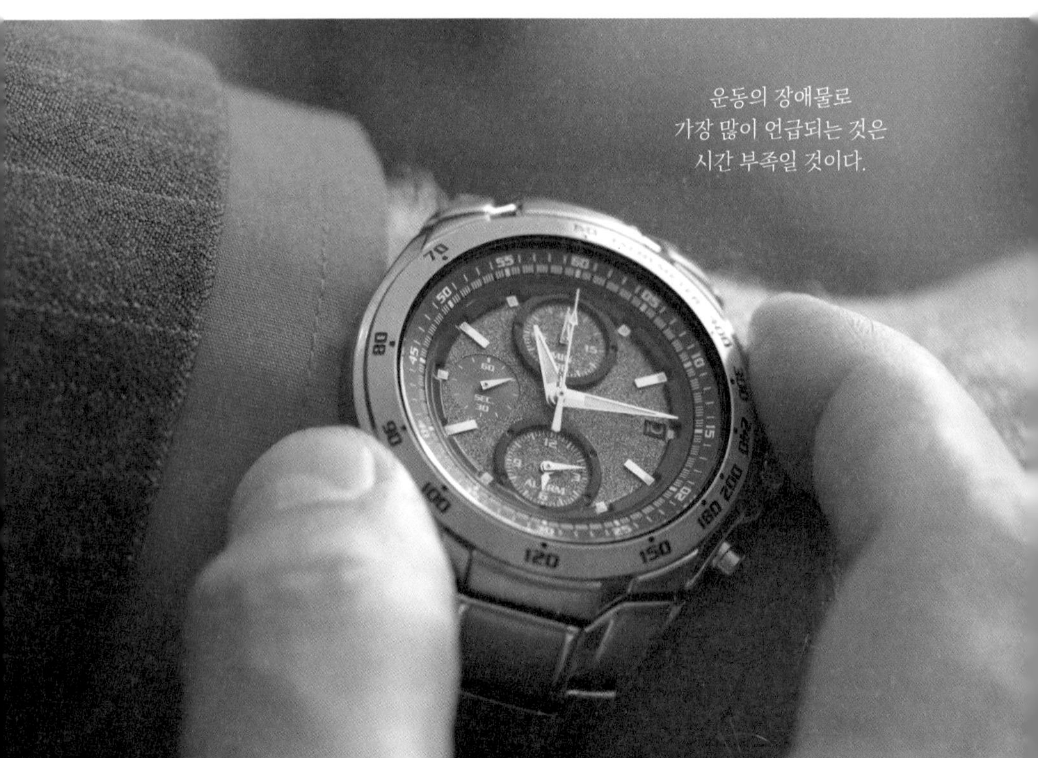

운동의 장애물로
가장 많이 언급되는 것은
시간 부족일 것이다.

신체활동의 ABC

A=유산소 운동(Aerobic Exercise)

*

습관적인 운동과 심혈관질환 사이에는 강한 반비례 관계가 있다.[28, 29] 또 다른 좋은 소식은 운동을 하는 것이 하지 않는 것보다 낫고, 운동의 효과는 운동 시간에 비례하여 증가한다는 것이다. 유산소 운동은 3분 이상 지속할 수 있고 운동자의 심박수를 증가시키는 주요(대부분은 아니지만) 근육 그룹을 포함하는 리드미컬하고 반복적인 움직임으로 정의된다. 걷기, 조깅, 달리기, 고정식 자전거, 도로 자전거 타기, 패들 보딩, 카약, 조정, 수영, 일립티컬, 등산, 하이킹, 춤, 크로스컨트리 스키 등 유산소 운동으로 분류할 수 있는 다양한 유형의 활동이 있다. 약간의 신체활동이 없는 것보다는 낫다는 전제를 활용하면, 유산소 운동을 수행할 수 있는 최소한의 능력과 기회를 가진 환자에게도 달성 가능한 역치를 설정할 수 있다.

걷기는 처방할 수 있는 가장 쉽고 보편적인 유산소 운동이다. 3분 정도 걷는 것만으로도 반복 횟수를 정량화할 수 있다. 모든 운동처방은 빈도(주당 횟수), 강도(운동의 난이도), 지속시간(운동 한 세트의 시간), 반복 횟수(특정 운동 동작을 반복하는 횟수) 및 세트(반복한 운동의 횟수)로 제공된다.[30]

유산소 운동 초보자의 경우, 3분 걷기(반복)를 3번(세트) 완료하고, 중간에 휴식을 취하면, 지속시간 총 9분의 유산소 운동 프로그램으로 간주된다. 강도의 증가는 일반적으로 5% 단위로 프로그래밍되며(5% 증가된 3분은 3분 10초와 동일), 환자가 이 처방을 안전하고 편안하게 연속 3회 수행할 수 있을 때 증가가 허용된다. 물론 이러한 모든 변수는 환자마다 맞춤화될 수 있으며 맞춤화되어야 한다. 모든 체력 수준에서 환자를 위한 유산소 프로그램을 고안할 때는 동일한 전략을 사용한다. 환자가 즐길 수 있는 활동 유형을 결정하는 것은 그 활동이 안전하고 현실적인지 확인하는 것과 마찬가지로, 프로그램을 장기적으로 유지하는 데 중요하다.

운동 지도의 중요한 측면은 운동 강도(즉 안전하게 수행할 수 있는 반복 횟수의 난이도)를 모니터링하는 것이다. 운동 강도를 측정하는 데 도움이

운동자각도

원래 척도	
6	매우 가벼운
7	
8	
9	상당히 가벼운
10	
11	약간 가벼운
12	
13	다소 어려운
14	
15	어려운
16	
17	상당히 어려운
18	
19	매우 어려운
20	

그림 4-10 운동자각도

Franklin BA, Sallis RE, O'Connor FG의 허가를 받아 재인쇄. 성인을 위한 운동처방과 지침. In: UpToDate, Post TW(Ed), UpToDate, Waltham, MA.(2020년 10월 29일에 접속) 저작권 2020 UpToDate, Inc. 자세한 정보는 www.uptodate.com 참조.

되는 2가지 효율적인 방법은 환자에게 운동 강도를 평가하는 방법인 운동자각도(rating of perceived exertion, RPE)를 가르치는 것과 운동 중 심박수(training heart rate, THR)를 측정하는 방법을 가르치는 것이다.

RPE 척도는 주관적이고 전신을 인식해야 하기 때문에 대부분의 환자, 특히 초보자에게는 약간의 적응이 필요하다. 그러나 장비가 필요하지 않기 때문에 사용하기 쉽고 편리하다. 환자에게 "이 반복 운동을 완료하는 데 얼마나 힘들었나요?"라고 물으면, 환자는 그림 4-10에 자세히 제시된 척도를 사용하여 대답할 수 있다. 건강한 성인의 경우 일반적으로 12~14 범위가 적합하며, 환자의 목표에 따라 체력 수준을 높이거나 낮출 수 있다.

환자가 운동 강도를 측정하는 데 사용되는 다른 방법인 목표 심박수(THR)는 일반적으로 유산소 운동에 사용된다. 이 계산의 경우 최대 심박수는 220에서 환자의 나이를 빼서 추정할 수 있다. 상한과 하한 사이에서 사용되는 운동 강도의 비율은 경험, 체력 수준, 훈련 목표, 정형외과적 및 대사적 한계에 따라 각 환자에게 맞게 조정되어야 한다.

B=강도(Strength)

*

뼈가 몸을 지탱하고 일부 중요한 장기를 보호하는 반면, 골격계를 둘러싸고 있는 근육, 힘줄, 인대는 근골격계의 전반적인 통합성과 가동성을 담당한다. 골격근의 수축과 이완은 모든 방향으로 몸을 움직이게 하고, 컴퓨터의 키를 누르거나 세 살짜리 아이를 머리 위로 들어 올릴 수 있는 힘을 제공한다. 근골격계 근력을 향상하려면, 근육에 가해지는 저항을 의도된 운동범위(range of motion, ROM)에 걸쳐 꾸준히 증가시키는 점진적 과

목표 심박수 최대 예비량 계산

	하한(용량 60%)	상한(용량 80%)
최대 심박수	180	180
안정 시 심박수	60	60
여유심박수	120	120
운동 강도	0.6	0.8
	72	96
안정 시 심박수 추가	60	60
목표 심박수	132	156

최대 심박수에서 안정 시 심박수를 빼서 여유심박수를 계산한다. 여유심박수에 원하는 운동 강도(이 예에서는 0.6 또는 0.8)를 곱한 값에 안정 시 심박수를 더하여 운동 중 목표 심박수를 추정한다. 모든 심박수는 분당 박동 수로 표시된다.

그림 4-11 목표 최대 여유심박수 계산

Braun LT, Wenger NK, Rosenson RS의 허가를 받아 재인쇄. 심장재활 프로그램. In UpToDate, Post TW(Ed), Waltham MA. (2020.10.29. 접속) Copyright 2020 by UptoDate,Inc. 자세한 정보는 www.uptodate.com 참조.

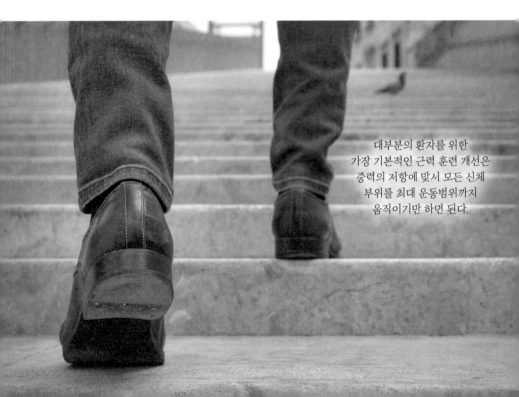

부하 원리가 필요하다.[31,32]

현재 대부분의 환자를 위한 가장 기본적인 근력 훈련 개선은 중력의 저항에 맞서 모든 신체 부위를 최대 운동범위까지 움직이기만 하면 된다. 계단 오르기는 많은 환자들이 완주하자마자 숨을 헐떡거리게 만드는 간단한 예다. 같은 계단을 내려가는 것도 근력 훈련에 해당한다는 사실을 잊으면 안 된다. 위로 올라갈 때 겨뤘던 아래로 당기는 동일한 중력의 힘에 맞서 몸을 추진하는 동안 근육이 내부 브레이크 역할을 하기 때문이다. 유산소 운동에 적용할 때와 마찬가지로 빈도, 강도, 지속시간, 반복 횟수 및 세트의 원칙을 사용하여 환자의 근력 운동처방을 안내한다. 강도를 측정하려면 운동자각도(RPE)를 사용한다.

근력 훈련의 종류. 유산소 운동과 특정 일상생활활동(activities of daily living, ADL)은 근력을 위한 기본적인 수준의 저항운동을 제공한다. 그러나 일단 점진적 저항의 원칙에 따라 기본 수준의 근력이 확립되면, 근육 그룹(특히 상체)을 위한 보다 균형 잡힌 프로그램을 제공하기 위해, 증가된 저항에 맞서 근육을 움직여야만 개선을 경험할 수 있다.

다행히도 이 목표를 달성할 수 있는 다양한 방법이 있으며, 가장 쉽게 구할 수 있는 것은 프리 웨이트다. 덤벨, 바벨, 케틀벨, 웨이트 커프, 저항 밴드, 수프 캔, 밀가루 부대, 수기 저항(트레이너가 ROM에 대적하는 무게의 저항을 시뮬레이션하는 것)은 모두 허용되는 근력 훈련 유형이다. 또한 대부분의 모든 신체 움직임에 대해 점진적인 저항을 다양하게 제공하는 가정용 또는 상업용 피트니스 시설용 부위별 운동기구를 사용할 수 있다.

근력 훈련 처방. 대부분의 근력 훈련 프로그램은 건강한 성인에게 매주 최소 2일의 근육강화 활동을 권장한다.[33] 연구에 따르면, 처방된 훈련

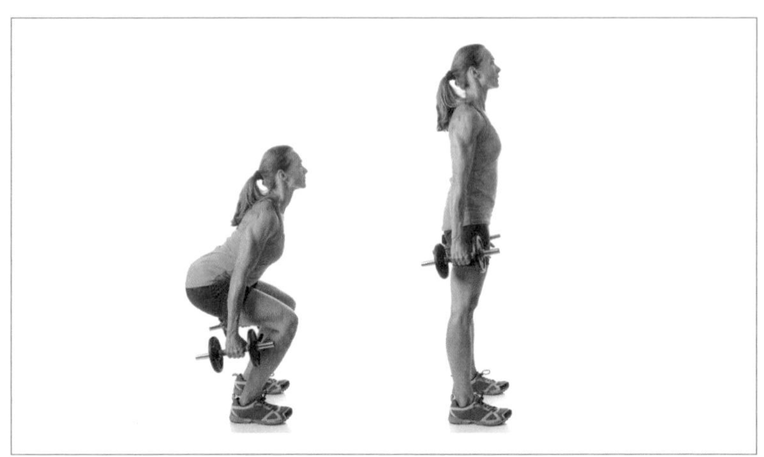

그림 4-12. 덤벨 스쿼트

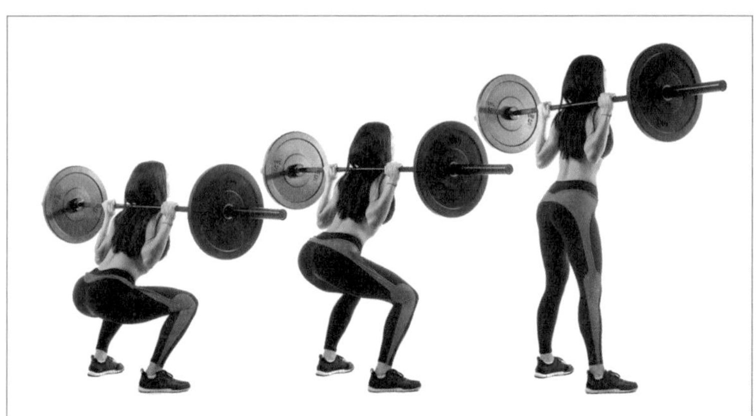

그림 4-13. 바벨 스쿼트

용량에 따라 인구집단별로 상당한 차이가 있는 것으로 나타나기 때문에 근력 훈련 처방의 개인화에 대한 해석은 더욱 복잡해진다. 또한 강도, 시간, 긴장 상태의 기간, 세트 사이 휴식 등 많은 요소가 저항 훈련으로 얻은 결과에 중요한 역할을 하는 것으로 나타났다.[34] 미국스포츠의학회의 '더 나은

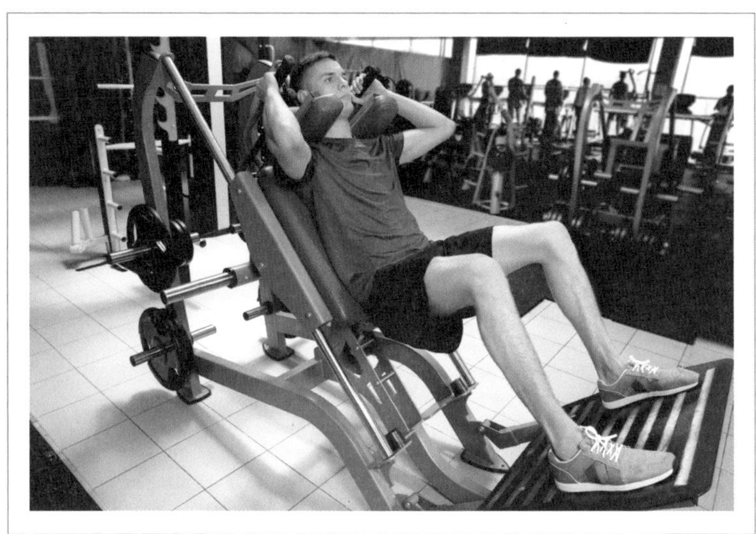

그림 4-14. 운동기구에서 스쿼트 수행하기

삶을 위한 활동[35]에 통합된 근력 훈련 지침은 대부분의 건강한 사람들을 위한 점진적인 저항 프로그램을 시작하는 데 유용한 개요를 제공한다.

- **저항을 제공할 수 있는 것은 무엇인가?** 의도된 운동범위(ROM)를 통해 특정 근육 그룹에 저항을 제공하는 가정용 또는 상업용 모든 기구.
- **얼마나 자주?** 매주 2~3일, 운동 일 사이에 하루 휴식.
- **얼마나 어려운가?** 환자가 안전하게 수행할 수 있는 가벼운 노력(RPE 척도 9~12)으로 시작하여, 중간 또는 강한 노력(13~16 RPE)까지 강도를 높여간다.
- **얼마나 많이?** 주요 근육 그룹별로 10~15회(1세트) 반복한다. 하체

그룹부터 시작하여 상체 그룹으로 진행하고, 복부 및 허리 그룹으로 마무리한다. 각 운동을 2세트까지 진행하고, 각 세트의 마지막 2~4회 반복은 첫 번째 반복보다 더 힘들지만 여전히 올바른 자세로 안전하게 수행하도록 한다. 신체의 반대쪽을 단련하는 운동 세트를 번갈아가며 진행한다. 예를 들어 상체 밀기 운동은 가슴과 삼두근 그룹을, 상체 당기기 운동은 등 위쪽과 이두근 그룹을 단련한다. 일반적으로 비슷한 밀기 또는 당기기 그룹 내에서도, 가장 큰 근육부터 가장 작은 근육 순으로 운동한다.

- **또 무엇이 있을까?** 더 많은 힘을 사용하기 전 좋은 자세를 강조하고, 운동 중에도 좋은 자세를 유지한다. 앉아서 운동하는 경우에도 마찬가지다. 호흡이 중요하다. 긴장된 근육을 수축(단축)할 때 숨을 내쉬고, 이완(연장)할 때 숨을 들이마신다. 절대 숨을 참지 마라. 수축 속도(그리고 전체 운동 세트 기간 동안)도 운동 요법의 변수로 조작될 수 있다. 몸과 마음은 일반적으로 프로그램 변화에 긍정적인 방식으로 반응한다.

C=가동성(Mobility)

*

건강과 장수는 가동성에 의해 정의된다. 일상생활에서 필요한 기본적인 집안일부터 가족의 버킷 리스트를 완성하는 럭셔리한 세계여행까지. 건강한 생활습관에서 가동성은 유연성(flexibility), 균형감각(balance), 신체 인식(body awareness)이라는 3가지 기본 구성요소로 구성된다. 이 3가지 특성이 모두 탄탄하게 갖춰져 있으면 손을 뻗어 빨래를 집어 들고,

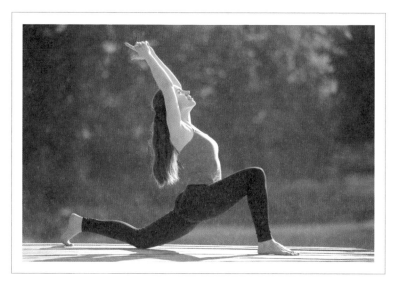

그림 4-15. 고관절 굴곡근 스트레칭-정적 또는 동적

오락용 테니스 게임에서 좌우로 셔플을 하고, 호흡이 더 쉽도록 올바른 자세를 유지할 수 있다.

유연성은 관절 구조가 전체 운동범위(ROM)에 걸쳐 움직이는 것을 포함한다. 좌식 생활습관으로 인해 의도한 운동범위를 아우르는 움직임이 부족한 것이 유연성이 손상되는 주된 이유다.

유연성을 처방하는 가장 쉽고 안전한 방법은 환자가 매일 움직이도록 하는 것이다. 구부리기, 쪼그리고 앉기, 머리 위로 뻗기, 똑바로 서기, 몸통비틀기, 머리 사방으로 움직이기 등은 모두 ROM을 개선하는 데 좋다. 이러한 방식으로 관절을 움직이는 것을 동적(dynamic) 또는 능동적(active) 스트레칭이라고 한다. 따라서 스트레치 지점에서 스트레치가 유지되지 않는다. 또는 정적(static) 스트레칭도 환자의 ROM 개선에 효과적일 수 있다. 정적 스트레칭은 느리고 꾸준한 점진적 스트레칭을 활용하며, 반복할 때마다 근육의 길이를 늘이려고 시도한다. 연구에 따르면 동적 스트레칭과 정적 스트레칭을 함께 사용하는 것이 운동 능력을 개선하는 데 가장 효과적인 조합일 수 있다.[36]

유연성 부족은 진지한 운동과 여가활동을 위한 운동 모두에 부상을 초래할 수 있다. 정적, 동적 및 폼롤러 스트레칭 기술에 대한 이해하기 쉽고 완전한 검토를 원한다면 2018년에 휴먼 키네틱스(Human Kinetics)에서 발행한 종합 기사를 추천한다.[37]

목표설정

환자에게 운동 방법에 대해 조언하기 전에 현재 신체활동 행동을 바꿀 준비가 어느 정도 되었는지 평가하는 것이 도움이 된다. 이와 관련하여 이 장의 앞부분에 설명된 프로차스카의 변화 준비도 척도(readiness-to-change scale)를 사용하는 것이 도움이 될 수 있다. 이를 통해 환자의 체력 및 건강 수준을 향상시키기 위한 가장 효과적인 전술을 결정하는 데 도움을 얻을 수 있다. 이 척도를 사용할 때의 장단점에 대한 설명과 행동을 효과적으로 변화시킬 수 있는 다른 전략에 대한 검토는 2장을 참조한다.

환자의 변화 준비도 혹은 현재 신체활동 행동에 관계없이, 환자와 함께 목표 설정을 위한 효과적인 하나의 시작점은 환자가 긍정적인 태도를 확립하도록 돕는 것이다. 긍정적인 태도를 확립하면, 추구하는 활동량이

증가하고, 이러한 노력을 시도하는 경향이 증가하고, 신체활동을 목표로 우선시하는 경향을 갖게 된다.[38]

환자를 무변화에서 변화로 전환하는 티핑 포인트(tipping point; 중요하고 종종 멈출 수 없는 효과나 변화가 발생하는 상황, 과정 또는 시스템의 중요한 지점-역자 주)에 도달하게 하는 것이 첫 번째 단계다. 긍정적인 태도를 확립하는 것은 신체활동에 대한 자신의 신체적, 정서적 예측의 조합에서 비롯된다. 2장에서 설명한 바와 같이, 교육과 적극적인 목표설정을 통해 운동의 이점을 인식하도록 넛지할 시점을 아는 것은 섬세한 균형잡기와 같다. 환자가 행동변화의 숙고 전 단계에 있다고 생각되면, 신체활동의 긍정적인 측면과 부정적인 측면을 나열하게 하는 간단한 전략으로 과정을 진전시킬 수 있다. 환자가 저녁 식사 후 아이들과 함께 산책하는 것이 즐겁다는 것을 깨달을 수 있다면, 여러분은 행동변화가 실현되지 않은 이점을 가지고 있다는 것을 발견하도록 돕는 길에 들어선 것일 수 있다.

티핑 포인트에 도달한 후에는 변화 동기에 대해 이야기하고 환자에게 맞는 최선의 행동 방침으로 넘어가는 것이 가장 좋다. SMART 목표 전략을 사용하는 것은 가장 어려운 상황에서도 효과적인 것으로 입증되었다.[39] 다음은 체중 감량을 위해 가족과 함께 저녁식사 후 신체활동을 하기로 동의한 부모에게 SMART 전략을 사용하기 위한 질문과 답변 전술의 예다.

S=특정(Specific)

*

누구? 나와 내 가족

무엇을? 저녁 식사 후 15분간 걸을 예정.

언제? 향후 2주간 주당 최소 2일 이상.

왜? 소화를 돕고 칼로리를 소모하며 가족과 함께 시간을 보내기 위해서입니다.

어떻게? 차로 인근 고등학교까지 이동한 후 트랙을 이용합니다.

M=측정 가능(Measurable)

*

얼마나 많이? 매주 최소 두 번 15분씩.

얼마나 자주? 앞으로 2주 동안 4회.

목표 달성 여부를 어떻게 알 수 있나요? 가족 중 1명을 통계 지킴이로 지정해 주방에 있는 달력에 매일 걷는 날짜를 표시하도록 합니다.

A=달성 가능성(Attainable)

*

작게 시작한다. 환자와 대화하여 '작음'을 어떻게 정의하는지 알아본다. 사람들 대부분은 크게 생각하지만 결과를 달성하고 진전을 보려면 작게 행동해야 한다.

R=현실적(Realistic)

*

이 사례에서, 가족회의를 통해 일정과 기대치를 논의하고, 팀의 동의를 구하는 것이 적절할 수 있다. 관련된 모든 사람에게 '현실적'이어야 한다.

T=적시성(Timely)

*

기간 내에 완료해야 한다. 2주라는 목표는 그에 따라 조정할 수 있다. 기간이 짧을수록 참가자가 더 빨리 피드백을 받을 수 있고, 진행상황을 조정하거나 확인할 수 있다. 성공만큼 성공을 촉진하는 것은 없으므로 시기를 정할 때 이 점을 염두에 두어야 한다.

변화는 대부분의 사람들에게 어렵다. 사람들은 일상생활의 구성요소인 신체활동에 대한 환경적 지원과 관련해서는 독성 환경에 살고 있다. 에스컬레이터, 리모컨, 컴퓨터 작업, 자동차에 대한 의존도, 지역사회 설계 등은 걷는 걸 어렵게 만든다. 모든 출퇴근, 특히 오늘날 도심에 있는 일자리로의 출퇴근은 개인이 신체활동을 일상생활의 일부로 만드는 데 장애물로 작용한다. 따라서 행동단계가 완료되면, 칭찬, 격려, 강화, 재발에

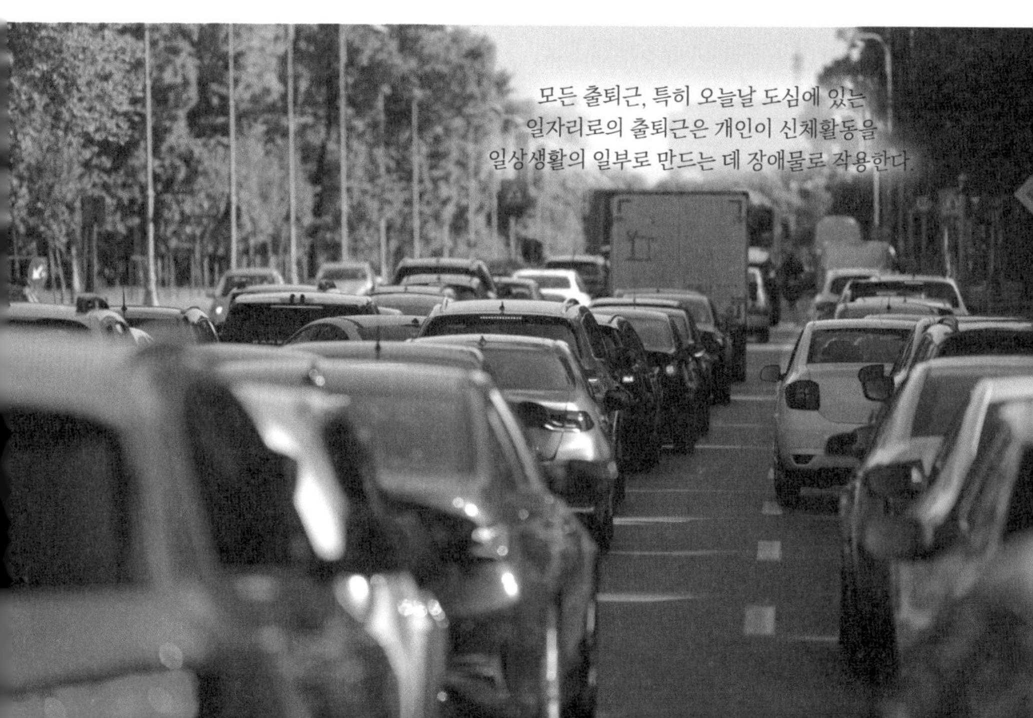
모든 출퇴근, 특히 오늘날 도심에 있는
일자리로의 출퇴근은 개인이 신체활동을
일상생활의 일부로 만드는 데 장애물로 작용한다.

대한 경각심을 사려 깊게 혼합해야 한다.

내비게이션을 사용하면서 잘못된 방향으로 회전하면 다음과 같은 메시지가 표시된다. “가능하면 합법적인 유턴을 하십시오.” 내비게이션은 운전자의 실수에 대해 부정적인 댓글로 꾸짖지 않는다. 환자들에게도 이와 비슷한 방식으로 좌절을 인식하고, 분석하고, 조정하고, 긍정적인 태도로 올바른 방향으로 다시 시작하도록 조언한다.

2020년 미국생활습관의학저널(American Journal of Lifestyle Medicine)에 실린 논문에서[40] 저자들은 SMART 개념을 확장하여 EST를 포함하도록 했다. 이 SMART-EST 목표설정 전략은 목표설정의 매개변수를 확장하여 다음을 포함한다.

- E-근거기반(evidence-based): 추천하는 프로그램은 효과가 입증된 것이어야 한다.
- S-전략적(strategic): 권장된 행동 과정은 해당 과정을 시작하려는 환자의 준비상태와 일치해야 한다.
- T-맞춤형(Tailored): 과학을 개인에게 맞추는 데 시간을 할애한다.

어떤 방법을 사용하든, 목표설정은 환자가 어디로 향하고 있는지 시각화하는 데 도움이 된다. 일반적으로 환자가 궤도에서 벗어나지 않도록 과정을 모니터링하고 관리하고, 더 건강한 목적지를 위해 설계된 여정을 완수할 수 있도록 동기를 부여하려면, 진료팀의 시간과 관심이 조금 더 필요하다.

진행상황 추적: 모범 사례

관리하고 싶다면 측정하는 것이 좋다. 이 인기 있는 관리 전략은 생활습관의학 임상의로서의 역할과 관련이 있다. 시간과 에너지는 의사와 환자 모두에게 잠재적인 적이라는 점에서, 일단 환자가 안전하고 건강한 생활습관으로 나아갈 수 있도록 동기를 부여한 후에는 목표를 효과적으로 달성할 수 있도록 안내해야 한다.

앞서 설명했듯이, 모든 환자 검사의 일부로 운동 활력징후를 사용하는 것은 환자가 건강한 생활습관을 향한 여정에 규칙적인 운동을 포함시키는 것을 생각하게 하고 더 중요하게 행동하도록 하는 가장 효과적이고 효율적인 방법이다.

이러한 삶을 위한 가장 안전한 길을 시작하려면 계획이 필요하다. SMART 원칙은 합리적인 계획의 개요를 설정한다. 의사는 환자가 계획을

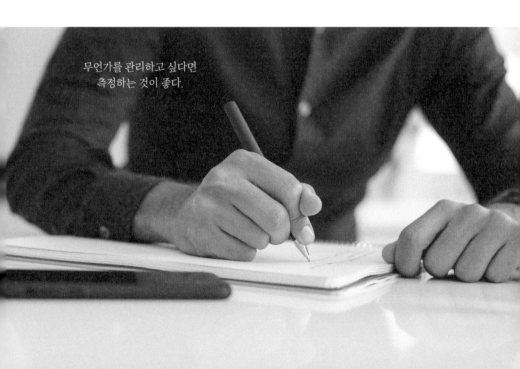

실행하는 데 어떻게 도움을 줄 수 있을까?

때때로 동기를 강화하고 책임감을 가르치는 가장 강력한 조합은 종이 한 장과 연필이다. 더 건강한 생활습관으로 가는 길은 정기적으로 몇 가지 긍정적인 단계를 수행하는 것에서 시작할 수 있다. 매일 몇 가지 건강한 생활습관 활동을 통해 환자 스스로 새로운 사고방식으로 행동하도

신체활동 목표	월	화	수	목	금	토	일
유산소							
근력							
가동성							

신체활동 목표	월	화	수	목	금	토	일
유산소	✗		✗		✗	✗	
근력		✗		✗			
가동성	✗		✗		✗	✗	

✗=올바르게 완료됨

그림 4-16 신체활동 체크리스트의 예-빈칸과 완료된 체크리스트의 예

신체활동 목표	월	화	수	목	금	토	일
유산소	2		2		2	1	
근력		3		3			
가동성	2		2		2	1	

1=더 좋을 수 있음 2=좋음 3=훌륭함

그림 4-17 신체활동 체크리스트 채점 예시

록 유도하라. 이러한 활동은 한 가지에 집중할 수도 있고, 여러 목표에 걸쳐 동시에 진행할 수도 있다. 그림 4-16과 4-17은 환자가 예 또는 아니오 대답으로 매일의 건강 활동을 추적하는 데 사용할 수 있는 간단한 추적 체크리스트의 예다. 각 범주 및 범주의 정의는 각 환자에 대해 적합하다고 판단되는 능력범위에 따라 맞춤화될 수 있다.

체크리스트는 각 환자에게 가장 적합한 몇 주 동안 작성할 수 있다. 이 전략을 개인화하기 위해 목표 범주를 추가하거나 뺄 수도 있다. 목표는 습관을 기르고, 구성요소의 범위를 가르치고, 책임감을 연습하는 것이다.

다음 국가 기관에서는 환자가 활동 습관을 설계하고 추적하는 데 도움이 되는 포괄적이고 읽기 쉬운 공식과 템플릿을 제공한다. 미국심장협

유산소 활동

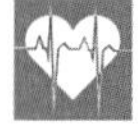

유산소 활동은 체력과 심장건강을 개선합니다. 유산소 활동을 하면 심박수와 호흡이 빨라집니다. 중간 강도의 활동을 주당 150분, 격렬한 활동을 주당 75분 또는 이 2가지를 함께 할 수 있도록 운동량을 늘리세요.

무엇을?
리드미컬하고 지속적인 활동

얼마나 자주?
3~5일/주 약간

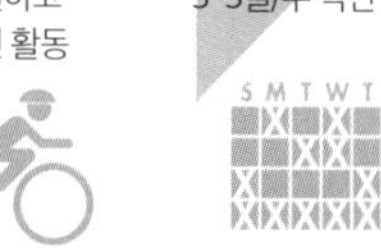

얼마나 힘들게?
가벼운 수준에서 다소 어려움

얼마나 많이?
몇 분으로 시작하세요. 하루 30~60분까지 서서히 늘립니다.

기억하세요: 걷기, 자전거 타기, 춤, 수중 운동이 좋습니다. 활동적인 마당일이나 집안일은 어떻습니까? 여기저기서 5분 또는 10분 정도만 투자하세요. 또는 20~30분 정도 하셔도 좋습니다. 언제 어디서든 활동적인 생활을 하세요. 1분 1초가 모여요!

안전하고 부상 없이 지내기 위해

- 능력이 허락하는 한 최대한 적극적으로 활동하세요.
- 가볍게 또는 중간 정도의 힘으로 천천히 시작하세요.
- 점차적으로 운동 속도와 활동 시간을 늘리세요.
- 운동 전후에 가볍게 워밍업하고 쉬운 속도로 식히세요.

그림 4-18 ACSM '운동은 의학이다' 유산소 훈련 템플릿

미국스포츠의학회의 허가를 받아 사용되었다. 운동은 의학이다.

더 이동하기

기분이 좋아지고, 더 잘 움직이고, 더 잘 자고 싶으신가요? 하루 종일 활동할 수 있는 기회를 찾아보세요. 매 순간이 중요합니다.

우체통까지 걸어가기-나뭇잎 긁어모으기-자전거 타기-춤추기!
자신에게 맞는 것 그리고 재미있는 것을 선택하세요!

매주 150분 이상 중간 강도의 신체활동을 하도록 노력하세요. 여기저기서 2분, 5분, 10분 또는 20분씩 운동하세요. 가능한 한 어디서든 활동적인 생활을 하세요! 이 모든 것이 더 나은 건강으로 이어집니다.

걷기는 간단하고 저렴하며 시작하기에 좋은 운동입니다.
다음 중, 어느 것을 앞으로 2주간 할 것입니까? (☑ 박스)

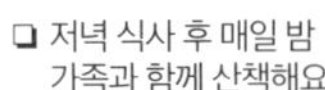

- ❑ 하루가 시작되기 전에 침대에서 일어나 20분간 산책을 합니다. 그리고 스스로 마음을 다잡아요.
- ❑ 이른 아침에 지역 쇼핑몰에서 친구를 만나 쇼핑해요. 쇼핑몰은 종종 지역 보행자들을 지원하기 위해 일찍 문을 열어요.
- ❑ 매일 반려견 산책 자원봉사에 참여하세요. 반려견이 없으신가요? 이웃의 반려동물을 산책시키세요.
- ❑ 스마트폰 걷기 앱을 사용하거나 활동 추적기로 걸음 수를 세어보세요. 하루 최대 7,000~9,000 걸음까지 점진적으로 늘려봅니다.
- ❑ 지역 피트니스 프로그램에 참여하여 지도와 동기를 부여받으세요. 내 지역 피트니스 시설 또는 프로그램:

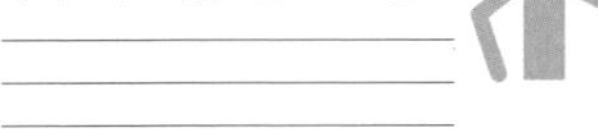

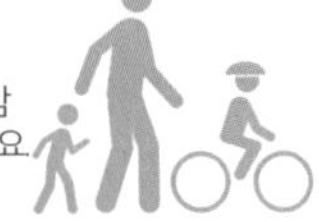

- ❑ 저녁 식사 후 매일 밤 가족과 함께 산책해요.
- ❑ 자녀와 함께 걷거나 자전거를 타고 학교에 가면 두 사람 모두 혜택을 누릴 수 있어요.
- ❑ 점심시간에 10~15분간 걷기
- ❑ 동네 걷기 그룹을 시작하세요. 최소 2명의 다른 이웃이 필요합니다. 필요한 경우 자녀 돌봄을 교환하세요.
- ❑ 일주일에 1~2회 걷거나 자전거로 출퇴근합니다. 전기 자전거를 이용해보세요: 더 쉽고, 빠르고, 재미있습니다!
- ❑ 지역사회에서 걷거나 자전거를 타기 좋은 아름다운 장소를 찾아보세요. 지역 공원, 산책로, 나무가 있는 거리 또는 흥미로운 건물을 찾아보세요. 탐험가가 되어보세요.

그림 4-19 ACSM '운동은 의학이다' 덜 앉고 더 움직이기 캠페인

미국스포츠의학회의 허가를 받아 사용되었다. 운동은 의학이다.

회의 '신체활동과 건강한 식습관을 어떻게 추적할 수 있나요?' 작성지침[41], 미국스포츠의학회의 '나이가 들면서 활동하기' 가이드[42], '초기 체력 평가/활동 계획'.[43]

이 공식은 가족 중 걸음속도가 빠른 사람과 중량물 운동을 하는 사람만을 위한 것이 아니라 좌식 생활을 가장 오래하는 사람에게도 적용되도록 설계되었다. 활동적인 생활습관을 위한 이들의 첫 번째 시도는 더 많이 서고 덜 앉아 있는 것을 포함하는 것일 수도 있다.[44]

책임은 의료진과 의료팀에 있다. 운동 활력징후는 정기적으로 측정해야 한다. 주기적인 후속 전화, 문자 알림, 체크리스트를 적시에 검토하여 진행상황을 분석하고 필요에 따라 전술을 조정하는 것은 모두 긍정적인 결과를 얻을 수 있는 입증된 방법이다.[45,46]

혁신적인 체력 솔루션

코로나-19의 출현으로 신체활동을 위한 비대면 솔루션의 혁신과 구현이 가속화되었다. 대면 운동 기회가 사라지고, 축소되고, 수정되고, 기피되면서 다양한 대체 운동이 등장했다. 걷기, 하이킹, 자전거 타기, 조깅, 달리기, 수영, 조정, 카약, 골프, 테니스, 피클볼(pickleball) 등 야외에서 다른 사람과 물리적으로 거리를 두고 할 수 있는 거의 모든 운동의 인기가 치솟았다. 상대적인 비용 효율성과 야외 활동의 즐거움은 환자들에게 '다시 어린 시절로 돌아간 기분'을 불러일으켰다. 이러한 새로운 운동 방식이 계속해서 성장하여 건강한 생활습관과 의식이 되기를 바란다.

오프라인 피트니스 제공업체도 가상 플랫폼으로 활동 서비스를 확장했다. 대부분은 무료이고, 다음과 같은 것들이 있다.

- https://www.corepoweryogaondemand.com

- https://ymca360.org/on-demand
- https://my.lifetime.life/lp/video-workouts/cardio-video-workouts.html

일부 서비스에는 소액의 월 구독료가 부과되거나 조직의 정규 멤버십 요금에 포함되어 있다. Zoom과 FaceTime을 통한 일대일 및 그룹 피트니스 강습 서비스도 계속 증가하고 있다.

홈 피트니스 장비도 웰빙 열풍을 타고 폭발적으로 성장했다. 프리 웨이트(덤벨, 바벨, 케틀벨, 스트랩 웨이트, 저항 밴드)는 가장 저렴한 비용으로 근력 운동 동작을 할 수 있는 많은 옵션을 제공하지만, 안전과 효과를 위해 구체적인 지침과 교육이 필요하다. 환자는 상업용 헬스클럽이나 피트니스 센터에서 볼 수 있는 웨이트 트레이닝 기구를 가정용으로 특별히 설계된 버전으로 구입할 수도 있다. 이러한 운동기구는 신체의 여러 부위를 강화할 수 있는 다양한 운동 옵션을 제공한다. 또한 신체 움직임을 안전하게 추적하고 중량물이 떨어질 때 발생할 수 있는 부상의 우려를 최소화한다.

가정용 러닝머신, 고정식 자전거, 일립티컬, 크로스컨트리 스키 시뮬레이터, 로잉 머신 등은 날씨에 구애받지 않고 편리하게 유산소 운동을 할 수 있는 제품이다. 하지만 이러한 운동기구는 가격대가 높고 집안에 공간과 전력에 대한 특정한 요구 사항이 있다.

최신 버전의 가정용 운동 솔루션은 유산소, 근력 및 가동성 루틴에 대한 비디오 지침 요소(실시간 스트리밍 또는 사전 녹화)를 운동기구의 컴퓨터 디스플레이에 직접 통합한다. 대부분은 고정 사이클이나 러닝머신과 같은 일반적인 운동기구이며, 다른 것들은 사용자가 저항운동을 할 수 있도록 도르래가 부착되어 있거나 부착되지 않은 대형 평면 스크린 컴퓨터 모니터도 있다. 모두 사전 녹화된 운동 루틴, 실시간 비디오 운동 루틴, 개별 개인 트레이닝 항목을 제공한다.

진료소에 아직 환자에게 상업용, 원격 또는 재택 운동 옵션에 대해 조언해줄 수 있는 임상의를 고용하지 않았다면, 면허를 소지한 물리치료사, 공인개인트레이너, 자격을 갖춘 그룹 피트니스 강사 또는 웰니스 코치에게 의뢰하는 것이 좋은 시작이 될 수 있다. 무엇을 구입할지 그리고 이러한 옵션 중 일부 또는 전부를 가장 잘 사용하는 방법에 대한 세션을 의뢰할 수 있다. 이런 전문인에게 의뢰 시 운동 방법, 개선이 필요한 특정 부위, 피해야 할 동작에 대한 추천사항을 반드시 포함해야 한다.

기술의 물결은 다양한 방식으로 신체활동을 추적하는 시장을 침범했다. 1990년대 초 걸음 수를 PC에 다운로드한 후 개인 웹페이지에 업로드하는 스마트브레인(SmartBrain) 웨어러블 디바이스가 출시된 이후, 웨어러블 활동 추적기는 활동 추적의 기반으로 크게 발전해왔다. 2019년에 발표된 메타분석[47]에서는 웨어러블 활동 추적기를 사용한 프로그램의 효과를 대조군과 함께 연구하기 위해 결과 측정을 검토했다. 그 결과 추적기를 사용한 사용자는 일일 총 걸음 수, 중강도 및 격렬한 신체활동, 에너지 소비량이 크게 증가한 것으로 나타났다.

걸음 수와 거리는 모든 '빅데이터' 순열이 가능한 클라우드 기반 알고리듬 샐러드(salad; 여기서는 샐러드 음식의 뜻이 아니라 무작위 말이나 문구로 혼란스럽게 섞여진 것을 말함-역자 주)로 변환 및 확장되었다. 일별, 주별, 월별, 고용주별, 부서별, 인구통계별, 지역사회별, 외부 인센티브 수준별 분류는 모두 개인 사용자와 후원자가 신체활동에 대한 건강 및 재정적 결과를 분석하는 일상적인 분류가 되었다.

핏빗(FitBit), 가민(Garmin), 애플(Apple) 및 조본(Jawbone) 등(한국의 경우 갤럭시 워치 포함-역자 주)이 신체활동 트래킹을 위한 웨어러블 기술의 업계 표준이다. 손목에 착용하는 것보다 엉덩이에 착용하는 기기의 걸음 수 계산이 더 정확하다. 대부분의 운동기기가 충분히 근사치에 가까웠지만, 모든 기기가 이동 거리를 직접 측정하는 것만큼 정확하지는 않다.[48]

클라우드로 업로드 되는 걸음 수, 거리, 칼로리를 편리하게 추적할 수 있는 몇 가지 대안이 있지만, 근력 및 가동성을 추적하는 옵션은 아직 그 기능과 일치하지 않는다. 이러한 한계는 환자가 자신의 모든 운동 매개변수에 대한 세부 사항을 실제로 받아들이는 데 영향을 미친다. 시간, 복잡성, 인터넷 연결 문제, 애플리케이션 정보 과부하 등의 이유로 많은 사용자가 메뉴 A/B/C 접근방식을 고수하고, 피트니스 전문인과 상담하여 처방을 설계하거나, 기기를 통해 무료 또는 유료로 제공되는 수백 개의 프로그램을 왔다 갔다 한다.

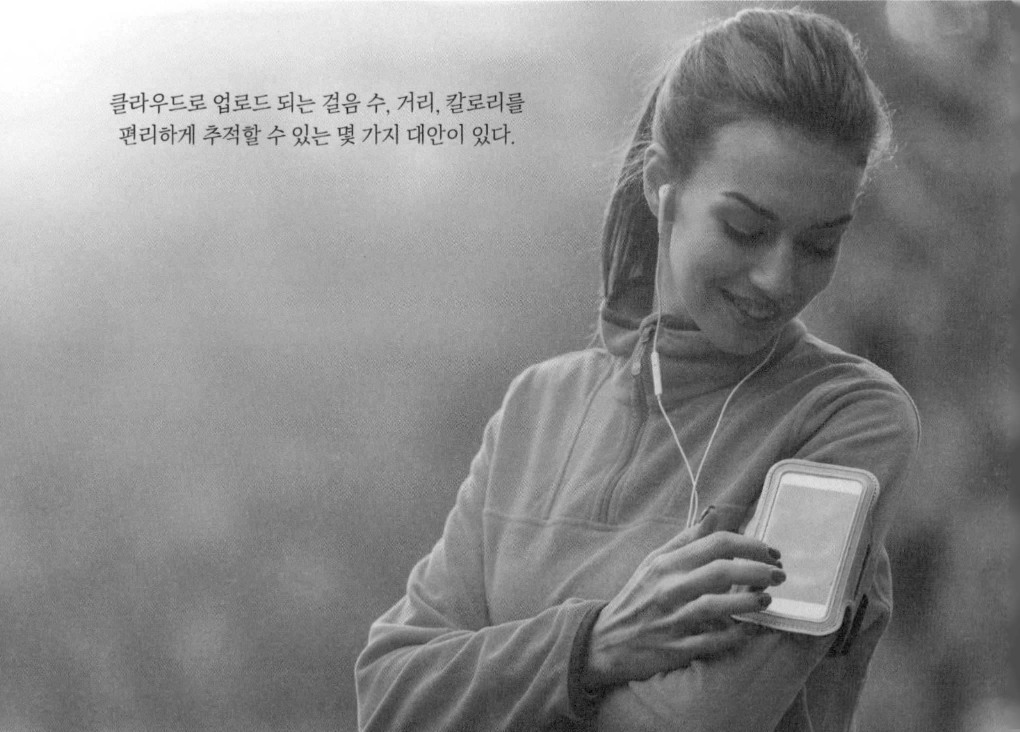
클라우드로 업로드 되는 걸음 수, 거리, 칼로리를 편리하게 추적할 수 있는 몇 가지 대안이 있다.

신체활동 상담에 대한 보험급여 기회

신체활동 상담은 거의 모든 진료실 방문에 포함될 수 있다. 규칙적인 신체활동의 중요성을 환자에게 지적하는 것처럼 간단할 수도 있고, 신체활동이 중심이 되는 집중적인 치료적 생활습관 변화 프로그램에 환자를 추천하는 것처럼 포괄적일 수도 있다.

신체활동에 대한 개인 또는 그룹 세션에 대한 보험급여는 전략과 상담을 수행하는 의료인 유형에 따라 달라진다. 의료제공자는 신체활동 상담을 제공할 때 평가 및 관리 코딩 과정을 사용할 수 있다. 또한 예방 치료 중재로 신체활동 상담을 제공할 수도 있다.

많은 건강보험이 예방적 돌봄 상담 혜택을 제공하는데, 이는 예방적 돌봄 혜택에 미국 질병예방특별위원회(U.S. Preventive Sevice Task Force, USPSTF)의 모든 A 또는 B 등급 권장사항이 포함되어 있기 때문이다. USPSTF는 심혈관질환 위험이 높은 18세 이상의 성인에게 건강한 식습관과 신체활동을 장려하기 위한 행동상담을 제공할 것을 권장한다.

2020년 미국의사협회에서는 자격을 갖춘 의료진의 신체활동 상담에 대한 새로운 코드를 발표했다. 그러나 다른 코드와 마찬가지로 해당 코드가 건강보험에서 보장하는 혜택을 나타내지 않는 경우 보험급여가 지급되지 않는다. 공인 영양사에 의한 의료영양요법(medical nutrition therapy, MNT)은 신체활동 상담을 포함시킬 수 있는 또 다른 전략이다.

행위별수가제 또는 인두제 등 보험급여 환경에 관계없이, 신체활동 상담은 동일한 방식으로 보고해야 한다. 중재를 처방할 때는 방문 횟수를

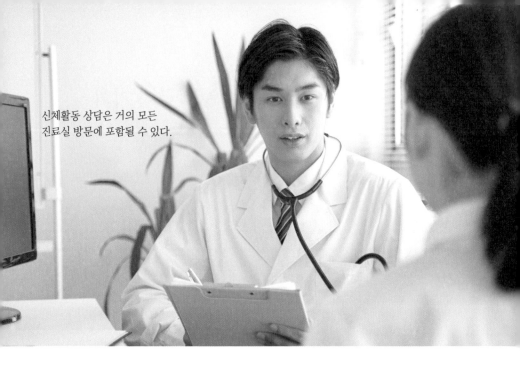
신체활동 상담은 거의 모든 진료실 방문에 포함될 수 있다.

고려해야 한다. 행위별수가제 환경에서는 일부 건강보험에서 보험연도 내에 코드를 사용할 수 있는 횟수를 제한할 수 있다는 점에 유의해야 한다. 따라서 각 건강보험의 코딩 매개변수를 아는 것이 유용할 것이다. 구체적인 건강보험 코딩 지침은 환자의 건강보험 제공자 자료원을 참조하거나 제공자의 담당자에게 문의한다. 다음은 신체활동 상담에 대한 몇 가지 보험급여 코딩 예시다.

신체활동 상담은 평가/관리(Evaluation/Management, E/M) 방문의 일부일 수 있지만, 운동 생리학자 또는 헬스 코치에게 운동처방을 설명하는 등의 따뜻한 인계로 인해 방문 시간이 길어지는 경우, 99354 또는 99355의 추가 코드를 사용하지 말고 같은 날 추가 15분마다 99417을 사용한다. 이는 대면 또는 원격의료 방문 모두에 해당될 수 있다. 등록 영양사가 상담을 제공하는 경우, 적절한 진단과 함께 상담이 제공된 경우 97802,

97803 또는 97804를 사용하여 MNT를 청구하도록 선택할 수 있다.

일차의료 의료인(예; DO, MD, NP, PA)은 신체활동을 포함한 예방적 돌봄 상담에 코드 99401~99404, 99411 및 99412를 사용해야 한다. 대부분의 건강보험에는 사용 횟수에 대한 제한이 없지만, 건강보험에 따라 제한 사항이 다를 수 있다. 메디케어는 G0446을 사용하여 심혈관 위험 감소에 대해 상담할 수 있는 혜택을 제공하며, 이 코드는 1년에 한 번만 사용할 수 있고, 신체활동 상담이 포함된다.

신체활동 추천을 평가하고 추천하는 전문가 찾기

생활습관의학 의료인은 일반적으로 안전하고 건강한 신체활동 프로그램의 기본 구성요소에 동의하지만, 이러한 매개변수의 적용은 환자의 연령, 성별, 현재 대사 및 정형외과적 상태, 변화에 대한 준비도, 장비 및 시설 이용 여부, 개별 환자에게 제공되는 시간에 따라 달라질 수 있다. 시간과 전문 지식의 한계는 개별 운동처방에 대해 제공할 수 있는 세부 정보의 양에 영향을 미친다. 겉으로 건강해 보이는 대부분의 사람은 공인기관에서 인증한 면허를 소지한 물리치료사 또는 건강/피트니스 전문인과 1~2시간 상담을 통해 면밀히 검사한 후 신체활동 프로그램을 처방하는 것이 좋다. 미국운동협의회(American Council on Exercise)[49] 미국스포츠의학회(American College of Sports Medicine)[50] 국제무용교육협회(International

Dance Education Association, IDEA)[51] 및 미국스포츠의학협회(National Association of Sports Medicine, NASM)[52] 모두 환자가 안전하고 효과적인 신체활동 프로그램을 시작하는 데 도움을 줄 수 있는 인증된 전문인을 쉽게 찾을 수 있는 웹사이트를 운영하고 있다.

지난 몇 년 동안 건강 및 웰니스 코치는 환자들이 조언을 구할 수 있는 옵션으로 시장에 소개되었다. 이러한 임상 전문인들은 동기면담, 목표 설정, 자원 파악, 참여도 향상을 위한 전략에 대한 교육을 받는다. 임상 전문인들은 대부분 간호학, 사회학, 영양학, 피트니스 등 다양한 분야의 전직 또는 현직 임상 전문가다. 이들은 일반적으로 국제 건강 및 웰니스 코칭 컨소시엄(International Consortium for Health & Wellness Coaching)에서 인정하는 기관 및 Wellcoaches.com와 같은 기관에서 인증을 받는다. 또한 코칭 연구소(Institute of Coaching), 미국스포츠의학회, 미국생활습관의학회와 같은 과학 및 의학 기관과도 협력하고 있다. 이러한 기관은 환자가 인증된 건강 및 웰니스 코치를 쉽게 찾을 수 있도록 자료원을 제공한다.[53]

요약

신체활동 부족은 만성질환의 주요 원인이다. 이 위험하고 비용이 많이 드는 추세를 되돌리기 위한 기본 권장사항은 간단하다. 환자에게 더 많이 움직이고 덜 앉아 있으라고 말하는 것이다. 보다 구체적으로, 최소한 주당 150분의 중강도 운동을 수행해야 하고, 적절한 경우 모든 주요 근육군에 대한 저항운동을 일주일에 두 번 수행해야 한다.

이 목표를 달성하기 위한 프로토콜도 간단하다. 방문 시마다 신체활동을 활력징후에 포함시키고, 주당 150분 활동 목표를 달성할 수 있도록 옵션을 개인화한다.

이제 어려운 부분이 남아 있다. 모든 이해관계자와 영향력 있는 당사자가 간단한 부분을 달성하는 데 필요한 행동변화를 성공적으로 계획해 실행하고 나면, 그것을 유지해야 하는 훨씬 더 어려운 과제가 남아 있다.

규칙적으로 수행하는 신체활동의 이점은 반박할 수 없다. 건강에 긍정적인 영향을 미치는 데 필요한 운동 강도는 중간 수준일 수 있지만, 생활습관의학팀에게 요구되는 노력은 결코 만만치 않다. 그러나 이러한 노력이 의료진과 진료팀의 건강에 미칠 파급 효과를 간과해서는 안 된다. 매일 운동할 것을 권유하고 개인별 맞춤 계획을 세우며, 긍정적인 롤모델의 특성을 보여주려는 열망이 주변 사람들에게 더 건강한 삶을 살도록 유도하기 때문이다.

이 장에서는 신체활동을 통해 더 건강한 삶을 향한 각 환자의 여정을 고무하고 지원하기 위해 풍부한 지식에 기반한 옹호, 질문, 조언을 제공하는 의사의 역할을 요약했다. 바라건대, 이러한 임무가 조언자가 반드시 가르쳐야 하는 원칙을 실천하려는 내면의 열망에 불을 붙일 수 있기를 바란다. 틀림없이 임상의의 책임이 확대되면 이미 제한된 시간과 자원에 대한 요구가 추가될 것이다. 의사마다 환자에게 제공할 수 있는 개인화의 깊이에 대한 선호도는 각자 선택하지만, 이 장의 기본 목표는 궁극적인 목표를 달성하는 데 사용할 수 있는 기본 원칙을 충분히 제공하고 신뢰할 수 있는 자료원을 정확히 찾아내는 것이었다. 즉 건강한 삶을 향한 여정을 탐색하는 동안, 의사와 환자 모두가 전술로 신체활동을 포함시키는 것이다.

신체활동의 힘: 요약 및 실습 가이드

요약

*

- 운동의 이점은 심혈관질환으로 인한 사망 위험 감소부터 전 생애에 걸친 삶의 질 향상에 이르기까지 다양하다.
- 미국 성인의 절반만이 주당 150분 이상 가벼운 또는 중강도의 운동을 하거나 주당 75분 이상 격렬한 운동을 하는 등의 규칙적인 신체활동을 하는 것으로 추정된다.
- 의사와 관련 임상 헬스케어 전문인들은 환자 집단의 규칙적인 신체활동을 증진하는 데 있어 막대한 영향력을 활용하지 못하는 경우가 많다.
- 신체활동 부족으로 인한 부정적인 결과에는 다음과 같은 것들이 있다.
  - ADL(activities of daily living, 일상생활 활동)을 수행하는 데 필수적인 근육량 및 가동성 상실
  - 일반적으로 노화 진행과 관련된 체지방 증가를 조절하는 능력 감소

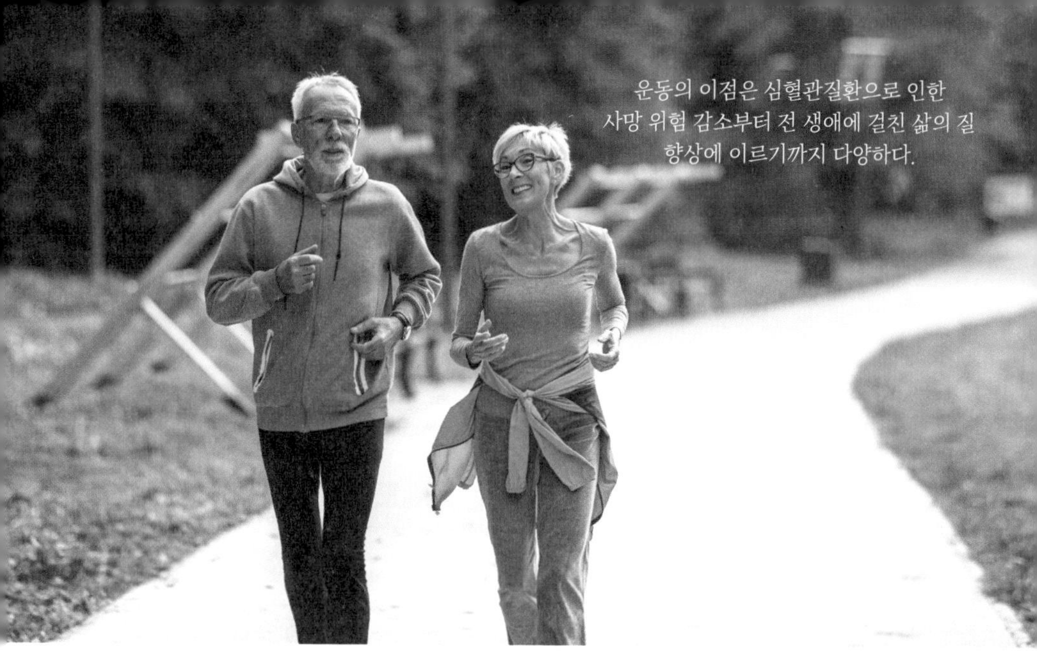
운동의 이점은 심혈관질환으로 인한
사망 위험 감소부터 전 생애에 걸친 삶의 질
향상에 이르기까지 다양하다.

- 당뇨병, 고혈압, 비만, 뇌졸중, 심장병과 같은 만성질환에 대한 감수성 증가

• 운동 활력징후(EVS) 수집은 모든 환자의 의료 기록에 포함되어야 한다.

• 운동처방은 각 환자에게 맞춤화되어야 하며, 결국 유산소 운동, 근력 운동, 가동성 운동의 안전하고 효과적인 균형이 포함되어야 한다.

• SMART 목표 과정을 통합하면 진행상황을 추적하고 환자와 치료팀의 책임성을 개선하는 효과적인 방법이 될 수 있다.

• 디지털 디바이스와 클라우드 기반 플랫폼의 발전으로 신체활동을 처방, 추적 및 관리하는 방식이 계속 변화하고 있다.

• 환자의 건강한 생활습관에 신체활동을 통합하는 것은 방대하지만 중요한 작업이다. 결국 행동변화를 촉진할 수 있는 팀의 확고한 능력이 필요하다. 자세한 내용은 2장을 참조한다.

신체활동 활력징후

*

- 미국스포츠의학회의 '운동은 의학이다' 이니셔티브에서는 주당 중강도(150분) 또는 격렬한 운동(75분) 목표에 대한 국가지침에 초점을 맞춘 운동 활력징후(EVS)에 대한 간단한 두세 문항 설문조사를 제공한다. 근력 강화가 필요한 경우, 모든 주요 근육군을 포함하는 중강도 또는 고강도 운동을 매주 2회 실시할 것을 권장한다.
- 심폐체력(CRF)을 관리하기 위해 EVS에 3분 걸음 수 테스트 결과를 포함하는 것을 고려한다.
- 각 검사에서 환자의 EVS 데이터를 기록하고 그에 따라 후속 조치를 취한다. 기준 데이터에서 시간이 지남에 따라 점진적으로 개선되는 것을 강조한다.

운동처방

*

- 가장 안전한 유산소 모드를 결정한다.
    - 걷기가 가장 일반적이다. 고정식 자전거 타기, 조깅, 수영, 도로 자전거 타기 및 3분 이상 지속할 수 있는 대근육을 사용하는 기타 리듬 활동도 허용된다.
- 기간(얼마나 오래), 빈도(주당 횟수), 강도(완료하기 어려운 정도) 등 각 변수에 대한 점진적인 계획을 수립한다.
    - 앞서 설명한 국가 목표를 잠재적 종착점으로 삼아, 짧은 운동 바우트(반복)로 시작하여, 중간에 짧은 휴식 바우트를 취한다.

이러한 설계는 일반적으로 인터벌 트레이닝으로 알려져 있다.

- 국가 지침을 향해 나아가도록 모든 변수를 조작한다. 5%의 증량이 권장되지만, 허용 가능한 범위 내에서 조정할 수 있다.
- 운동 강도에 대한 간단한 지침으로 운동자각도(RPE)를 사용한다. 중간 강도의 운동은 RPE=10~14에 해당한다.

• 근육이 뭉친 것으로 알려진 부위와 전반적인 하지 유연성/가동성을 위한 정적 및/또는 동적 스트레칭을 포함한다.

• 근력 운동이 권장되는 경우 안전하고 효과적인 전신 운동을 설계하는 과정이 더 복잡해진다. 필요한 경우 물리치료사 또는 공인개인트레이너와 상담하여 이 과정을 보강하는 것이 좋다.

• 유연성, 민첩성, 균형감 등의 가동성이 향상되면 환자가 보다 활동적인 생활습관에 안전하게 참여할 수 있을 뿐만 아니라 독립성을 유지하는 데 필수적인 대부분의 일상생활 활동에 참여할 수 있는 능력이 향상된다. 간단한 동작(의자에서 앉았다 일어서기, 체중을 실은

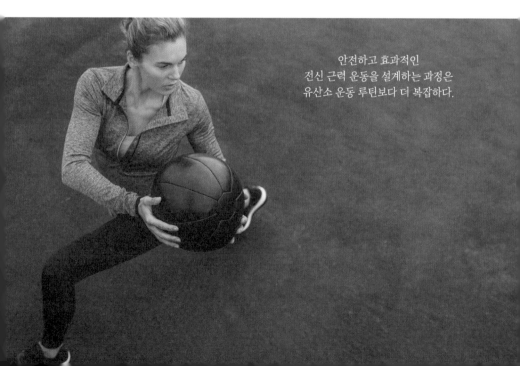
안전하고 효과적인
전신 근력 운동을 설계하는 과정은
유산소 운동 루틴보다 더 복잡하다.

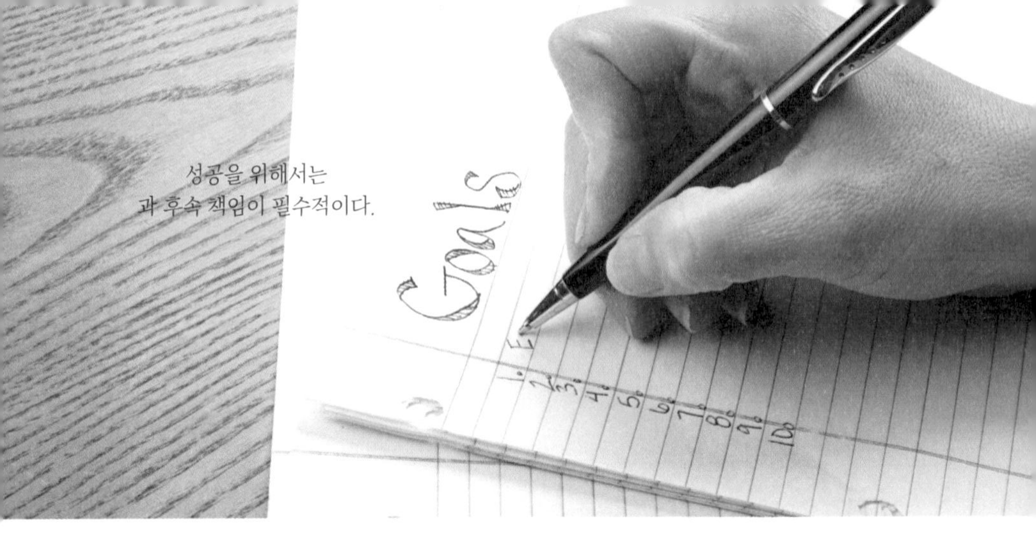
성공을 위해서는
과 후속 책임이 필수적이다.
Goals

스쿼트)과 기본적인 정적 또는 동적 스트레칭(발가락 터치, 몸통비틀기, 옆구리 굽히기)이 좋은 시작점이 될 수 있다.

- 유용한 운동처방 템플릿의 예는 그림 4-7(157페이지)에 나와 있다(https://berks.psu.edu/sites/berks/files/campus/AE_GazendamPascoal.pdf).

책임감

*

- 환자가 자신의 행동을 바꾸고 운동을 시작할 준비가 되었다고 판단되면, 성공을 위해서는 목표설정과 후속방문 책임감이 필수적이다.
- SMART 목표설정 전략 및/또는 간단한 체크리스트를 사용한다.
- 팀이 정기적인 후속 연락을 통해 SMART 목표의 진행상황을 추적하거나 클라우드 기반 애플리케이션 및 장치를 활용하여 환자에게 동기를 부여하고 계속 추적할 수 있도록 한다.
- 모든 후속 평가에는 EVS가 포함되어야 한다.

• 진행상황을 인식하고, 과정 수정을 위한 적극적인 계획과 함께 좌절을 인정하고, 긍정적인 계획을 세운다.

신체활동의 힘 실천 지침서

*

1단계: 이력(History)	모든 잠재적인 영향력 있는 사람들의 과거 운동 행동 및 행동에 대한 심층적인 정보를 수집한다. 신체적으로 활동량이 적거나 권장 수준 이하로 활동하는 경우, 어떤 장애물이 있는가? 신체적으로 활동적인 경우, 프로그램이 건강 목표와 일관성이 있는지 평가한다.
2단계: 선별검사 (Screening)	ACSM 참여 전 선별 지침을 사용하여 환자를 분석한다. 변화 단계 모델을 사용하여 동기부여와 변화 준비의 상태 파악을 고려한다. 신체활동 활력징후를 측정한다(근력 구성요소 포함 또는 제외).
3단계: 집중 질문 (Focused Questions)	활동 환경 조건(시설 및 장비 접근, 안전한 거리)을 파악한다. 개방형 질문을 사용하여 SMART 목표를 환자의 성공 비전과 일치시킨다.
4단계: 마무리 대화 (Wrap-Up Conversation)	권장되는 의뢰 결정: 행동 문제에 대한 코칭, 기술 또는 정형외과적 문제에 대한 운동 전문가, 대사 문제에 대한 영양사, 적절한 선별검사를 통해 결정된 정신건강 전문인. 책임감 있는 후속방문 일정을 잡고, SMART 목표의 수정 사항을 공유한다.

신체활동 평가의 보완적인 방법

*

피트니스 다이어리	활동 총계를 '운동은 약이다' 권장사항과 비교하여 추세를 평가한다. 동기부여와 책임감을 위해 영향력 있는 사람들과 기타 자료원으로 활용할 수 있는 소셜미디어 기회를 살펴본다. 웹 검색을 통해 수천 가지 사례를 찾을 수 있다. 기술 전문가가 추천하는 최신 운동 앱은 PCMAG.com에서 확인한다.

소비자 웨어러블, 스마트폰 앱, 비웨어러블 기술	의료진과 환자의 상호 작용을 향상시키는 데 유용한 도구이지만 진단에는 사용할 수 없다. 피트니스 앱은 운동 목표를 추적하고 신체활동 습관을 관리하는 데 도움이 될 수 있다. 주요 구성요소로는 수수료 없는 체험기간, 근거기반 중재, 사용자 친화적인 흐름, 검색 가능한 데이터베이스, 사람에 기반한 도움말 액세스 및 높은 수준의 환자 맞춤화 등이 포함된다. 2016년 미국의학저널에 발표된 스마트폰 애플리케이션을 분석한 논문26은 이러한 기술이 효과적으로 작동하기 위해 무엇이 필요한지 이해하는 데 좋은 출발점이 될 것이다.

신체활동개선을 위한 근거기반 생활습관 치료

*

환자와 함께 개인 맞춤형 실행 계획(SMART 또는 SMART-EST 접근법)을 작성하면 신체활동 습관을 개선하고 환자의 운동 목표를 강조하는 데 도움이 될 수 있다. 자격을 갖춘 내부 직원 자원을 활용하거나 외부 자원으로의 의뢰를 강화할 수 있다.

지식, 기술 및 능력	• ACSM의 '운동은 의학이다'의 신체활동 활력징후 워크시트를 검토한다. • 운동을 방해하는 주요 장벽을 발견하고, 이를 해결하기 위한 전략을 세운다. • 운동자각도(RPE), 운동 중 심박수(training heart rate, THR), ACSM의 유산소 훈련 템플릿, ACSM의 무브 모어(Move More) 캠페인 등 강도 측정을 위한 교육 자료원을 제공한다. • 권장 신체활동 솔루션을 해결하기 위해 이용할 수 있는 적절한 외부 자료원을 제공한다. 여기에는 무료 지역사회 자료원, 상업적 제공업체, 피트니스 센터, 개인트레이너, 웰니스 코치, 직장 피트니스 프로그램, 가상 프로그램, 스마트폰 앱, 건강보험을 통해 제공되는 웰니스 프로그램 등이 포함될 수 있다. • 진행상황을 검토하고 개선사항을 축하하기 위해 후속 커뮤니케이션 일정을 잡는다. • 다음 방문 시 신체활동 활력징후를 측정하고 결과를 비교한다.

추천되는 의료 기준

*

- ACSM 사전 참여 지침을 따른다.
- 환자에게 정형외과적 제한사항 이력이 있는 경우, 물리치료사에게 프로그램 추천을 의뢰하는 것이 좋다.
- 환자가 신체 접촉 가능성이 높거나 강도가 높은 활동을 하는 경우, 개인트레이너, 운동 트레이너 또는 물리치료사에게 의뢰하는 것이 좋다.

신체활동상담 비용 보험급여

*

신체활동 상담을 제공할 때 의료 제공자는 평가 및 관리 코딩 과정을 사용할 수 있다. 또한 예방적 치료 중재로 신체활동 상담을 제공할 수도 있다. 2020년 미국의사협회에서는 자격을 갖춘 의료인의 신체활동 상담에 대한 새로운 코드를 발표했다. 그러나 다른 코드와 마찬가지로 해당 코드가 건강보험에서 보장하는 혜택을 나타내지 않는 경우 보험급여가 적용되지 않는다.

신체활동 상담은 평가/관리(E/M) 방문의 일부일 수 있지만, 운동 생리학자 또는 헬스 코치에게 운동처방을 설명하는 등의 이유로 방문 시간이 길어지는 경우, 당일 서비스 15분당 99417의 추가 코드를 사용할 수 있다.

참고문헌

1. Petrella, R. J., Lattanzio, C. N., & Overend, T. J. (2007). Physical activity counseling and prescription among canadian primary care physicians [Abstract]. *Archives of internal medicine, 167*(16), 1774–1781. https://doi.org/10.1001/archinte.167.16.1774
2. Calfas, K. J., Sallis, J. F., Zabinski, M. F., Wilfley, D. E., Rupp, J., Prochaska, J. J., Thompson, S., Pratt, M., & Patrick, K. (2002). Preliminary evaluation of a multicomponent program for nutrition and physical activity change in primary care: PACE+ for adults. *Preventive medicine, 34*(2), 153–161. https://doi.org/10.1006/pmed.2001.0964
3. Shuval, K., Dipietro, L., Skinner, C. S., Barlow, C. E., Morrow, J., Goldsteen, R., & Kohl, H. W. (2012). 'Sedentary behaviour counselling': the next step in lifestyle counselling in primary care; pilot findings from the Rapid Assessment Disuse Index (RADI) study.[Abstract]. *British Journal of Sports Medicine, 48*(19), 1451–1455. https://doi.org/10.1136/ bjsports-2012-091357

3A. AuYoung M, Linke SE, Pagoto S, Buman MP, Craft LL, Richardson CR, Hutber A, Marcus BH, Estabrooks P, Sheinfeld Gorin S. Integrating Physical Activity in Primary Care Practice. Am J Med. 2016 Oct;129(10):1022-9. doi: 10.1016/j.amjmed.2016.02.008. Epub 2016 Mar 4. PMID: 26953063.

4. National Institutes of Health. *National Library of Medicine - National Institutes of Health.* U.S. National Library of Medicine. https://www.nlm.nih.gov/.
5. Wolters Kluwer. UpToDate. https://www.uptodate.com/contents/search.
6. U.S. Preventative Services Prevention Taskforce. (2014). *Healthful Diet and Physical Activity for Cardiovascular Disease Prevention in Adults With CVD Risk Factors, Counseling, 2014.* Electronic Preventive Services Selector (ePSS). https://epss.ahrq.gov/ePSS/TopicDetails. do?topicid=186.

6A. Reibe, D., Franklin, B.A., Thompson, P.D., Garber, C.E., Whitfield, G.P., Magal, M., Pescatello, L.S. Updating ACSM's Recommendations for Exercise Prescription Health Screening, Medicine and Science in Sports and Exercise. 2015; 47)11): 2473-2479.

7. U.S. Preventative Services Prevention Taskforce. (2017). *Healthful Diet and Physical Activity for Cardiovascular Disease Prevention in Adults Without Known Risk Factors, Behavioral Counseling, 2017. Electronic Preventative Selector (ePSS).* https://epss.ahrq.gov/ePSS/TopicDetails.do?topicid=223
8. LaMorte, W. W. & Greece, J. (2019). *The Transtheoretical Model (Stages of Change).* https://sphweb.bumc.bu.edu/otlt/MPH-Modules/SB/BehavioralChangeTheories/BehavioralChangeTheories6.html

9. Staff of Harvard T.H. Chan School of Public Health. (2018, November 13). *New Physical Activity Guidelines for Americans.* The Nutrition Source. https://www.hsph.harvard.edu/ nutritionsource/2018/11/13/new-physical-activity-guidelines-for-americans/.
10. Kraus, W. E., Bittner, V., Appel, L., Blair, S. N., Church, T., Després, J.-P., ... Whitsel, L. (2015). The National Physical Activity Plan: A Call to Action From the American Heart Association. *Circulation, 131*(21), 1932–1940. https://doi.org/10.1161/cir.0000000000000203
11. American College of Sports Medicine. (2020). *The Power of Physical Activity.* https://www.exerciseismedicine.org/support_page.php/physical-activity-health-impact/.
12. Piercy K.L., Troiano, R.P., Ballard, R.M., Fulton, J.E., Galuska, D.A., Olson, R.D., Pfohl, S.Y., Vaux-Bjerke, A., Quam, J.B., George, S.M., Sprow, K., Carslon, S.A., Hyde, E.T., Olscamp, K., (2018). *Physical Activity Guidelines for Americans, 2nd edition.* U.S. Department of Health and Human Services
13. Garlapow, M. (2019, February 12). *Two Exercise Sessions Per Week Linked To Lower Mortality From Cancer and Cardiovascular Disease.* Oncology Nurse Advisor. https://www. oncologynurseadvisor.com/home/cancer-types/general-oncology/two-exercise-sessions- per-week-linked-to-lower-mortality-from-cancer-and-cardiovascular-disease/?utm_ campaign=may-traffic-drivers-ona.
14. Mathus-Vliegen, E. M., Basdevant, A., Finer, N., Hainer, V., Hauner, H., Micic, D., ... Zahorska- Markiewicz, B. (2012). Prevalence, Pathophysiology, Health Consequences and Treatment Options of Obesity in the Elderly: A Guideline. *Obesity Facts, 5*(3), 460–483. https://doi. org/10.1159/000341193
14A. Watkins, J. (1984, June). Step tests of cardiorespiratory fitness suitable for mass testing. *Br J Sports Med., 18*(2), 84-89. doi: 10.1136/bjsm.18.2.84. PMID: 6466935; PMCID: PMC1859196.
15. Arlinghaus, K. R., & Johnston, C. A. (2017). Advocating for Behavior Change With Education. *American Journal of Lifestyle Medicine, 12*(2), 113–116. https://doi.org/10.1177/1559827617745479
16. Thorgeirsson, T., & Kawachi, I. (2013). Behavioral Economics. *American Journal of Preventive Medicine, 44*(2), 185–189. https://doi.org/10.1016/j.amepre.2012.10.008
17. Yoon, S., & Fong, N. (2019). Uninformative Anchors Have Persistent Effects on Valuation Judgments. *Journal of Consumer Psychology, 29*(3), 391–410. https://doi.org/10.1002/jcpy.1091
18. Samson, A. (2019, May 1). *Data Hazard: Irrelevant Information Contaminates Judgment.* Psychology Today. https://www.psychologytoday.com/us/blog/consumed/201905/data- hazard-irrelevant-information-contaminates-judgment.
19. Thaler, R. H., & Sunstein, C. R. (2009). *Nudge: improving decisions about health, wealth, and happiness.* Penguin Books.
20. Thorgeirsson, T., & Kawachi, I. (2013). Behavioral Economics. *American Journal of*

Preventive Medicine, 44(2), 185–189. https://doi.org/10.1016/j.amepre.2012.10.008

21. Shuval, K., Leonard, T., Drope, J., Katz, D. L., Patel, A. V., Maitin-Shepard, M., … Grinstein, A. (2017). Physical activity counseling in primary care: Insights from public health and behavioral economics. *CA: A Cancer Journal for Clinicians, 67*(3), 233–244. https://doi. org/10.3322/caac.21394
22. U.S. Department of Health and Human Services. (2009). *Fact Sheet for Health Professionals on Physical Activity Guidelines for Adults* [PDF]. https://www.cdc.gov/physicalactivity/downloads/PA_Fact_Sheet_Adults.pdf
23. Dobson, F., Bennell, K. L., French, S. D., Nicolson, P. J., Klaasman, R. N., Holden, M. A., … Hinman, R. S. (2016). Barriers and Facilitators to Exercise Participation in People with Hip and/or Knee Osteoarthritis. *American Journal of Physical Medicine & Rehabilitation, 95*(5), 372–389. https://doi.org/10.1097/phm.0000000000000448.
24. Cuperus, N., Smink, A. J., Bierma-Zeinstra, S. M., Dekker, J., Schers, H. J., Boer, F. D., … Vlieland, T. P. V. (2013). Patient reported barriers and facilitators to using a self-management booklet for hip and knee osteoarthritis in primary care: results of a qualitative interview study. *BMC Family Practice, 14*(1), 181. https://doi.org/10.1186/1471-2296-14-181
25. Kelly, S., Martin, S., Kuhn, I., Cowan, A., Brayne, C., & Lafortune, L. (2016). *Barriers and Facilitators to the Uptake and Maintenance of Healthy Behaviours by People at Mid-Life: A Rapid Systematic Review.* PLOS ONE. https://journals.plos.org/plosone/ article?id=10.1371%2Fjournal.pone.0145074.
26. Higgins, J. P. (2016). Smartphone Applications for Patients' Health and Fitness. *The American Journal of Medicine, 129*(1), 11–19. https://doi.org/10.1016/j.amjmed.2015.05.038
27. Valenzuela, T., Okubo, Y., Woodbury, A., Lord, S. R., & Delbaere, K. (2018). Adherence to Technology-Based Exercise Programs in Older Adults. *Journal of Geriatric Physical Therapy, 41*(1), 49–61. https://doi.org/10.1519/jpt.0000000000000095
28. Peterson, D., O'Connor, F. G., & Lisa, K. (2020). *The benefits and risks of aerobic exercise.* UpToDate. https://www.uptodate.com/contents/the-benefits-and-risks-of-aerobic-exercise?search=benefits+of+cardiovascular+exercise.
29. Sattelmair, J., Pertman, J., Ding, E. L., Kohl, H. W., Haskell, W., & Lee, I.-M. (2011). Dose Response Between Physical Activity and Risk of Coronary Heart Disease. *Circulation, 124*(7), 789–795. https://doi.org/10.1161/circulationaha.110.010710
30. Barry, F. A., Robert, S. E., & Francis, O. C. G. (2019). *Exercise prescription and guidance for adults.* UpToDate. https://www.uptodate.com/contents/exercise-prescription-and- guidance-for-adults?source=history_widget.
31. Jonathon, S., Feigenbaum, J., & Baraki, A. (2020). *Strength training for health in adults: Terminology, principles, benefits, and risks.* UpToDate. https://www.uptodate.com/ contents/strength-training-for-health-in-adults-terminology-principles-

benefits-and-risks?se arch=Strength+training.

32. Lee, P. G., Jackson, E. A., & Richardson, C. R. (2017, April 1). *Exercise Prescriptions in Older Adults.* American family physician. https://www.ncbi.nlm.nih.gov/pubmed/28409595.
33. Ralston, G. W., Kilgore, L., Wyatt, F. B., & Baker, J. S. (2017). The Effect of Weekly Set Volume on Strength Gain: A Meta-Analysis. *Sports Medicine, 47*(12), 2585–2601. https:// doi.org/10.1007/s40279-017-0762-7
34. Borde R, Hortobágyi T, Granacher U. (2015). Dose-Response Relationships of Resistance Training in Healthy Old Adults: A Systematic Review and Meta-Analysis. *Sports Medicine (Auckland, N.Z.).* 45(12):1693-720. doi: 10.1007/s40279-015-0385-9.
35. American College of Sports Medicine. (2020). *Being Active For a Better Life.* [PDF]. https://www.exerciseismedicine.org/assets/page_documents/EIM_Rx%20for%20Health_ Being%20Active%20for%20a%20Better%20Life.pdf
36. Chevance, G., Bernard, P., Chamberland, P. E., & Rebar, A. (2019). The association between implicit attitudes toward physical activity and physical activity behaviour: a systematic review and correlational meta-analysis. *Health Psychology Review, 13*(3), 248–276. https://doi.org/10.1080/17437199.2019.1618726
37. Ellerton, H. (2020, April 21). *Static Stretching Vs Dynamic Stretching: Which Is The Best?* Human Kinetics Blog. https://humankinetics.me/2018/01/29/static-stretching-vs- dynamic-stretching/.
38. Chevance, G., Bernard, P., Chamberland, P. E., & Rebar, A. (2019). The association between implicit attitudes toward physical activity and physical activity behaviour: a systematic review and correlational meta-analysis. *Health Psychology Review, 13*(3), 248–276. https://doi.org/10.1080/17437199.2019.1618726
39. Brandman University. (2020, April 6). *How to measure organizational performance: The secret to effective goal setting.* Brandman University: Chapman University System. https:// www.brandman.edu/news-and-events/blog/how-to-measure-organizational-performance.
40. White, N. D., Bautista, V., Lenz, T., & Cosimano, A. (2020). Using the SMART-EST Goals in Lifestyle Medicine Prescription. *American Journal of Lifestyle Medicine, 14*(3), 271–273. https://doi.org/10.1177/1559827620905775
41. American Heart Association. (2015). *How Can I Keep Track of Physical Activity and Healthy Eating?* [PDF]. https://www.heart.org/-/media/data-import/downloadables/2/2/4/pe- abh-how-can-i-keep-track-of-physical-activity-and-eating-ucm_300471.pdf
42. American College of Sports Medicine. (2019). *Being Active as We Get Older.* [PDF]. https://www.exerciseismedicine.org/assets/page_documents/EIM_Rx%20for%20Health_ Being%20Active%20as%20We%20Get%20Older.pdf

43. American College of Sports Medicine. (2019). *Initial Fitness Assessment/ Physical Activity Plan* [PDF]. https://www.exerciseismedicine.org/assets/page_documents/EIM%20initial%20 fitness%20assessment%20physical%20activity%20plan.pdf
44. American College of Sports Medicine. (2019). Sit Less. Move More [PDF]. https://www. exerciseismedicine.org/assets/page_documents/EIM_Rx%20for%20Health_Sit%20 Less%20Move%20More.pdf
45. Jakicic, J. M., Davis, K. K., Rogers, R. J., King, W. C., Marcus, M. D., Helsel, D., Rickman, A. D., Wahed, A. S., & Belle, S. H. (2016). Effect of Wearable Technology Combined With a Lifestyle Intervention on Long-term Weight Loss: The IDEA Randomized Clinical Trial. *JAMA, 316*(11), 1161–1171. https://doi.org/10.1001/jama.2016.12858
46. Patnode, C. D., Evans, C. V., Senger, C. A., Redmond, N., & Lin, J. S. (2017). Behavioral Counseling to Promote a Healthful Diet and Physical Activity for Cardiovascular Disease Prevention in Adults Without Known Cardiovascular Disease Risk Factors: Updated Evidence Report and Systematic Review for the US Preventive Services Task Force. *JAMA, 318*(2), 175–193. https://doi.org/10.1001/jama.2017.3303
47. Brickwood, K. J., Watson, G., O'Brien, J., & Williams, A. D. (2019). Consumer-Based Wearable Activity Trackers Increase Physical Activity Participation: Systematic Review and Meta-Analysis. *JMIR mHealth and uHealth, 7*(4), e11819. https://doi.org/10.2196/11819
48. Gaz, D. V., Rieck, T. M., Peterson, N. W., Ferguson, J. A., Schroeder, D. R., Dunfee, H. A., Henderzahs-Mason, J. M., & Hagen, P. T. (2018). Determining the Validity and Accuracy of Multiple Activity-Tracking Devices in Controlled and Free-Walking Conditions. *American journal of health promotion, 32*(8), 1671–1678. https://doi.org/10.1177/0890117118763273
49. The American Council on Exercise. (2020). *Find A Personal Trainer: ACE Certified Pro.* acefitness. https://www.acefitness.org/education-and-resources/lifestyle/find-ace-pro.
50. American College of Sports Medicine. (2020). *ACSM ProFinder.* certification2. acsm. https:// certification2.acsm.org/profinder?_ga=2.139239987.1600007473.1525799292- 1759941655.1523997371.
51. IDEA Health and Fitness Association. (2015). *Find a Fitness Instructor.* Ideafit. https://pro. ideafit.com/find-fitness-instructor
52. National Association of Sports Medicine. (2020). *Validate Credentials.* NASM. https:// www.nasm.org/resources/validate-credentials
53. Wellcoaches. *Find a Health & Wellness Coach.* (2020). Wellcoaches. http://search.wellcoachesschool.com/find-coach/.

정서적 웰빙 증진하기

*"웰빙은 그저 머릿속에만 존재할 수 없다.
웰빙은 좋은 느낌뿐만 아니라 실질적으로 목적의식,
좋은 관계, 성취감을 느끼는 것의 조합이다."*

- 마틴 셀리그먼(Martin Seligman), 미국 심리학자

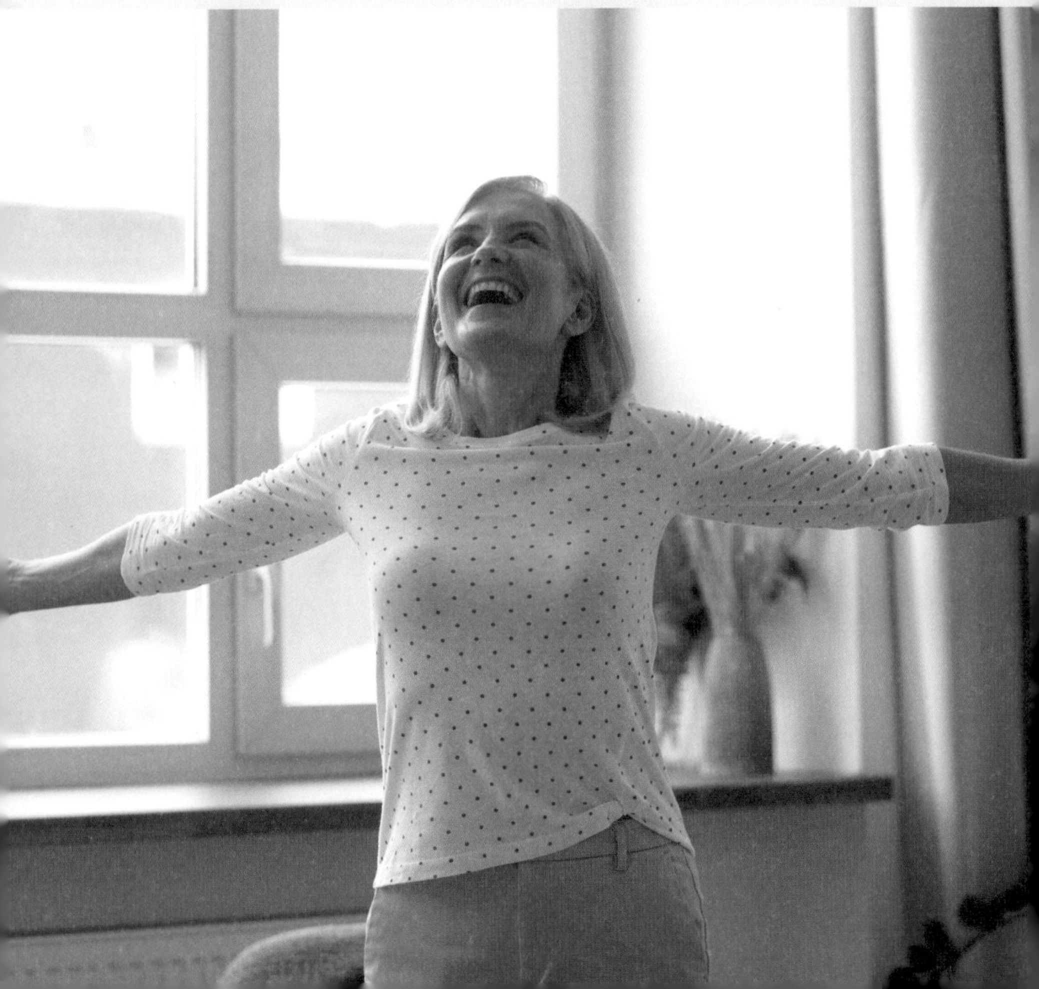

생활습관의학 의료인들은 그들이 돌보는 환자들의 건강에 헌신하기 때문에, 자신들의 일차적인 임무에 집중한다. 문제를 평가하고, 환자가 내원하게 된 신체적 상태를 진단하고, 환자의 병을 치료하기 위한 치료계획을 수립한다. 의료인들은 징후를 분석하고 검증된 솔루션으로 문제를 해결하는 과정에서 효율성을 높이도록 훈련을 받았다.

그러나 그 과정에서 문제가 발생했다. 기존의 시스템은 과정을 강조하고 보상하느라 환자 자체의 전체적인 복합성을 간과했다. 서비스 실행에 대해서만 지급되는 의료인의 진료비는 이러한 관계를 완전히 이해하는 데 필요한 연구를 점점 더 제거했다. 결과들은 이런 시스템이 환자의 질병을 치료하는 데는 일부 효과가 있지만, 애초에 이런 상태를 불러오는 생활습관 요인들을 완화하는 데는 그다지 효과적이지 않다는 것을 보여준다.

혁신적인 변화는 어려운 작업이다. 유해한 환경 조건에 의해 촉진되며, 수년 동안 몸에 밴 불건강한 습관들을 버리도록 환자를 설득하는 것은 더욱 어렵다. 이런 변화를 성공적으로 달성하기 위해 생활습관의학 의료인들은 환자들을 처음 내원하게 만든 증상을 제거하기 위해 하는 것과 마찬가지로, 웰빙을 위해서도 열정적으로 사명감을 갖고, 근거에 기반하며, 목표 지향적이고, 끊임없는 접근법을 채택해야 한다.

의료인 팀이 열심히 노력하더라도, 생활습관의학을 성공적으로 전달하기 위한 사슬에서 가장 중요한 고리는 환자와 그들을 둘러싸고 있는 영향을 미치는 모든 요인들, 즉 건강의 사회적 결정요인들이다. 역사적으로 정서적인 스트레스와 열악한 건강 사이의 관계는 헬스케어 제공자의 진료에서 거의 다루어지지 않았다. 웰빙은 그저 질병이 없는 것뿐만이 아니라, 정서적, 신체적, 사회적 그리고 영적으로 만족스러운 상태로 정의된다. 생활습관의학은 스트레스와 질병 사이의 상호의존적인 관계를 계속 밝혀내고 있다. 만약 사람이 스트레스를 받으면, 그 사람은 건강한 습관을 가질 가능성이 낮아지고, 동시에 불건강한 습관들은 스트레스를 가중시킨다. 따라서 문제의 근원을 치료하는 것이 중요하다.

이 장의 목적은 여러분이 정보와 영감을 통해 각 환자에게 가능한 한 공평한 내적인 경쟁의 장을 제공하도록 돕는 것이다. 기본 목표는 웰빙이 어떤 느낌인지, 스트레스를 어떻게 평가하고 처리하는지 그리고 긍정적인 생각으로 여러분 자신과 환자의 상태를 압도할 수 있는 방법 등에 대한 기본적인 이해를 포함하는 커리큘럼을 개발하도록 돕는 것이다. 또한 이 장은 웰빙의 기회와 평범한 노년의 행복을 향해 평생에 걸쳐 전환되는 건강 문제를 촉진하는 기존의 자원들(및 미래 자원에 대한 끊임없이 변화하는 참고문헌)을 여러분들이 발견하도록 돕기 위해 설계되었다.

신속한 치료에서 일상적인 유지까지

심장은 머리에서 발가락까지 생존을 위하여 필수적인 산소와 영양소를 인체에 공급하는 사람들의 개인 용광로다. 산소를 전달하는 폐부터 연료 및 냉각수 교환, 독성 부산물 제거 등을 하는 순환기계에 이르기까지, 다른 모든 기관 시스템은 심장 기능을 지원한다. 그러니 열악한 심장건강은 정말로 생사가 걸린 사안이다. 개인적 또는 직업적 웰니스 개선에 대한 초기의 초점은 심장건강 개선에 맞춰져 있다. 사실, 최초의 기업 웰니스 이니셔티브들은 임원진의 심장마비에 대한 반사적 노력에서 시작했다. 모빌 오일(Mobile Oil) 회사는 임원진들이 심혈관질환에 맞서 싸우기 위한 기업 내 신체활동 프로그램의 선두주자였다. 자신이 내리는 모든 결정의 재정적 영향에 지속적으로 집중하는 비즈니스 리더들은 심장건강과 수익을 거의 간과하지 않았다.

2019년 메디케어 및 메디케이드 서비스 센터(CMS. gov) 국가건강비용 지출현황 자료에 의하면, 미국은 헬스케어 비용으로 약 3조 8,000억 달러, 즉 일인당 1만 1,582달러를 지출했는데, 이는 다른 어느 산업화된 국가들보다 더 많은 금액이다. 심혈관질환은 가장 큰 자금이 사용된 분야일 뿐만 아니라 사망률과 장애율이 가장 높은 질병으로 국가에 부정적인 영향을 미친다.[1] 심장병은 분명히 미국의 가장 주된 사망 원인이지만, 지난 70년간의 예측에 따르면 남성의 경우 21.3%, 여성의 경우 13.4% 감소하는 경향이 있다.[2]

웰니스(wellness)를 웰빙(well-being)으로 진화시킨 운동의 의학적 기원이 심혈관질환과 관련하여 의료시스템을 고치려는 임상적 현실로부터 시작했다는 것은 놀라운 일이 아니다. 의사와 그들의 임상 지원팀들은 다친 사람을 고치는 데 탁월한 능력을 발휘한다. 더불어 지속적인 환경적, 사회적 역풍에 맞서 진행되는 심장병의 상승곡선을 아래쪽으로 구부리는 것이 유망한 경향이다. 그러나 이 지점에서, 다음 과제가 해결되어야 한다. 복잡하고 매우 전문적인 문제를 해결하기 위해 설계된 헬스케어 시스템이 어떻게 이런 문제가 애초에 발생하지 않도록 예방하는 일에까지 임무를 확장할 수 있는가?

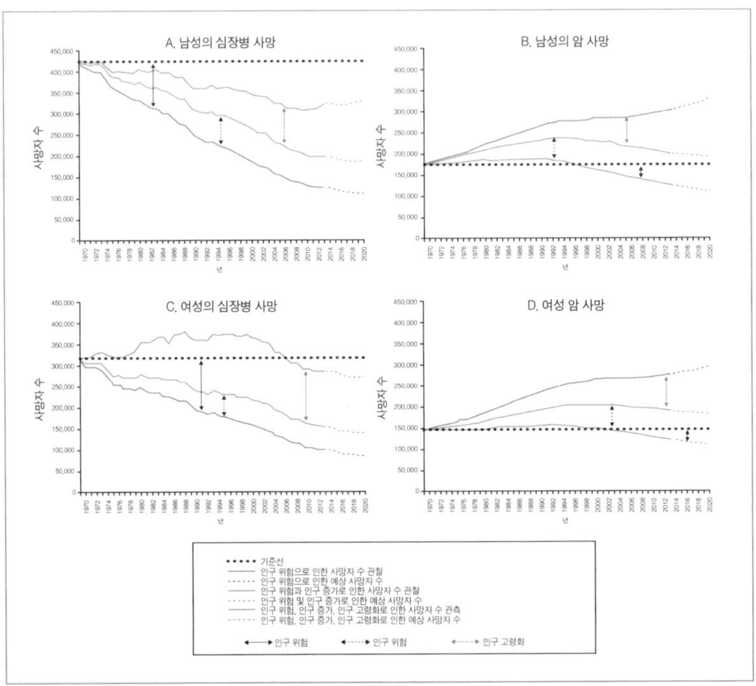

그림 5-1 2020년까지의 심혈관질환 사망 경향

Weir H K, Anderson RN, Coleman King, SM 등(2016)에서 허락을 받아 재인쇄. 심장질환 및 암 사망-미국의 추세와 전망, 1969~2020. Preventing Chronic Disease, 13, E157. CDC. 자료는 기관 웹사이트에서 무료로 이용 가능하다.

활발한 환자의 웰빙 혁명 이끌기

신뢰할 수 있는 생활습관의학 의료인들은 그들의 환자를 활발한 생활습관(active lifestyle)으로 이끌어내는 데 매우 영향력 있는 협력자다. 오늘날 이러한 영향력을 미치는 사람들은 헬스클럽, 건강코치, 부티크 피트니스 프로그램, 기업 사내 프로그램, 스마트폰 앱, 웨어러블 추적 기기 및 온라인/오프라인 미디어 등 방대한 네트워크를 통해 끝없이 쏟아지는 정보 홍수를 환자들이 쉽게 이용할 수 있는 웰빙 조언자들의 주변 환경으로 확대되었다.

4장에서는 환자들을 신체활동으로 안전하게 안내하는 특정 작업을 탐색하기 위하여, 생활습관의학 공동체에서 사용할 수 있는 여러 최신 전략과 전술을 설명했다. 이 장에서는 '새로운 사고방식으로 행동'하기 위해 '방법'과 '어디에서'에 대한 여러분과 여러분 환자들의 마음가짐(mindset)을 확장하는 데 중점을 두었다.

본질적으로, 의사와 인증된 임상 전문인들은 짐 콜린스(Jim Collins)가 호평을 받은 그의 저서《좋음에서 위대함으로(Good to Great)》에서 정의했던 '레벨5 리더십'의 토대를 보유하는 풍요를 누릴 수 있다.[3]

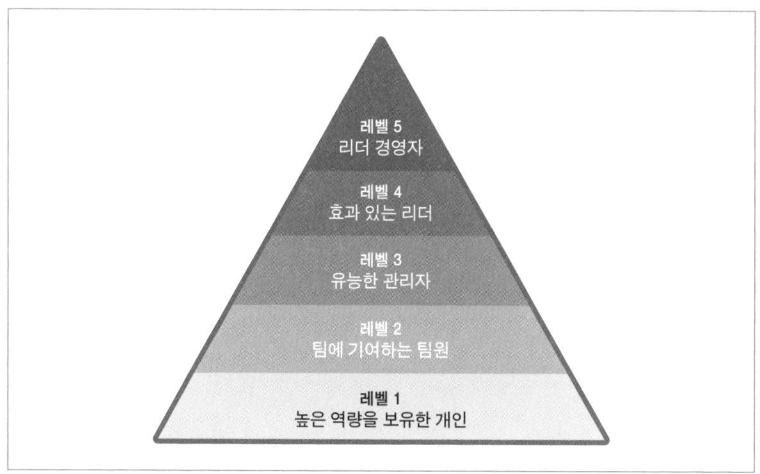

그림 5-2 레벨5 리더십

신뢰할 수 있는 헬스케어 제공자로서, 여러분은 레벨1 리더십 자격을 이미 갖추고 있다. 여러분의 조언과 행동들은 여러분의 환자가 활발한 삶(active life)을 향해 나아가는 여정에서 영감과 행동을 책임지는 경영진으로서의 지위를 빠르게 향상시킬 수 있다. 이런 의미에서, '활발한(active)'의 정의는 신체활동의 영역을 넘어 확대되고 있다. 이와 관련하여, 활발한 삶은 건강과 웰빙에 중점을 두고 긍정적인 태도, 이상, 목적 및 목표에 몰두하는 삶으로 정의된다.

콜린스는 유능한 사람(Highly Capable Individual, 레벨1)을 '재능, 지식, 기술 및 좋은 업무 습관을 통해 생산적인 기여를 하는 사람'으로 정의한다. 기본 전제는 신뢰할 수 있는 임상팀의 필수 구성원으로서, 여러분과 여러분의 동료들은 웰니스를 향한 길 위에 있는 여러분의 모든 승객들을 위해 레벨5 지위 달성을 목표로, 레벨1 지위에서 웰빙 여정을 시작하는 데 전념하고 있다.

웰빙 리츄얼의 원칙

태도는 모든 것이다. 특히, 웰빙 활동에 참여하려는 환자들의 욕구에 대해 여러분이 보여주는 태도는 더욱 그렇다. 그들의 가용 시간, 에너지, 자원의 현실을 살펴보는 시간을 가져라. 한 가지 크기가 모든 사람에게 다 맞지는 않다. 따라서 여러분이 돌보고 있는 각각의 사람들이 장기적인 전략으로 이를 실현할 수 있도록 돕기 위해, 여러분은 인내심, 공감,

선견지명을 가져야 한다. 웰빙은 다양한 형태로 나타나지만, 기본적으로 습관을 형성하고 잠재적으로는 중독성 있는 하나의 현실, 즉 행동과 함께 나타난다.

리츄얼(rituals; 의례/의식 또는 습관을 뜻하며, 심리학에서 긍정적인 기억과 연결시켜 특별한 의미를 부여하는 반복 행위를 뜻함-역자 주)은 영적으로 함축된 의미가 있음에도 불구하고, 정해진 방식으로 수행되는 모든 행동의 패턴이나 관행으로 정의된다. 여러분이 개발하는 웰빙 리츄얼에는 다음과 같은 여러 유형들이 있다:

- 대퇴사두근의 근력과 독립성 및 자신감 수준을 향상시키기 위해 반복적으로 마음을 다잡고 앉았다 일어서기 운동을 하는 노년 환자
- 지역 달리기 경주 전, 물리치료사가 지도하는 구조화된 코어 강화 프로그램을 처방받은 밀레니얼 세대(millennial; 1990~2001년 사이의 출생자로서 Y세대라고 부름-역자 주)
- 아침식사의 섭취 분량과 구성 음식 조절로 혈당 조절을 함께 시작한 당뇨병전단계 환자
- 체중감량 목표를 달성하기 위해 고군분투하는 55세 남성 대사증후군 환자에게 긍정적인 자기대화법 가르치기
- 여성 임원에게 스트레스가 많은 새 직장에서 벗어나 내적 평안을 얻기 위해 스마트폰 명상 애플리케이션 소개하기

이런 모든 사례들에는 하나의 원칙이 적용된다. 그것은 여러분의 환자들이 리츄얼을 만들고, 그 리츄얼이 없는 것이 낯설거나 어색할 때까지

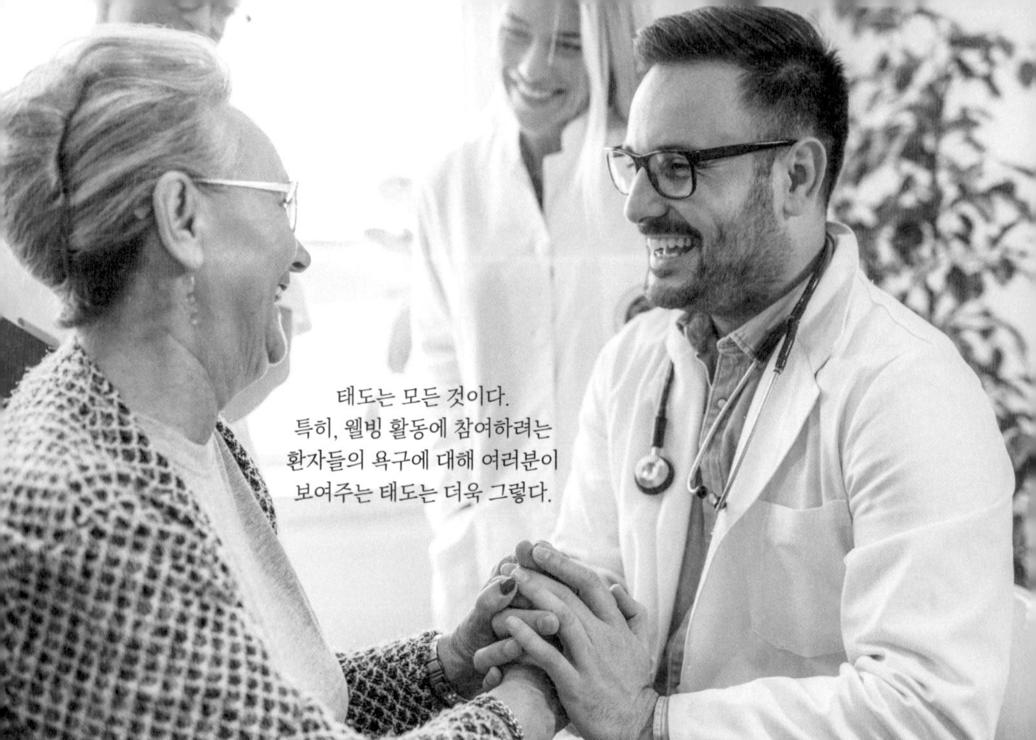
태도는 모든 것이다.
특히, 웰빙 활동에 참여하려는
환자들의 욕구에 대해 여러분이
보여주는 태도는 더욱 그렇다.

유지하도록 영감을 주고 안내하는 것이다. 이런 각각의 사례들에서, 환자들은 매일 다음과 같은 건강한 생활습관 패턴을 몸에 익히게 된다.

- 일어난다.
- 중요한 데이터를 수집한다.
- 그것이 하루를 올바르게 마치는 유일한 방법이 될 때까지, 건강한 삶을 산다.

팀 커리큘럼의 중요한 부분은 다음의 6단계 과정을 사용하여 모든 환자가 간단한 일상 활동을 웰니스 리츄얼로 재구성하도록 돕는 것이다.

1단계: 평판이 좋은 자원 찾기

*

여러분은 이제 "어디에서 시작해야 하며, 각각의 환자들이 이런 웰빙 생활습관 활동을 할 준비가 되었는지를 어떻게 확인할 수 있을까?"가 궁금할 것이다. 만약 여러분이 아직 영양사, 작업/물리치료사, 개인 트레이너, 그룹 피트니스 강사, 웰니스 코치 등에 대한 연락처 목록이 없다면, 신체활동은 여러분의 전략 각본을 어떻게 구성할지에 대한 하나의 예시가 될 수 있다.

《신체활동 측정을 위한 의료인 가이드(A Practical Guide to Measuring Physical Activity)》[4]와 같은 평판이 좋은 자료원 활용부터 시작하라. 자가보고 설문들이 요약된 표1을 주목한다. 관련 문헌검토[5]에 따르면, 신체활동을 측정하는 것은 진실로 복잡한 과제다. 미국스포츠의학회(American College of Sports Medicine, ACSLM)는 유용한 자료원으로《헬스케어 제공자들의 행동 가이드(Health Care Providers' Action Guide)》[6]를 출간했다. 이 가이드는 여러분의 일상적인 환자 진료에 신체활동과 웰빙을 접목시키는데 도움이 되는 훌륭한 개론서다. 이 자료([그림 5-3])는 환자 선별을 위한 ACSM의 권장사항들을 단계별로 안내하는 순서도를 제공한다.[7] 적절한 웰빙 전술을 위해 환자를 선별해 검사하는 것은, 행동변화 이론 선택에 대한 여러분의 지식, 기술, 능력 또는 양식에 관계없이, 모든 과정의 권장사항을 안전하게 시작하는 것을 보장한다.

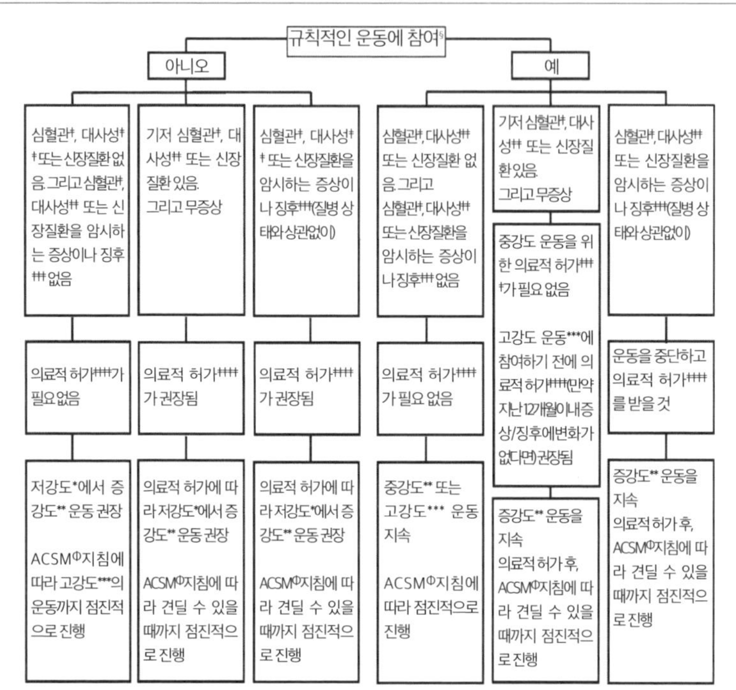

유산소 운동 참여를 위한 운동 참여 전 건강 선별 로직 모델.

§운동참여: 최소한 지난 3개월 동안 최소 주당 3일, 중강도 신체활동을 최소 30분 이상 계획적이고 체계적으로 수행

*저강도: 30~40% HRR 또는 VO2R, 2~2.9METs, RPE 9~11, 심박수와 호흡이 약간 증가하는 강도

**중강도: 40~60% HRR 또는 VO2R, 3~5.9METs, RPE 12~13, 심박수와 호흡이 눈에 띄게 증가하는 강도

***고강도: HRR≥60% 또는 VO2R, ≥6METs, RPE≥14, 심박수와 호흡의 실질적인 증가를 유발하는 강도

†심혈관질환: 심장질환, 말초혈관질환 또는 뇌혈관질환.

‡대사질환: 1형당뇨병 및 2형당뇨병.

‡‡징후나 증상: 휴식 중 또는 활동 중, 허혈로 인해 발생할 수 있는 가슴, 목, 턱, 팔 또는 기타 부위의 통증, 불편함, 휴식 시 또는 경미한 운동 시 호흡곤란, 어지럼증 또는 실신, 앉아서 숨쉬기 또는 발작성 야행성 호흡곤란, 발목 부종, 심계항진 또는 빈맥, 간헐적 파행, 알려진 심잡음, 일상적인 활동으로 비정상적인 피로 또는 호흡곤란 등을 포함함.

‡‡‡의료적 허가, 건강관리 운동에 참여하기 위한 의료 전문가의 승인.

ΦACSM 가이드라인, ACSM's 운동검사 • 운동처방 지침, 9판, 2014 참조.

그림 5-3 ACSM 참여 선별검사 가이드라인

Wolters Kluwer Health Inc.: Riebe D, Franklin BA, Thompson PD, et al.(2015) 허락을 받아 재인쇄. 운동 참여 건강 선별검사를 위한 ACSLM의 권장 업데이트. Medicine & Science in Sports & Exercise, 47(11), 2473-2479.

이 검토 과정에 앞서, 여러분의 환자들은 인터넷에서 수집한 일련의 정보로 무장되었을 가능성이 높다. 행동변화의 선행 단계에 영향을 미치는 사실과 신화에 대한 통제력을 확보하는 것은 장기적인 웰빙 여정을 위한 건전한 기반을 구축하는 데 중요한 부분이다.

다시 한번 운동을 사례로 살펴보자. 웹 검색을 시작하기 위해 어떤 키워드가 포함되었는지 확인하는 것부터 시작하라. 정보의 양과 페이지 포지셔닝(page positioning; 구글 검색 결과 페이지에 많은 다른 검색 결과 요소들이 보이는 것-역자 주)에 의해 환자가 결국 관찰하게 될 내용이 결정될 수 있음을 명심하라. 거의 모든 검색 결과 페이지에는 광고 단어가 편향적으로 배치되기 때문에, 정보의 양과 주의집중 시간은 정보검색을 통해 적절한 정보를 찾기 위한 다음 과제가 된다. 예컨대 운동과 관련하여 사용한 키워드의 검색 결과는 다음과 같다(2021.8.19. 구글 검색).

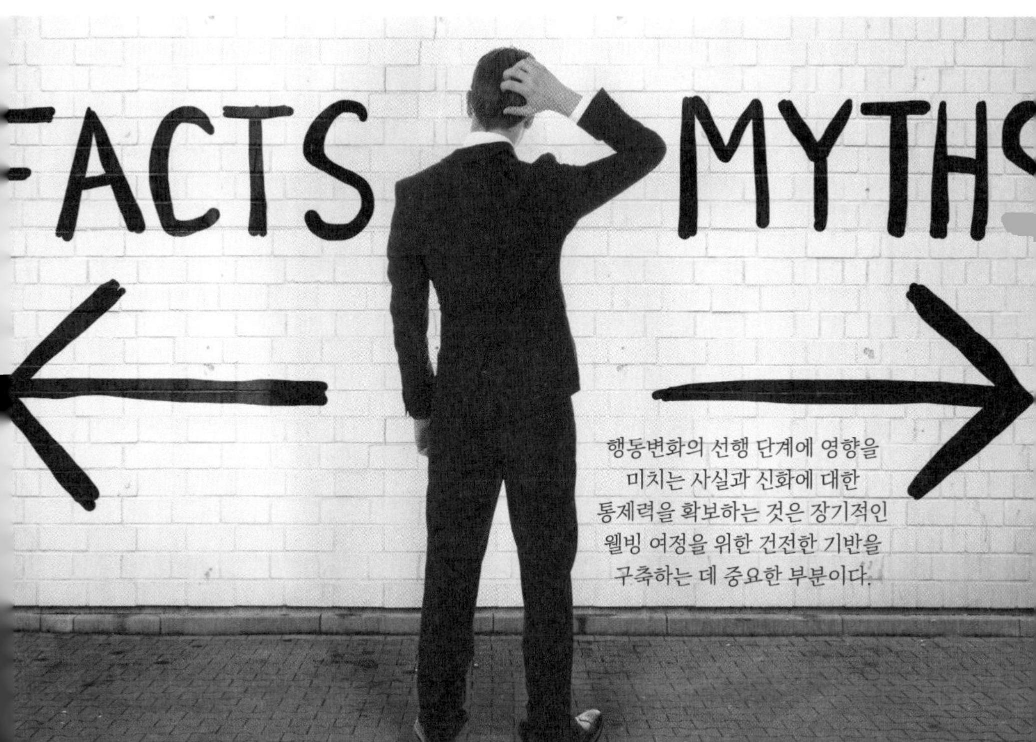
FACTS
MYTHS
행동변화의 선행 단계에 영향을 미치는 사실과 신화에 대한 통제력을 확보하는 것은 장기적인 웰빙 여정을 위한 건전한 기반을 구축하는 데 중요한 부분이다.

- 신체활동 설문지(4,720만 개)
- 신체활동 선별검사(4억 400만 개)
- 신체활동 평가 양식(9억 3,600만 개)
- 신체활동 준비도 설문지(PAR-Q)(1,220만 개)
- 청소년을 위한 설문지(2억 2,500만 개), 성인을 위한 설문지(1억 6,900만 개), 만성질환자를 위한 설문지(2억 2,300만 개)

환자들에게 웰빙 정보의 자료원으로 인터넷을 사용할 수 있는 유용한 기술을 제공하는 것은 필수적일 수 있다. 구글은 개인이 찾는 정보를 찾기 위해 웹을 활용하는 방법(구글 사용 여부와 관계없이)에 대해 한 페이지 분량으로 설명하고 있으며, 그 내용은 다음 링크에서 확인할 수 있다. https://static.googleusercontent.com/media/www.google.com/en//pdf/GoogleSearchGuide-front.pdf

2단계~6단계: 발전을 위한 경로 개발하기

*

1단계를 완수하고 여러분의 계획이 과학의 토대에 뿌리 내리고 있음을 확인했다면, 건강한 생활습관을 향한 과정은 개별 사용자에 맞게 프로그램을 개인화하는 또 다른 단계별 여정이 된다. 복잡한 의료적 상태로 인해 특정 프로토콜이 처방되어야 하는 경우가 아니라면, 팀의 웰니스 계획 프로토콜에 대한 권장사항은 다음과 같이 비특이적이고 진화적이다.

- **2단계 경청하라**-여러분의 환자와 그들의 웰니스 행동 이력을 파악하라. 환자중심 접근법을 사용하라.
- **3단계 조절하라**-작게 시작해서, 자기관리 전략을 사용하면서, 강도, 기간, 빈도, 양식을 적당히 변화시켜라.
- **4단계 가르쳐라**-자기모니터링을 위한 기본적인 신체, 마음, 영적 인식 기법을 가르쳐라(그림 5-4 참조).
- **5단계 확인하라**-책임감을 장려하기 위해 보고하는 기간을 삽입하라.
- **6단계 3R; 검토(Review), 보상(Reward), 수정(Revise)**-성공을 인정해주고 실패로부터 배워라.

주관적인 숫자 척도를 사용하는 것은 신체적 스트레스를 쉽게 모니터할 수 있는 우수한 방법이다. 또한 이 방법은 사람들이 자신의 신체 인식을 개선해 내면을 바라보도록 가르치고, 이는 결국 호흡, 명상, 마음챙김과 같이 보통 수준보다 더 높은 수준의 성찰이 필요한 다른 웰빙 리츄얼을 확립하는 데 도움이 된다.

원래 척도	
6	매우 가벼운
7	
8	
9	상당히 가벼운
10	
11	약간 가벼운
12	
13	다소 어려운
14	
15	어려운
16	
17	상당히 어려운
18	
19	매우 어려운
20	

그림 5-4 운동자각도

Franklin BA, Sallis RE, O'Connor FG의 허가를 받아 재인쇄. 성인을 위한 운동처방과 지침. In: UpToDate, Post TW(Ed), UpToDate, Waltham, MA. (2020. 10. 29 접속) 저작권 2020 UpToDate, Inc. 자세한 정보는 www.uptodate.com 참조.

샘플 스트레스 관리 프로그램 개발

미국에서 기업을 위한 예방의학 분야의 선두주자인 EHE 헬스(EHE Health)는 환자들이 스트레스를 효과적으로 해소할 수 있는 일련의 팁을 제시한다. 다음은 55세 남성 임원을 위한 스트레스 관리 프로그램에 관한 예로, 그들의 각본을 기초로 하여 앞의 세션 2~6단계 과정을 접목했다.

경청하라

*

환자와 그들의 웰니스 행동 이력을 파악하라. 환자중심 접근법을 사용하라. 사람들은 과식, 운동 누락, 자주 늦어지는 마감일 그리고 부하 직원에게 화를 내는 등 현재 스트레스 수준을 지적하는 동료의 피드백을 경험하고 있다. 여러분이 취한 프로토콜과 그들의 고민에 대한 주의 깊은 경청을 통해 스트레스 신호를 찾아낼 수 있다. 이제, 스트레스의 원천에 대해 더 깊게 살펴볼 차례다. 추가 상담을 통해 환자가 프로젝트의 우선순위를 정하는데 어려움을 겪고 있으며, 낮은 수준의 요청에 "아니오"라고 말하는 것이 스트레스의 원천일 수 있음을 알 수 있다.

조절하라

*

작게 시작해서 자기관리 전략을 사용하면서, 강도, 기간, 빈도, 양식을 적당히 변화시켜라. 다음은 근거기반 접근법에 대한 확고한 신념을 가진 사람으로서 여러분의 훈련이 변수를 조절할 때 실제로 작용하는 부분이다. 이 경우의 처방전: 환자에게 다음 분기에 마감일이 있는 현재의 모든 프로젝트를 나열하고, 그것들의 우선순위를 정한 다음, 이 프로젝트들 중 최소 25%의 마감일을 없애거나 또는 연장하도록 조언한다.

가르쳐라

*

자기모니터링을 위한 기본적인 신체, 마음, 영적 인식 기법을 가르쳐라. 어떤 사람들은 "아니오"라고 말하는 것을 약점으로 인식한다. 환자에게 프로젝트의 우선순위를 정해 현실적인 마감일을 정하고, 이 기준에 따라 거절할 만한 프로젝트는 거절하는 것 등이 중요한 업무에 대한 통제력과 집중력을 향상시킨다는 사실을 가르친다.

다음은 프로젝트 요청에 직면해 있을 때 "아니오"라고 말하기를 주저하는 사람들에게 효과가 있는 기법이다. 예를 들어 "당신의 프로젝트를 즉시 검토하고 24시간 내에 답변을 드리겠습니다"라고 말하라. 이를 통해 그들은 그 요청을 '심사숙고(잠정적인 답변이기도 함)' 대상으로 받아들여 우선순위 차트에 올려놓고, 다른 모든 업무들과 함께 계산적으로 그 요청을 검토할 수 있게 된다. 더불어 환자는 결정을 재촉 받는 데 따르는 스트레스를 없앨 수 있게 된다. 이런 상태는 요가나 명상과 같은 다른 스트레스 감소 기법에 관심을 가질 수 있는 문을 열어준다.

삶의 균형을 장려하라. 만약 사람들이 자신에게 무엇이 스트레스를 주는지 알게 된다면, 무엇이 그들을 행복하게 만드는지도 알아야 한다. 예컨대 여러분을 웃게 만드는 사진을 일하는 곳에 바로 볼 수 있는 위치에 붙여 놓아라. 그리고 기회가 있을 때마다 그 사진을 보는 습관을 만들고, 거기서 오는 행복을 즐겨라.

확인하라

*

책임감을 장려하기 위해 보고하는 기간을 삽입하라. 거부 목록에 오른 프로젝트의 수와 그 이유를 포함하여, 환자의 프로젝트 검토를 수집하라. 스트레스 감소 프로그램 목록에 있는 것들을 시행하기 위해 임상팀의 구성원과 간단한 후속 조치 일정을 잡아라.

검토, 보상, 수정하라

*

성공을 인정해주고 실패로부터 배워라. 모든 실험은 무엇이 효과적인지 평가해야 한다. 환자를 위해 설정한 25% 제거 목표가 효과가 없다면 조절하라. 만약 사람들이 요청을 검토하면서 언어 모순을 인식하게 되어 효과가 없다면, 다른 대본으로 역할극을 해보라. 무엇이 효과가 있는지

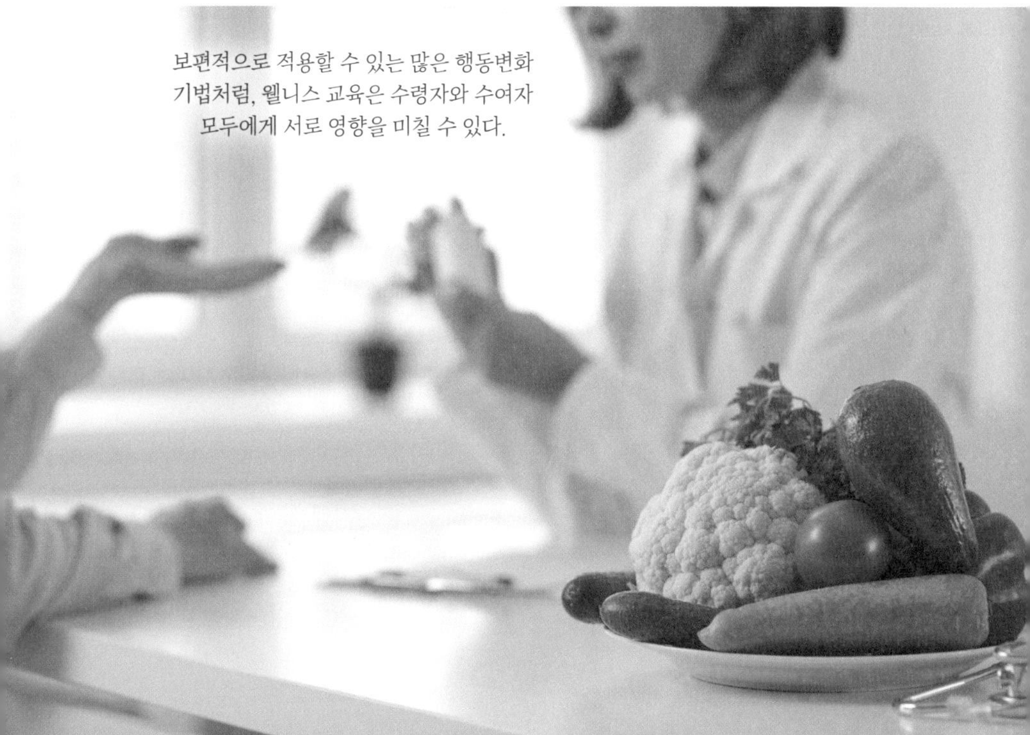

보편적으로 적용할 수 있는 많은 행동변화 기법처럼, 웰니스 교육은 수령자와 수여자 모두에게 서로 영향을 미칠 수 있다.

인정하고 기록하라. 효과가 없는 것은 바꾸고, 다시 2단계로 돌아가라.

웰빙 느낌을 깨닫도록 환자들에게 영감을 주고 안내하는 것은 팀에게 추가적인 이점을 준다. 교육자가 학생이 된다. 보편적으로 적용할 수 있는 많은 행동변화 기법처럼, 웰니스 교육은 수령자와 수여자 모두에게 서로 영향을 미칠 수 있다. 환자들이 웰니스에 대한 가장 가슴 깊은 인식을 바꾸는 것을 지켜보는 것은 교훈적이고 영감적이다. 여러분과 여러분의 팀에 미치는 파급효과는 예상치 못한 이점을 선사한다. 건강한 생활습관을 가능하게 하는 환자의 생태계를 만들고 유지하는 것은, 결국 같은 목표를 추구하는 팀에게도 영향을 미칠 것이다.

스트레스를 처리하기: 인식 및 해결

한스 셀리에(Hans Seyle)는 스트레스 이론의 창시자다.[8] 초기에, 그는 스트레스를 경고, 저항, 탈진의 3단계 과정으로 설명했다. 스트레스라는 용어는 현재 현대생활의 압박으로 인해 초래되는 긴장 상태를 묘사하는 데 사용되고 있다.[9] 스트레스는 일반적으로 부정적으로 인식되고 있으며, 현대인의 생애주기 거의 모든 단계에서 나타난다.

집, 일터 그리고 공동체와 같은 환경은 개인의 불안을 조성하는 빈번한 발원지다. 부모, 형제자매, 친구, 지인과의 관계는 명백한 생리적, 심리적 반응을 불러일으킬 수 있다. 불안이나 고뇌로 표현되는 부정적인 스트레스 반응은 일차의료 의사를 방문하는 가장 흔한 정신의학적 증상이다.

실제로 한 연구에 따르면, 이런 환자들의 19.5%가 적어도 한 가지 이상의 불안장애를 가진 것으로 나타났다.[10]

의사소통은 복잡할 수 있다. 환자들은 그들의 일차의료 제공자가 필요로 하는 중요한 정보를 제대로 전달하지 못하는 반면,[11] 일차의료 제공자는 엄청난 시간 압박을 받는다.[12] 이런 요인들이 겹치면 기존의 건강 상황과 우려에 대한 심각한 간과로 이어질 수 있다. 가령 중요한 삶의 변화, 교통 문제, 재정적인 부담과 같이 건강에 영향을 미치는 다른 스트레스 요인들을 놓치는 경우가 많다.[13]

환자에게 축적되고 스트레스를 유발하는 조건들은 선별검사 초기에 조사되어야 하며, 나중에 생각할 문제나 "제가 추가로 알아야 할 것이 있나요?"라고 묻는 문제로 다루어서는 안 된다. 개인의 우선순위를 강조하는 전략, 예방적 치료 프로토콜들이 뒤따르지 않는 이유에 대한 심층적인 분석, 효과적인 공감에 초점을 맞춘 진료 연습 등은 모두 당사자들 사

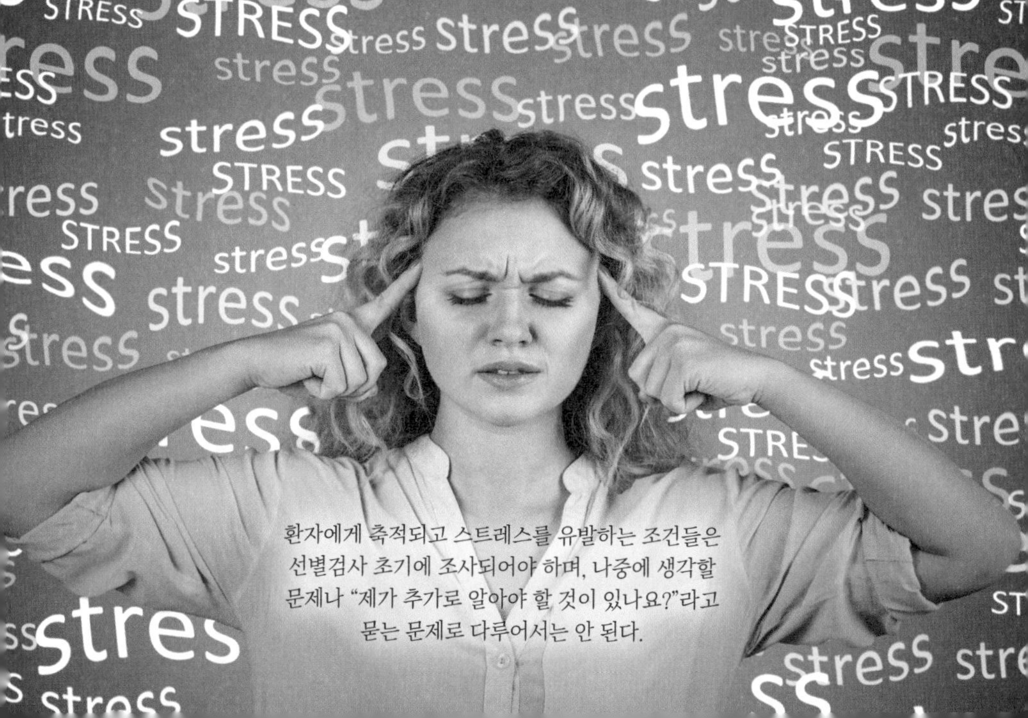

환자에게 축적되고 스트레스를 유발하는 조건들은 선별검사 초기에 조사되어야 하며, 나중에 생각할 문제나 "제가 추가로 알아야 할 것이 있나요?"라고 묻는 문제로 다루어서는 안 된다.

이에 힘의 비대칭을 해소하는 데 도움이 된다.[14] 이런 노력들은 모든 당사자들 사이에 더 효과적인 의사소통 채널을 가지게 하며, 전체적인 중재를 강화하는 중요한 권장사항이다.

환자들의 스트레스를 파악하고, 정량화하고, 이를 해결하기 위한 실행 가능한 전략을 개발하는 것은 2단계 과정이다.

1단계: 스트레스 수준 측정

*

스트레스를 인식하고 측정하기 위해 어떤 도구를 사용할 수 있는가? 심리적 스트레스 측정(Psychological Stress Measurement, PSM-9)은 스트레스를 받는 상태에 직접적으로 초점을 맞춘 도구로, 일반 인구의 스트레스를 임상적으로 평가하기에 적합한 도구이며, 결과 측정용으로도 사용된다. 이는 환경적 매개변수들 및 스트레스 요인에 대한 개인의 지각과 대처 과정을 포함하는 생물심리사회적 모델(biopsychosocial model)에 기반한다.[15] 이 도구는 타당하고 신뢰할 수 있으며 관리하기 쉽다.[16]

환자의 치료 전/치료 후의 점수를 평가할 때 PSM-9를 사용하는 방법에 대한 자세한 분석은 2015년 〈사이언스 디렉트(Science Direct)〉 학술지에 발표된 알자헴(Alzahem)팀의 〈치의대 학생들의 스트레스 관리 프로그램의 효과(Effectiveness of dental students stress management program)〉 논문을 참고하라.[17]

주관적 행복 척도(Subjective Happiness Scale, SHS)[18]는 환자가 자신의 관점에서 행복을 평가하는 또 다른 간단한 도구다. 환자들이 자신들의 행복 수준을 어떻게 평가하는지에 대한 내적이고 매우 개인적인 목록은 일관되

지난 4~5일 동안 당신이 느낀 기분의 정도를 가장 가깝게 설명한 번호를 택하여 표시하시오.

기분 설명	결코 아님	그렇지 않음	아주 미소하게	조금	다소	어느 정도	매우	극도로
	1	2	3	4	5	6	7	8
1. 나는 평온함을 느낀다.								
2. 나는 조급함을 느낀다; 충분한 시간을 갖고 있지 않는 것 같다.								
3. 나는 신체적 통증을 가지고 있다: 뻐근한 등, 두통, 경직된 목, 복통								
4. 나는 정신이 빠져 있고, 고통과 걱정을 느낀다								
5. 나는 혼란스럽다; 나의 생각은 뒤범벅이다; 나는 집중력이 부족하며 주의를 기울일 수 없다.								
6. 나는 에너지와 명료함으로 가득 차 있음을 느낀다.								
7. 나는 나의 어깨 위에 큰 무게를 느낀다.								
8. 나는 나의 반응, 정서, 기분 또는 몸짓을 조절하기 어렵다.								
9. 나는 스트레스를 느낀다.								

그림 5-5 심리적 스트레스 측정

Lemyre L & Tessier R (2003) 허락을 받아 재인쇄. 심리적 스트레스 측정: 일차의료 연구의 개념, 모델 및 측정 도구. [PDF]. Canadian Family Physician Medecin de Famille Canadien, 49, 1159-1168. Copyright 2021 by The College of Family Physicians of Canada. 허가를 받아 재인쇄됨.

고 안정적이며 다른 행복 측정과 상관관계가 있는 것으로 나타났다. 연구문헌에 따르면, 개인이 행복한 삶을 살았는지에 대한 인식은 문화적 기대에 의해 좌우된다고 지적한다. 그림 5-6은 SHS를 전체적으로 설명하고 있다.

단문형(Short Form, SF-36) 건강 설문지는 자신의 건강과 웰빙에 대한 성인 환자의 인식을 파악하기 위해 설계된 다목적 설문지다.[19] 설문지 전문은 다음 링크에서 확인할 수 있다. https://nexusipe-resource-exchange.s3-us-west-2.amazonaws.com/SF%2036%20health%20questionn aire.pdf?Ww_VlctvNbdhrQFsa2xbrU0bpp2t3Lw1. 또한 SF-8 건강 설문지, SF-13 건강 설문지, SF-12v2 건강 설문지, SF-36 건강 설문지, SF-36v2 건강 설문지와 같은 정해진 길이의 단문형 건강 설문지 전체 도구들을 사용하는 방법에 대한 매뉴얼도 다음 링크에서 확인할 수 있다(https://nexusipe-resource-exchange.s3-us-west-2.amazonaws.com/SF%2036v2%20Manual%20Chapter%201.pdf?dCtha8tBN18SWjRR_GuqnFLR.cZaha16). 또한 QualityMetric[20]와 같은 독립적인 기관들에서도 환자결과보고(patient-reported outcomes, PROs)를 측정하기 위해 사용할 수 있는 이러한 도구를 유료 라이선스로 제공한다.

다음의 각 진술 및/또는 질문에서, 당신을 가장 적절히 나타내는 척도의 포인트를 택하여 동그라미 하세요.

1. 일반적으로, 나는 나 자신을 다음과 같이 여긴다.

아주 행복하지 않은 사람	1	2	3	4	5	6	7	아주 행복한 사람

2. 대부분의 동료와 비교해볼 때, 나는 내 자신을 다음과 같이 여긴다.

덜 행복한	1	2	3	4	5	6	7	더 행복한

3. 어떤 사람들은 일반적으로 아주 행복하다. 그들은 현 상태에 연연하지 않은 채, 모든 것에서 최선을 다하며 삶을 즐긴다.

전혀 그렇지 않다	1	2	3	4	5	6	7	매우 그렇다

4. 어떤 사람들은 일반적으로 행복하지 않다. 그들은 우울하지는 않으나, 행복할 수 있는데도 그렇지 않다. 당신은 어느 정도로 나타낼 수 있는가?

전혀 그렇지 않다	1	2	3	4	5	6	7	매우 그렇다

그림 5-6 주관적 행복감 척도

Lyubomirsky S (1999)의 허가를 받아 재인쇄됨. Subjective Happiness Scale (SHS). http://sonjalyubomirsky.com/subjective-happiness-scale-shs/. Copyright 2020 by Sonja Lyubomirsky. 허가를 받아 재인쇄됨.

일차의료에 특화된 SF-36의 개선 시도들은[21] '자가 의료 결과 프로파일 측정(Measure Yourself Medical Outcome Profile, MYMOP)'으로 명명된 개정판을 통하여 나타났다. 이 개정판은 SF-36에 비해 변화에 더 민감하고 환자-의료인 사이의 의사소통을 개선할 수 있다는 점에서 유망한 것으로 보고되었다. MYMOP[22]에 대한 가장 최근의 조사는 이 도구가 환자중심 결과(patient-centered outcome)에 대한 개별화된 평가를 할 수 있다는 증거를 제공한다. 그러나 심리측정 검사에 대한 현재의 권장사항은 이런 측정에 대한 추가 검증이 유익할 수 있음을 제안한다.

선별검사 과정을 통해 팀은 환자의 현재 및 가장 최근의 스트레스 수준을 평가할 수 있다. 미국생활습관의학회 및 미국예방의학회와 같은 전문기관에서 제공하는 정서적 웰니스 연수교육 과정들은 스트레스, 불안, 우울증에 이런 도구들을 사용하기를 권한다. 스트레스는 환자들이 생활습관의학 프로그램에서 권장하는 건강습관을 추구하는 데 방해가 될 수 있다. 이런 기관들은 정신건강 전문가의 추가 치료를 위해 의뢰해야 할 환자들을 식별하는 데 짧지만 효과적인 장기간의 선별검사 프로그램을 계속 권장하고 있다.

이런 유형의 스트레스 선별검사 프로토콜의 한 예는 쉘든 코헨(Sheldon Cohen) 박사가 1983년 〈건강과 사회적 행동 학술지(J. of Health and Social Behavior)〉에 발표한 논문 〈지각된 스트레스의 전역 측정(A Global Measure of Perceived Stress)〉[23]에 기록되어 있다. 지각된 스트레스 척도(Psychological Stress Scale; 가장 많이 사용되며 클래식한 스트레스 평가 척도-역자 주)는 사람들의 삶에서 어떤 상황들이 스트레스로 인식되는지 그 정도를 측정하기 위해 설계되었다. 점수를 해석하는 방법을 포함하여 쉽게 접근하고 적용할 수 있는 PSS 버전은 뉴햄셔 근로자지원프로그램(New Hampshire's Employee Assistance Program) 웹사이트 및 아일랜드의 사회과학 측정도구 데이터베이스에서 찾을 수 있다.[24, 25]

코로나-19가 스트레스 원천에 심각한 격변을 일으키면서 미국심리학협회(American Psychological Association, APA)는 2020년판 《코로나-19 시대의 스트레스(Stress in the Time of COVID-19)》를 발행하여, 다음 영역 중 일부를 강조했다.[26]

- 우리 국가의 미래
- 시민 불안
- 코로나-19에 대한 정부의 대응

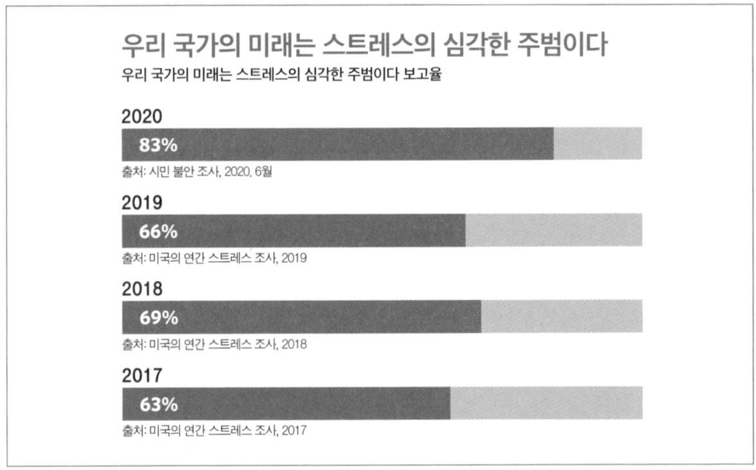

그림 5-7 미국심리학협회-우리 국가의 미래는 스트레스의 심각한 주범이다

American Psychological Association(2020)의 허락받아 재인쇄. '코로나-19 시기의 스트레스' https://www.apa.org/news/press/releases/stress/2020/stress-in-americacovid-june.pdf. Copyright 2020 by the American Psychological Association.

• 미국 흑인들의 차별 인용
• 미국 역사상 '최저점'
• 어린이에 대한 장기적 영향

또한 APA는 헬스케어 전문인들이 코로나-19의 도전을 성공적으로 헤쳐 나갈 수 있도록 다양한 자원들을 제공한다(https://www.apa.org/topics/covid-19).

2단계: 긍정적 및 부정적 스트레스를 정량화하라

*

치료 전 단계에서 스트레스를 인식하고 정량화한 후, 웰빙 개선을 위한 환자 경로의 첫 단계는 모든 스트레스가 다 나쁘지는 않다는 점을 이해하는 것이다. 유스트레스(Eustress)는 건강, 동기유발, 성과 및 정서적 웰빙에 유익한 영향을 미칠 수 있는 긍정적인 스트레스다. 스트레스는 신체 방어를 증가 또는 감소시킬 수 있으며, 스트레스 상태의 지속기간이나 그에 대한 개인의 반응 또는 인식과 같은 다양한 일련의 요소들에 의해 결정된다.[27]

환자들이 스트레스 요인의 지속 기간을 항상 조절할 수 있는 것은 아니다. 근무 조건이나 가족 관계 모두 8시간 교대근무나 배우자의 길어진 휴직 상태를 조절할 수 있는 것은 아니다. 그러나 불안을 유발하는 행동에 대한 개별 반응을 조절할 수 있는 더 나은 기회가 있다. 스트레스 요인 자체를 전적으로 피하는 대신, 스트레스 요인들에 대한 반응을 조절하는 방법을 가르쳐라. 이런 기법들은 긍정의 힘 섹션에서 더 상세히 다룰 것이다.

다음 단계는 스트레스를 받는 총 시간과 횟수가 그 스트레스가 긍정적인지 부정적인지를 결정할 수 있다는 것을 이해하는 것이다. 많은 자조(自助) 포스터에는 "성장 영역에는 편안함이 없다"라는 말이 인용되어 있다. 이 관점은 편안함의 부족이 스트레스 형태로 너무 자주 혹은 너무 오래 지속되지만 않는다면, 개인적 및 신체적 성장이 일어날 수 있음을 인식하지 못한다. 이것은 일반적으로 급성 스트레스와 만성 스트레스를 구분하는 기준선이다.

이러한 노출 제한 접근방식은 이전 단락에서 나눈 조언과는 모순될 수 있지만, 대안적인 전략을 제안한다. 유스트레스(Eustress)를 활용하는 환자중심 개별화를 전개하는 전략이다. 만약 접수 과정에서 특정 유발요인이 개인의 불안이나 공포 또는 단순히 현재의 목표에 해로운 행동을 유발하는 사실이 드러난다면, 환자에게 해당 유발요인을 일으키는 전제조건을 최대한 피하도록 상담한다. 예를 들어 저녁 식사 후 과도한 칼로리 섭취로 인해 체중 감량 목표가 방해를 받을 수 있다. 이런 경우, 다음의 해결책을 고려한다.

- **계획 A**: 불건강한 간식을 건강한 간식으로 대체하기.
- **계획 B**: 주방으로 가는 대신, 15분 정도의 신체활동 하기.
- **계획 C**: 일찍 잠자리에 들고, 칼로리 섭취를 피하고, 필요한 추가 수면 취하기.

이런 접근방식은 계획 A, B, C를 제공하여, 개인 수만큼 다양한 전술을 시도할 수 있도록 한다. 행동 교정은 끊임없이 변화하는 변수들에 따라 결과가 다양하게 달라질 수 있는 하나의 지속적인 실험이다. 이런 변수들을 조종하고 결과를 추적하면서 환자들이 자신의 삶에 끊임없이 침범할 대부분의 스트레스를 최대한 활용할 수 있는 계획을 개발하기 위한 전술을 재구성해야 한다.

헬스케어 전문인들, 특히 의사들은 만성 스트레스의 파괴적인 영향이 낯설지 않다. 의사라는 직업은 극도로 높은 번아웃 발생률과 자살률로 악명이 높다. 국가적 차원의 연구들에 따르면, 최소 50%의 미국 의사들이 직업적 번아웃을 경험하고 있다. 메이요 클리닉(Mayo Clinic)[28]은 헬스케어 전문인들이 이 문제를 해결하기 위해 몇 가지 효과적인 전략을 밝혀냈으며, 유사한 기법들을 팀에서 사용해 환자가 스트레스를 처리하는 데 도움을 준다. 이러한 전략의 예는 다음과 같다.

- **리더십의 힘을 활용하라.** 환자들은 자연스럽게 그들의 일차의료 의사를 실질적인 리더로 여긴다. 그들은 이 과정의 첫 단계로 여러분을 선택했다. 여러분은 환자의 치료 과정에서 이런 역할을 인식해야 한다.
- **가치관을 조율하고 문화를 강화시켜라.** 환자를 처음 만나게 되는 계기는 특정 질병이지만, 이는 환자들에게 건강한 생활습관으로 살아가는 것에 대한 생각을 심어줄 수 있는 기회이기도 하다. 다음으로, 그들의 실재 환경과 문화적 환경을 이해해야 하고, 전반적인 미션을 지원하는 데에 있어서 부족한 영역들을 강화하는 솔루션을 제안해야 한다.
- **유연성 및 일과 삶의 통합을 증진하라.** 처리해야 할 요구들의 일정 조율이 유연하지 못한 상황이라 할지라도, 직장에서 업무를 계속 할

수 있도록 지원한다. 저녁 6~8시에 핸드폰 사용을 금지하여, 가족과의 시간이 방해받지 않도록 하는 것은 전형적인 사례다. 자녀들과 프라임 타임을 보내고도 저녁 8시 후에 업무를 처리할 수 있다.

- **회복탄력성 및 자기돌봄을 증진시키는 자원들을 제공하라.** 환자의 클리닉 내원 시에는 분석과 처방이 모두 필요하다. 약이나 의뢰 자원을 신중하게 대하듯이, 웰빙을 위한 자원에 대한 의뢰도 신중하게 대하라.

스트레스 회복탄력성 측정하기 -실패 직면하기

당신은 정말 회복하고 싶은가? 회복탄력성(Resilience)은 상당한 역경이나 트라우마를 경험했음에도 불구하고, 상당한 스트레스 요인으로부터 회복하고 이에 대해 긍정적으로 적응하는 능력으로 정의된다.[29] 사람들이 극도의 스트레스나 시련에 반응하고 대응하는 방법에는 상당한 차이가 있다. 외상후스트레스장애(Post-Traumatic Stress Disorder, PTSD)나 주요우울장애와 같은 정신의학적인 질환이 발생하는 사람도 있지만, 심각한 심리적인 건강 이상 증상 없이 스트레스 경험에서 회복되어 스트레스 회복탄력성을 보이는 사람도 있다.[30]

“우리에게 일어난 일은 우리의 일부가 된다. 회복탄력적인 사람들은 어려운 경험으로부터 회복하지 않는다. 대신 그들은 삶에 이 경험들을 통합할 수 있는 건강한 방법을 찾는다. 시간이 지나면, 사람들은 큰 재난과 위대한 영혼이 만나 엄청난 힘을 만들 수 있다는 것을 발견한다."[31]

따라서 환자들이 시작 지점으로 돌아가는 것보다 더 나은 것을 하길 원한다면, 그들이 지금 어디에 있는지 아는 것이 중요하다. 이전 섹션에서 설명했던 스트레스를 측정하는 방법들을 통해 이를 파악할 수 있다. 단축형 회복탄력성 척도(Brief Resilience Scale, BRS)는 스트레스로부터 회복하거나 복구하는 능력인 회복탄력성을 평가하는 신뢰할 수 있는 도구이며, 건강 관련 스트레스 요인들에 대처하는 것에 대한 독특하며 중요한 정보를 제공한다.[32]

일부 예방의학기관들은 그들의 건강평가 입력양식의 일부로 BRS를 사용한다. 그림 5-8은 EHE 헬스의 한 예를 보여준다.

스트레스를 해결하고 회복탄력성을 개선시키는 도구

생활습관의학 의사나 그들의 임상적 지원팀들은 환자가 회복탄력성에 대한 기존의 정의를 뛰어넘도록 도울 수 있는 기회들을 지속적으로 제

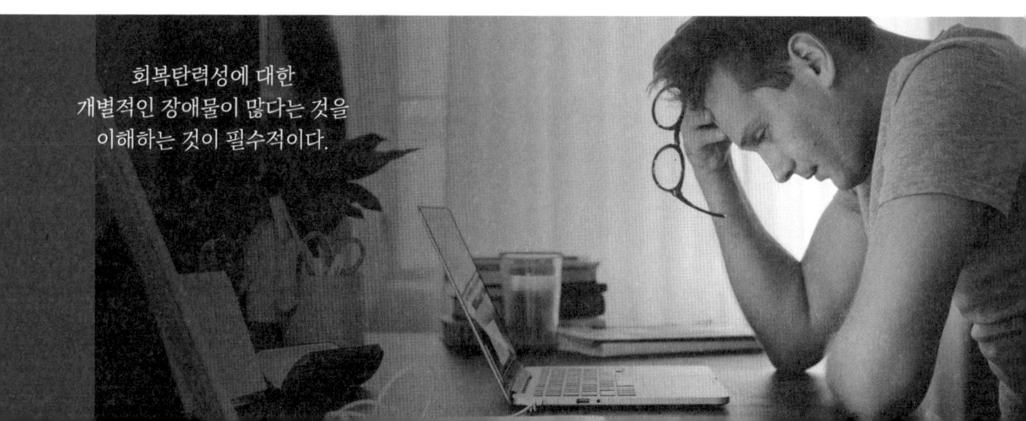
회복탄력성에 대한
개별적인 장애물이 많다는 것을
이해하는 것이 필수적이다.

공받는다. 하지만 먼저 회복탄력성에 대한 개별적인 장애물이 많다는 것을 이해하는 것이 필수적이다.[33] 회복탄력성을 가로막는 가장 일반적인 5개의 장애물은 다음과 같다. 1) 일과 개인 생활의 불균형, 2) 스트레스가 많은 사건에 대한 과도한 노출, 3) 부정적인 감정들을 처리할 시간과 공간의 부족, 4) 굴욕적인 경험, 5) 사회적 고립.

당신의 생각은 어떻습니까?

지난 한 달 동안, 자주 화를 참지 못하거나 논쟁을 벌이거나 다른 사람에게 소리 지른 적이 있다.
• 예 • 아니오

지난 한 달 동안 과거에 속상했거나 충격적인 사건에 대해 많이 생각하거나 다시 떠올린 적이 있다.
• 예 • 아니오

항목마다 한 줄에 한 칸씩 표시해 응답하시오.	전혀 아니다	아니다	보통 이다	그렇다	매우 그렇다
나는 힘든 일이 있으면 빨리 회복하는 편이다.					
나는 스트레스가 많은 사건을 극복하는 데 어려움을 겪는다.					
스트레스를 주는 사건에서 회복하는 데 오랜 시간이 걸리지 않는다.					
나쁜 일이 생기면 되돌리기가 어렵다.					
나는 보통 별 어려움 없이 어려운 시기를 이겨낸다.					
나는 내 인생의 좌절을 극복하는 데 오랜 시간이 걸리는 경향이 있다.					

그림 5-8 건강평가 입력양식 예시

EHE Health's proprietary materials로부터 허락 후 재인쇄되었으며, 평가를 위한 EHE 헬스에 의해서 사용됨. Copy right 2020 by EHE Health. 허가를 받아 재인쇄됨.

이런 장애물들을 극복하기 위한 전략은 적극적인 형태의 전술을 사용해야 한다. 일반적으로 환자는 그들의 신체적 또는 심리적 증상의 영향에 대해 걱정하여 진료실에 내원하거나 또는 원격진료를 연결한다. 훈련은 정상으로의 복귀를 보장하는 진단 및 치료 경로로 자연스럽게 이어진다. 이것은 질병이 생기기 전의 바람직한 상태로, '질병 없음'으로 표현된다.

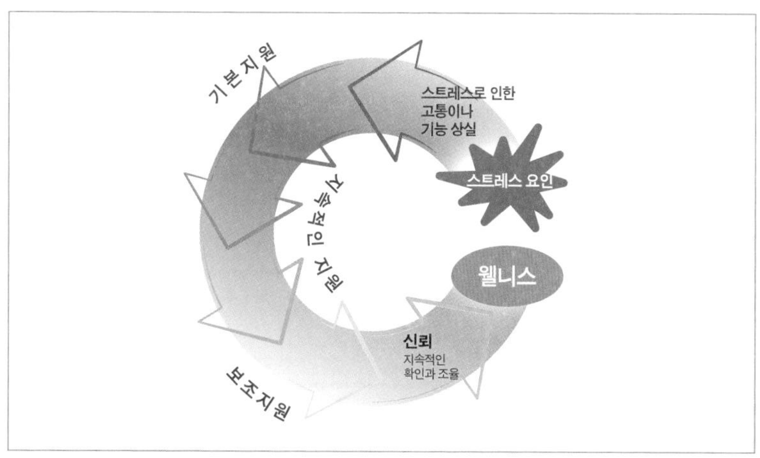

그림 5-9 7 C's 회복탄력성 모델

Stutz D(2018)의 허락을 받아 재인용. 7개 바다 및 그 너머에 관한 7C's 사용-해군의학부에서 안정감과 균형을 제공함. https://www.dvidshub.net/image/4905488/using-seven-cs-seven-seasand-beyond-navy-medicine-provides-ballast-and-balance. Copyright 2018 by the U.S. Department of Defense. 미국국방부의 외관 시각정보는 미국국방부의 승인을 뜻하지 않음

웰니스 연속체(그림 5-9)의 지원을 받는 생활습관의학 기술은 건강 회복에 대한 훨씬 더 포괄적인 비전을 구상한다. 이 비전은 재난(증상)이 더 큰 영적 개선을 불러일으키는 모닝콜이 되고, 질병과 싸우는 첫 번째 방어선으로 인체 시스템을 더욱 강하게 해준다. 이것이 바로 미국해군의학부에서 가장 잘 설명한, 정서적인 태도와 정신적인 강인함에 영감을 주는

개념이다.

의사들이 친숙해야 할 7C 개념의 한 측면은 '역량(competence)' 요소에 뿌리를 두고 있다. 경험에 뿌리를 내린 기술 기반 전술로, 역량은 행동 면역에 비유할 수 있다. 면역학 과학을 적용한 데이터에 따르면, 경미한 스트레스 에피소드가 환자에게 면역력을 형성하여, 미래의 스트레스 요인들에 의한 부작용에 덜 민감하게 만들 수 있음을 보여준다.[34]

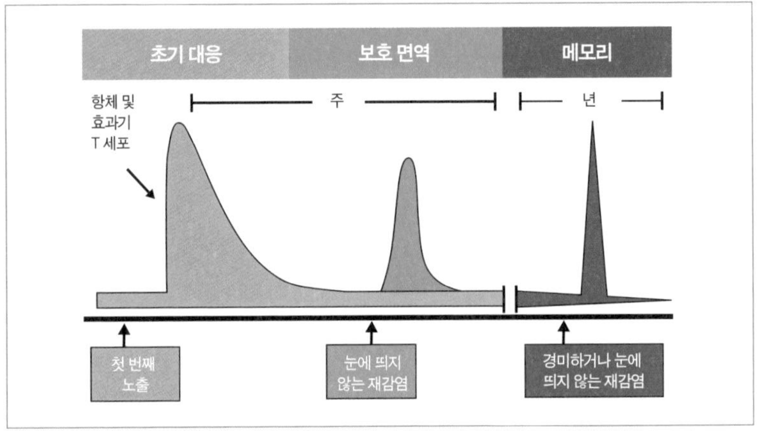

그림 5-10 면역학적 기억

Medicine LibreTexts 허락을 받아 재인용. 단기적이며 장기적인 면역학적 기억을 가진 적응 면역체계. https://med.libretexts.org/Bookshelves/Anatomy_and_Physiology/Book%3A_Anatomy_and_Physiology_(Boundless)/20%3A_ Immune_System/20.6%3A_Humoral_Immune_Response/20.6D%3A_ Immunological_Memory. "Immunological Memory" by LibreTexts is licensed under CC BY-SA.-SA 4.0.

이런 역량을 구축하고 행동면역(Behavioral Immunization)을 이용하여, 환자가 과거의 경험을 활용하도록 돕기 위해, 팀은 스트레스에 대한 회복 탄력성을 향상시키는 다음과 같은 전술들을 적용할 수 있다.

- **1단계**: 환자의 과거 스트레스 에피소드 목록을 작성하라.
- **2단계**: 스트레스 유발 정도가 가장 작은 에피소드들부터 우선순위를 지정하라.
- **3단계**: 이런 에피소드에 대한 반응에서 환자 행동의 진화를 탐색하여, 결과로써 7C의 '자신감(confidence)' 요소의 적용을 강조하라.
- **4단계**: 환자에게 과거의 스트레스 요인들을 기억하게 하고, 기억을 사용하여 미래의 스트레스 사건을 처리할 수 있는 능력을 향상시키는 7C의 '대응(coping)' 방법을 교육한다.

헬스케어 전문인들을 위해 개척된 성공적인 중재를 해석하는 것은 다른 모든 사람을 치료하기 위한 유사한 회복탄력성 전술을 만드는 효과적인 방법이 될 수 있다. 특히 코로나-19 시대에 많은 환자가 개인 건강과 웰빙을 위협하는 불확실하고 위험한 상황을 헤쳐 나가면서 만성 스트레스의 원인인 엄청나고 혼돈스러운 일들을 겪었다. 학술지 〈종양학(Oncology)〉은 그들의 임상의들을 위해 이런 상황들을 기록했으며, 여러분이 팀과 환자들에게 적용할 수 있는 일련의 옵션들을 열거했다.[35]

- 번아웃 교육
- 일과 삶의 균형
- 직장에서의 개인적 관계 조절
- 마음챙김 실천
- 스트레스를 일으키는 환경 수용

일과 삶의 균형을 맞추는 딜레마를 깊이 탐구하면서, 다이크 드러몬드(Dike Drummond) 박사는 2016년에 강력한 4가지 도구의 툴키트(toolkit) 접근법을 제시했다.[36]

- **도구 1**: 달력에 없으면, 그 일은 일어나지 않는다. 가족 일정이나 다음 휴가, 다음 데이트 같은 일정들을 포함하는 '삶' 카테고리를 사용하여, 미리 일과 삶을 모두 포함하는 일정표를 세운다.
- **도구 2**: 한 달에 2회 정도 '일 외의 모든 것'을 하는 날을 계획한다. 다른 사람들과 함께 하든 하지 않든 업무와 관련 없는 모든 활동이 여기에 해당된다.
- **도구 3**: 버킷 리스트를 작성하고, 그것들을 점검한다.
- **도구 4**: 경계 리츄얼을 만든다. 작업복을 벗어버리고, 놀이용 옷을 입고, 업무 외 분위기를 활성화한다.

각 카테고리를 포함하는, 환자마다의 고유한 툴키트 세트를 만든다. 필요한 확신과 신바람을 가지고 보여준다. "우리는 성공할 것이며, 우리는 성공해야 합니다."

스트레스를 해결하고 회복탄력성을 향상시키기 위한 계획의 일부로 고려해야 할 또 다른 도구는 오늘날의 전문용어로 실시간 소셜네트워킹으로 분류된다. 비벡 머시(Vivek Murthy)[37]는 다음과 같이 명확히 말한다. "만약 우리가 우리 각자의 내부에서 시작되어 다른 사람에게 다가가고 우리를 더 가깝게 연결하는 과정을 상상한다면, 그 과정을 무엇이라고 불러야 할까? 최상의 용어는 우정일지도 모른다." 비록 2020~2021년의 사회적 거리두기가 이런 친구들을 만들고, 이용하고, 유지하는 일부 리츄얼을 방해했지만, 이런 가능성을 확장시키는 혁신적인 해결책도 만들어냈다.

옛 친구와 다시 연결하는 것은 좋은 출발점이다. 이렇게 잠재워뒀던 관계들을 다시 시작하는 것이 새로운 관계를 시작하는 것보다 일반적으로 좀 더 쉽다. 이런 친구들은 여러분과 동일한 고립 상태를 겪고 있고, 당신의 요청을 환영할 가능성이 있다.

연결에 사용할 수 있는 최신 디지털 도구를 활용하고, 일반 편지나 전화같이 오래됐지만 든든한 도구를 사용하는 옵션도 있다. 어떤 형태의 연결이든, 특히 직접 대면이 아닌 경우, 적절하게 개인적인 것들을 공유하면서 우정이 돈독해진다. 그것은 운동이나 책, 조리법이나 취미 같은 공통 관심사 유형이 될 수 있다.

웰빙을 향상시키는 행동을 개발할 때 권장되듯이, 규칙적인 연결을 통해 우정을 유지하는 것이 중요하다. 연결은 리츄얼을 통해 풍성해진

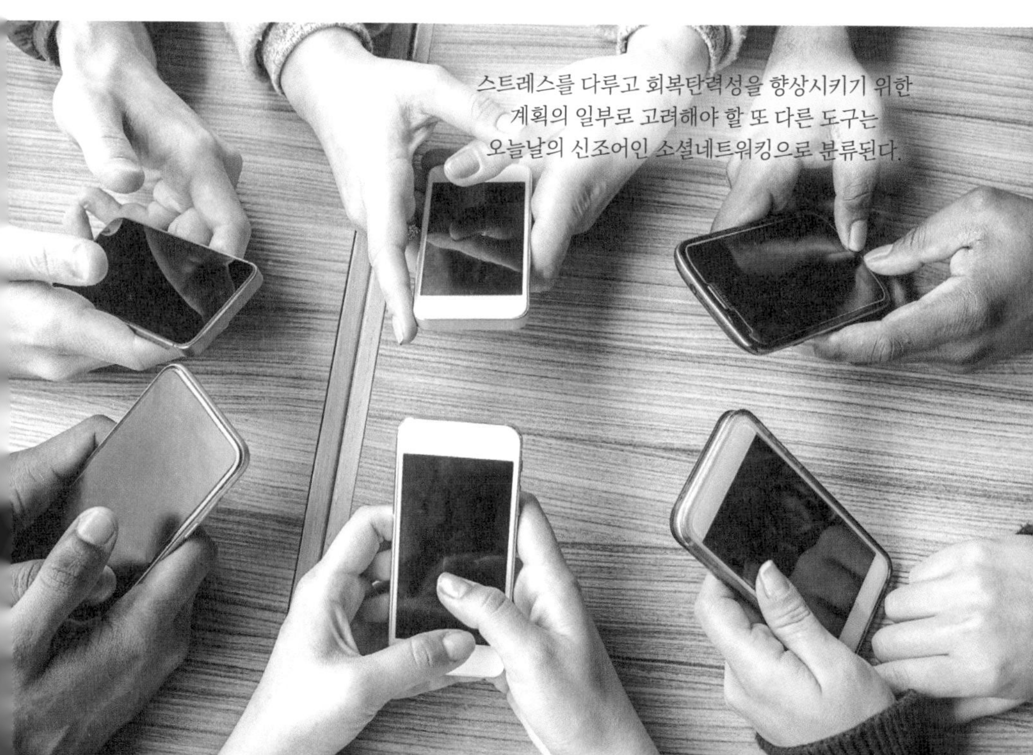
스트레스를 다루고 회복탄력성을 향상시키기 위한
계획의 일부로 고려해야 할 또 다른 도구는
오늘날의 신조어인 소셜네트워킹으로 분류된다.

다.[38] 넷플릭스, 훌루 또는 애플 TV에서 시청할 것들을 현재의 팬데믹 친구 팀에게 매주 추천하는 것은, 정기적으로 사람들과 연결해야 하는 효과적인 이유로 분류된다.

코로나-19 팬데믹은 가족, 친구, 동료, 이웃을 잃어버린 사람들에게 충격적인 비극이었다. 집단면역이 달성됐을 때, 환자들은 더 건강한 방법으로 스트레스를 처리하는 여러 가지의 새로운 기술들을 배우고, 옛 친구들과 다시 연결되고, 새로운 많은 친구를 만들었다는 것이 팬데믹의 긍정적 측면이 될 수 있다. 우정으로 분류되는 다양한 방법들을 통해 다른 사람들과 관계를 맺는 이 과정은 환자가 이전 수준으로 회복하는 것을 도울 뿐만 아니라, 그 이상으로 회복할 수 있게 도울 것이다.

새로운 관리로 스트레스가 해소될까?

드러몬드 박사의 툴키트 전략은 일련의 설득력 있는 질문들에 대한 틀에 잘 짜인 접근법을 제시한다. 자세히 검토하면, 그의 도구들은 시간(일정표) 및 관계(가족)를 관리함으로써 스트레스 상황을 처리하는 것을 포함한다. 구글 키워드 접근법을 사용한 '스트레스 관리 솔루션'은 1초도 안 되는 짧은 시간에 5억 400만 건의 검색 결과를 보여준다. 스트레스 관리를 위한 제안의 범위는 다양하지만, 일반적으로 모두 유사한 전술들을 포함한다.

예를 들어 미국심장협회(American Heart Association)는 스트레스 관리

를 위한 단순한 팁 3가지를 제시한다.[39]

- 부정적인 자기대화를 긍정적인 자기대화로 바꾸기
- 반응하기 전에 10까지 세기, 명상과 같은 긴급 스트레스 해소법
- 스트레스 차단과 같은 스트레스 해소 활동

하버드 의대는 하버드 헬스 퍼블리싱(Harvard Health Publishing) 웹사이트를 통해, 스트레스를 관리하는 그들 고유의 3가지 기술을 홍보한다.[40] 먼저 스트레스 반응을 유발하는 요인을 인식하고, 이를 피할 것을 권장한다. 3가지 전술은 다음과 같다.

- 심호흡 활동과 같은 이완요법
- 부정적인 생각을 긍정적인 생각으로 대체하는 것을 포함하는 인지행동치료
- 통제력을 향상시키고, 낙관성을 높이기 위한 목표 설정

웹엠디(WebMD; 인간 건강 및 웰빙에 관한 온라인 뉴스와 정보, 헬스케어 정보 등을 게재하는 미국 기반의 가장 유명한 소비자 중심의 무료 웹사이트-역자 주)는 스트레스를 예방하고 해소하는 13가지의 방법들을 제안한다.[41] 그들의 방법은 확실히 더 기본적이지만, 다양한 개인의 상황들을 다루고 있다. 예를 들어 다음과 같다.

- 시간을 좀더 효율적으로 관리하는 것을 배워라.

- 화를 내거나 수동적인 태도를 취하는 대신 자신의 감정을 표현함으로써, 공격적이 아닌 적극적인 태도를 취하라.
- 좋아하는 친구들의 사회적 지지를 구하라.

메이요 클리닉은 다음과 같은 4가지 대응 전략을 익혀 여러분의 스트레스 관리 툴키트를 확장할 것을 권장한다.[42]

- **피하라**-환경을 조절하고, "아니요"라고 말하는 것을 배우고, 활동 항목들의 우선순위를 정하여 목록에서 우선순위가 낮은 항목들을 제거할 수 있다.
- **바꿔라**-시간관리도, WebMD의 적극적인 전술과 함께 목록에 포함한다.
- **수용하라**-멘토로부터 조언을 구한다. 용서를 실천한다. 긍정적인 자기대화를 사용한다.
- **적응하라**-기준과 기대치를 바꾼다. 사물을 원근법으로 바라본다. 긍정적인 것에 집중한다.

하지만 메이요 클리닉은 스트레스 관리를 위한 해결책을 세우려는 여러분의 욕구에 맞는 문제해결 기술 또한 제시한다.[43] 이와 관련하여 그들의 단계별 방법은 다음과 같다.

- 문제를 파악하라. 특히 현실적으로 바꿀 수 있는 것을 구분해라.
- 개인적인 경험과 다른 사람들의 조언을 바탕으로 아이디어를 브레

인스토밍 하라.

- 효과가 가장 좋을 것으로 예상되는 해결책을 선택하라.
- 행동하라.
- 검토하고 필요하다면 수정하라.

질병통제예방센터도 스트레스 관리를 위한 대응 메커니즘으로 분류된 것들을 강조한다.[44] 그것은 적절한 자기돌봄, 브레인스토밍, 물질남용 피하기 그리고 필요한 경우 전문가의 도움 구하기 등을 권장한다. 다른 참고문헌에서 제시하지 않거나 다르게 설명하는, 간단한 해결책 가운데 하나는 단순히 휴식을 취하는 것이다. 이것은 소셜미디어와 24시간 뉴스 채널에서 쏟아지는 정보 과부하가 발생하는 오늘날 특히 적절한 해결책으로 보인다.

도구상자 비유는 스트레스 관리를 위한 노력에 널리 사용된다. 48개 주에 일차의료 진료소를 운영하며 매년 3만 5,000건이 넘는 의료 건강검진을 실시하는, 117년 전통의 EHE 헬스[45]는 그들의 환자들에게 스트레스에 대응하기 위해 다음과 같이 모든 감각을 사용하도록 가르친다.

- **시각**: 소중한 사진들을 감상하라. 공간을 생동감 있게 하기 위하여 식물을 사용하라. 영혼을 고양시키는 색상으로 자신을 감싸도록 하라.
- **후각**: 향초를 켜라. 에센셜 오일을 사용하라. 바깥 자연의 냄새를 맡아라. 꽃향기를 맡아라.
- **촉각**: 따뜻한 담요로 몸을 감싸라. 개나 고양이를 쓰다듬어라. 위로가 되는 물체를 움켜쥐어라. 부드러운 옷을 입어라.

- **미각**: 무설탕 껌을 씹어라. 과일 한 조각을 먹어라. 건강하고 바삭한 간식을 즐겨라.
- **청각**: 좋아하는 곡을 노래하거나 연주하라. 잔잔한 음악을 감상하라. 위안이 되는 샘물 소리를 들어라. 열린 창문 곁에 풍경을 걸어둬라.

또한 EHE 헬스는 다양한 관리 전략들이 스트레스 상황에 대처하는 데에 적절할 수 있다고 제안한다. 다음의 링크는 시각을 통해 학습을 가장 잘하는 사람들이 신뢰할 수 있는 스트레스 순서도를 제공한다. https://lifehacker.com/measure-your-stress-level-with-this-flowchart-1770962090[46]

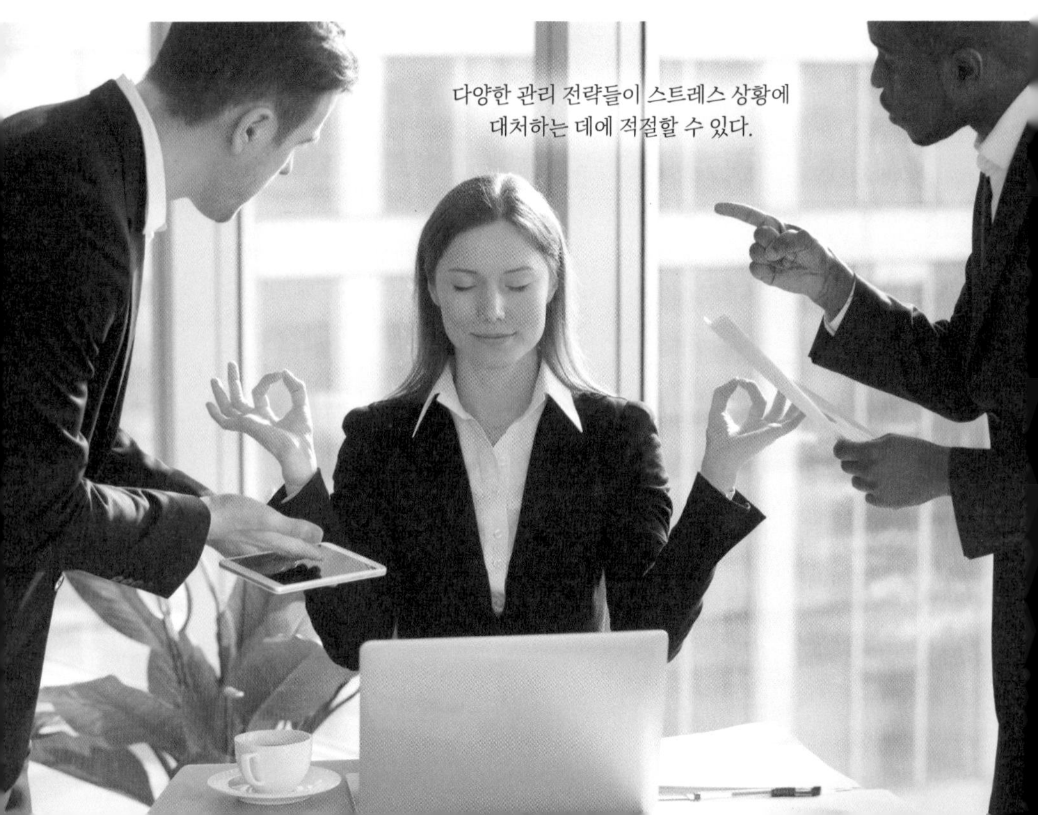

다양한 관리 전략들이 스트레스 상황에
대처하는 데에 적절할 수 있다.

긍정의 힘: '할 수 있다'는 정신의 씨앗 심기

긍정적인 사고 전략의 목표는 신념이 부정적이거나 비관적으로 바뀌어 개인의 성장에 역효과를 낳는, 부적절한 방법으로 반응하는 것을 방지하는 것이다. 마틴 셀리그만(Martin Seligman) 박사는 미국심리학회의 학술지 <미국심리학자(American Psychologist)> 2000년 1월호 서문에, 자신의 5세 된 딸이 자녀양육에 대한 번뜩이는 영감을 얻도록 해준 이야기를 공유했다.[47] 인생을 바꾼 이 일화는, 이 긍정적인 심리학의 선구자가 자신의 전문성을 정립하는 중요한 전환점이 되었다. 그의 딸은 그에게 약점을 파악하고 교정하는 것보다 개인의 강점을 키우는 것이 더 중요하다는 것을 가르쳐주었다.

성격의 강점을 강조하는 것은 중요하다. 그러나 삶은 생각이나 행동에서 부정적인 특성들을 드러내는 역경들로 가득 차 있다. 부정적인 경험에 대한 부정적인 반응을 인식하고, 실수를 미래에 긍정적인 특성을 활용하는 방법에 대한 학습 경험으로 전환하는 기술을 개발하는 것이 바로 긍정심리학의 미션이다.

예컨대 환자가 특정 건강 목표를 달성하지 못하게 만드는 실수를 하는 시나리오를 생각해보라. 후회, 죄의식, 실패감이 뒤따를 수 있다. 그런 다음, 환자는 반응을 살펴보고 그런 실수는 어떤 노력을 하더라도 발생할 수 있는 자연스러운 일이라고 합리화할 수 있다. 사람은 누구나 실수하며, 이런 좌절이 그들의 목표 달성을 막지는 못한다. 결국, 사람들은 누구나 실수한다는 사실을 받아들이고, 이 실수를 미래에 이런 실수가 반복되지 않도록 돕는 학습의 기회로 생각하게 된다.[48]

지난 5년간 발표된 '긍정심리'에 대한 논문을 PubMed.gov에서 검색하면, 거의 4만 5,000개가 나온다. 리애나 리애노보(Liana S. Lianov), 바브라 프레드릭슨(Babara L Fredrickson), 캐리 베론(Carrie Barron)과 자나니 크리슈나스와미(Janani Krishnaswami)는 일차의료 의사 및 그들의 임상적 지원팀과 관련이 있고 실용적인 연구를 공동으로 수행했다.[49] 그들은 건강이 정서적, 사회적, 신체적 웰빙의 조합이라고 결론지었다. 이는 한 개인의 웰빙을 향상시키고 헬스케어 비용을 감소시키는 심리기반의 습관 및 일상과 관련이 있다. 이러한 개념은 '긍정건강(Positive Health)'으로 정의되었다. 이 연구자들은 긍정건강이 전통의학보다 웰빙을 전반적으로 지원하는 데 더욱 효과적이라고 믿는다.

앞에서 언급된 저자들은 다음의 것들이 포함된, 환자 웰빙에 초점을 맞춘 전략 목록을 작성했다.

- 저비용 혹은 무료 웰빙 도구 및 프로그램에 관한 자원 목록
- 긍정심리를 적용할 때 환자의 롤모델 역할
- 건강코칭에 긍정심리 기법을 적용하는 것과 더불어, 긍정적인 상호작용 모델링하기
- 웰빙을 위한 긍정심리 활용에 대한 근거기반 실천을 구축하기 위한 중개연구(translational research) 협업
- 최적의 실용적인 도구 및 프로그램 개발을 위한 정신건강 및 긍정심리 전문인들과 협력

- 웰빙의 모든 핵심 요소들에 대한 훈련
- 긍정심리 기반 프로그램 및 디지털/모바일 앱 처방/추천
- 표준적인 임상 진료 중 정서적 웰빙에 대한 일상화된 평가와 모니터링
- 그룹방문과 같은 웰빙 토론을 위해 더 많은 시간을 허용하는 임상 순서 및 과정
- 웰빙을 지원하기 위해 전체 의료팀, 기술 및 외부 자원들 활용
- 건강유지 계획의 일부로 정서적 웰빙 및 긍정심리 중재를 포용하는 문화

셀리그먼, 스틴, 박 및 피터슨에 의해서 개발되고 시험된 추가적인 긍정심리 중재(Positive Psychology Interventions, PPI)[50]는 다음을 포함한다.

- **감사 방문/편지**: 참여자들이 과거에 특별히 친절했거나, 도움을 주었으나 제대로 감사를 전달하지 못했던 사람에게 편지를 쓰고 전달한다.
- **3가지 좋은 것**: 참여자들은 일주일 동안 매일 밤, 매일 잘 진행된 3가지 좋은 일을 적고 그 일이 잘 진행된 이유를 찾아본다.
- **당신이 최고였을 때**: 참여자들은 자신이 최고였을 때의 이야기를 적고, 그 이야기에서 활용된 개인의 강점을 파악해본다. 그리고 이 이야기를 읽고 일주일 동안 매일 자신의 개인적 강점을 검토해본다.
- **핵심 강점을 사용하기**: 참여자들은 성격 강점 목록을 작성하고 피드백을 받은 다음, 일주일 동안 매일 다른 방식으로 자신의 성격 강점 상위 5개 중 하나를 사용한다.

생활습관의학과 긍정심리의 결합은 데런 모톤(Darren P. Morton) 박사의 논문에서도 주요 초점이었다.[51] 이 논문에서 그는 정신건강과 정서적 웰빙을 개선하기 위한 다양한 생활습관 기반의 비약물적인 접근법들에 대한 근거를 제시했다. 운동이나 식물성 기반 영양, 자연에 대한 노출, 적당한 휴식, 자원봉사 등과 같은 생활습관의학의 기본 원칙들은 모두 수용 가능한 전략들로 고려되었으며, 정신건강과 정서적 웰빙을 증진하는 데에 효과적이었다.

긍정심리 중재를 포용하는 문화를 만드는 것도 환자의 웰빙을 위해 권장된다. 이런 목표를 달성하기 위해 고안된 한 가지 기법이 바로 '최상의 가능한 자신(Best Possible Self, BPS)'이다. 이것은 모든 것이 가능한 한 잘 진행된 후, 미래에 있을 자신의 가능한 최상의 모습에 대해 적는 것으로 구성된다. 2019년의 메타분석 연구에 따르면 BPS는 긍정적 정서, 웰빙 그리고 낙관성을 개선하는 데 효과적인 중재로 나타났다.[52]

일차의료 의사가 그들의 환자 헬스케어 관리 계획으로 긍정심리 중재를 포함시키면 어떤 다른 이점들이 있을까? 2019년 발표된 또 다른 메타분석 연구는 의학적 문제가 있는 환자들의 불안을 줄이는 데 있어서 긍정심리 중재의 효능을 확인하는 것을 목표로 했다.[53] 분석결과, 긍정심리 중재가 의료적 불안을 줄이는 데 더 효과적인 것으로 나타났는데, 이때 임상의 주도 중재는 자기관리 중재보다 더 효과적이었으며, 중재 기간이 길수록 짧은 것보다 더 효과적이라는 결론을 내렸다. 이 분석은 또한 앞서 언급한 목록의 상황에서 더 장기간에 걸쳐 임상의가 주도하는 긍정심리 중재에 대한 지지를 의미하는데, 웰빙 상담, 의사/임상의 롤모델 및 건강코칭의 활용을 위해 더 많은 시간이 할애되기 때문이다.

그러나 웰빙을 위한 효과적인 치료 전략으로 긍정심리 중재를 뒷받침하는 거의 모든 연구는 한계가 명시되어 있음을 기억하라. 카멜라 화이트(Carmela White), 바브 우티(Bog Utti) 및 마크 홀드(Mark Holder)에 의한 2019년 메타분석 연구는 긍정심리 중재의 효과가 다음의 3가지 핵심 결과를 통해 이전에 보고됐던 것보다 훨씬 작다는 것을 발견했다.[54]

- 많은 1차 연구들은 작은 표본 크기를 사용했다.
- 많은 분석에서 작은 표본 크기 편향이 뚜렷했다.
- 작은 표본 크기 편향을 고려했을 때, 웰빙에 대한 긍정심리 중재의 영향은 작지만 통계적으로는 유의미했다(대략 r=.10, 여기서 r은 상관 계수로, 상관관계에 있는 두 변수 간에 선형 관계의 정도를 수량화하는 척도다. 계수는 상관관계 보고서로 표기되며, r>0 양의 상관관계, r<0 음의 상관관계를 뜻한다. r=.10은 유의한 양의 상관관계를 뜻함-역자 주). 반면에 우울증에 대한 긍정심리 중재의 영향은 가변적이었으며, 이상치(outlier; 보통 관측된 데이터의 범위에서 많이 벗어난 아주 작은 값이나 큰 값을 말함-역자 주)에 영향을 받고, 일반적으로 통계적으로는 유의하지 않았다.

바바라 프레드릭슨(Barbara Fredrickson)은 긍정심리 운동을 이끄는 세계적으로 저명한 저자이자 연구자다. 그녀의 책 《내 안의 긍정을 춤추게 하라(Positivity: Groundbreaking Research Reveals How to Embrace the Hidden Strength of Positive Emotions, Overcome Negativity, and Thrive)》[54A]에서 환자의 정서적 웰빙을 개선하기 위한 주목할 만한 한 가지 전술은 아주 명확하

다. 여러분의 환자들이 성급하게 결론을 내리거나 반추하는 등의 부정적인 감정을 경험하는 시간보다, 개방적이고, 감사하고, 친절하고, 호기심을 갖고, '진짜'가 되는 시간이 세 배가 되도록 영감을 주고, 격려하고, 넛지하고, 지도하고, 교육하는 것이다. 프레드릭슨 박사는 의료인들은 그들의 환자들이 좀더 마음챙김을 갖도록 하고 매일 긍정의 비율을 기록하여 추적하도록 도와, 자신을 진정으로 행복하게 만드는 일상의 단순한 활동을 좀더 잘 지각할 수 있도록 도울 것을 제안한다.

웰빙을 위한 건강한 정신적 기반 구축하기

더 건강한 생활습관을 향한 전인적인 여정을 시작하기 전에, 환자는 자신의 심각한 정신건강 문제를 해결하는 것이 필요할 수 있다. 일차의료 의사는 때때로 이런 유형의 환자들을 치료할 준비가 되어 있지 않다고 느낀다. 이것은 우울증과 같은 정신건강 문제가 있는 환자가 심혈관질환, 당뇨병, 뇌졸중, 및 알츠하이머병에 걸릴 위험이 더 높은 경우가 많으며, 마치 심각한 만성질환을 진단 받은 환자가 우울증에 걸릴 위험이 높은 것과 같다.[55]

일차의료 의사가 정신과 진료 의뢰를 해야 할 시기를 결정할 수 있는 적응증 목록은 길며, 다음의 몇 가지를 포함한다.[56]

- 정신병적 증상
- 발달 문제(어린이/청소년)
- 비정상적인 사별
- 가족 기능장애
- 물질남용/중독
- 치매 징후
- 수면 문제
- 성기능장애

한 가지 고려 사항은 정신건강의학과 의사와의 연합상담을 시행하여 정신건강의학과 의사의 역할을 더 잘 이해하고, 환자의 정신건강 문제를 더 깊이 이해하며, 몸과 마음을 치료하는 데 있어서 상호작용을 좀더 명확하게 이해하는 것이다. 이런 협력 과정에서, 소통은 핵심 요소다. 디지털 소통 수단은 상담을 시작하고 중요한 환자 데이터와 권장되는 치료 프로토콜을 공유할 수 있는 원활한 방법을 제공할 수 있다. 연합상담을 위한 의뢰 옵션에 관한 추가 정보가 필요한 경우, 미국정신의학협회(https://www.psychiatry.org/)에서 해당 정보를 얻을 수 있다. 돈 립시트(Don R. Lipsitts) 박사는 이 의뢰 과정을 탐색하는 데 도움이 될 풍부한 정보를 제공하는 종합적인 논문을 <정신의학 타임즈(Psychiatric Times)>에 게재했다.[57]

협력하는 임상의들 사이의 소통은 중요하다. 정신건강에 관해 환자들과 솔직한 대화를 나누는 것도 유익하다. 모든 효과적인 의사소통 수단과 마찬가지로, 일차의료 임상팀과 환자 사이의 소통은 양방향으로 원활하게 이루어져야 한다. 국립정신건강연구소(The National Institute of Mental

Health)는 환자에게 일반적으로 어려운 이런 대화를 준비할 수 있도록 도와주는 안내문을 제공한다.[58] 그들의 권장사항은 다음과 같다.

- 일차의료 의사와 대화하기
- 질문, 치료제 목록, 가족 질병이력에 대한 지식을 바탕으로 일차의료 의사 방문 준비하기
- 친구나 친척 동반을 고려하기
- 솔직하기

진료 전에 환자들에게 실용적인 팁을 제공하면, 정신건강 문제에 대해 보다 솔직하고 효과적으로 대화할 수 있고, 효과적인 치료 전략을 수립하는 능력에도 도움이 될 수 있다.

웰니스와 웰빙은 같은 의미로 사용되는데, 단순히 질병이 없는 상태뿐만 아니라, 최적의 건강을 향한 여정과 성취로 정의된다. 인간에게 있어서 웰빙은 신체적, 정신적, 정서적, 사회적, 영적 건강의 복잡한 균형이다. 신체적 이상(somatic aberration)은 의료진 및 환자에 의해 인식될 수 있고 쉽게 파악될 수 있다. 그러나 정신건강 문제들은 양 당사자 모두 문서화하는 것이 쉽거나 분명하지 않다. 웰빙의 모든 측면이 환자의 건강에 중요하지만, 건강의 가장 중요한 요소인 신체와 정신의 상호 운용성(interoperability)은 과소평가될 수 없다.

정서적 웰빙에 대한 보험급여 기회

정서적 웰빙 상담은 평가 및 관리(Evaluation and Management, E/M) 방문의 일부다. 또한 제공자가 방문을 연장하거나 같은 날 진료실에 있는 행동건강 전문인에게 친절하게 인계하는 상황에서 E/M 방문을 연장할 수도 있다. 두 경우 모두, 여러분은 추가 E/M이나 심리치료 시간 30분마다 추가 코드를 사용할 수 있다. 그리고 의학영양요법(Medical Nutrition Therapy, MNT)이 필요한 상황에서는 정서적 식사와 위로 음식(comfort foods) 사용과 같은 문제들을 해결할 필요가 있다.

여러분의 보험급여 환경이 행위별수가제든 인두제든 관계없이, 여러분은 동일한 방식으로 중재상담을 보고할 것이다. 추가 상담 중재를 처방할 때, 제공자는 용량을 결정할 것이다. 행위별수가제에서 일부 건강보험들은 보험연도 내에 사용할 수 있는 코드 횟수를 제한할 수 있다는 점을 유의해야 한다. 따라서 각 건강보험에 대한 코딩 매개변수를 아는 것이 유용하다. 구체적인 건강보험 코딩 지침을 알아보려면, 환자의 건강보험 제공자 자료원을 참고하거나 제공자 담당자에게 문의하라.

보험급여 코딩 사례

*

종합적인 정서적 웰빙 상담으로 인해 E/M 방문이 길어질 때, 추가 코드 99354, 99355 대신, 당일 추가 15분 서비스마다 99417 코드를 사용하라. 이것은 대면이나 원격진료 방문 모두에 사용될 수 있다. 영양사가 상담을 제공할 때, 적절한 진단과 함께 상담이 제공될 때는 97802, 97803, 97804를 사용하여 의학영양요법(MNT)에 대한 보험급여를 청구할 수 있다.

99401~99404, 99411, 99412를 사용하는 생활습관 상담은 일차의료제공자(DO, MD, NP, PA)가 사용할 수 있도록 고안되었다. 대부분의 건강보험은 사용 횟수를 제한하지 않으나, 건강보험의 제한사항은 다양하다. 인증된 자격을 갖춘 행동건강 상담사도 90932~90834, 90836~90838과 같은 적절한 행동건강 상담코드를 사용하여 보험급여를 청구할 수 있다.

최적 상태 되기: 요약 및 진료 가이드

요약

*

- 웰빙은 질병이 없는 것 이상이다. 최적의 건강을 추구하는 것은 평생의 여정이다.
- 의료인의 훈련과 외부 인센티브의 대부분은 환자의 질병 증상을 파악하고, 그것을 제거하기 위한 치료 프로토콜을 적용하는 데 맞춰져 있다.
- 의료인은 환자들이 질병의 근본 원인인 불건강한 생활습관을 인식하고 교정할 수 있도록 미션 중심의 근거기반 접근법을 적용해야 한다.

- 증상 중심의 헬스 전략은 신체적, 정신적, 정서적, 영적, 사회적 건강을 개선하기 위해 설계된 종합적인 계획을 통합하는 전인적인 웰빙 전략으로 진화하고 있다.
- 종합적인 계획을 극대화하기 위해서는 정신적, 정서적 건강의 탄탄한 기반이 구축되어야 한다.
- 높은 비율의 환자들에게 있어, 이 기반의 초석은 스트레스 관리, 회복탄력성, 긍정성, 건강한 사회적 관계이다.
- 의사들과 그들의 임상적 치료 파트너들은 환자와 함께 리더십 지위를 활용하여 최적의 건강을 향한 경로에 있는 환자 및 자신들에게 영감을 불어넣고 강화시킬 수 있다.

정서적 웰빙 증진 진료 가이드

*

1단계: 이력과 태도	• 모든 관련된 웰빙 행동이나 모든 잠재적인 인플루언서들의 영향에 대한 심층적 정보를 수집하라. • 웰빙 전략의 효능에 대한 자신감과 믿음을 표현해라. • 의사와 임상팀은 이런 기법들이 전반적인 건강을 개선할 수 있음을 이해하고, 그에 대하여 가장 단호한 자신감을 가질 필요가 있다. • 효과가 있는 기존의 웰빙 전략들을 강조하고, 미래 프로그램을 계획할 때 그 성공을 활용한다.
2단계: 선별검사	• 표준 측정 도구[심리적 스트레스 측정 시리즈, ACSM 지침서, 단문형 건강 설문지, 변화의 범이론 모델]을 사용하여 환자들을 분석한다. • 권장되는 전략과 전술들을 채택할 가능성이 가장 높은 환자를 파악한다. • 변화할 준비가 되어 있지 않은 환자를 위한 대안적 전술을 고려한다. 인식 교육, 내적 동기 파악을 위한 상담 그리고 행동변화의 장점과 단점 목록 작성 등이 그 예다. 자세한 내용은 2장의 '행동변화의 기초'를 참고하라.

3단계: 초점을 맞춘 질문 및 주의 깊은 경청	• 환자중심 접근방식을 사용하며, 스트레스의 원인, 회복탄력성 수준이 어느 정도인지, 스트레스 관리에 도움 혹은 방해가 되는 사회적 연결을 갖는 역할은 무엇인지에 대해 주의 깊게 경청한다. • 개방형 질문(동기면담)을 사용하여 환자의 성공 비전을 반영한 스마트(SMART) 목표를 수립한다.
4단계: 계획 변수들을 조정하라	• 계획 변수들(예: 강도, 기간, 횟수, 웰빙 분류)을 만들고, 진행상황 모니터링에 최적화된 증분(increment) 크기를 결정한다. • 결과에 따라 변수들을 조정하는 과학적 방법론을 사용한다.
5단계: 가르쳐라	• 자기모니터링 기법은 장비나 컴퓨터 사용 유무에 관계없이 시행될 수 있다. 신체 지각을 가르치면서 강도를 측정할 수 있는 주관적 숫자 척도를 사용하고, 스트레스가 많은 상황에서 한 걸음 물러나거나 멀리 떨어져 있기, 10까지 세면서 심호흡하기 그리고 상대방의 요청을 조언으로 받아들이겠다고 알리면서 해결책을 제시하기 위해 서두르지 않기 등은 효과적인 자기모니터링 기법의 예들이다. • 동기면담은 각 환자에게 가장 적절한 기법을 다양하게 준비할 수 있도록 할 것이다. • 환자를 안내하기 위해 전술적 행동 경로 샘플로 실제 사례들을 사용한다. "새로운 관리로 스트레스가 해소될까?"라는 제목의 하위 섹션에서 툴키트 샘플을 참고한다.
6단계: 확인하라	• 팀과 환자 모두의 책임감을 장려하기 위해 후속 연락 일정을 확인한다. • 알림, 문자 메시지, 캘린더 초대, 음성 메일, 이메일, 개별 상담, 그룹 상담 등 다양한 소통 기술을 사용한다. 환자의 선호도를 물어보고 각 효과에 대해 평가한다. • 기록을 잘 하는 것을 격려한다.
7단계: 검토, 보상, 수정	• 데이터를 추적한다. • 성공은 성공을 낳으므로, 그에 따라 인정하고 보상해준다. 성공 사례를 활용해 다른 환자와 직원에게 동기를 부여한다. • 좌절을 예상하고, 좌절에 직면했을 때 판단하지 않으면서 쉽게 인식할 수 있는 전술을 제공하는 GPS 전략('다음으로 좋은 기회가 있을 때 유턴을 실행하여 처방된 궤도로 되돌아오기') 구현을 고려한다. • 좌절에 대한 피드백을 요청하고, 내적으로 수용 가능한 수정 사항과 단점에 대한 가능한 근거를 환자에게 안내해주는 동기면담을 사용한다.

스트레스 처리하기 및 회복탄력성의 개념에 도달하기: 요약 및 실용적 가이드

요약

*

- 스트레스의 원인에 대하여 주의 깊게 경청한다.
- 환자 선별검사 과정 초기에 환자의 스트레스 요인을 탐색한다.
- 스트레스를 측정하고 건강에 대한 전반적인 영향을 판단하기 위하여 앞에서 언급한 과정의 1단계 및 2단계를 적용하라.
- 삶을 변화시키는 중대한 사건들(코로나-19, 이혼, 가족의 죽음, 실업, 생명을 위협하는 질병 등)이 코로나-19 환자 스트레스에 미치는 추가적이고 독특한 영향들을 고려한다.
- 좋은 스트레스 요인과 부정적인 스트레스 요인을 분류하고, 각 요인에 대처하는 전술들을 환자에게 교육한다.
- 적절하다면, 원기를 찾아 튀어오르며 확장되는 회복탄력성 개념을 소개한다.

환자의 스트레스 대처 능력 향상 실습 지침

*

1단계 및 2단계: 스트레스 목록을 만들고 평가하기	• 환자의 과거 스트레스 에피소드의 강도를 파악하고 평가한다. 강도에 따라 에피소드의 우선순위를 정한다.

3단계: 이야기의 힘	• 스트레스 요인에 대한 행동 반응의 진화를 재현한다. • 스트레스에 대처하는 개인의 자신감을 향상시키기 위해 적응(연결)해야 할 시기를 강조하는 행동들을 연결한다.
4단계: 공감하도록 교육하기	• '심호흡' 기법처럼, 환자들이 한 걸음 물러서서 그들의 기억 은행을 활용하여 스트레스에 대한 성공적인 행동 반응들을 재현하는 방법을 가르친다. • 성공적인 반응을 유도하는 툴키트를 만들고, 재발하는 스트레스 상황을 처리하기 위한 최상의 도구를 꺼내는 방법을 권장한다.
5단계: 실험하기	• 스트레스 관리를 위한 다양한 기법들을 고려한다. • 명상, 공격적 반응에 대비되는 단호한 반응, 멘토십, 진정한 휴식, 모든 감각을 사용해 진정한다. • 건강한 관계 및 사회적 지지의 이점을 고려한다. 또한 긍정심리 중재에 관한 다음 지침을 참고한다.

긍정의 힘-요약

*

- 긍정성은 다양한 형태(생각, 말, 행동)의 부정성을 최소화하고, 관리하고, 궁극적으로 제거하는 것을 포함한다.
- 긍정심리 중재(PPI)는 감사의 표현, 긍정적인 경험 기록, 긍정적인 특성들을 정기적으로 사용하는 것 등이 포함된다.
- '최상의 가능한 자신(BPS)'은 모든 것이 가능한 한 잘 진행된 후 미래에 있을 자신의 최상의 모습에 대한 이야기를 쓰는 것과 관련된 특정 기법이다.
- 연구에 따르면, 이 기법이 효과가 있으려면 긍정적인 생각이 부정적인 생각보다 3:1의 비율로 높아야 한다.

웰빙은 건강한 마음에서 번성한다-요약

*

- 일차의료 의사들은 종종 그들의 환자가 호소하는 심각한 정신건강 문제를 해결할 준비가 되어 있지 않다고 느끼는 경우가 많다.
- 환자의 정신건강 문제를 더 깊이 이해하고 적절한 치료 과정을 위해 정신건강의학과 의사와의 연합 상담을 고려한다.
- 이 치료 과정에 참여하는 모든 당사자 간에 효과적인 의사소통 라인을 구축한다.
- 웰빙은 신체적, 정신적, 사회적, 영적, 정서적 건강의 복잡한 균형이다.
- 가장 효과적인 근거기반의 해결책으로 적시에 이 모든 요소를 해결하는 것이 생활습관의학 의료인들의 성공 열쇠다.

정서적 웰빙 상담에 대한 보험급여-요약

*

종합적인 정서적 웰빙 상담으로 인해 E/M 방문이 연장될 때, 같은 날 추가되는 15분 서비스마다 추가 코드 99417을 사용할 수 있다. 이는 대면 혹은 원격의료 방문 모두에 사용될 수 있다. 공인된 영양사가 그들의 임상적 전문성을 요구하는 웰빙 상태에 대한 상담을 제공할 때, 적절한 진단과 함께 상담이 제공되면 97802, 97803, 97804를 사용하여 의학영양요법(MNT)에 대한 비용을 청구할 수 있다.

참고문헌

1. Foy, A. J., & Mandrola, J. M. (2018). Heavy Heart. *Primary Care: Clinics in Office Practice, 45*(1), 17–24. doi:10.1016/j.pop.2017.11.002
2. Weir, H. K., Anderson, R. N., Coleman King, S. M., Soman, A., Thompson, T. D., Hong, Y., Moller, B., & Leadbetter, S. (2016). Heart Disease and Cancer Deaths-Trends and Projections in the United States, 1969–2020. *Preventing chronic disease, 13*, E157. https://doi.org/10.5888/pcd13.16021
3. Collins, J. C. (2001). *Good to Great: Why Some Companies Make the Leap and Others Don't.* HarperCollins Publishers.
4. Sylvia, L. G., Bernstein, E. E., Hubbard, J. L., Keating, L., & Anderson, E. J. (2014). Practical Guide to Measuring Physical Activity. *Journal of the Academy of Nutrition and Dietetics, 114*(2), 199–208. https://doi.org/10.1016/j.jand.2013.09.018
5. Rudolf, K., Lammer, F., Stassen, G., Froböse, I., & Schaller, A. (2020). Show cards of the Global Physical Activity Questionnaire (GPAQ)–do they impact validity? A crossover study. *BMC Public Health, 20*(1), 223. https://doi.org/10.1186/s12889-020-8312-x
6. *American College of Sports Medicine. (2020).* Health Care Providers' Action Guide. [PDF]. https://www.exerciseismedicine.org/assets/page_documents/EIM%20Health%20Care%2 0Providers%20Action%20Guide%20clickable%20links.pdf
7. Riebe, D., Franklin, B. A., Thompson, P. D., Garber, C. E., Whitfield, G. P., Magal, M., & Pescatello, L. S. (2015). Updating ACSM's Recommendations for Exercise Preparticipation Health Screening. *Medicine & Science in Sports & Exercise, 47*(11), 2473–2479. https:// doi.org/10.1249/mss.0000000000000664
8. Tan, S., & Yip, A. (2018). Hans Selye (1907–1982): Founder of the stress theory. *Singapore Medical Journal, 59*(4), 170–171. https://doi.org/10.11622/smedj.2018043
9. Lemyre, L., & Tessier, R. (2003). Measuring psychological stress. Concept, model, and measurement instrument in primary care research [PDF]. *Canadian family physician Medecin de famille canadien, 49*, 1159–1168.
10. Combs, H., & Markman, J. (2014). Anxiety disorders in primary care. *The Medical clinics of North America, 98*(5), 1007–1023. https://doi.org/10.1016/j.mcna.2014.06.003
11. Jerant, A. F., Friederichs-Fitzwater, M. M. V., & Moore, M. (2005). Patients' perceived barriers to active self-management of chronic conditions. *Patient Education and Counseling, 57*(3), 300–307. https://doi.org/10.1016/j.pec.2004.08.004
12. Shaw, M. K., Davis, S. A., Fleischer, A. B., & Feldman, S. R. (2014). The duration of office visits in the United States, 1993 to 2010. *The American journal of managed*

care, 20(10), 820–826.

13. Wittink, M. N., Walsh, P., Yilmaz, S., Mendoza, M., Street, R. L., Chapman, B. P., & Duberstein, P. (2018). Patient priorities and the doorknob phenomenon in primary care: Can technology improve disclosure of patient stressors? *Patient Education and Counseling, 101*(2), 214–220. https://doi.org/10.1016/j.pec.2017.08.004
14. Joseph-Williams, N., Elwyn, G., & Edwards, A. (2014). Knowledge is not power for patients: a systematic review and thematic synthesis of patient-reported barriers and facilitators to shared decision making. *Patient education and counseling, 94*(3), 291–309. https://doi.org/10.1016/j.pec.2013.10.031
15. Lemyre, L., & Tessier, R. (2003). Measuring psychological stress. Concept, model, and measurement instrument in primary care research [PDF]. *Canadian family physician Medecin de famille canadien, 49*, 1159–1168.
16. Lemyre, L., & Lalande-Markon, M. P. (2009). Psychological Stress Measure (PSM-9): integration of an evidence-based approach to assessment, monitoring, and evaluation of stress in physical therapy practice. *Physiotherapy theory and practice, 25*(5–6), 453–462.
17. Alzahem, A. M., Molen, H. T. V. D., & Boer, B. J. D. (2015). Effectiveness of a Dental Students Stress Management Program. *Health Professions Education, 1*(1), 34–42. https://doi.org/10.1016/j.hpe.2015.11.003
18. Lyubomirsky, S., & Lepper, H. S. (1999). A Measure of Subjective Happiness: Preliminary Reliability and Construct Validation. *Social Indicators Research, 46*(2), 137–155. https:// doi.org/10.1023/a:1006824100041
19. Brazier, J. E., Harper, N. M., O'Cathain, K. J., Thomas, T., Usherwood, T., & Westlake, L.(2016, October 21). *The Short-Form(SF-36) Health Survey.* National Center for Interprofessional Practice and Education. https://nexusipe.org/advancing/assessmentevaluation/ shortform-sf-36-health-survey.
20. *To obtain information about the SF-36v2®, SF-12v2®, ACT™, the rest of our patientreported outcome (PRO) products, and our scientific consulting and translation services, please complete all the fields in the form below.* Quality Metric. https://www.qualitymetric.com/.
21. Paterson C. (1996). Measuring outcomes in primary care: a patient generated measure, MYMOP, compared with the SF-36 health survey. *BMJ (Clinical research ed.), 312*(7037), 1016–1020. https://doi.org/10.1136/bmj.312.7037.1016
22. Ishaque, S., Johnson, J. A., & Vohra, S. (2019). Individualized health-related quality of life instrument Measure Yourself Medical Outcome Profile (MYMOP) and its adaptations: a critical appraisal. *Quality of life research: an international journal of quality of life aspects of treatment, care and rehabilitation, 28*(4), 879–893. https://doi.org/10.1007/s11136-018-2046-6
23. Cohen, S., Kamarck, T., & Mermelstein, R. (1983). A Global Measure of Perceived

Stress. *Journal of Health and Social Behavior, 24*(4), 385–396. https://doi.org/10.2307/2136404

24. State of New Hampshire Employee Assistance Program. *Perceived Stress Scale* [PDF]. https://das.nh.gov/wellness/Docs/Percieved%20Stress%20Scale.pdf.
25. *Perceived Stress Scale(PSS).* Measurement Instrument Database for the Social Sciences. https://www.midss.org/content/perceived-stress-scale-pss.
26. American Psychological Association. (2020). *Stress in the Time of COVID-19- Volume 2* [PDF]. https://www.apa.org/news/press/releases/stress/2020/stress-in-america-covidjune. pdf
27. Dragoş, D., & Tănăsescu, M. D. (2010). The effect of stress on the defense systems. *Journal of medicine and life, 3*(1), 10–18.
28. Shanafelt, T. D., & Noseworthy, J. H. (2017). Executive leadership and physician well-being. *Mayo Clinic Proceedings,* 92(1), 129–146. https://doi.org/10.1016/j.mayocp.2016.10.004
29. López-Pina, J. A., Meseguer-Henarejos, A. B., Gascón-Cánovas, J. J., Navarro-Villalba, D. J., Sinclair, V. G., & Wallston, K. A.(2016). Measurement properties of the brief resilient coping scale in patients with systemic lupus erythematosus using rasch analysis. *Health and quality of life outcomes, 14*(1), 128. https://doi.org/10.1186/s12955-016-0534-3
30. Osório, C., Probert, T., Jones, E., Young, A. H., & Robbins, I. (2017). Adapting to Stress: Understanding the Neurobiology of Resilience. *Behavioral medicine (Washington, D.C.), 43*(4), 307–322. https://doi.org/10.1080/08964289.2016.1170661
31. Greitens, E. (2016). *Resilience: hard-won wisdom for living a better life.* Mariner Books/ Houghton Mifflin Harcourt.
32. Smith, B. W., Dalen, J., Wiggins, K., Tooley, E., Christopher, P., & Bernard, J. (2008). The Brief Resilience Scale: Assessing the ability to bounce back. *International Journal of Behavioral Medicine, 15*(3), 194–200. https://doi.org/10.1080/10705500802222972
33. Mahmoud, N. N., & Rothenberger, D. (2019). From Burnout to Well-Being: A Focus on Resilience. *Clinics in Colon and Rectal Surgery, 32*(06), 415–423. https://doi.org/10.1055/s-0039-1692710
34. Lewitus, G. M., & Schwartz, M. (2009). Behavioral immunization: immunity to selfantigens contributes to psychological stress resilience. *Molecular psychiatry, 14*(5), 532–536. https://doi.org/10.1038/mp.2008.103
35. Hlubocky, F. J., Rose, M., & Epstein, R. M. (2017). Mastering Resilience in Oncology: Learn to Thrive in the Face of Burnout. American Society of Clinical Oncology educational book. *American Society of Clinical Oncology. Annual Meeting, 37,* 771–781. https://doi.org/10.1200/EDBK_173874
36. Drummond, D. (2016). Four Tools for Reducing Burnout by Finding Work-Life

Balance. *Fam Pract Manag., 23*(1), 28–33.

37. Murthy, V. Harper Collins, digital edition 2020 ISBN: 978-0-06-29113-9. Location 3379.
38. Cusumano, K. "Find and Keep New Friends." NY Times, January 23, 2021, At-Home Section.
39. American Heart Association. (2014). *3 Tips to Manage Stress.* www.heart.org. https://www.heart.org/en/healthy-living/healthy-lifestyle/stress-management/3-tips-tomanage-stress.
40. Harvard University. (2015). *Best ways to manage stress.* Harvard Health. https://www.health.harvard.edu/mind-and-mood/best-ways-to-manage-stress.
41. Bhandari, S. (Ed.). (2020, February 18). *Stress Management: 13 Ways to Prevent & Relieve Stress.* WebMD. https://www.webmd.com/balance/stress-management/stressmanagement.
42. Mayo Clinic Staff. (2020, February 14). *Need stress relief? Try the 4 A's.* Mayo Clinic. https://www.mayoclinic.org/healthy-lifestyle/stress-management/in-depth/stressrelief/art-20044476.
43. Mayo Clinic Staff. (2019, April 6). *Problem-solving skills for stress.* Mayo Clinic. https:// www.mayoclinic.org/healthy-lifestyle/stress-management/in-depth/stressmanagement/ art-20044502.
44. U.S. Department of Health and Human Services. (2019, September 3). *Tips for Coping with Stress/Publications/Violence Prevention/Injury Center/CDC.* Centers for Disease Control and Prevention. https://www.cdc.gov/violenceprevention/suicide/copingwithstresstips. html.
45. EHE. *EHE Health/The Power of Prevention.* EHE Health. https://www.ehe.health/.
46. Pinola, M. (2016, April 14). *Measure Your Stress Level with This Flowchart.* Lifehacker. https://lifehacker.com/measure-your-stress-level-with-this-flowchart-1770962090.
47. Seligman,M. and Csikszentmihalyi, M. Positive Psychology: An Introduction. *The American Psychologist, 50*(1), 5–14. DOI: 10.1037/0003-006X.55.1.5.
48. Selva, J. (2018, March 8). *Albert Ellis' ABC Model in the Cognitive Behavioral Therapy Spotlight.* https://positivepsychology.com/albert-ellis-abc-model-rebt-cbt/.
49. Lianov, L. S., Fredrickson, B. L., Barron, C., Krishnaswami, J., & Wallace, A. (2019). Positive Psychology in Lifestyle Medicine and Health Care: Strategies for Implementation. *American journal of lifestyle medicine, 13*(5), 480–486. https://doi.org/10.1177/1559827619838992
50. Seligman, M. E., Steen, T. A., Park, N., & Peterson, C. (2005). Positive psychology progress: empirical validation of interventions. *The American psychologist, 60*(5), 410–421. https://doi.org/10.1037/0003-066X.60.5.410
51. Morton D. P. (2018). Combining Lifestyle Medicine and Positive Psychology to

Improve Mental Health and Emotional Well-being. *American journal of lifestyle medicine, 12*(5), 370–374. https://doi.org/10.1177/1559827618766482

52. Carrillo, A., Rubio-Aparicio, M., Molinari, G., Enrique, Á., Sánchez-Meca, J., & Baños, R. M.(2019). Effects of the Best Possible Self intervention: A systematic review and metaanalysis. *PloS one, 14*(9), e0222386. https://doi.org/10.1371/journal.pone.0222386
53. Brown, L., Ospina, J. P., Celano, C. M., & Huffman, J. C. (2019). The Effects of Positive Psychological Interventions on Medical Patients' Anxiety: A Meta-analysis. *Psychosomatic medicine, 81*(7), 595–602. https://doi.org/10.1097/PSY.0000000000000722
54. White, C. A., Uttl, B., & Holder, M. D. (2019). Meta-analyses of positive psychology interventions: The effects are much smaller than previously reported. *PloS one, 14*(5), e0216588. https://doi.org/10.1371/journal.pone.0216588

54A. Fredrickson, B. (2009.) *Positivity: Groundbreaking Research Reveals How to Embrace the Hidden Strength of Positive Emotions, Overcome Negativity, and Thrive.* New York: Crown Publishing Group.

55. https://www.nimh.nih.gov/health/publications/chronic-illness-mental-health/index.shtml
56. Don, L. R. (2013, October 28). *Tipsheet: Psychiatric Referrals and Primary Care.* https://www.psychiatrictimes.com/view/tipsheet-psychiatric-referrals-and-pri-marycare\
57. https://www.psychiatrictimes.com/view/helping-primary-care-physicians-makepsychiatricreferrals
58. https://www.nimh.nih.gov/health/publications/tips-for-talking-with-your-healthcareprovider/ index.shtml

수면의 힘

"좋은 웃음과 긴 수면은 의사의 책에 나오는 최고의 치료법이다.

-아일랜드 속담

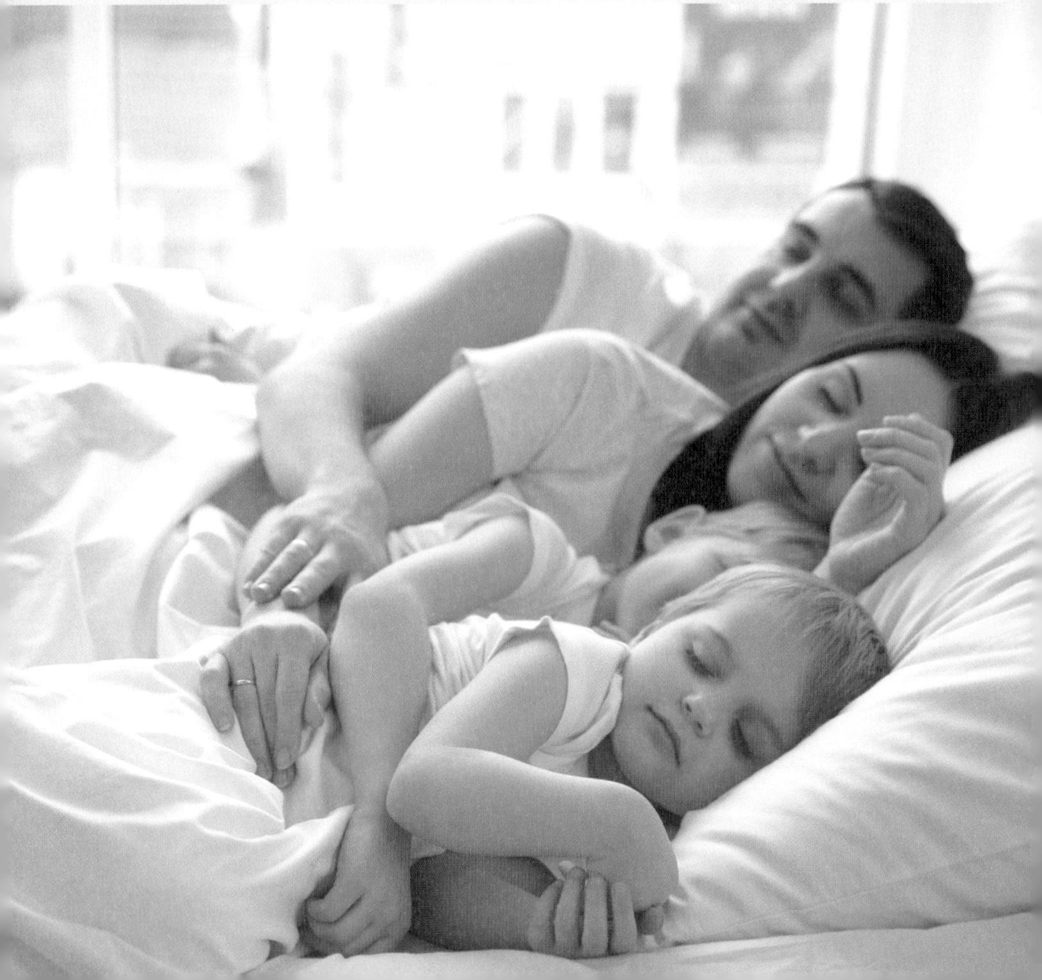

사람들은 인생의 1/3 이상을 수면으로 보낸다. 수면 시간은 신경 노폐물 제거, DNA 수리 및 히스톤 리모델링, 뇌 처리/기억 통합, 작업 기억 및 학습 개선 그리고 몸의 신체적 복구에 필수적이다.[1] 양질의 수면을 취하는 것은 신체적 및 정신적 건강에 중요하며, 비만과 심장마비부터 우울증과 기분장애에 이르기까지 모든 것으로부터 보호할 수 있다.[2]

불행히도, 질병통제예방센터는 미국 성인 3명 중 1명은 하루 권장 수면 시간인 7시간을 채우지 못하는 것으로 추정한다. 24시간당 7시간 미만으로 정의되는 짧은 수면 시간은 장기적인 영향을 미칠 수 있다.[3] 예컨대 사람들이 더 많은 지방과 탄수화물을 섭취하도록 식습관에 영향을 미쳐서, 비만, 당뇨병, 고혈압의 발병률을 증가시킬 수 있다. 이는 결국 심혈관 질환의 위험을 높인다.[4]

수면 중 인체는 식욕, 에너지 대사 및 포도당 처리를 조절하는 호르몬들을 분비한다. 수면 부족은 식사 후 과도한 인슐린 분비와 관련이 있다.[5] 건강한 젊은 성인을 대상으로 한 연구에서 수면 시간을 하루 4시간으로 제한하면, 일부 경우에는 인슐린과 포도당 수준이 당뇨병 환자 수준으로 올라간다는 것을 발견했다.[6] 또 다른 연구에 의하면 5시간 이하로 수면을 취하는 사람들은 7~8시간 수면을 취하는 사람들에 비해 2형당뇨병에 걸릴 확률이 두 배 이상 높았다.[7]

수면 부족은 인지기능에도 영향을 미칠 수 있고, 알코올중독과 유사한 부작용을 갖는 것으로 나타났다.[8] 2007년 대학생을 대상으로 한 연구에 의하면 하루 종일 깨어 있을 때보다 밤에 잠을 잔 후에 기억력이 더 우수했다.[9] 수면 부족으로 인한 인지기능 저하는 업무 생산성 저하뿐만 아니라 운전과 같은 운동기능도 저하될 수 있다. 심각한 재산 피해, 에어백

연령 조정* 수면 시간별 만성 건강상태 보고 비율-행동 위험 요인 감시 체계, 미국, 2014

	짧은 수면 (7시간 미만)		충분한 수면 (7시간 이상)	
만성질환	%	95%CI	%	95%CI
심장마비	4.8	(4.6~5.0)	3.4	(3.3~3.5)
관상동맥심장병	4.7	(4.5~4.9)	3.4	(3.3~3.5)
뇌졸증	3.6	(3.4~3.8)	2.4	(2.3~2.5)
천식	16.5	(16.1~16.9)	11.8	(11.5~12.0)
COPD(만성폐쇄성폐질환)	8.6	(8.3~8.9)	4.7	(4.6~4.8)
암	10.2	(10.0~10.5)	9.8	(9.7~10.0)
관절염	28.8	(28.4~29.2)	20.5	(20.2~20.7)
우울증	22.9	(22.5~23.3)	14.6	(14.3~14.8)
만성신장질환	3.3	(3.1~3.5)	2.2	(2.1~2.3)
당뇨병	11.1	(10.8~11.4)	8.6	(8.4~8.8)

약어: CI=신뢰 구간

*2000년 미국 표준 모집단에 따라 연령 조정.

충분한 수면을 보고한 사람들에 비해 짧은 수면을 보고한 사람들의 경우 각 상태의 유병률이 유의하게 더 높다($p<0.05$).

그림 6-1 연령 조정 수면 시간별 만성 건강상태 보고 비율-행동 위험 요인 감시체계, 미국, 2014

U.S. Department of Health & Human Services(2017, May 2). 수면과 수면장애: 데이터와 통계. 미국 정부, 보건복지부, 또는 질병통제예방센터는 특정 상업용 제품, 제조업체, 회사 또는 상표에 관하여 보증 또는 권장사항을 제정하지 않는다. 그림은 질병통제예방센터 사이트에서 무료로 사용.

작동 혹은 부상을 초래하는 자동차 사고 10건 중 1건의 원인이 졸음운전으로 밝혀졌다.[10]

수면 부족은 신체의 호르몬 조절에 너무나 분명한 영향을 미치기 때문에, 수면을 적게 취하는 사람들이 정신건강 문제 위험이 높은 것은 놀라운 일이 아니다. 짧은 수면 시간은 주요우울증, 양극성장애, 계절성정동장애 및 월경전증후군과 관련이 있다.[11] 잠을 적게 자는 사람들은 또한 외상후스트레스장애(PTSD) 및 외상성뇌손상(Traumatic Brain Injury, TBI) 발생 위험도 높다. 사고 2주 전에 수면 부족이 발생하면, PTSD가 악화되는 것으로 나타났으며, 손상 직전이나 직후에 수면 부족이 발생하면 TBI가 악화되는 것으로 나타났다.[12]

수면이 일상적 기능에 필수적임에도 불구하고, 일반적인 일차의료 의사 방문에서는 수면이 다루어지지 않는 경우가 많다.[13] 대부분의 사람들은 통증이 있거나 불편한 게 있으면 의사에게 가야 한다는 것을 알지만, 수면에 어려움을 겪고 있다는 사실을 언급하지 않는다. 수면 문제가 너무나 만연하기 때문에, 이 요인은 특히 문제가 된다. 실제로 약 6,000만 명의 미국인들이 수면장애에 시달리고 있는 것으로 추정된다.[14] 따라서 의료인들은 환자를 만나는 동안 정기적으로 수면을 평가해야 한다. 이와 관련하여, 이 장에서는 다음의 내용을 설명한다.

- 수면의 기초 생리 및 중요성
- 수면 문제는 생활습관의학 진료를 통해 치료되고, 예방되고, 역전될 수 있다.
- 진료 시 수면을 평가하는 방법
- 수면을 개선하는 근거기반의 생활습관 행동 치료
- 수면장애 전문의에게 환자를 의뢰해야 하는 시점에 대한 지침서[15]

수면101: 수면 주기

수면 단계에는 2가지 주요 유형이 있다. 렘(REM, Rapid Eye Movement, 급속안구운동) 수면과 비렘(non-REM) 수면이다.[16] 한 수면 주기는 모두 5개의 단계로 구성되어 있으며, 처음 4개의 단계는 비렘 수면이고, 그 다음에 마지막 REM 단계로 이어진다. 어느 밤이든, 사람들은 서로 다른 시간 간격으로 이 단계들을 순환하게 된다. 양질의 야간 수면은 4~5회의 수면 주기(Cycle 순환) 단계로 구성된다.

1단계는 가장 짧으며, 일반적으로 몇 분만 지속되고, 비렘 수면을 포함한다(각성에서 입면으로 진입하는 데 걸리는 시간은 일반적으로 10분 이하로 권

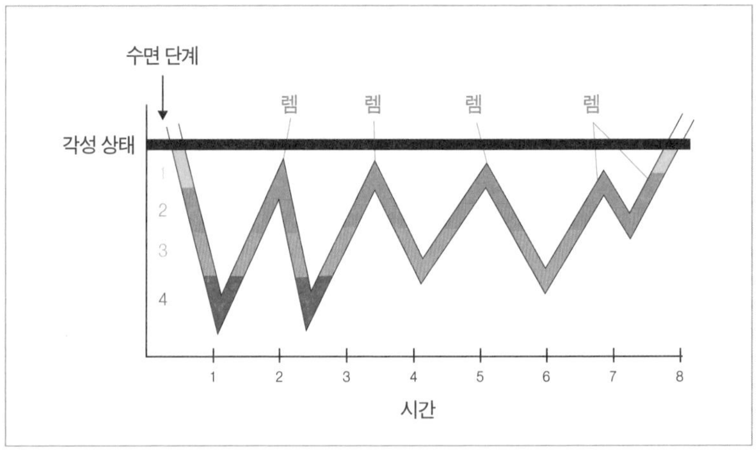

그림 6-2 수면 단계

Chudler, E. H. (2020)로부터 허락. 수면은 무엇인가? 어린이를 위한 신경과학. https://faculty.washington.edu/chudler/sleep.html. Copyright 2020 Dr. Eric H. Chudler. Reprinted with permission.

장된다-역자 주). 전체 수면의 2~5%를 차지하는 이 시간 동안, 뇌는 각성 상태에서 각성 이완(wakeful relaxation)으로 알려진 상태로 서서히 진입하기 시작한다. 이 수면의 첫 단계에서 사람들은 방해되는 소리에 의해 쉽게 깨어날 수 있다.

2단계는 전체 수면의 45~55%를 차지한다. 이 단계는 주기마다 10~25분 정도 지속되며, 비렘의 또 다른 시기다. 2단계에서는 뇌파가 낮은 전압으로 짧은 기간 집중적으로 나타나고[실이 감겨 있는 실타래 같은 모습으로 보여서 방추파(spindle wave)라고도 불림-역자 주], 낮은 심박수와 호흡이 느려지고, 체온이 떨어지며, 안구운동이 멈추고, 근육이 이완된다. 이러한 좀 더 깊은 수면 주기 때문에, 2단계 수면에 있는 사람을 깨우려면 더 강한 자극이 필요하다.

3단계와 4단계는 비렘 수면의 마지막 시기다. 이 단계는 느린 뇌파 활동이 특징이다. 3단계는 전체 수면의 3~8%을 차지하며, 오직 몇 분만 지속된다. 4단계는 전체 수면의 10~15%를 차지한다. 이 주기는 일반적으로 20~40분 동안 지속된다. 뇌파도(Electroencephalograms, EEG)는 3단계와 4단계 수면이 고전압이지만 느린 뇌파 활동으로 구성되어 있음을 보여준다. 비렘 수면 단계가 깊어지면서, 깨어나는 것은 점점 더 어려워진다. 4단계 수면은 각성 역치가 가장 높다.

수면 주기의 마지막 단계는 렘 수면이다. 이 과정은 잠든 후 90분 이내에 발생하며 1~5분 동안 지속된다. 비렘 수면은 신체가 각성 상태에서 휴식 상태로 전환하는 과정인 반면, 렘 수면은 '비동기화된 뇌파 활동, 근육 무긴장(muscle atonia), 급격한 급속안구운동(REM)이 나타나는 상태'로 정의된다.[17] 즉 신체는 뇌 활동이 휴식 상태보다는 각성 상태와 더 유사한 상태로 들어간다. 렘 수면 중에 사람들은 꿈을 경험하고, 근육이 일시적으로 마비되어 꿈과 악몽을 행동으로 옮기지 못하게 된다.

수면 단계	시간의 백분율
1단계 비렘	5%
2단계 비렘	45%
3단계 비렘	25%
렘	25%

그림 6-3 수면 단계별 시간[18]

두-과정 모델

신체를 잠들게 하거나 또는 깨어나게 준비시키는 것은 두-과정 모델을 포함한다. 한 과정은 수면을 촉진하고(S과정), 다른 하나는 각성을 유지한다(C과정).

S과정은 수면 욕구를 활성화시키며 항상성을 유지하기 위한 생물학적인 필요에 작용한다. 밤을 새워본 사람이라면 누구나 알고 있듯이, 수면 욕구는 깨어 있는 시간이 길어질수록 더욱 강력해진다. 하루가 지날수록 밤이 되어 잠자리에 들 준비가 될 때까지 점점 더 피곤함을 느낀다. S과정에서 수면 욕구는 낮 동안 축적되어 잠자리에 들기 직전에 최고조에 달한 다음, 이 수면 욕구는 밤사이 해소된다. C과정은 S과정에 대한 반작

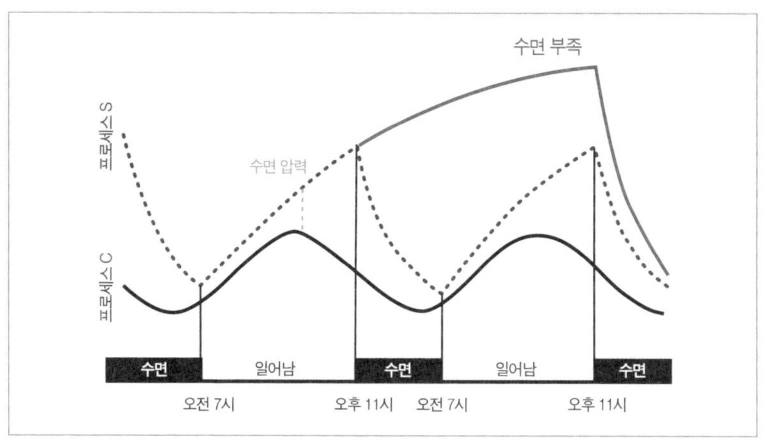

그림 6-4 수면 과정

Patanaik, A(2015). 수면 부족의 취약성: 표동 확산 모델 관점
Doctoral thesis, Nanyang Technological University, Singapore. Copyright 2015(by A. Patanaik). 허가를 받아 재인쇄됨.

용 효과를 제공한다. C과정은 각성 및 명료성을 촉진하는 반면, S과정은 수면에 대한 욕구를 촉진한다.[19]

일주기 리듬은 기상/수면 주기에도 영향을 미친다. 일주기 리듬은 밤에는 졸음을 느끼고, 아침에는 깨어나게 하는 24시간 내부 생체시계다. 일주기 리듬은 환경적인 신호들에 동기화되므로, 이러한 신호가 없더라

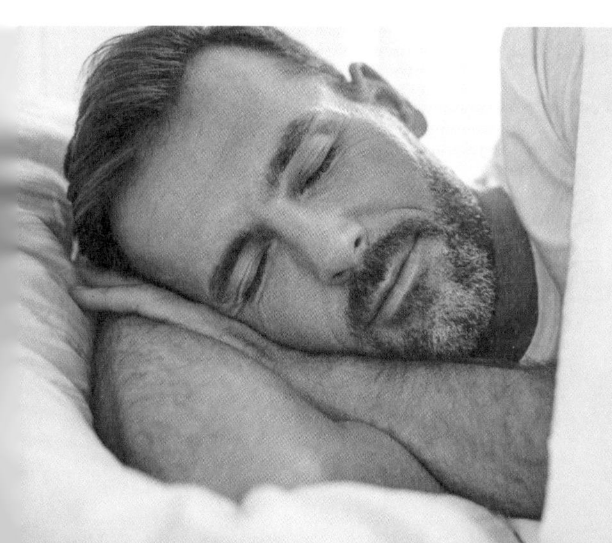

신체를 잠들게 하거나 또는 깨어나게 준비시키는 것은 두-과정 모델을 포함한다. 한 과정은 수면을 촉진하고(S과정), 다른 하나는 각성을 유지한다(C과정).

도 정확한 시간에 피곤함을 느끼고 깨어날 수 있다.[20]

수면에 영향을 미치는 요인

수면/각성 주기를 방해하는 요인은 다양하다. 여기에는 식단, 의학적 상태, 약물, 스트레스, 수면 환경, 빛 노출(그림 6-5 참조) 등이 포함된다. 수면을 방해하는 의학적 문제는 울혈성심부전, 속 쓰림, 근골격계 통증에서부터 우울증과 불안과 같은 정신건강장애에 이르기까지 다양하다.

수면 부족의 의학적 및 정신의학적 원인	수면 부족의 생활습관적 원인	수면 부족의 환경적 원인
통증 및 불편(만성통증, 예; 관절염, 위식도역류질환, 월경전증후군)	카페인, 알코올, 니코틴, 코카인 및 항히스타민제 등과 같은 약물	담배연기, 환경 오염물질 노출과 같은 열악한 공기질 및 습도
베타차단제, 알파차단제, 교감신경 흥분제, 항우울증, 이뇨제, 스테로이드, 자극제, 체중감량 약물과 같은 처방된 약물	시차, 시간대 변화	소음, 방해
카페인(미돌, 엑세드린, 비바린) 또는 알코올(니길 코프) 알레르기 약(베나드릴) 등이 포함된 기침, 감기, 독감 치료용 일반의약품	불량한 운동 습관 및 영양	주변 온도: 너무 덥거나 추운 수면 환경

수면 부족의 의학적 및 정신의학적 원인	수면 부족의 생활습관적 원인	수면 부족의 환경적 원인
불안, 우울증, 조울증과 같은 정신의학적 장애	교대 근무	불편하고 지지력이 없는 침구
스트레스, 긴장, 불안, 재정적 스트레스, 슬픔, 사별, 개인적 갈등, 결혼생활의 어려움과 같은 심리적 상태	불량한 수면위생	햇빛 및 전자기기 빛을 포함한 빛
천식/폐쇄성호흡기질환, 울혈성심부전, 치매, 폐경, 전립선염, 조절되지 않는 당뇨병, 갑상선질환과 같은 의학적 상태		
하지불안증후군, 불면증, 수면무호흡증과 같은 수면장애		

그림 6-5 수면에 영향을 미치는 요인[21, 22, 23, 24]

미국질병통제예방센터(CDC)에 의하면, 전체 미국인의 약 절반이 지난 30일 이내에 적어도 하나의 처방약물을 사용했으며, 훨씬 더 많은 사람이 필요에 따라 일반의약품을 사용하고 있다.[25] 약은 수면 질에 심각한 영향을 미칠 수 있다.

그림 6-6은 주간 졸음 증가, 야간 배뇨 증가, 불안감 증가와 같은 부작용을 포함하여 수면에 영향을 미치는 것으로 알려진 수많은 약물 중 일부에 대해 자세히 보여주고 있다.

의약품 유형	의약품 사용	의약품 예시	잠재적 부작용
베타 차단제	고혈압, 심장부정맥, 협심증	metoprolol(Lopressor), pindolol(Visken), propranolol(Inderal)	불면증, 야간 각성, 악몽
카페인 함유 각성 보충제	감소된 각성	Caffedrine, NoDoz, Vivarin	최대 6~7일까지 지속될 수 있는 각성
카페인 함유 진통제	두통 및 기타 통증	Anacin, Excedrin, Midol	최대 6~7일까지 지속될 수 있는 각성
클로니딘 (Clonidine)	고혈압, 금연, 기타 건강 문제	clonidine(Catapres)	주간 졸림 및 피로, 렘 수면장애, 이른 아침 각성 악몽
코르티코 스테로이드	염증, 천식	prednisone (Sterapred)	주간 불안, 불면증, 렘 수면 감소
알코올 함유 진해제	기침, 감기, 인플루엔자	Contact Cold and Flu, Nyquil Cough, etc.	렘 수면 억제, 야간 수면 방해
이뇨제	고혈압	chlorothiazide(Diuril), chlorthalidone(Hygroton), hydrochlorothiazide (Esidrix, HydroDiuril)	야간 배뇨 증가, 고통스런 종아리 경련
니코틴 대체 치료	흡연	nicotine patches(Nicoderm), gum(Nicorette), nasal spray or inhalers(Nicotrol), lozenges(Commit)	불면증, 불안한 꿈
감기 증상 완화용 진정제	기침, 알레르기 증상	chlorpheniramine (Chlor-Trimeton), diphenhydramine(Benadryl)	졸음
멀미 완화용 진정제	멀미	dimenhydrinate (Dramamine)	졸음
선택적 세로토닌 재흡수 억제제(SSRIs)	우울감, 불안	fluoxetine(Prozac), paroxetine(Paxil), sertraline(Zoloft)	렘 수면 감소, 주간 피로
교감신경자극 흥분제	주의력결핍 과잉활동장애 (ADHD)	dextroamphetamine and amphetamine(Adderall), methylphenidate(Ritalin, Concerta)	잠들기 어려움, 렘 수면 및 깊은 비렘 수면 감소
테오필린 (Theophylline)	천식, 만성폐쇄성 폐질환(COPD)	theophylline (Slo-bid, Theo-Dur)	카페인 사용과 유사한 각성
갑상선 호르몬	갑상선기능 저하증	levothyroxine (Levoxyl, Synthroid)	잠들기 어려움, 분절된 수면, 고용량 복용 시 불면증

그림 6-6 약물이 수면에 미치는 영향

하버드 건강 '수면 문제의 의학적 원인'(2020), HelpGuide. https://www.helpguide.org/harvard/medical-causes-of-sleep-problems.htm

생활습관 요인도 수면의 질에 큰 영향을 미친다. 수면 부족이 체중 증가와 관련이 있는 것처럼, 비만은 반대로 수면의 질을 저하시킬 수 있다. 체질량지수(BMI)가 높으면 호흡 기능이 저하되고 수면무호흡증을 일으킬 수 있는데, 이는 수면의 질과 양 모두를 저하시킬 수 있다. 카페인이 많이 함유된 식단은 수면/각성 주기를 방해할 수 있고, 낮 동안 증가된 졸음을 보상하기 위해 더 많은 카페인을 섭취하는 불건강한 순환을 자주 만든다.[26]

열악한 야간 수면을 초래하는 사회경제적 요인들도 있다. 호주 여성을 대상으로 한 대규모 코호트 연구에 따르면, 신체 및 정신건강은 물론 생식 상태를 보정한 후, 실업, 낮은 교육 수준, 직장 과로가 불량한 수면의 질과 상관관계가 있는 것으로 나타났다.[27] 더욱이 교대근무가 포함된 직업을 가진 사람들은 더 불규칙적인 수면 패턴을 가질 수 있다. 따라서 환자들 수면의 질 문제를 치료할 때는 사회인구학적인 요인들을 고려하는 것이 중요하다.

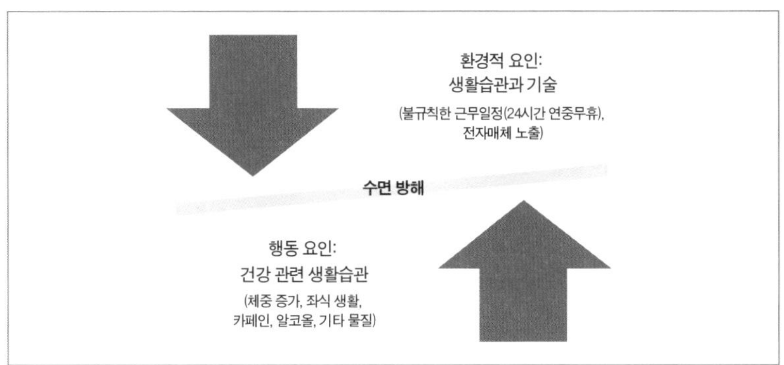

그림 6-7 수면 방해

Shochat T. (2012). 수면에 미치는 생활습관 및 테크놀로지의 영향. Nature and Science of Sleep, 4, 19-31. https:// doi.org/10.2147/NSS.S18891. Copyright 2012 by Shocat and licensee Dove Medical Press Ltd. 오픈액세스 출처로부터 무료 재인쇄.

수면에 관한 지속적인 연구

만성적인 수면 부족은 관찰 연구에서 많은 부정적인 결과와 관련 있지만, 무작위 대조 시험에서 수면패턴을 조정하면 만성질환의 회복이나 중증도 감소로 이어질 수 있는지는 확실하게 알려져 있지 않았다.[28, 29] 하버드대학교 연구자들은 현재 초기에 건강했던 사람들의 수면습관과 질병 패턴을 시간 경과에 따라 추적하는 종단적 역학 연구를 수행하고 있다. 이 연구의 초기 결과는 개인의 수면습관을 조정하면 진행 중인 질병의 발병 위험을 줄이거나 중증도를 줄일 수 있는 것으로 나타났다.[30] "불량한 수면의 비용은 처음 상상했던 것보다 훨씬 더 크다"는 것이 점점 더 분명해지고 있다.[31]

흔한 수면장애

의료인들이 자주 접하는 흔한 몇 가지 수면장애들이 있다. 국제수면장애분류(International Classification of Sleep Disorders, ICSD)는 수면장애에 대해 가장 널리 사용되는 분류체계다.[32] 이 분류에는 수면장애의 7가지 주요 범주가 포함된다.[33]

- 불면증(Insomnia)
- 수면 관련 호흡장애(Sleep-related breathing disorders)
- 중추성 과다수면장애(Central disorders of hypersomnolence)
- 일주기 리듬 수면-각성장애(Circadian rhythm sleep-wake disorders)
- 사건수면(Parasomnias)
- 수면관련 운동장애(Sleep-related movement disorders)
- 기타 수면장애

이 검토의 목적과 관련하여, 이 장에서는 생활습관의학의 변화로 상당히 영향을 받을 수 있는 수면장애, 즉 불면증과 폐쇄성수면무호흡증에 중점을 두고 있다.

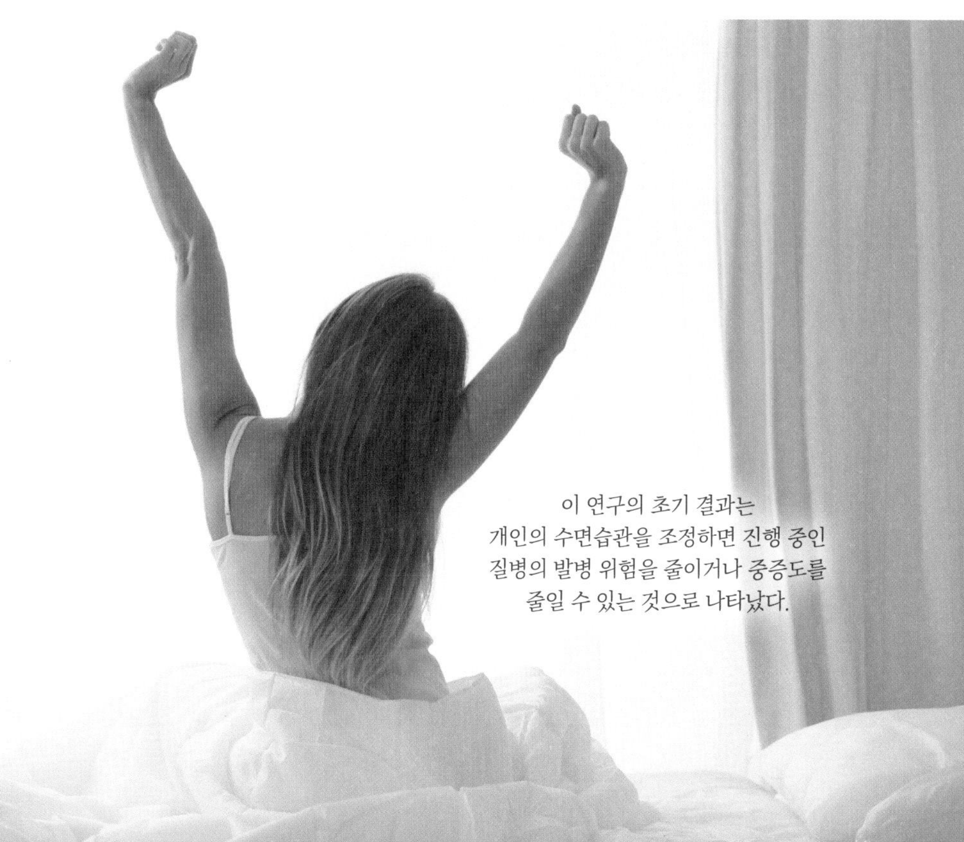
이 연구의 초기 결과는
개인의 수면습관을 조정하면 진행 중인
질병의 발병 위험을 줄이거나 중증도를
줄일 수 있는 것으로 나타났다.

불면증

*

불면증은 잠들기 어렵거나 수면을 유지하기 어려운 것이 특징으로, 이로 인해 주간 기능 손상으로 이어진다. 종종 불면증은 정신의학적 또는 신체적 장애와 동반되는 경우가 많으며, 물질사용이나 처방된 약물의 부작용으로 발생할 수 있다. 다양한 연구에 따르면, 불면증 유병률이 10~60%에 이른다. 따라서 불면증은 임상 진료 내원 시 해결해야 할 중요한 수면 문제다.[34]

평균적인 성인은 잠들기까지 약 10~20분 정도 걸리며, 한밤중에 깨어 있는 시간이 30분을 넘지 않는다. 불면증이 있는 사람들은 잠이 드는데 어려움을 겪을 수 있는데, 예를 들어 잠들기까지 10~20분 이상의 시간이 걸릴 수 있다. 또한 불면증이 있는 사람들은 수면 유지에도 문제가 있을 수 있다. 예를 들어 수면 유지에 문제가 있고, 한밤중에 30분 이상 깨어 있다.

불면증 진단에는 집중력 저하, 실수/사고 증가, 피로, 기분 문제 및 과민반응 등의 주간 기능 손상도 포함되어야 한다는 점을 유의하는 것이 중요하다. 종종 불면증은 환자들이 수면에 대해 과도한 걱정과 같은 적응 행동을 취하기 때문에 주기적으로 나타나는데, 이로 인해 잠드는 것이 더 어려워진다. 또한 환자의 인식이 불면증 진단에 사용되는 유일한 요소인 경우가 많기 때문에, 불면증에 시달리는 사람들은 잠이 드는 데 걸리는 시간과 밤에 깨어 있는 시간에 대하여, 수면다원검사나 활동기록장비의 데이터와 비교했을 때, 과장하는 경향이 있다는 점에 유의해야 한다.[35]

폐쇄성수면무호흡증

*

수많은 인구기반 연구들에 따르면, 폐쇄성수면무호흡증(Obstructive Sleep Apnea, OSA) 유병률은 성인의 약 2~7%에서 주간 졸음을 동반하는 것으로 나타났다.[23] 폐쇄성수면무호흡증은 비만, 본태성고혈압, 심혈관질환, 뇌졸중, 비정상적인 포도당대사를 포함한 여러 의학적 진단과 관련 있다. 폐쇄성수면무호흡증의 다른 위험요인들은 남성, 아프리카계 미국인, 임신, 가족력, 폐경, 두개안면 이상, 흡연, 과도한 음주 등이 있다.[36]

환자들이 과도한 주간 졸음을 호소할 때, 폐쇄성수면무호흡증을 잠재적 원인으로 고려해야 하는데, 이는 많은 사람이 폐쇄성수면무호흡증 진단을 받지 못하기 때문이다. 폐쇄성수면무호흡증은 체중감소, 알코올 사용 감소, 금연을 통해서 예방할 수 있다.[26]

폐쇄성수면무호흡증에 대한 광범위한 정의는 수면장애 관련 증상이 최소 하나 이상이면서, 수면다원검사 측정결과에서 시간당 무호흡-저호흡 지수가 5 이상인 것을 포함한다.[37] 의심되는 동반질환이 없을 때, 가정수면무호흡검사(home sleep apnea testing, HSAT)가 적절한 대안이 될 수 있다.[38] 미국수면의학아카데미는 가정수면무호흡검사를 사용하는 임상의들을 위한 지침서를 발표했으며, 이 검사는 종합적인 수면평가 및 수면의학 보드 인증을 받은 의료인의 감독 아래서만 사용되어야 한다고 제안했다.[39] 이는 환자를 수면전문가에게 의뢰할 때 고려해야 할 중요한 요소다.

진료 중 수면 평가하기

평균적으로 성인은 매일 밤 7~9시간의 수면을 필요로 하지만, 약 5,000만 명 이상의 미국인이 이런저런 수면 문제를 경험하고 있다. 이러한 수면 문제는 하지불안증후군에서부터 기면증, 불면증, 약물로 인한 수면장애에 이르기까지 다양하다. 미국인의 11%는 매일 밤 수면 부족을 경험하고, 70%는 적어도 한 달에 1회 이상 수면 질이 좋지 않은 밤을 경험한다.[40] 따라서 다음을 활용하여 종합적인 생활습관의학 진료에서 수면을 평가할 수 있어야 한다.

수면 이력

*

환자의 현재 수면습관을 더 잘 이해하려면, 관련 정보를 수집해 수면 문제의 원인을 파악하는 것이 중요하다. 상담에는 주요 수면 문제, 가령 발생, 빈도, 기간과 심각성, 악화 요인, 수면위생, 낮 동안의 문제, 이전의 치료, 수면장애의 증상, 정신건강 이력, 의학적 상태, 현재 복용 중인 의약품(처방된 약물이나 일반의약품), 물질사용 등이 포함되어야 한다.[41]

환자의 병력이 수집되면, 다음과 같은 몇 가지 질문을 통해 수면 건강을 측정할 수 있다.[42]

- 평일과 주말의 일반적인 취침 및 기상 시간은 언제입니까?
- 일반적인 근무 시간은 어떻게 되나요? 야간 근무나 교대 근무를 하나요?

- 수면의 질: 수면 후 개운한가요? 수면 시간이 끝난 후 침대 밖으로 나오기 어려운가요? 수면 시간 중에 깨는 경우가 있나요?
- 주간 기능 손상(예; 집중력 저하, 실수/사고 증가, 피로, 기분 문제 및 과민성 등) 같은 만성 불면증 증상을 경험하나요?
- 수면 중 호흡이 멈추는 등의 폐쇄성수면무호흡증 증상이 있나요? 또는 수면 중 코골이, 불안증 또는 소생적 코골이(resuscitative snorts) 등의 호흡 노력 관련 각성 증상이 있나요?
- 밤이나 활동하지 않는 동안 다리를 움직이고 싶은 불쾌하거나 불편한 충동과 같은 하지불안증후군의 증상을 경험하나요?
- 낮에 얼마나 자주 낮잠을 자나요?
- 수면에 도움이 되는 약물이나 기타 조합약제를 복용하고 있나요?
- 낮 동안 기능적 제한을 초래하는 피로를 얼마나 자주 느끼나요?

이 초기 선별검사에서 수면 불만 증상이 의심되면, 수면 이력을 수집할 때 다음을 포함하는 추가 질문들을 하는 것이 적절할 수 있다.[43]

- 밤에 소변을 보기 위해 자주 일어나야 하나요?
- 하루에 얼마나 많은 신체활동이나 운동을 하나요?
- 대부분의 날에 야외의 자연적인 햇빛에 노출되나요?
- 매일 밤낮으로 카페인(예; 커피, 차, 콜라)과 알코올을 얼마나 섭취하나요?
- 슬프거나 불안한 기분을 자주 느끼나요?
- 최근에 개인적인 손실로 괴로운 적이 있나요?

수면일기

*

수면의 질과 양을 추적하는 저렴하고 쉽게 이용할 수 있는 방법은 환자에게 수면일기를 쓰도록 하는 것이다. 수면일기는 수면 패턴과 환자가 잠들기 전에 수행하는 습관적 행동에 대한 정보를 제공할 수 있다. 잘 작성된 수면일기는 새로운 치료 권장사항을 안내하고, 이전의 치료 제안에 대한 반응을 모니터하는 데 사용될 수 있다. 데이터는 24시간 로그 양식 혹은 보다 자세한 일기 양식으로 기록될 수 있다. 기록 기간 동안, 환자는 평일과 주말 모두의 일반적인 수면을 포함해야 하고, 다음 날 아침에 즉시 그 전날 밤의 사건을 기록해야 한다. 수면일기는 다음을 포함해야 한다.

- 환자가 잠자리에 누운 시간
- 환자가 잠든 시간
- 환자가 밤에 잠에서 깬 횟수
- 환자가 잠에서 깬 후 다시 수면을 취한 횟수
- 야간 수면 시기 후 환자가 깨어난 시간

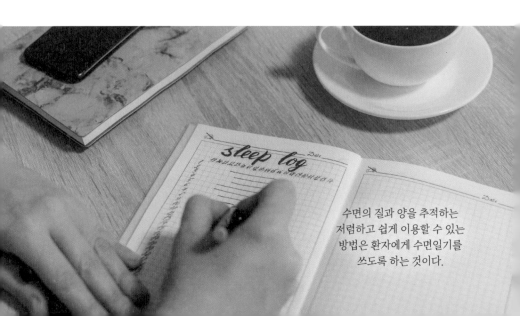

수면의 질과 양을 추적하는 저렴하고 쉽게 이용할 수 있는 방법은 환자에게 수면일기를 쓰도록 하는 것이다.

- 환자가 낮 활동을 위해 침대 밖으로 나온 시간
- 낮잠 횟수 및 시간

환자는 질병에서 회복 중인 날들은 기록하지 않아야 한다. 그날 밤의 수면 질에 대한 환자의 판단, 카페인, 알코올, 약물 복용 등과 같은 기타 정보들도 포함될 수 있다. '사회적 시차(Social Jet Lag)'로 인해, 평일과 주말의 수면 시간 및 지속 시간의 차이를 예상해야 한다. 그러나 주말 동안 수면 시간이 현저하게 증가하면, 평일의 의무로 인해 만성적인 수면 부족을 시사한다. 그림 6-8은 수면재단에서 제공하는 수면일기 샘플이다.

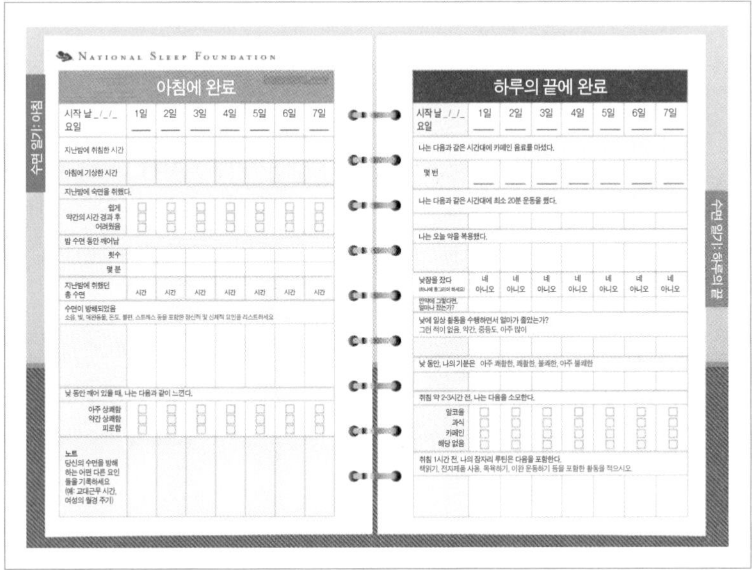

National Sleep Foundation

수면 일기: 아침

아침에 완료							
시작 날 _/_/_ 요일	1일	2일	3일	4일	5일	6일	7일
지난밤에 취침한 시간							
아침에 기상한 시간							
지난밤에 숙면을 취했다.							
쉽게 / 약간의 시간 경과 후 / 어려웠음	☐☐☐	☐☐☐	☐☐☐	☐☐☐	☐☐☐	☐☐☐	☐☐☐
밤 수면 동안 깨어남							
횟수							
몇 분							
지난밤에 취했던 총 수면	시간	시간	시간	시간	시간	시간	시간
수면이 방해되었음 소음, 빛, 애완동물, 온도, 불편, 스트레스 등을 포함한 정신적 및 신체적 요인을 리스트하세요							
낮 동안 깨어 있을 때, 나는 다음과 같이 느낀다.							
아주 상쾌함 / 약간 상쾌함 / 피로함	☐☐☐	☐☐☐	☐☐☐	☐☐☐	☐☐☐	☐☐☐	☐☐☐
노트 당신의 수면을 방해하는 어떤 다른 요인들을 기록하세요 (예: 교대근무 시간, 여성의 월경 주기)							

수면 일기: 하루의 끝

하루의 끝에 완료							
시작 날 _/_/_ 요일	1일	2일	3일	4일	5일	6일	7일
나는 다음과 같은 시간대에 카페인 음료를 마셨다.							
몇 번							
나는 다음과 같은 시간대에 최소 20분 운동을 했다.							
나는 오늘 약을 복용했다.							
낮잠을 잤다 (하나에 동그라미 하세요)	네 / 아니오	네 / 아니오	네 / 아니오	네 / 아니오	네 / 아니오	네 / 아니오	네 / 아니오
만약에 그렇다면, 얼마나 잤는가?							
낮에 일상 활동을 수행하면서 얼마가 졸았는가? 그런 적이 없음, 약간, 중등도, 아주 많이							
낮 동안, 나의 기분은 아주 쾌활한, 쾌활한, 불쾌한, 아주 불쾌한							
취침 약 2-3시간 전, 나는 다음을 소모한다.							
알코올 / 과식 / 카페인 / 해당 없음	☐☐☐☐	☐☐☐☐	☐☐☐☐	☐☐☐☐	☐☐☐☐	☐☐☐☐	☐☐☐☐
취침 1시간 전, 나의 잠자리 루틴은 다음을 포함한다. 책읽기, 전자제품 사용, 목욕하기, 이완 운동하기 등을 포함한 활동을 적으시오.							

그림 6-8 수면일기 샘플

미국수면재단(2020). 수면일기. SleepFoundation.org. https://www.sleepfoundation.org/sites/default/files/inline-files/SleepDiaryv6.pdf. Copyright 2020 by National Sleep Foundation. 허가를 받아 재인쇄됨.

소비자 웨어러블 기기 및 앱

*

수면을 평가하는 방법 가운데 점점 더 인기를 얻고 있는 것은 소비자 웨어러블 기기를 사용하는 것이다. 가속도계 기반 활동 모니터는 수면 시간과 수면 주기 지표와 같은 다양한 수면 측정값을 보고한다. 한 환자가 수면에 대한 개인적 추정치를 기록하는 것보다 단순히 기기를 착용하는 것이 편리하지만, 연구에 따르면 이런 웨어러블 기기는 수면다원검사와 비교할 때 수면 시간을 과대평가하는 경향이 있는 것으로 나타났다.[44] 미국수면의학회(American Academy of Sleep Medicine)는 이런 기기에서 수집된 정보가 수면장애 진단에 사용될 수는 없지만, 임상의와 환자의 상호작용을 향상시키고, 양질의 수면 이력을 얻고 환자의 수면일기를 검토하는 등의 도구로 사용될 수는 있다고 지적한다.[45]

침대 옆 탁자나 매트리스 아래에 놓을 수 있는 비착용식 기술 옵션도 있다. 이런 추적기는 웨어러블 기기와 유사하며 심박수, 수면 주기, 코골이 같은 수면 데이터를 측정할 수 있다. 이것은 수면 추적 기기를 원하지

수면 추적기	사용 설명	사용 목적	가격
Nokia Steel/ Withings Steel	수면 주기, 깨어 있는 상태에서 보낸 시간, 수면 시간에 대한 데이터가 포함된 스마트워치. 얕은 수면 중인 사용자를 깨우는 알람 기능이 포함됨	수면 주기를 위한 웨어러블 추적기 및 알람시계로 사용	$67.99
Nokia Sleep/ Withings Sleep	수면 주기, 심장 박동, 코골이 및 기타 수면 데이터를 측정하는 매트리스 밑 추적기	수면 주기를 포함한 다양한 수면 관련 데이터를 기록하는 비-웨어러블 추적기	$74.99

수면 추적기	사용 설명	사용 목적	가격
Beddit 3 Sleep Monitor	매트리스 위, 시트 아래에 두는 추적기. 심박수, 분당 호흡수, 코골이는 물론 수면 환경의 온도와 습도를 추적	수면 건강 및 수면 환경을 최적화하기 위해 다양한 수면 관련 데이터를 기록하는 비-웨어러블 추적기	$149.99
S+ by ResMed	사용자의 침대 옆 탁자 위에 올려놓고 호흡, 심박수, 코골이를 측정하는 비착용식 추적기. 온도, 빛, 환경 소음을 모니터링하여 수면 환경의 질을 측정. 사용자가 잠들 수 있도록 음악과 편안한 소음을 재생	침대 옆 탁자에 두고 표로 작성된 '수면 점수'를 사용하여 전반적인 수면의 질을 측정하기 위해 수면 지표를 모니터링하는 추적기	$44.99
Polar M430	사용자의 운동과 피트니스 루틴에 대한 데이터를 통합해 밤낮의 수면 비교를 통해 수면 시간 및 수면 방해에 대한 피드백을 제공하는 가속도계가 장착된 피트니스 스마트워치	운동 및 피트니스 데이터는 물론 시간 경과에 따른 수면의 질도 측정하는 웨어러블 추적기	$149.95
Emfit QS HRV Sleep Monitor	심박 변이도(HRV)를 사용하여 수면 중 신체의 신체적 회복을 측정하는 비착용형 피트니스 중심 수면 추적기	수면 기반 회복을 결정하기 위해 HRV를 추적하는 데 관심이 있는 운동선수용	$199.00
Fitbit Versa	자이로스코프와 광학 심박수 센서를 사용하여 사용자의 수면 주기에 대한 정보를 포함한 수면 데이터를 측정하는 피트니스 스마트워치	피트니스 및 수면 데이터를 측정하는 웨어러블 추적기	$174.99
Oura Ring	건강과 수면에 초점을 맞춘 통찰력을 제공하기 위해 사용자의 손가락에 착용하는 추적기	시각적으로 매력적인 차트와 그래프로 표시되는 수면 데이터를 측정하는 웨어러블 추적기	$299.00

그림 6-9 웨어러블 및 비-웨어러블 수면 추적 기술 예시

만 웨어러블 기기의 착용감이 부담스러운 사람들에게 좋은 옵션이 될 수 있다. 그림 6-9에는 구매 가능한 인기 있는 웨어러블 및 비-웨어러블 수면 추적 기술 목록이 자세히 나와 있다.[46]

스마트폰이나 기기에 다운로드한 수면 애플리케이션(앱)은 수면에 도움이 될 수 있다. 그러나 이런 앱이 생활습관 중재 및 치료를 대체하지는 못한다. 이런 앱은 수면 데이터를 쉽게 기록할 수 있는 방법을 제공하여 환자가 수면 목표를 추적하고 수면습관을 관리하는 데 도움이 될 수 있다. 일부 앱은 사용자가 수면 목표를 달성하는 데 도움이 되는 알림 메시지, 차분한 음악, 자연 소리, 최면 기법, 유도명상 형상화(guided meditation imagery) 등을 제공한다.[47] 이런 앱의 효능을 확인하려면 더 많은 연구가 필요하지만, 환자와 이런 앱에 대해 논의하는 것은 개인의 수면에 대한 대화를 시작하는 훌륭한 방법이다. 그림 6-10은 미국수면협회에서 승인한 수면 앱 목록이다.[48]

수면 앱	사용 설명	사용 목적
Awoken	• 사용자가 자각몽과 꿈 인식을 달성할 수 있도록 일지와 연습을 결합한다.	사용자가 꿈과 상호작용하고 기억하도록 돕는다.
Sleep Cycle Alarm Clock	• 수면주기 이론을 활용하여 사용자의 수면 습관을 기록한다. • 얕은 수면 중에 사용자를 깨워주는 알람 기능이 포함되어 있다.	수면 주기를 추적하고 기상 시간을 바꾸기 위한 알람시계로 사용한다.
Relax Melodies	• 사용자가 명상 안내 및 뇌파 비트와 함께 소리와 멜로디를 결합하여 긴장을 풀고 쉽게 잠들 수 있도록 도와준다.	평화로운 수면 환경을 조성하고 더 빨리 잠들 수 있도록 한다.

수면 앱	사용 설명	사용 목적
Sleep Cycle Power Nap	• 사용자가 짧은 20분 낮잠에서 90분 낮잠까지 시간을 설정할 수 있다. 휴대전화의 가속도계는 사용자가 잠들 때를 감지한 다음 깨우기 위해 알람을 설정한다.	낮 동안 시간에 맞춰 낮잠을 자도록 설정한다.
Pzizz	• 음악, 음향 효과, 바이노럴 비트를 결합하여 수면 환경을 개선한다.	음악과 수면 사이의 뇌 연결을 생성하고, 사용자가 더 빨리 잠들 수 있도록 돕는다.
White Noise	• 수면 전과 수면 중에 재생할 수 있는 여러 개가 반복되는 백색소음 사운드를 제공한다. 알람 기능도 있다.	편안한 백색소음으로 수면의 질을 향상시킨다.
Relax & Sleep Well Hypnosis	• 깊은 이완 상태를 촉진하기 위해 유도된 자기최면을 제공한다.	불면증을 자가 치료하고 더 빨리 잠들 수 있도록 한다.

그림 6-10 미국수면협회에 의해서 승인한 수면 앱

수면 개선을 위한 근거기반의 생활습관 치료

환자로부터 종합적인 이력을 파악하고 수면장애의 근본 원인을 확인한 후에는, 수면의 질을 개선하기 위해 수면위생 실천에 대해 환자와 상담할 차례다. 수면위생(Sleep hygiene, SH)은 불면증 및 관련 수면장애 환자를 위한 "행동, 환경 조건 및 기타 수면 관련 요소들의 목록을 뜻하며, 이 요소들은 단독 치료 또는 복합 치료의 구성 요소로 조정되어 사용될 수 있다".[49] 다음은 환자들의 수면과 수면습관을 개선하기 위한 근거기반의 생활습관 치료의 예들이다.

- 수면 루틴을 만들어라: 일주일 내내 같은 시간에 일어나고 같은 시간에 잠들어라.
- 낮잠을 제한하라: 하루 종일, 특히 오후에 낮잠을 피해라. 만약 원기 회복 낮잠이 꼭 필요하다면, 30분 이내로 제한한다.
- 활동성을 유지하라: 매일 운동하라. 단, 잠들기 직전에 격렬하게 운동하는 것은 피해라. 고강도 운동이 가장 좋지만, 가벼운 운동도 도움이 된다. 환자에게 적어도 1시간에 한 번씩 일어나 움직이도록 격려해라.
- 햇빛에 노출해라: 일주기 리듬 관리에 도움이 되도록, 낮 동안 햇빛 노출을 늘리고, 저녁에는 밝은 조명을 피하고, 아침에는 밝은 빛에 노출시킨다. 잠자리에 들기 최소 1시간 전에는 모든 빛, 특히 푸른 조명을 어둡게 하여(2,500K 색상의 따뜻한 스펙트럼 조명을 사용, 예; 전구 색-역자 주) 밤에 빛 노출을 줄여라. 잠자리기에 들기 1~2시간 전에는 전자기기 사용을 피해라.
- 전자기기를 주의해서 사용해라.
  - 개인 전자기기 사용 금지. 취침 1~2시간 전이나 한밤중에 사용하는 것을 피해라.
  - 장시간 화면을 볼 때는 특수 착색안경을 사용해라. 가능하다면, 푸른 빛 노출을 줄이도록 화면 설정을 검은색 배경에 흰 글자색으로 전환해라.
- 수면환경을 최적화해라.
  - 대부분의 사람들에게 최적의 실내 온도는 15.6~19.4℃ 사이이다.
  - 편안한 매트리스와 베개를 준비한다.

- 모든 디지털 디스플레이, 충전기 조명, 알람시계를 침실에서 치운다.

- 식단을 개선해라. 잠자리에 들기 전에 알코올, 흡연, 과식을 피해라.
  - 알코올과 카페인 섭취를 줄이는 등 식단을 조정해라. 이 물질들을 완전히 제거하는 것이 가능하지 않다면, 잠들기 3시간 이내에는 섭취하지 마라.
  - 저녁에는 정제된 탄수화물 및 나트륨이 많은 식사를 피해라. 이런 식사는 수면 잠복기와 관련 있는 혈관 확장을 유발할 수 있다.[50]
- 마음을 안정시키고 스트레스를 감소시키기 위해 편안하고, 즐겁고, 진정되는 잠자리 리추얼을 실천해라.
  - 잠자리에 들기 90분 전에는 일이나 자극적인 활동을 중단해라. 편안한 행동의 예로는 명상 실천, 마음을 진정시키는 책 읽기 등이 있다.
  - 능동적 이완(active relaxation)은 명상, 유도 명상 형상화, 분당 60비트의 음악 선택 등이 포함된다.
  - 목욕이나 발을 따뜻하게 하여 취침시간에 말초 피부의 혈관 확장을 증가시킨다.
  - 마음챙김 기반 스트레스 감소(MBSR) 및 인지행동치료 기법을 사용하여 야간에 걱정, 계획 또는 반추를 제거한다.[51]
- 침대는 수면과 성관계를 위해서만 사용해라. 잠이 오지 않으면, 다른 방으로 가서 잠이 올 때까지 무언가 편안한 활동을 해라.

불면증 및 다른 수면장애를 치료하기 위해 적절한 수면위생을 사용하는 것은 엇갈린 결과를 보여주었다. 그러나 "인지 및 행동적 자기통제를 목표로 하는 중재는 임상적인 수면장애가 없는 성인의 수면질을 개선한다".[52] 예방의학연구소(Preventive Medicine Research Institute)의 대표이자 생활습관의학의 대가인 딘 오니쉬(Dean Ornish) 박사는 적절한 수면위생이 관상동맥질환, 울혈성심부전, 부정맥, 우울증을 예방하는 역할을 할 수 있다고 말한다. 이런 질병들이 만성적인 불량한 수면과 관련 있다는 것이 증명되었기 때문이다. 평안한 수면의 핵심은 낮 동안 활동적으로 움직이고, 잠자리에 들 시간에 양질의 수면위생을 실천하는 것이다. 그는 시각화 및 따뜻한 목욕 등과 같은 마음을 안정시키고 몸을 진정시키는 활동들이 수면을 향상시키는 데 필수적이라고 제안한다. 일관된 밤의 루틴을 개발하고, 부드러운 귀마개를 착용하고, 주변 소음 조절기기를 사용하고, 침실 온도를 15.6~19.4℃ 사이로 설정하는 것 또한 몸이 평안한 수면을 찾는 데 도움이 될 수 있다.[53]

행동중재

앞서 언급한 생활습관 변화에도 불구하고 여전히 잠을 이루지 못한다면, 나쁜 수면습관을 바꾸고, 자율신경 각성을 감소시키고, 불면증을 유지시키는 데 원인이 되는 신념과 태도를 바꾸기 위한 행동중재를 모색해야 한다. 다음과 같은 치료 기법은 만성 원발성 불면증을 가진 환자의 증상을 개선하는 것으로 나타났다.

- 이완요법

- 수면제한요법
- 자극조절요법
- 인지요법

이완요법

*

이완요법은 수면 개시 및 수면 유지 불면증에 유용할 수 있지만, 이런 치료가 가장 효과적이기 위해서는 몇 주에 걸친 규칙적인 실천이 필요하다. 이완요법의 목표는 불면증의 일반적인 원인, 즉 고조된 수준의 생리적, 인지적, 정서적 각성을 줄이는 것이다. 이완요법은 다양한 유형이 있을 수 있다. 점진적인 이완요법(progressive relaxation techniques)에서는 환자들이 1~2초 동안 신체의 각 근육들을 수축한 후 이완시켜 긴장을 이완하도록 지시한다. 이 과정을 몇 차례 반복하면 전신 이완 및 웰빙의 느낌

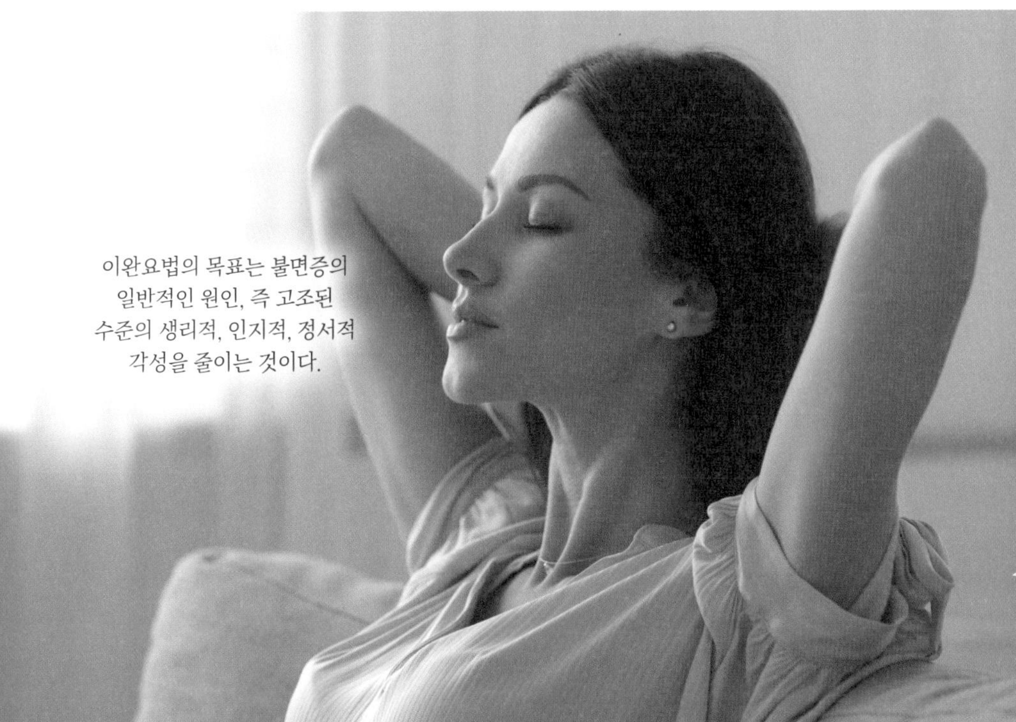

이완요법의 목표는 불면증의 일반적인 원인, 즉 고조된 수준의 생리적, 인지적, 정서적 각성을 줄이는 것이다.

을 느껴 졸음이 올 수 있다. 또 다른 요법은 이완반응(relaxation response)으로 환자들이 이완된 자세로 눕거나 앉은 상태에서 복식호흡 패턴을 유지하면서, 생각을 평화로운 단어나 이미지로 전환하는 것이다.[54]

수면제한요법

*

종종 잠들기 어려운 환자들은 침대에서 누워서 깨어 있는 상태로 많은 시간을 보낸다. 예컨대, 환자들은 침대에서 9시간을 보내지만, 수면은 5시간밖에 취하지 못한다. 수면제한요법의 목적은 침대에서는 오직 수면을 위해서만 시간을 보내는 것이다. 이것은 기상 시간을 동일하게 유지하면서, 잠자리에 드는 시간을 조정하는 방식으로 이루어진다. 수면 효율이 개선되고, 최적의 수면 시간이 달성됨에 따라, 침대에서 보낼 수 있는 시간은 하룻밤에 15~30분씩 늘어난다. 주간 졸음을 최소화하기 위해, 임상의는 환자에게 수면 시간을 밤에 5시간 미만으로 줄이도록 권장해서는 안 된다. 수면제한요법은 무작위 대조시험에서 효과가 있는 것으로 나타났다.[55]

자극조절요법

*

자극조절요법은 침대와 침실을 빠른 수면 개시와 다시 연결시켜, 수면과 관련된 단서를 재정의하는 수단으로 사용된다. 미국임상심리학회(Society of Clinical Psychology)에 따르면, 이는 졸릴 때만 잠자리에 드는 것으로 작동한다. 잠들기 어려운 상황에서는 반드시 다른 방으로 가서 잠이

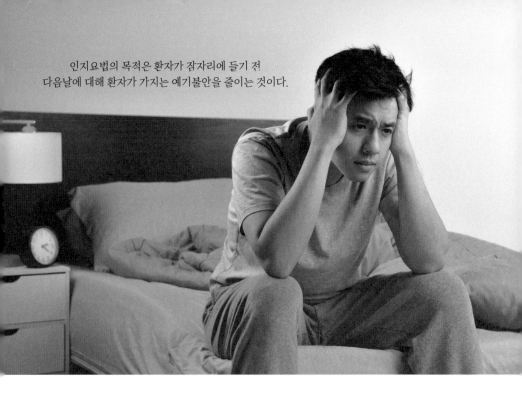

올 때까지 마음을 가라앉히는 활동을 한 후, 다시 침실로 돌아가 잠자리에 든다. 이 모든 것의 핵심 요소는 매일 같은 시간에 규칙적으로 일어나고 낮잠을 피하는 것이다.[56]

인지요법

*

불면증 치료에 사용할 수 있는 또 다른 유형의 치료는 인지요법이다. 인지요법의 목적은 환자가 잠자리에 들기 전 다음날에 대해 환자가 가지는 예기불안(anticipatory anxiety)을 줄이는 것이다. 환자의 태도 변화를 돕고 불면증에 대처하는 기술을 제공함으로써, 임상의들은 불면증 환자들이 직면하는 인지적 각성을 최소화하도록 도울 수 있다. 재발을 예방하는 것도 수면 문제를 치료할 때 중요하다. 환자들은 배운 것을 유지하고 향후 수면 문제가 발생할 가능성에 대비하는 방법을 배울 필요가 있다. 재발을 줄이는 데 도움이 되는 몇 가지 방법에는 자극조절요법을 즉시 시작하고, 수면 손실을 메우려고 하지 않고, (불면증이 지속되는 경우) 수면제한을 다시 시작하도록 조언하는 것이 포함된다.[57]

폐쇄성수면무호흡증의 경우, 특히 수면무호흡의 근본 원인이 비만이라면, 수면무호흡을 개선하고 심지어 역전시킬 수 있는 몇 가지 생활습관요법을 사용한다. 체중감량과 운동은 물론 알코올 섭취량 감소와 금연 등의 생활습관 요법은 효과적이다. 따라서 생활습관 교정의 이점은 폐쇄성수면무호흡증 환자의 치료계획에 접목되어야 한다.[58]

인지행동치료(CBT)도 불면증 치료에 승인된 방법이다. 불면증에 대

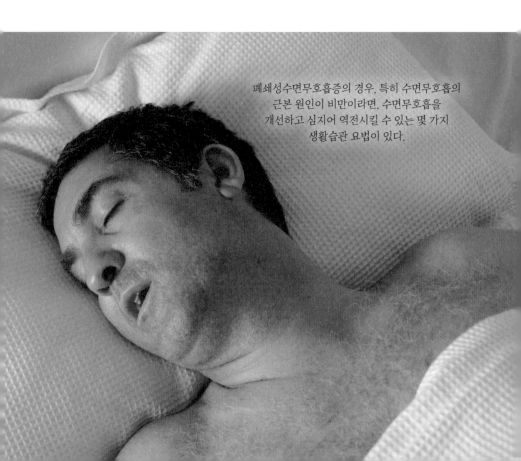

폐쇄성수면무호흡증의 경우, 특히 수면무호흡의 근본 원인이 비만이라면, 수면무호흡을 개선하고 심지어 역전시킬 수 있는 몇 가지 생활습관 요법이 있다.

한 CBT(CBT-I)에는 수면일기, 수면위생교육, 수면제한요법을 접목한 자극조절 지침이 포함되는 경우가 많다. 많은 불면증 환자가 강박적으로 시계를 보는 것과 같은 행동적 습관을 배웠는데, 이것이 잠들기 어렵게 만드는 원인이 될 수 있다. CBT-I는 이런 습관을 표적으로 삼아 잠자리에서 뇌가 이완하고 긴장을 풀도록 재훈련시킨다. 또한 CBT-I는 재발 예방에 초점을 맞추고 환자가 졸음이 몰려오는 동안 수면 손실을 보충하지 않고, 대신 수면제한요법 및 자극조절요법을 시작하도록 지도한다. CBT-I는 환자의 불면증 악순환을 끊기 위해 불면증 재발의 불안을 제거할 수 있다.

실행계획 세우기

임상의가 각각의 환자들과 함께 개인화된 '실행계획'(그림 6-11)을 작성하고, 수면 프로그램에 대한 환자의 목표를 강조하는 것이 도움이 될 수 있다. 이 계획에는 다음의 목표를 포함한다.

- 수면위생, 수면의 질, 주간 기능 등을 개선한다.
- 동반질환의 결과를 개선한다.
- 자극, 이완 및 인지적 조절을 개선한다.

실행계획-수면

기본 프로토콜

쉽고, 무료이거나 저렴한 방법들이 더 깊은 수면을 촉진하고 빠르게 꿈나라로 빠져들도록 도울 수 있다. 더 진전된 방법을 시도하기 전에 먼저 이 방법들을 시도해 보라.

- 아침에 운동한다.
- 잠자리에 들기 15분 전 요가, 태극권 또는 스트레칭을 한다.
- 기상과 취침은 매일 같은 시간에 하라.
- 잠자리에 들 때 귀마개를 착용한다.
- 정오 전에 햇볕을 쬔다.
- 이른 낮 시간에 20분 정도 원기 회복 잠을 잔다.
- 취침 시간과 너무 가까운 시간대의 낮잠은 피한다.
- 저녁식사로 건강한 탄수화물과 단백질을 섭취한다.
- 저녁식사는 과식(많은 양, 고칼로리 식단)을 피한다.
- 카페인을 피한다.
- 알코올을 피한다.
- 저녁 8시 이후에는 액체류를 섭취하지 않는다.

그림 6-11 수면 실행계획의 예시

Benhamou, Z. (2017). 장수 마스터 플랜 온라인 프로그램. HackMyAge. Copyright 2017 by Zora Benhamou. 허가를 받아 재인쇄됨.

언제 의뢰할 것인가

생활습관 중재에도 불구하고 환자가 여전히 충분한 수면을 취하지 못하거나 수면무호흡증, 기면증 또는 기타 문제들과 같은 기저질환을 암시하는 증상이 있다면, 수면전문가에게 환자를 의뢰할 수도 있다. 또한 수면 개선을 위해 집중적인 인지행동치료가 필요한 경우에, 수면의학을 전문으로 하는 치료자에게 의뢰하는 것도 도움이 될 수 있다. 환자가 다음과 같은 경우에는 수면전문가 의뢰를 고려해야 한다.[59]

- 기분장애, 불안, 외상후스트레스장애(PTSD), 조현병과 같은 정신병적 장애 등 조절되지 않거나 부실하게 조절되는 동반된 정신의학적 장애
- 물질남용장애
- 알츠하이머병과 파킨슨병과 같은 치매 및 기타 퇴행성신경장애
- 외상성 뇌손상 및 뇌진탕
- 폐쇄성수면무호흡증
- 하지불안증후군
- 급성질환을 앓고 있거나 입원 중인 환자
- 통증, 만성폐질환, 신부전 등의 의학적 상태가 동반되거나 임신 또는 폐경기인 환자

수면 상담 보험급여

수면 상담 보험급여는 모든 생활습관의학 진료에서 고려해야 할 중요한 사항이다. 이 비용은 평가 및 관리(E/M) 방문의 일부가 될 수 있다. 또한 헬스케어 제공자가 E/M 방문을 연장하거나 같은 날 진료실에서 행동건강 전문인에게 인계하는 방식으로 E/M 방문을 연장할 수 있다. 두 경

우 모두, 추가되는 E/M이나 행동상담 15분마다 추가 코드를 사용할 수 있다.

또한, 수면 패턴에 영향을 주는 카페인이나 알코올 사용과 같이 식이 습관을 다룰 필요가 있을 수 있다는 점을 유의해야 한다. 이런 경우에는 의학영양요법(MNT)이 적절할 수 있다. 행위별수가제든 인두제든 보험급여 환경에 관계없이, 중재상담은 동일한 방식으로 보고하게 된다.

보험급여 코딩 사례

E/M 방문이 길어질 경우, 99354 또는 99355 추가 코드 대신, 15분마다 당일 추가 서비스 99417을 사용해라. 이것은 대면이나 원격진료 방문 모두에 사용될 수 있다.

영양사가 상담을 제공할 때, 적절한 진단과 함께 상담이 제공되면 97802, 97803, 97804를 사용하여 의학영양요법(MNT)에 대한 보험급여를 청구할 수 있다. 인증된 자격증이 있는 행동건강 상담사는 90932~90834 및 90836~90838 같은 적절한 행동건강 상담 코드를 사용하여 보험급여를 청구할 수 있다. 보다 상세한 청구코드에 대해서는 보험급여를 다루는 이 책 8장의 그림 8-3을 참고하라.

수면에 관한 임상 사례

수면무호흡증, 비만, 및 당뇨병의 병력을 가진 45세 남성이 수면장애를 호소하며 진료실을 찾아왔다. 우리는 수면 이력을 평가하고, 그가 매일 16시간씩 정기적으로 일하고, 자주 외식을 하고, 밤늦게까지 깨어 있고, 아침에 일찍 일어난다는 사실을 알게 됐다. 우리는 그가 수면을 최우선으로 삼을 준비가 되어 있는지에 대해 논의했다. 규칙적인 수면을 통해 개선될 수 있는 사고의 명확성과 문제해결 능력에 대해 논의했다. 또한 그의 수면 문제를 다루기 위해 스트레스 관리, 수면일기, 일기쓰기 등의 조합을 사용했다. 인지행동치료를 통해 수면위생을 개선하고, 운동 수준을 높이고, 식단을 바꿨다. 그 또한 자신의 목표를 더욱 뒷받침하기 위하여 앱 캄(Calm; 수면, 집중, 마음챙김을 돕는 명상 앱-역자 주)을 사용했다.

6개월의 치료 후, 그의 사고는 명확성이 개선되었고, 5시간 미만이었던 수면 시간이 대부분의 밤에 7~8시간으로 늘어났다. 또 일주일에 2~3회 운동을 하고, 낮 동안 휴식 시간을 가졌다. 그 결과 체중이 4.5kg가량 줄었을 뿐만 아니라 행복감을 더 많이 느끼게 됐다. 이제 우리는 수면 중심 내원을 완료하고 그의 생활 상황에 따른 문제를 해결하였는데, 이 모든 과정은 약이나 시술적 중재 없이 이뤄졌다.

요약

이 장은 수면의 힘에 대한 심층적인 정보를 제공했다. 이제 여러분은 생활습관의학의 다양한 기법을 사용하여 수면을 평가하고, 수면의 질을 증진하고, 환자들의 전반적인 건강 및 웰빙을 개선하는 데 필요한 도구들을 더 잘 이해하게 되었다. 도움이 될 수 있는 수면에 관한 정보 자료원은 다음과 같은 것들이 있다.[60]

일반 정보

*

- 수면교육(출처: 미국수면의학회): http://www.sleepeducation.org
- 미국립건강수면인식프로젝트(출처: 미국수면의학회): http://www.sleepeducation.org/healthysleep
- 미국국립수면재단: https://sleepfoundation.org
- 미국수면협회: https://www.sleepassociation.org
- 미국국립심장폐혈액연구소, 미국국립보건원: https://www.nhlbi.nih.gov/health-pro/resources/sleep

환자 기관

*

- 미국수면무호흡협회: http://www.sleepapnea.org
- 일주기수면장애네트워크: http://www.circadiansleepdisorders.org

다른 관련 기관

*

- 미국수면의학아카데미: http://www.aasmnet.org
- 수면연구학회: http://www.sleepresearchsociety.org
- 미국수면장애연구센터: https://www.nhlbi.nih.gov/about/org/ncsdr
- 미국도로교통안전국-일반 졸음운전 정보: https://www.nhtsa.gov/risky-driving/drowsy-driving

주요 요점

일반

*

- 수면습관을 조정하면 진행 중인 질병의 발병 위험을 줄이거나 중증도를 낮출 수 있다.
- 신체적, 정신적 건강에 수면이 중요함에도 불구하고 미국 성인의 1/3은 충분한 질의 수면을 취하지 못하는 것으로 추정된다.
- 수면 부족의 장기적 결과는 다음과 같다.
  - 식습관에 영향을 미쳐 지방과 탄수화물 섭취를 증가시키고, 이로 인해 비만, 당뇨병, 고혈압, 심혈관질환의 발병 위험을 높인다.
  - 알코올중독과 유사한 인지기능 손상으로 생산성과 협응 능력 감소

로 이어진다.

- 주요우울증, 양극성장애, 계절성정동장애, 월경전증후군과 같은 정신건강 문제는 물론, 외상후스트레스장애(PTSD) 및 외상성뇌손상(TBI)의 위험이 증가한다.

• 수면은 의학적, 심리적 또는 생활습관적 요인에 의해 영향 받을 수 있다.

• 항고혈압제, 코티코스테로이드, 항히스타민 등을 포함한 여러 의약품들이 수면에 영향을 미칠 수 있다.

수면 주기

*

• 수면은 총 5단계가 있으며, 1단계에서 4단계로 갈수록 졸음/깨어나기 어려움이 증가한다. 사람들은 4단계의 비렘 수면을 포함하는 수면주기를 밤마다 4~5회 반복한다.

• REM 단계는 수면 개시 후 90분 이내에 발생하며, 깨어 있는 동안의 뇌 활동과 유사한 뇌 활동이 일어난다. 꿈을 꾸게 되고, 근육은 일시적으로 마비되어 꿈을 행동으로 옮기는 것을 방지한다.

수면 조절

*

• 2가지 수면 과정

- S과정-수면을 촉진

- C과정-각성을 촉진하고 S과정에 반대로 작용

• 일주기 리듬은 환경적 신호와 동기화 되어, 그 신호가 없더라도 적당한 시간에 피곤함을 느끼고 깨어나게 만든다.

교정 가능한 생활습관 요인

*

• 비만과 높은 체질량지수는 수면무호흡을 유발할 수 있다. 식단 조절 및 운동은 이런 위험요인을 개선할 수 있다.
• 영양: 자연식물식을 따르면 수면 개선을 도울 수 있다. 카페인과 알코올 제한 및 금연도 수면 문제를 줄일 수 있다.
• 운동: 하루에 최소 30분 이상 움직이면 수면의 질을 개선할 수 있다.
• 스트레스 관리 및 관계: 스트레스를 관리하고, 긍정적이며 건강한 관계를 유지하면 수면을 개선할 수 있다.
• 불량한 수면과 스트레스를 유발하는 다음과 같은 사회경제적 요인을 다룬다.
  - 실업
  - 낮은 교육 수준
  - 직장 내 과로
  - 교대근무

수면장애의 범주

*

• 불면증
• 수면관련 호흡장애

- 중추성 과다수면장애
- 일주기 리듬 수면-각성장애
- 사건수면
- 수면관련 운동장애
- 기타 수면장애

생활습관의학은 불면증과 폐쇄성수면무호흡증을 가장 일반적으로 치료한다는 점에 유의해야 한다.

불면증

(잠들거나 수면을 유지하기 어려움,
불면증은 주간 기능 손상의 주요 원인)

*

- 유병률: 10~60%
- 정신의학적 또는 신체적 장애가 동반되거나 물질사용 또는 처방된 의약품의 부작용으로 발생할 수 있으며, 주기적으로 나타날 수 있다.
- 입면장애(잠들기까지 10~20분 이상 소요) 또는 수면 유지 문제(밤에 30분 이상 깨어 있음)로 나타난다.
- 진단을 위해서는 주간 기능 손상이 나타나야 한다.
- 환자들은 잠들기까지의 시간과 밤에 깨어 있는 시간을 과대평가할 수 있다.

폐쇄성수면무호흡증

[수면다원검사에 의해 진단, 동반질환이 없는 경우
가정수면무호흡검사(HSAT)는 옵션]

*

- 발생률: 주간 졸음 동반된 경우 2~7%
- 비만, 본태성고혈압, 심혈관질환, 뇌졸중, 비정상 포도당대사 등을 포함한 여러 의료적 진단과 관련이 있다.
- 위험요인
  - 남성
  - 아프리카계 미국인
  - 임신
  - 가족력
  - 폐경
  - 두개안면 이상
  - 흡연
  - 과도한 알코올 사용
- 예방: 체중감량, 음주량 감소, 흡연 피하기

수면평가를 위한 실전 진료 가이드

*

1단계: 이력-철저한 수면 이력을 확보해라	주요 수면 문제와 시작, 횟수, 기간, 중증도, 악화 요인, 수면위생 실천, 주간 문제, 수면 문제에 대한 이전 치료, 수면장애 증상, 정신건강 이력, 의학적 상태, 현재 복용 중인 의약품 및 모든 물질사용 등에 대해 질문한다.
2단계: 선별검사-수면건강에 관해 구체적으로 질문해라	• 평일과 주말의 일반적인 취침 및 기상 시간은 어떻게 되나요? • 일반적인 근무 시간은 어떻게 되나요? 야간 근무나 교대 근무를 하나요? • 수면의 질: 수면 후 개운한가요? 수면 시간이 끝난 후 침대 밖으로 나오기 어려운가요? 수면 시간 중에 깨는 경우가 있나요? • 주간 기능 손상(예; 집중력 저하, 실수/사고 증가, 피로, 기분 문제 및 과민성 등) 같은 만성 불면증 증상을 경험하나요? • 수면 중 호흡이 멈추는 등의 폐쇄성수면무호흡증 증상을 경험하시나요? 또는 수면 중 코골이, 불안증 또는 소생적 코골이 등의 호흡 노력 관련 각성 증상이 있나요? • 낮에 얼마나 자주 낮잠을 자나요? • 수면에 도움이 되는 약물이나 기타 조합약제를 복용하고 있나요? • 낮 동안 기능적 제한을 초래하는 피로를 얼마나 자주 느끼나요?
3단계: 집중적인 질문-선별검사 결과 수면 문제가 의심되면, 다음 질문을 고려해라	• 밤에 소변을 보기 위해 자주 일어나야 하나요? • 하루에 얼마나 많은 신체활동이나 운동을 하나요? • 대부분의 날에 야외의 자연적인 햇빛에 노출되나요? • 매일 낮이나 밤에 카페인(예; 커피, 차, 탄산음료)과 알코올을 얼마나 섭취하나요? • 슬프거나 불안한 기분을 자주 느끼나요? • 식습관은 어떤가요?

수면평가의 보완적 방법

*

수면일기	주말에 수면 시간의 현저한 증가는 평일의 의무로 인한 만성적인 수면 부족을 시사한다.
소비자 웨어러블 기기, 앱 및 비-웨어러블 기술	제공자-환자의 상호작용을 향상시키는 유용한 도구지만 진단에는 사용될 수 없다. 수면 앱은 수면 목표를 추적하고 수면습관을 관리하는 데 도움이 될 수 있다.

수면 개선을 위한 근거기반 생활습관 치료

*

환자와 함께 개인화된 실행계획을 세우면, 환자의 수면을 개선하고 그들의 수면 목표를 강조하는 데 도움이 될 수 있다.

수면위생	• 매일 같은 시간에 일어나고 같은 시간에 잠든다. • 가능한 낮잠을 피한다. 만약 절대적으로 필요하다면, 30분 이내로 제한한다. • 매일 운동으로 활동성을 유지하지만, 잠들기 직전에 격렬한 운동은 피한다. • 낮 동안 햇빛 노출을 늘리고 저녁에는 밝은 조명을 피한다. • 전자기기는 마음챙김을 유지하며 사용한다.. √ 취침 1~2시간 전이나 한밤중에는 사용하지 않는다. √ 장시간 화면을 볼 때는 화면을 어둡게 하거나 착색안경을 사용한다. • 15.6~19.4℃ 사이 온도, 편안한 침대와 베개, 빛을 없애 수면 환경을 최적화한다. • 영양을 개선하고 취침 전에 과식, 알코올, 흡연을 피한다. • 편안하고, 기분 좋고, 진정시키는 잠자리 리츄얼을 가진다. • 침대는 수면과 성관계를 위해서만 사용한다. 잠이 오지 않으면 침대에서 나왔다가 나중에 다시 돌아간다.
행동중재	• 이완요법 • 수면제한요법 • 자극조절요법 • 인지요법

권장되는 의뢰 기준

*

- 조절되지 않거나 부실하게 조절되는 동반된 정신의학적 장애
- 물질남용장애
- 알츠하이머병과 파킨슨병과 같은 치매 및 퇴행성신경장애
- 외상성 뇌손상 및 뇌진탕
- 폐쇄성수면무호흡증

- 하지불안증후군
- 급성질환을 앓고 있거나 입원 중인 환자
- 통증, 만성폐질환, 신부전 등의 의학적 상태가 동반되거나 임신 또는 폐경기인 환자

수면 상담에 대한 보험급여

*

- 수면 상담은 평가 및 관리(E/M) 방문의 일부다. 행위별수가제든, 인두제든 보험급여 환경에 관계없이, 중재상담은 동일한 방식으로 보고할 것이다.
- 추가된 E/M이나 행동상담에 대해 30분 추가 코드를 사용하라. 제공자가 방문을 연장하거나 같은 날 행동건강 전문인에게 인계하는 방식으로 E/M 방문을 연장할 수 있다.
- 의학영양요법(MNT) 코드 사용: 이 방문에서 수면 패턴에 영향을 주는 카페인이나 알코올 사용과 같이 식이습관을 다룰 필요가 있을 수 있다.
- 보험급여 코딩 사례
  - 99417: E/M 방문이 연장될 때, 같은 날 추가 15분 서비스마다 99417을 사용할 수 있다. 이것은 대면이나 원격진료 방문 모두에 적용된다.
  - 영양사 상담에 대한 97802, 97803, 97804: 영양사가 상담을 제공할 때, 상담이 적절한 진단과 함께 제공될 경우 97802, 97803, 97804를 사용하여 MNT에 대한 보험급여를 청구할 수 있다.

- 행동건강 상담에 대한 90932~90834및 90836~90838: 인증된 자격증이 있는 행동건강 상담사는 90932~90834 및 90836~90838와 같은 적절한 행동건강 상담 코드를 사용하여 보험급여를 청구할 수 있다.

참고문헌

1. Cao, J., Herman, A. B., West, G. B., Poe, G., & Savage, V. M. (2020). Unraveling why we sleep: Quantitative analysis reveals abrupt transition from neural reorganization to repair in early development. *Science advances, 6*(38), eaba0398. https://doi.org/10.1126/sciadv.aba0398
2. Centers for Disease Control and Prevention. (2018, August 8). *Sleep and Sleep Disorders: Sleep and Chronic Disease.* U.S. Department of Health & Human Services. https://www.cdc.gov/sleep/about_sleep/chronic_disease.html
3. Centers for Disease Control and Prevention. (2017, May 2). *Sleep and Sleep Disorders: Data and Statistics.* U.S. Department of Health & Human Services. https://www.cdc.gov/ sleep/data_statistics.html
4. Shechter, A., Grandner, M. A., & St-Onge, M. P. (2014). The Role of Sleep in the Control of Food Intake. *American journal of lifestyle medicine, 8*(6), 371–374. https://doi.org/10.1177/1559827614545315
5. Division of Sleep Medicine at Harvard Medical School. (2007, December 18). *Sleep and Disease Risk.* Healthy Sleep. http://healthysleep.med.harvard.edu/healthy/matters/ consequences/sleep-and-disease-risk
6. National Sleep Foundation. (2009, December). *Diet, Exercise and Sleep*. SleepFoundation.org. https://www.sleepfoundation.org/articles/diet-exercise-and-sleep
7. Colten, H.R., & Altevogt, B.M. (Ed.) (2006). *Extent and Health Consequences of Chronic Sleep Loss and Sleep Disorders.* Sleep Disorders and Sleep Deprivation: An Unmet Public Health Problem. Institute of Medicine of the Natural Academies.
8. Williamson, A. M., & Feyer, A. M. (2000). Moderate sleep deprivation produces impairments in cognitive and motor performance equivalent to legally prescribed levels of alcohol intoxication. *Occupational and environmental medicine, 57*(10), 649–655. https://doi.org/10.1136/oem.57.10.649
9. Payne, J. D., Tucker, M. A., Ellenbogen, J. M., Wamsley, E. J., Walker, M. P., Schacter, D. L., & Stickgold, R. (2012). Memory for semantically related and unrelated declarative information: the benefit of sleep, the cost of wake. *PloS one, 7*(3), e33079. https://doi.org/10.1371/journal.pone.0033079
10. Owens, J. M., Dingus, T. A., Guo, F., Fang, Y., Perez, M., McClafferty, J., & Tefft, B. (2018, February). Prevalence of Drowsy Driving Crashes: Estimates from a Large-Scale Naturalistic Driving Study. (Research Brief.) Washington, D.C.: AAA Foundation for Traffic Safety.
11. Kim, D. R., Czarkowski, K. A., & Epperson, C. N. (2011). The relationship between bipolar disorder, seasonality, and premenstrual symptoms. *Current psychiatry*

reports, 13(6), 500–503. https://doi.org/10.1007/s11920-011-0233-z

12. Gilbert, K. S., Kark, S. M., Gehrman, P., & Bogdanova, Y. (2015). Sleep disturbances, TBI and PTSD: Implications for treatment and recovery. *Clinical psychology review, 40*, 195–212. https://doi.org/10.1016/j.cpr.2015.05.008
13. Miller, J. N., & Berger, A. M. (2016). Screening and assessment for obstructive sleep apnea in primary care. *Sleep medicine reviews, 29,* 41–51. https://doi.org/10.1016/j.smrv.2015.09.005
14. Fry, A. (2020, October 29). *Sleep Studies.* SleepFoundation.org. https://www.sleepfoundation.org/sleep-studies
15. Colten, H.R., & Altevogt, B.M. (Ed.) (2006). *Sleep Physiology. Sleep Disorders and Sleep Deprivation: An Unmet Public Health Problem.* Institute of Medicine of the Natural Academies.
16. National Institutes of Health. (2019, August 13). *Brain Basics: Understanding Sleep.* National Institute of Neurological Disorders and Stroke. https://www.ninds.nih.gov/ Disorders/patient-caregiver-education/understanding-sleep
17. Colten, H.R., & Altevogt, B.M. (Ed.) (2006). Sleep Physiology. *Sleep Disorders and Sleep Deprivation: An Unmet Public Health Problem.* Institute of Medicine of the Natural Academies.
18. Babich, A. P., & Pickering, A. (2020, May 26). Stages of Sleep. Mattress Advisor. https:// www.mattressadvisor.com/sleep-stages/
19. Colten, H.R., & Altevogt, B.M. (Ed.) (2006). *Sleep Physiology. Sleep Disorders and Sleep Deprivation: An Unmet Public Health Problem.* Institute of Medicine of the Natural Academies.
20. National Institutes of Health. (2019, August 13). *Brain Basics: Understanding Sleep.* National Institute of Neurological Disorders and Stroke. https://www.ninds.nih.gov/ Disorders/patient-caregiver-education/understanding-sleep
21. Division of Sleep Medicine at Harvard Medical School. (2008, December 18). *Healthy Sleep: External Factors that Influence Sleep.* Division of Sleep Medicine at Harvard Medical School. http://healthysleep.med.harvard.edu/healthy/science/how/externalfactors
22. Altun, I., Cınar, N., & Dede, C. (2012). The contributing factors to poor sleep experiences in according to the university students: A cross-sectional study. *Journal of research in medical sciences: the official journal of Isfahan University of Medical Sciences, 17*(6), 557–561.
23. https://www.uspharmacist.com/article/assisting-seniors-with-insomnia-acomprehensiveapproach
24. From Harvard Health. (2020). Medical Causes of Sleep Problems. HelpGuide. https:// www.helpguide.org/harvard/medical-causes-of-sleep-problems.htm
25. Centers for Disease Control and Prevention. (2020, April 13). *Therapeutic Drug Use.*

U.S. Department of Health & Human Services. https://www.cdc.gov/nchs/fastats/drugusetherapeutic.htm

26. National Sleep Foundation. (2009, December). *Diet, Exercise and Sleep.* SleepFoundation.org. https://www.sleepfoundation.org/articles/diet-exercise-and-sleep
27. Soltani, M., Haytabakhsh, M. R., Najman, J. M., Williams, G. M., O'Callaghan, M. J., Bor, W., Dingle, K., & Clavarino, A. (2012). Sleepless nights: the effect of socioeconomic status, physical activity, and lifestyle factors on sleep quality in a large cohort of Australian women. *Archives of women's mental health, 15*(4), 237–247. https://doi.org/10.1007/s00737-012-0281-3
28. Division of Sleep Medicine at Harvard Medical School. (2007, Dec 18). Sleep and Disease Risk. Healthy Sleep. http://healthysleep.med.harvard.edu/healthy/matters/consequences/ sleep-and-disease-risk
29. Cirelli, C. (2020, September 2). *Insufficient sleep: Definition, epidemiology, and adverse outcomes.* UpToDate. https://www.uptodate.com/contents/insufficient-sleepdefinitionepidemiology-and-adverseoutcomes? search=sleep&source=search_result&selectedTitle= 4~150&usage_type=defau lt&display_rank=4#H433566388
30. Division of Sleep Medicine at Harvard Medical School. (2007, Dec 18). *Sleep and Disease Risk.* Healthy Sleep. http://healthysleep.med.harvard.edu/healthy/matters/consequences/ sleep-and-disease-risk
31. Division of Sleep Medicine at Harvard Medical School. (2007, Dec 18). *Sleep and Disease Risk.* Healthy Sleep. http://healthysleep.med.harvard.edu/healthy/matters/consequences/ sleep-and-disease-risk
32. Judd, B. G., & Sateia, M. J. (2020, March 19). *Classification of sleep disorders.* UpToDate. https://www.uptodate.com/contents/classification-of-sleep-disorders
33. Sateia M. J. (2014). International classification of sleep disorders-third edition: highlights and modifications. *Chest, 146*(5), 1387–1394. https://doi.org/10.1378/chest.14- 0970
34. Bhaskar, S., Hemavathy, D., & Prasad, S. (2016). Prevalence of chronic insomnia in adult patients and its correlation with medical comorbidities. *Journal of family medicine and primary care, 5*(4), 780–784. https://doi.org/10.4103/2249-4863.201153
35. Bonnet, M. H., & Arand, D. L. (2019, August 26). *Evaluation and diagnosis of insomnia in adults.* UpToDate. https://www.uptodate.com/contents/evaluation-anddiagnosis-ofinsomnia-inadults? sectionName=CLINICAL%20FEATURES&search=sleep&topicRef=97866&anc hor=H2311471&source=see_link#H231147
36. Punjabi N. M. (2008). The epidemiology of adult obstructive sleep apnea. *Proceedings of the American Thoracic Society, 5*(2), 136–143. https://doi.org/10.1513/pats.200709- 155MG

37. Punjabi N. M. (2008). The epidemiology of adult obstructive sleep apnea. *Proceedings of the American Thoracic Society, 5*(2), 136–143. https://doi.org/10.1513/pats.200709- 155MG
38. Collop, N. (2019, July 19). *Home sleep apnea testing for obstructive sleep apnea in adults.* UpToDate. https://www.uptodate.com/contents/home-sleep-apnea-testingforobstructivesleep-apnea-inadults? sectionName=Diagnosis&search=obstructive%20sleep%20apnea& topicRef=7683 &anchor=H8&source=see_link#H8
39. Collop, N. A., Anderson, W. M., Boehlecke, B., Claman, D., Goldberg, R., Gottlieb, D. J., Hudgel, D., Sateia, M., Schwab, R., & Portable Monitoring Task Force of the American Academy of Sleep Medicine (2007). Clinical guidelines for the use of unattended portable monitors in the diagnosis of obstructive sleep apnea in adult patients. Portable Monitoring Task Force of the American Academy of Sleep Medicine. *Journal of clinical sleep medicine: JCSM: official publication of the American Academy of Sleep Medicine, 3*(7), 737–747.
40. Abad, V. C., & Guilleminault, C. (2003). Diagnosis and treatment of sleep disorders: a brief review for clinicians. *Dialogues in clinical neuroscience, 5*(4), 371–388.
41. Grandner, M. A., Jackson, N., Gooneratne, N. S., & Patel, N. P. (2014). The development of a questionnaire to assess sleep-related practices, beliefs, and attitudes. *Behavioral sleep medicine, 12*(2), 123–142. https://doi.org/10.1080/15402002.2013.764530
42. Maski, K. (2019, November 12). *Insufficient sleep: Evaluation and management.* UpToDate. https://www.uptodate.com/contents/insufficient-sleep-evaluation-and management?search=sleep&source=search_result&selectedTitle=1~150&usage_type=de fault&display_ rank=1#H3686924502
43. Bloom, H. G., Ahmed, I., Alessi, C. A., Ancoli-Israel, S., Buysse, D. J., Kryger, M. H., Phillips, B. A., Thorpy, M. J., Vitiello, M. V., & Zee, P. C. (2009). Evidence-based recommendations for the assessment and management of sleep disorders in older persons. *Journal of the American Geriatrics Society, 57*(5), 761–789. https://doi.org/10.1111/j.1532-5415.2009.02220.x
44. Mantua, J., Gravel, N., & Spencer, R. M. (2016). Reliability of Sleep Measures from Four Personal Health Monitoring Devices Compared to Research-Based Actigraphy and Polysomnography. *Sensors(Basel, Switzerland), 16*(5), 646. https://doi.org/10.3390/s16050646
45. Khosla, S., Deak, M. C., Gault, D., Goldstein, C. A., Hwang, D., Kwon, Y., O'Hearn, D., SchutteRodin, S., Yurcheshen, M., Rosen, I. M., Kirsch, D. B., Chervin, R. D., Carden, K. A., Ramar, K., Aurora, R. N., Kristo, D. A., Malhotra, R. K., Martin, J. L., Olson, E. J., Rosen, C. L., … American Academy of Sleep Medicine Board of Directors (2018). Consumer Sleep Technology: An American Academy of Sleep Medicine Position Statement. *Journal of clinical sleep medicine: JCSM: official*

publication of the American Academy of Sleep Medicine, 14(5), 877–880. https://doi.org/10.5664/jcsm.7128

46. Alger, K., Vjestica, A., & Ellis, C. (2020, September 10). *The best sleep tracker 2020: Top gadgets to record your beauty sleep.* TechRadar.
47. Grigsby-Toussaint, D. S., Shin, J. C., Reeves, D. M., Beattie, A., Auguste, E., & Jean- Louis, G. (2017). Sleep apps and behavioral constructs: A content analysis. *Preventive medicine reports, 6*, 126–129. https://doi.org/10.1016/j.pmedr.2017.02.018
48. American Sleep Association. (2020). *7 Best Sleep Apps for iPhone & Android.* American Sleep Association. https://www.sleepassociation.org/sleep-treatments/sleepapps/
49. Stepanski, E. J., & Wyatt, J. K. (2003). Use of sleep hygiene in the treatment of insomnia. *Sleep medicine reviews, 7*(3), 215–225. https://doi.org/10.1053/smrv.2001.0246
50. Chung, N., Bin, Y. S., Cistulli, P. A., & Chow, C. M. (2020). Does the Proximity of Meals to Bedtime Influence the Sleep of Young Adults? A Cross-Sectional Survey of University Students. *International journal of environmental research and public health, 17*(8), 2677. https://doi.org/10.3390/ijerph17082677
51. Querstret, D., & Cropley, M. (2013). Assessing treatments used to reduce rumination and/ or worry: a systematic review. *Clinical psychology review, 33*(8), 996–1009. https://doi.org/10.1016/j.cpr.2013.08.004
52. Murawski, B., Wade, L., Plotnikoff, R. C., Lubans, D. R., & Duncan, M. J. (2018). A systematic review and meta-analysis of cognitive and behavioral interventions to improve sleep health in adults without sleep disorders. *Sleep medicine reviews, 40*, 160–169. https://doi.org/10.1016/j.smrv.2017.12.003
53. O'Connor, M. (2020). *How to Get Your Most Restful Night of Sleep.* Ornish Lifestyle Medicine. https://www.ornish.com/zine/how-to-get-your-most-restful-night-of-sleep/
54. Winkelman, J. W. (2020, October 10). *Overview of the treatment of insomnia in adults.* UpToDate. https://www.uptodate.com/contents/overview-of-the-treatment-of-insomniainadults?search=behavioral-and-pharmacologic-therapies-for-chronic-insomnia-inadults& source=search_result&selectedTitle=1~150&usage_type=default&display_rank=
55. Falloon, K., Elley, C. R., Fernando, A., 3rd, Lee, A. C., & Arroll, B. (2015). Simplified sleep restriction for insomnia in general practice: a randomised controlled trial. *The British journal of general practice: the journal of the Royal College of General Practitioners, 65*(637), e508–e515. https://doi.org/10.3399/bjgp15X686137
56. Division 12 of the American Psychological Association. (2016). *Stimulus Control Therapy for Insomnia.* Society of Clinical Psychology. https://div12.org/treatment/

stimulus-controltherapy-for-insomnia/

57. Newsom, R. (2020, October 22). *Cognitive Behavioral Therapy for Insomnia (CBT-I). SleepFoundation.org.* https://www.sleepfoundation.org/insomnia/treatment/cognitive behavioral- therapy-insomnia
58. Kim, J. W., & Lim, H. J. (2018). Lifestyle Modification in Patients with Obstructive Sleep Apnea. *Sleep Med Res., 9*(2): 63-72. https://doi.org/10.17241/smr.2018.00255
59. Winkelman, J. W. (2020, October 10). Treatment Considerations for Specific Populations. *Overview of the treatment of insomnia in adults.* UpToDate. https://www.uptodate.com/contents/overview-of-the-treatment-of-insomnia-inadults?search=sleep%20medicine%20referral&source=search_result&selectedTitle=7~150&usage_type=default&display_rank=7# H2389839572
60. Centers for Disease Control and Prevention. (2017, May 4). *Sleep and Sleep Disorders: Resources.* U.S. Department of Health & Human Services. https://www.cdc.gov/sleep/ resources.html

흡연, 알코올 그리고 약물

"당신이 운명짓게 될 유일한 사람은
그렇게 되기로 당신이 결심한 사람이다."

- 랄프 왈도 에머슨, 미국 수필가

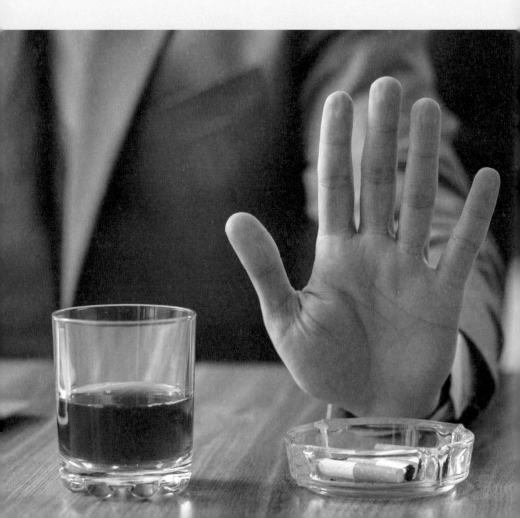

현재 약물, 술, 담배 제품을 구입하는 것은 동네 편의점에서 간식을 사는 것만큼 쉽다. 결과적으로 이러한 물질의 사용이 증가하고 있으며, 처음 노출이 점점 더 젊은 연령층에서 발생하고 있다. 다양한 유형의 약물사용이 장기 및 단기적으로 건강에 다양한 영향을 미친다는 증거가 있다.[1]

세계에서 가장 일반적으로 사용되는 약물인 술과 담배는 심혈관질환에서 암에 이르기까지 다양한 위험을 수반하며, 미국에서 예방 가능한 사망의 주요 원인 중 하나다.[2] 과도한 음주는 간 손상, 심장질환, 빈혈 및 여러 유형의 암을 유발할 수 있다. 흡연과 니코틴 섭취는 인체의 거의 모든 기관에 영향을 미치며 폐암, 호흡기질환, 심장질환 및 뇌졸중으로 이어질 수 있다.[3] 마리화나는 호흡기질환, 선천적 결함, 저체중아 출산은 물론 뇌 및 행동 문제를 유발할 수 있다.[61] 아편유사제는 변비, 수면장애, 호흡장애, 골절, 시상하부-뇌하수체-부신조절장애 및 과다 복용을 유발할 수 있다.[69]

따라서 생활습관의학 의료인은 담배, 술, 기타 약물을 포함한 위험한 물질남용을 완전히 이해하는 것이 중요하다. 이 장에서는 담배를 사용하거나 과도한 음주를 하는 환자, 아편유사제나 마리화나와 같은 기타 일반적인 약물을 사용하는 환자에게 접근할 때 고려해야 할 주요 원칙을 간략하게 설명한다. 이 장의 마지막에는 약물사용을 평가하는 방법에 대한 진료지침이 제공된다. 또한, 환자가 방문할 때마다 의료인은 약물사용 중단에 도움이 되도록 활용할 수 있는 명확한 근거기반 치료 접근법이 제공된다.

사전작업-0단계

환자와 흡연, 음주, 물질남용에 대해 논의하기 전에 건강한 습관을 채택하는데 도움이 되는 진료실 환경을 조성해야 한다(그림 7-1). 환자가 성공 가능성을 높일 수 있도록 원활한 시스템과 공동체를 만드는 것이 필요하다. 생활습관의학 의료인으로서 진료실 환경을 건강한 습관이 진료의 중요한 부분임을 나타내고, 의료인으로서 자신의 철학을 나타내는 자료, 자료원 및 표지판들로 가득 채운다.

진료실에 이러한 환자 건강 목표를 담당하는 사람을 정해 두는 것도 중요하다. 이 사람은 위험에 처한 환자의 차트에 표시가 적절하게 지정되었는지 확인하고, 환자 접수 과정의 일부로 평가를 수행하고, 방문 후 자료원을 제공하고, 후속방문 예약을 잡고, 환자를 확인하는 책임을 맡는다. 위험한 약물사용을 중단하도록 설계된 변경 사항을 적용한다.

이 과정을 표준화하면 각 환자의 필요사항을 체계적으로 해결할 수 있다. 방문 시 환자에게 제공되는 자료원 외에도, 의료진과의 개인화된 방문 또는 촉진자와의 그룹 세션을 통해 공동체를 이용할 수 있게 하면 성공 가능성도 높아질 수 있다.[4]

그림 7-2부터 7-6까지에는 환자가 진료실을 방문하는 동안 볼 수 있도록 진료소에 배치할 수 있는 약물사용 관련 포스터의 예가 나와 있다.

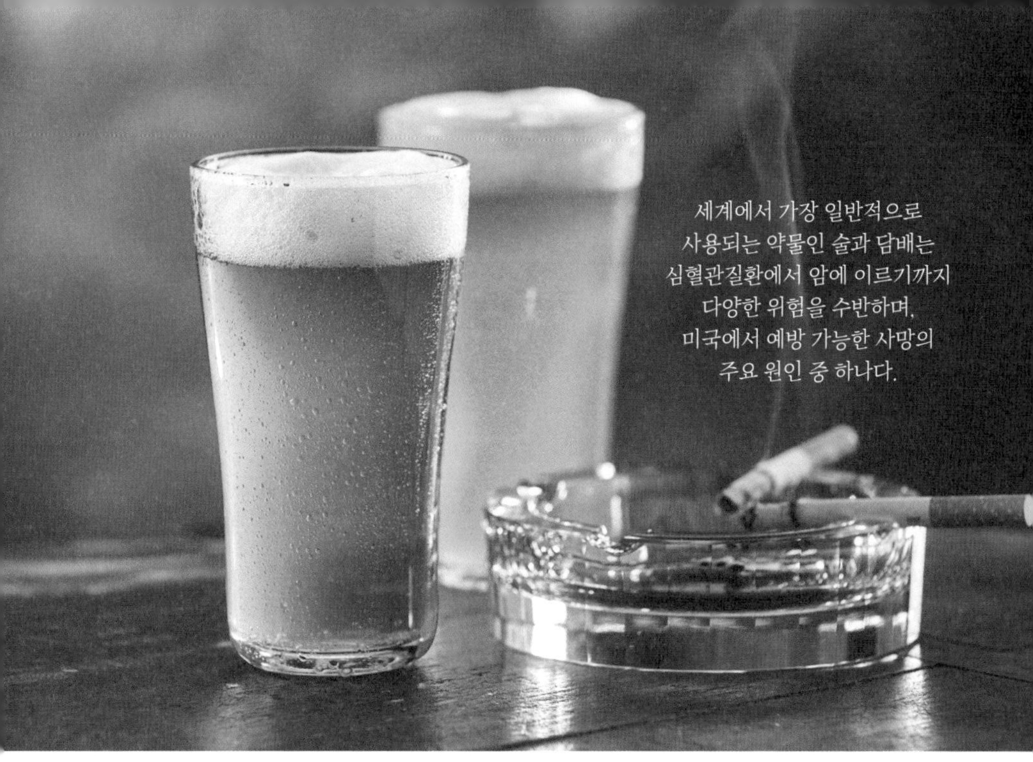
세계에서 가장 일반적으로
사용되는 약물인 술과 담배는
심혈관질환에서 암에 이르기까지
다양한 위험을 수반하며,
미국에서 예방 가능한 사망의
주요 원인 중 하나다.

진료 시 위험한 약물사용을 줄이기 위한 사전작업	
환경	다양한 유형의 인쇄물, 앱, 전화번호, 그룹 및 공동체를 통해 진료실 주변에 자료, 자료원 및 표지판을 제공한다. 예를 들어 검사실 및 대기실의 포스터, 테이블 위의 자조 및 교육 자료, 대기실에서 재생되는 비디오 등이 있다.
체계	모든 환자가 적절한 평가서를 작성하도록 하고, 차트에 표시하고, 적절한 후속 예약을 제공하고, 환자가 건강한 습관에 적응하는지 확인하고, 필요에 따라 추가 중재를 위한 피드백을 제공할 책임이 있는 사람이 클리닉에 있는지 확인한다.
표준화	모든 방문에서 선택한 중재가 이루어지도록 새로운 선별검사 체계를 최대한 표준화한다. 예를 들어 전자건강기록의 기능 활용하기, 알코올 섭취를 줄이기 위한 여정에서 환자를 식별하고 추적하는 데 동일한 과정 사용하기, 지속적인 개선을 위한 표준 피드백 메커니즘을 갖추는 것 등이 있다.
공동체	진료실 내에 동일한 건강 목표를 가진 환자들로 구성된 지원 그룹을 만든다. 이를 통해 공동체 의식을 함양하고 금연 성공률을 높일 수 있다.

그림 7-1 진료실에서 위험한 약물사용을 줄이기 위한 사전 작업: 환경, 시스템, 표준화 및 공동체

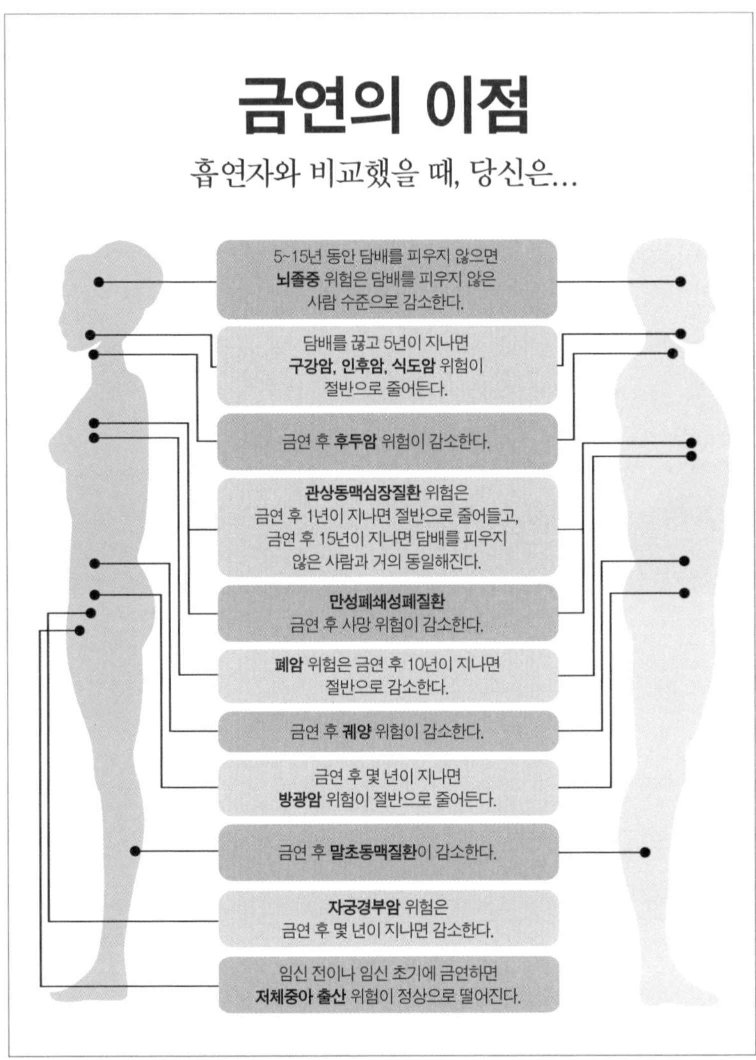

그림 7-2 금연의 유익성, 포스터

흡연과 건강 부서(Office on Smoking and Health), 국립만성질환예방건강증진센터, 미국질병통제예방센터, 2015, 미국 보건복지부. 미국 정부, 미국 보건복지부 또는 미국질병통제예방센터는 특정 상업 제품, 제조업체, 회사 또는 상표에 관하여 보증 또는 권장사항을 제정하지 않는다. 그림은 미국 DHHS 웹페이지(https://www.cdc.gov/tobacco/data_statistics/sgr/2004/posters/benefits/index.htm)에서 무료로 제공된다.

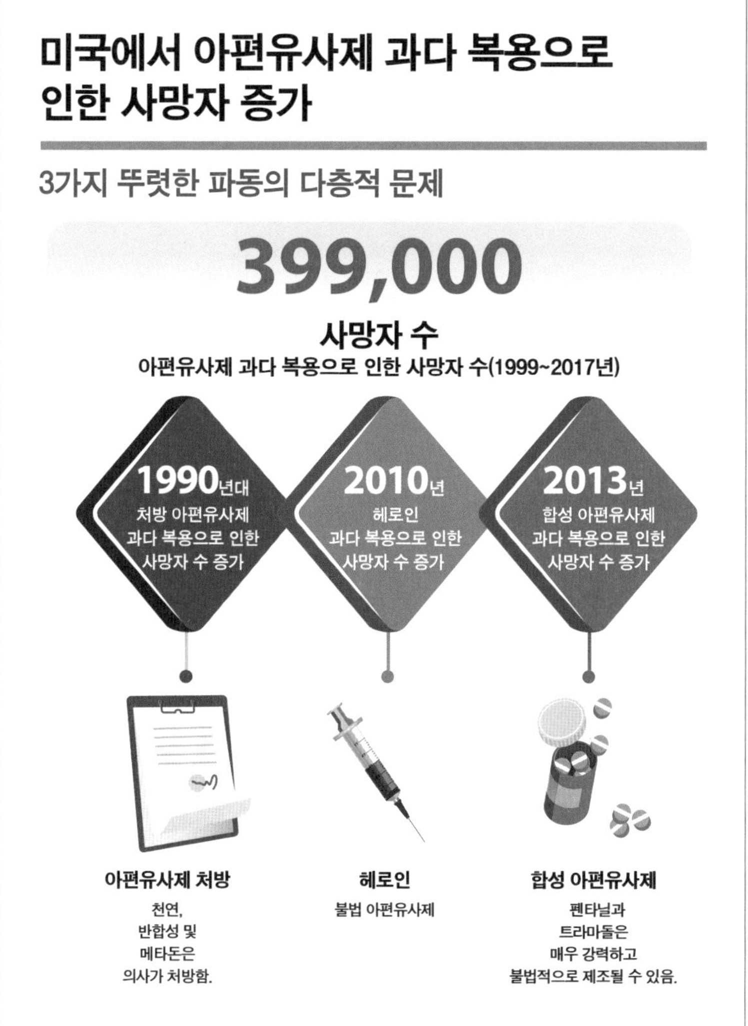

미국에서 아편유사제 과다 복용으로 인한 사망자 증가
3가지 뚜렷한 파동의 다층적 문제
399,000
사망자 수
아편유사제 과다 복용으로 인한 사망자 수(1999~2017년)
1990년대
처방 아편유사제 과다 복용으로 인한 사망자 수 증가
2010년
헤로인 과다 복용으로 인한 사망자 수 증가
2013년
합성 아편유사제 과다 복용으로 인한 사망자 수 증가
아편유사제 처방
천연, 반합성 및 메타돈은 의사가 처방함.
헤로인
불법 아편유사제
합성 아편유사제
펜타닐과 트라마돌은 매우 강력하고 불법적으로 제조될 수 있음.

그림 7-3 미국에서 아편유사제 과다 복용으로 인한 사망 증가, 포스터.

미국질병통제예방센터 및 국립손상예방통제센터, 2021, 미국 보건복지부. 미국 정부, 미국 보건복지부 또는 질병통제예방센터은 특정 상업 제품, 제조업체, 회사 또는 상표에 관하여 보증 또는 권장사항을 제정하지 않는다. 그림은 미국 DHHS 웹페이지(https://www.cdc.gov/drugoverdose/ data/analysis.html)에서 무료로 제공하고 있다.

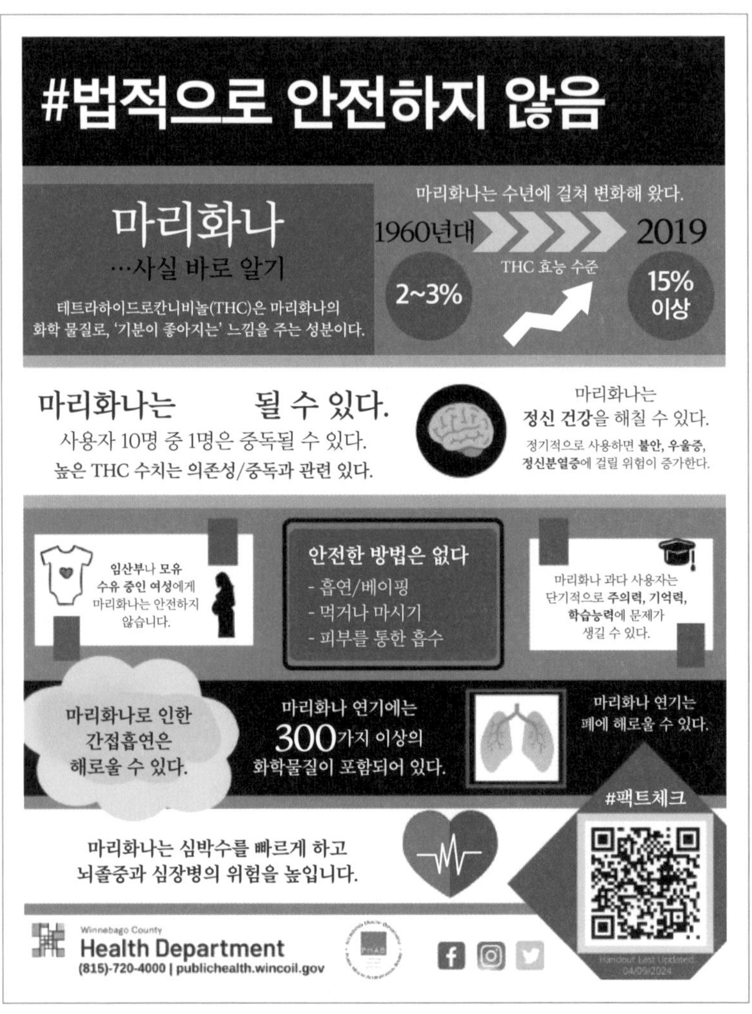

그림 7-4 마리화나 사용의 결과, 포스터

위네바고 카운티 보건국, 2021, 위네바고 카운티 보건국. http://www.wchd.org/marijuana. 저작권 2021 위네바고 카운티 보건부. 허가를 받아 재인쇄됨.

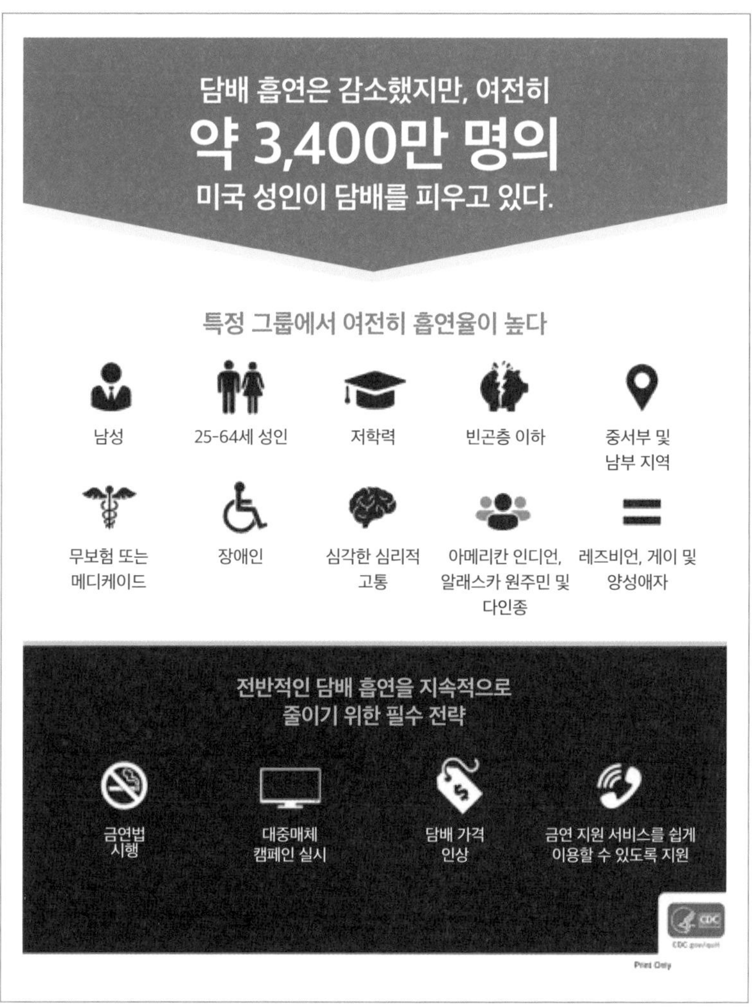
담배 흡연은 감소했지만, 여전히
약 3,400만 명의
미국 성인이 담배를 피우고 있다.
특정 그룹에서 여전히 흡연율이 높다
남성
25-64세 성인
저학력
빈곤층 이하
중서부 및 남부 지역
무보험 또는 메디케이드
장애인
심각한 심리적 고통
아메리칸 인디언, 알래스카 원주민 및 다인종
레즈비언, 게이 및 양성애자
전반적인 담배 흡연을 지속적으로 줄이기 위한 필수 전략
금연법 시행
대중매체 캠페인 실시
담배 가격 인상
금연 지원 서비스를 쉽게 이용할 수 있도록 지원
CDC

그림 7-5 흡연 발생률, 포스터

흡연 및 건강 부서, 국립만성질환예방건강증진센터, 질병통제예방센터, 2019, 미국 보건복지부. 특정 상업 제품, 제조업체, 회사 또는 상표에 대한 언급은 미국 정부, 미국 보건복지부 또는 미국질병통제예방센터의 보증 또는 권장사항에 해당하지 않는다. 그림은 미국 DHHS 웹페이지(https://www.cdc.gov/tobacco/ infographics/adult/index.htm#down)에서 무료로 확인할 수 있다.

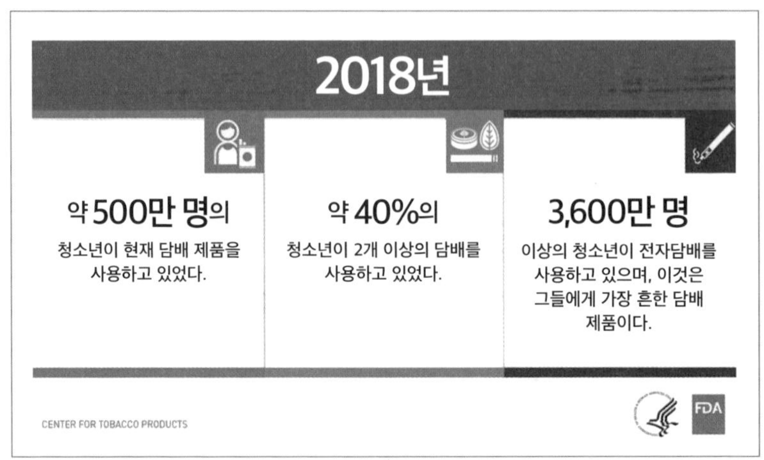

그림 7-6 미국질병통제예방센터 및 미국식품의약국 2020에 의한 "전국 청소년 담배 설문조사"로부터 2018년 전자담배 사용에 관한 결과

미국 정부, 미국식품의약국 또는 질병통제예방센터은 특정 상업 제품, 제조업체, 회사 또는 상표에 관하여 보증 또는 권장사항을 제정하지 않는다. 이 수치는 미국 농무부 웹페이지(https://www.fda.gov/tobacco-products/youthand-tobacco/youth-tobacco-use-results-national-youth-tobacco-survey)에서 무료로 사용할 수 있다.

담배

"담배를 끊는 것은 세상에서 가장 쉬운 일이다.
수천 번 해봤기 때문에 내가 안다."

-마크 트웨인(Mark Twain), 미국 작가

사람들은 다양한 이유로 흡연을 시도한다. 어떤 사람은 스트레스를 줄이기 위해, 어떤 사람은 또래의 압력 때문에, 어떤 사람은 담배를 피우는 것이 특정 업무를 수행하는 데 도움이 된다고 생각한다. 담배를 피우

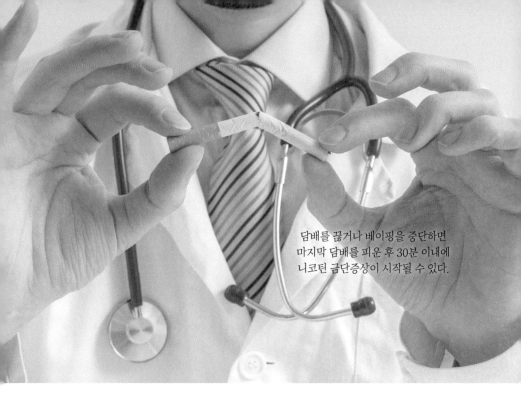
담배를 끊거나 베이핑을 중단하면 마지막 담배를 피운 후 30분 이내에 니코틴 금단증상이 시작될 수 있다.

는 이유가 무엇이든, 많은 사람이 담배를 끊고 싶지만 끊기 어려운 상황에 처해 있다. 실제로 20세가 되면 흡연자의 80%가 흡연을 시작한 것을 후회하지만 니코틴의 중독성이 강하기 때문에 흡연을 계속한다.[5] 중독은 정신적 또는 정서적 의존과 함께 해로운 영향에도 불구하고 약물을 반복적이고 통제할 수 없이 사용하는 것으로 나타난다.[6] 실제로 2010년 미국 의무총감(U.S. Surgeon General)은 니코틴이 코카인이나 헤로인만큼 중독성이 강하다고 결론 내렸고, 세계보건기구는 니코틴 중독을 만성 재발성 질환으로 분류했다.

따라서 생활습관의학 의료인은 이러한 요소를 염두에 두고 니코틴 사용법에 접근해야 한다. 니코틴은 심혈관계, 생식계, 위장 및 면역계에 전신적인 후유증을 일으키는 것으로 잘 알려져 있다.[7] 또한 폐암, 췌장암 및 유방암을 유발하는 발암물질을 운반하고, 임신 중에도 해로운 영향을 미치는 것으로 알려져 있다.

니코틴의 부정적인 순환

*

니코틴은 독특한 약물이다. 사람의 경우 담배의 니코틴은 뇌의 쾌락 및 보상 중추를 자극하고 스트레스와 불안감을 감소시킬 수 있다. 카페인과 마찬가지로 집중력, 반응 시간 및 특정 작업 수행 능력을 향상시킬 수 있다. 담배를 끊거나 베이핑(vaping; 전자담배를 피우는 행위를 이르는 말이다-역자 주)을 중단하면 마지막 담배를 피운 후 30분 이내에 니코틴 금단증상이 시작될 수 있다(그림 7-7). 이러한 증상에는 집중력 저하, 과민성 증가, 불안 또는 우울 증상, 공복감 및/또는 불면증 등이 포함될 수 있다. 이러한 불쾌한 영향과 싸우기 위해 사용자는 또 다른 담배를 갈망하게 되고, 이는 부정적인 순환을 강화한다.[5]

니코틴 금단증상
짜증, 투덜거림, 좌절감
집중력 저하, 명확한 사고 불가
식욕 증가, 체중 증가
불안, 초조
담배에 대한 갈망
걱정, 불안
슬픔, 우울증, 특히 우울증 병력이 있는 경우

그림 7-7 니코틴 금단증상[8]

미국에서 담배와 니코틴 사용을 줄이려면 생활습관의학 의료인들은 사람들이 이러한 약물을 실험하지 못하도록 막고, 현재 사용자가 담배를 끊도록 도와야 한다. 2016년 5월, 미국식품의약국(FDA)은 담배 규제가 다음을 포함한 모든 담배 제품에 적용된다고 발표했다.[9]

- 담배, 시가 및 시가리요
- 용해성 담배 제품
- 기화기, 전자담배 및 기타 전자식 니코틴 전달 시스템(ENDS)
- 물담배(water pipes)
- 씹는담배

경구, 경피, 흡입 등 니코틴이 혈류로 유입되는 방법은 점점 더 다양해지고 있다. 따라서 환자에게 이러한 약물의 사용에 대해 질문할 때는 담배의 전달 기술 유형을 이해하는 것이 중요하다. 그림 7-8에서 다양한 방법을 검토하고, 그림 7-9~7-12는 담배 사용에 대한 관련 정보를 제공한다.

담배 제품 유형	니코틴이 체내에 유입되는 방법	사용방법 및 기타 사실
담배, 시가, 시가리요[10, 11]	니코틴이 폐로 흡입되어 체내에 유입된다.	• 최근 몇 년 동안 이러한 제품의 사용량은 감소했지만 다른 담배 제품 사용량은 증가했다. • 시가는 개당 최대 약 0.5oz의 담배를 담을 수 있으며, 이는 약 200mg의 니코틴에 해당한다. 시가리요는 약 100mg의 니코틴을, 궐련은 약 8mg의 니코틴을 함유하고 있다.

담배 제품 유형	니코틴이 체내에 유입 되는 방법	사용방법 및 기타 사실
용해성 담배 제품 (Dissolvable tobacco products, DTP)[10,11,12,13]	담배는 갈아서 향을 첨가한 후 입안에서 녹는 구슬, 스트립, 로젠지 또는 스틱 형태로 만들어진다.	• 이러한 제품의 사용은 2009년 이후 전국적으로 증가했다. • 2014년에는 약 8만 명의 고등학생이 이러한 형태의 담배를 사용했다고 인정했다. • 니코틴의 양은 제품마다 3mg에서 25mg까지 다양하다.
전자담배 및 전자식 니코틴 전달 시스템 (E-cigarettes and electronic nicotine delivery systems, ENDS)[14,15,16]	전자식 니코틴 전달 시스템(ENDS)은 니코틴 액체를 가열하여 에어로졸을 형성한 후 사용자가 입과 폐를 통해 흡입하는 불연성 담배 물질이다.	• 지난 몇 년간 사용량 증가, 특히 18세 미만 사용자의 사용량이 증가했다. • 이러한 제품을 사용하는 가장 큰 이유는 매력적인 향미 옵션, 위장가능한 기기 특성, 여러 환경에서 흡연할 수 있는 접근성 등이다. • 예를 들어 베이프, 기화기, 물담배, 전자담배 등이 있다. • 니코틴 외에도 ENDS에는 암을 유발하는 화학물질이 포함되어 있어 폐 손상을 유발할 수 있다. • 미국질병통제예방센터는 심각한 건강상의 결과를 초래할 수 있는 베이핑 관련 폐질환에 대한 공중보건 경보를 발표했다.
물담배[17,18]	물담배대(bongs 또는 hookahs)라고도 하는 물담배는 사용자가 담배 및 마리화나를 포함한 기타 허브 물질을 흡연할 수 있도록 하는 여과 장치다. 물담배는 물이나 기타 액체를 사용하여 연기가 흡입되는 동안 재와 타르를 걸러낸다.	• 최근 몇 년간 사용량이 증가했다. 모든 유형의 니코틴 전달과 관련된 위험 외에도 담배 연소에 사용되는 숯은 높은 수준의 일산화탄소, 금속 및 암을 유발하는 화학물질을 생성한다. • 물담배 연기 독소는 폐암, 방광암, 구강암을 유발하는 것으로 밝혀졌다.
씹는담배[19,20]	씹는담배는 일반적으로 뺨과 잇몸 사이에 씹거나, 빨거나, 냄새를 맡거나, 입에 물고 있는 무연 담배의 일종으로, 피우는 것이 아니라 흡수되는 담배다.	• 2012년 전국 약물사용 및 건강 설문조사에 따르면, 18~25세 청소년 100명 중 약 4명(3.9%)이 현재 무연 담배 및 기타 담배 제품을 1개 이상 사용하고 있는 것으로 나타났다. • 씹는담배에는 니코틴과 기타 여러 가지 유해한 암 유발 화학물질이 포함되어 있다. • 씹는담배는 구강암, 인후암, 식도암, 췌장암과 관련이 있다. • 씹는담배는 심혈관질환, 임신부의 사산, 뇌졸중, 잇몸질환 및 기타 건강 문제 발생과도 관련이 있다.

그림 7-8 널리 판매되는 담배제품 유형

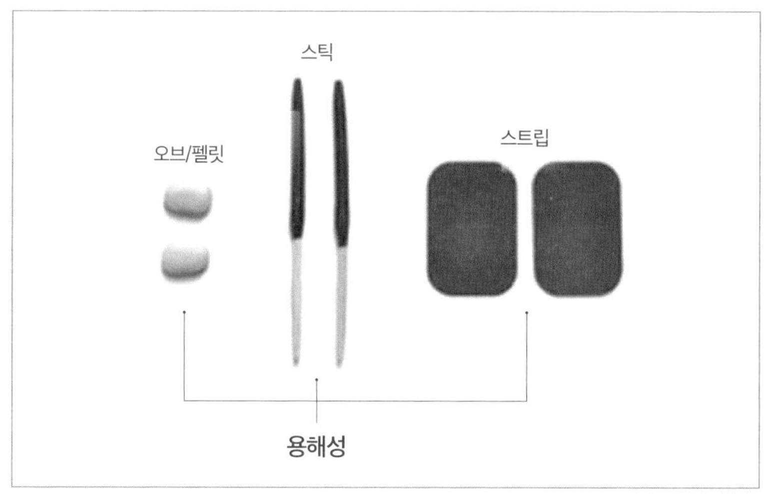

그림 7-9 용해성 담배 제품에서 나오는 용해성 물질

미국식품의약국, 2018. 미국 정부, 미국식품의약국 또는 질병통제예방센터는 특정 상업 제품, 제조업체, 회사 또는 상표에 관하여 보증 또는 권장사항을 제정하지 않는다. 그림은 미국 농무부 웹페이지(https://www.fda.gov/tobacco-products/products-ingredients-components/dissolvable-tobacco-products)에서 무료로 사용할 수 있다.

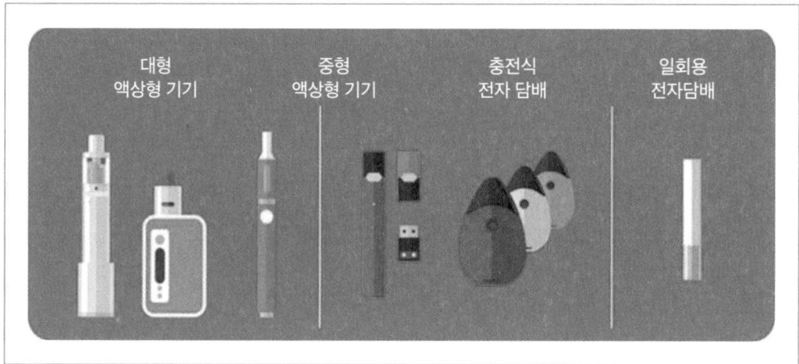

그림 7-10 전자담배 및 전자식 니코틴 전달 시스템(ENDS)

흡연 및 건강 부서, 국립만성질환예방건강증진센터, 및 질병통제예방센터의 전자담배의 위험성에 대한 빠른 정보의 전자담배에서 발췌, 2020. 미국 정부, 미국 보건복지부 또는 미국질병통제예방센터는 특정 상업 제품, 제조업체, 회사 또는 상표에 관하여 보증 또는 권장사항을 제정하지 않는다. 그림은 미국 DHHS 웹페이지에서 무료로 사용할 수 있다.

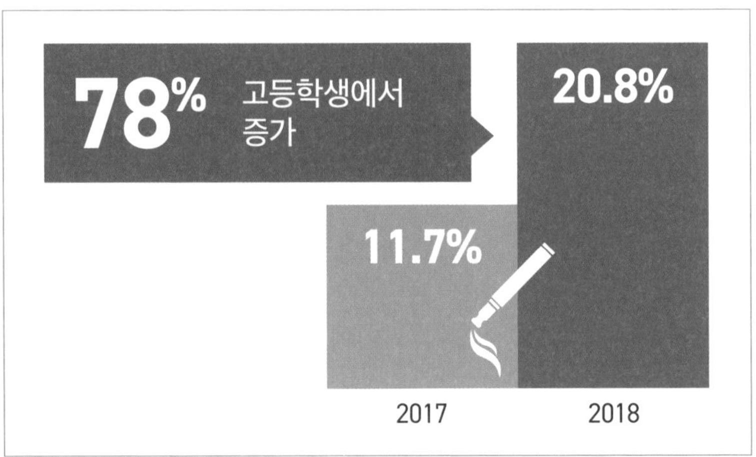

그림 7-11 고등학생의 전자담배 사용

미국식품의약국의 "NYTS 데이터: 청소년 전자담배 사용의 놀라운 증가", 미국식품의약국, 2020, 미국 정부, 미국식품의약국 또는 질병통제예방센터는 특정 상업 제품, 제조업체, 회사 또는 상표에 관하여 보증 또는 권장사항을 제정하지 않는다. 그림은 미국 농무부 웹페이지(https://www.cdc.gov/tobacco/basic_information/e-cigarettes/Quick-Facts-on-the-Risks-of-E-cigarettes-for-Kids-Teens-and-Young-Adults.html)에서 무료로 제공된다.

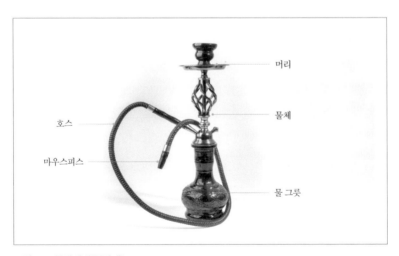

그림 7-12 물담뱃대(물담배)

흡연의 결과

*

증거는 분명하다. 흡연은 미국에서 예방 가능한 주요 사망 원인 중 하나다. 흡연자 사망의 주요 원인은 암, 호흡기질환, 혈관질환이다.[21] 흡연은 전체 폐암 사망의 약 90%를 차지하는 원인이다. 참고로 매년 유방암보다 폐암으로 사망하는 여성이 더 많다. 흡연은 니코틴 중독과 심각한 장기적 건강 문제를 유발한다. 담배를 끊으면 조기 사망 위험이 크게 줄어든다는 증거가 있다.[21] 실제로 금연 후 몇 분 안에 신체가 개선되기 시작한다[22](그림 7-14). 따라서 모든 생활습관의학 의료인은 기회가 있을 때마다 흡연 문제를 다루고, 포괄적인 생활습관 평가의 일환으로 환자가 금연하도록 격려하고 지원하는 것이 필수다.

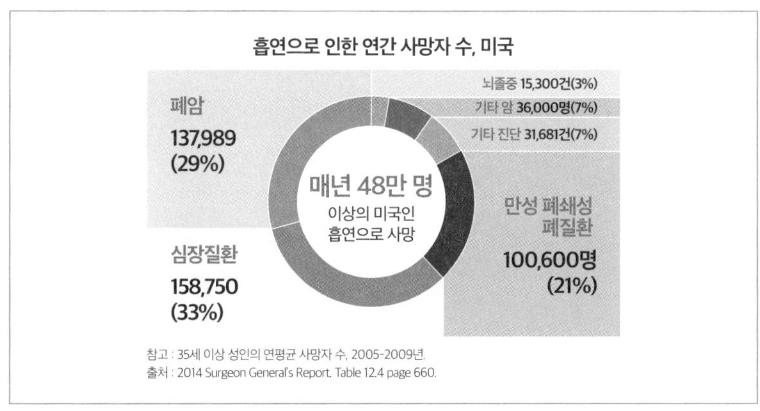

그림 7-13 흡연 및 건강 부서

국립만성질환예방건강증진센터, 그리고 질병통제예방센터의 건강 영향 인포그래픽에서 발췌, 2020, 미국 보건 복지부. 미국 정부, 미국 보건복지부 또는 미국질병통제예방센터는 특정 상업 제품, 제조업체, 회사 또는 상표에 관하여 보증 또는 권장사항을 제정하지 않는다. 그림은 미국 DHHS 웹페이지에서 무료로 제공된다(https://www.cdc.gov/tobacco/infographics/health-effects/index.htm).

금연 후 20분		심박수와 혈압이 떨어진다.
금연 후 12시간		혈중 일산화탄소 수치가 정상화된다.
금연 후 2주~3개월		혈액 순환이 개선되고 폐 기능이 정상으로 회복된다.
금연 후 1~9개월		기침과 숨가쁨이 감소한다. 점액을 폐 밖으로 배출하는 작은 털 같은 구조물(섬모라고 함)이 폐에서 정상적으로 기능하기 시작하여 점액을 처리하고 폐를 정화하며 감염 가능성을 줄이는 능력이 확장된다.
금연 후 1년		관상동맥심장질환의 위험은 담배를 여전히 피우는 사람의 절반으로 감소한다. 심장마비 확률이 크게 떨어진다.
금연 후 5년		구강암과 인후암의 위험이 50% 감소한다. 자궁경부암 위험이 비흡연자 수준으로 감소한다. 뇌졸중 위험은 2~5년 후에는 더 이상 비흡연자와 차이가 없다.
금연 후 15년		관상동맥심장질환 위험은 더 이상 비흡연자와 차이가 없다.

그림 7-14 마지막 담배를 피운 후 몇 분 안에 신체가 회복되기 시작함

미국암협회의 '시간이 지남에 따른 금연의 건강상 이점'에서 발췌, 2020, 미국암협회 https://www.cancer.org/healthy/stay-away-from-tobacco/benefits-of-quitting-smoking-over-time.html. Copyright2020. 허가를 받아 재인쇄됨.

환자의 담배 및 니코틴 사용 평가 및 치료를 위한 진료가이드

흡연에 관한 부정적인 통계가 넘쳐나지만 금연에 관한 희망적인 사실도 있다. 오늘날에는 현재 흡연자보다 과거 흡연자가 더 많으며, 흡연하는 대부분의 사람들이 금연을 원한다. 금연에 성공하기까지 사람들 대부분은 여러 번 금연을 시도해야 하므로 처음 몇 번의 시도가 완전한 금연으로 이어지지 않는다고 해서 낙담해서는 안 된다.

의사의 지원과 상담은 금연율을 크게 향상시키는 것으로 나타났다.[23] 따라서 생활습관의학 의료인은 환자에게 담배 및 니코틴 중독, 다양한 질병의 위험요인으로 흡연의 역할, 금연을 위한 실질적인 조치에 대해 지속적으로 교육하는 것이 중요하다.[24]

담배 의존성은 만성질환으로 간주되므로 적절한 치료가 필요하다. 치료에는 니코틴 중독을 치료하기 위한 여러 접근법을 활용하는 여러 부문의 치료가 필요한 경우가 많다. 가장 성공적인 금연 전략은 중재와 지원 및 적절한 약물요법을 결합하는 것이다. 이러한 방법은 다음 항목에서 설명한다.

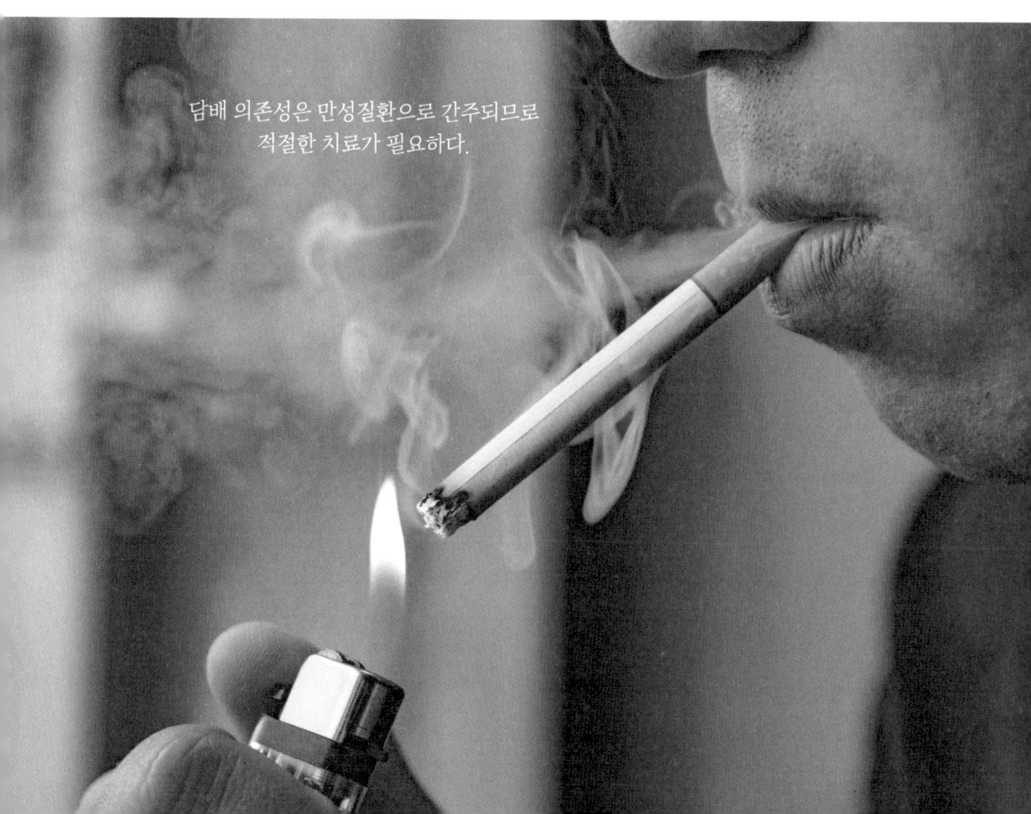
담배 의존성은 만성질환으로 간주되므로
적절한 치료가 필요하다.

1단계: 질문하고 평가하기

*

초기 단계는 다양한 형태의 담배와 니코틴 제품을 사용하는 환자를 적시에 파악하는 것이다. 모든 섭취량 조사의 일부로, 추가 활력징후로, 환자에게 사용한 담배 또는 니코틴 제품의 종류에 대해 질문한다. 흡연 행동에 대한 CAGE 설문조사(그림 7-15)와 같이 임상적으로 검증된 설문지를 포함시켜 개인의 담배 사용량을 줄이거나 끊을 준비가 되었는지 확인한다.

• 흡연량을 줄이거나 조절해야 할 필요성을 느꼈지만 실천하는 데 어려움을 겪은 적이 있나요?
• 흡연을 비난하거나 담배를 끊어야 한다고 말하는 사람들에게 짜증이나 화를 낸 적이 있나요?
• 흡연 또는 흡연 중에 한 행동에 대해 죄책감을 느낀 적이 있나요?
• 기상 후 30분 이내에 담배를 피운 적이 있나요(눈 뜨기 전)?
참고: "예" 응답이 2개 이상이면 선별검사 양성으로 간주합니다.

그림 7-15 흡연 행동에 맞게 수정된 CAGE 설문지

'알코올 문제가 있는 환자 선별: CAGE로 확인된 환자의 중증도'의 정보(by D.R. Lairson, R. Harrist, D.W. Martin 외). J Drug Educ 1992;22:337-52.

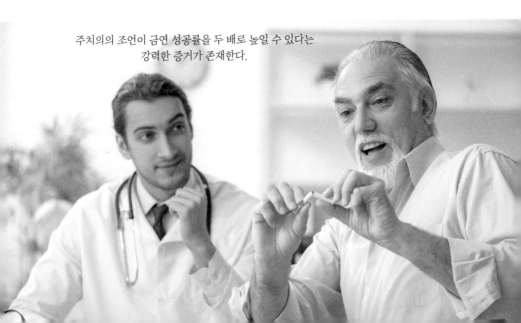

준비 단계	"금연에 대한 생각과 느낌은 어떻습니까?"에 대한 환자 반응	중재 목표	일반적인 의료인 중재
숙고 전: 그만둘 준비가 되지 않음	"저는 담배를 좋아합니다."	양가감정을 도입한다.	"담배를 끊으면 기침이 나아질 것입니다."
숙고: 향후 6개월 내에 금연할 생각 있음	"담배를 좋아하지만 끊어야 한다는 것을 알고 있습니다."	양가감정을 해결한다.	"그만두면 삶이 어떻게 더 나아질까요?"
준비: 향후 30일 이내에 금연할 계획이 있는 경우	"그만둘 준비가 되었습니다."	성공적인 전략을 파악한다.	"'금연의 날'을 정하고 금연을 위한 계획을 세우세요."
행동: 지난 6개월 동안 금연한 경우	"담배를 피우지는 않지만 가끔 담배에 대해 생각하곤 합니다."	특정 재발 유발요인에 대한 해결책을 제공한다.	"그런 상황에서 담배를 피우고 싶은 욕구를 어떻게 다룰 수 있을까요?"
유지: 6개월 이상 금연을 유지한 경우	"예전에는 담배를 피웠어요."	금연 생활에 대한 환자의 의지를 확고히 한다.	"축하합니다! 당신의 경험을 다른 사람들과 공유할 수 있는 좋은 시간이 될 것입니다."
재발: 과거에 담배를 끊었다가 다시 시작한 경우	"1년 동안 담배를 끊었지만 실직하면서 다시 시작했어요."	과거의 성과를 인정하고, 격려하고, 문제를 해결하고, 다시 금연할 준비가 되었는지 확인하고, 환자를 지원한다.	"결국 담배를 끊는 많은 사람들에게서 이런 일이 매우 흔합니다. 다시 시도할 준비가 되셨나요? 영원히 금연할 수 있는 방법을 브레인스토밍해 봅시다."

그림 7-16 변화 단계에 따른 의사 상담 요약(by S. Sarin), 2021

T.A. Rustin의 '니코틴 의존도 평가'에 포함된 표에서 적응, 2000, Am Fam Physician, 62(3):579-584.

2단계: 금연 계획 수립하기: 조언, 지원, 준비

*

주치의의 조언이 금연 성공률을 두 배로 높일 수 있다는 강력한 증거가 존재한다.[25] 실제로 환자의 금연을 돕는 것은 가장 비용 효율적인 중재 중 하나다.[26] 따라서 평가 후 개인의 금연 준비 상태에 따라 근거에 기반한 금연 치료계획을 개발하는 것이 중요하다. 대부분의 환자에게 행동 및 약제학적 지원을 모두 사용하고, 정기적으로 진행상황을 검토해, 재발 가능성을 예측하고, 금연을 반복적으로 지원할 수 있는 시스템을 제공하면 금연 성공 가능성을 높일 수 있다. 실제로 행동 및 약물 지원을 결합한 금연 클리닉은 6개월 후 금연 성공률을 35%에서 55%로 높일 수 있다는 연구 결과가 있다.[27]

널리 사용되고 있는 근거에 기반한 프로그램 중 성공을 거둔 것은 5A 중재 기법이다.[28] 5가지 주요 단계가 '5A'로, 질문(Ask), 조언(Advise), 평가(Assess), 지원(Assist), 사후관리(Arrange)이다.[29,30] 미국 가정의학회에서는 '2A(질문하고 행동하기)'라는 더 간단하고 쉬운 방법을 권장하며, 행동 단계는 5A의 나머지 중재를 포괄한다. 그림 7-17은 2가지 접근법을 요약하고 비교한 것이다.

미국가정의학회(AAFP)의 금연 프로그램인 'Ask and Act'는 가정의가 모든 청소년과 성인에게 담배 사용에 대해 '질문'한 다음, 금연을 돕기 위해 '행동'하도록 권고한다.[31]

- **질문**: 앞서 설명한 바와 같이, 평가의 일환으로 방문 시마다 모든 환자에게 흡연 여부를 물어보고 이를 문서화한다. 양성 판정을 받

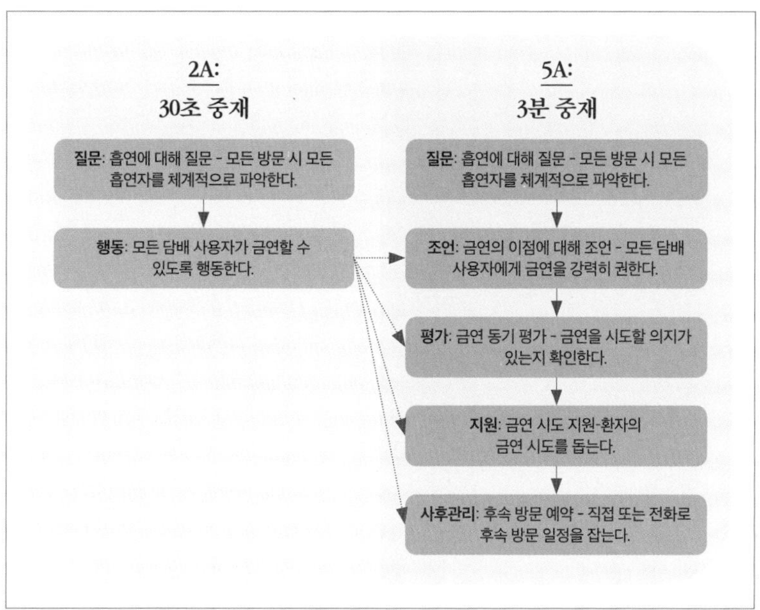

그림 7-17 금연의 5A와 2A

'일차의료에서 금연 중재를 위한 모범 사례'에서 발췌(by A. McIvor, J. Kayser, J.M. Assaad et al.), 2009, Canadian Respiratory Journal, 16(4), 129-134. https://doi.org/10.1155/2009/412385. Copyright 2009 by Hindawi. 오픈 액세스 논문. 허가를 받아 재인쇄됨.

은 경우, 이후 방문 시 흡연 여부에 대해 질문한다. 이 모델에서는 질문과 함께 평가가 포함된다. 금연을 생각하고 있는 경우, 담배를 끊으려는 동기와 중독 수준이 어느 정도인지 파악한다. 프로차스카의 변화 단계 모델을 사용하면 환자에게 가장 효과적인 계획을 세우는 데 도움을 줄 수 있다.

- **행동**: 일단 흡연자로 확인되면 금연을 권고하고 금연 전략을 세울 수 있도록 도와주는 것이 중요하다. 여기에는 간단한 상담회기가 포함되며, 이를 통해 금연 성공 가능성을 높일 수 있다.[32]

의료인 중재 단계	
조언	• "건강하게 오래 살기 위해 제가 할 수 있는 가장 중요한 조언은 담배를 끊으시라는 것입니다." • 다음은 니코틴 사용/전자담배/흡연/씹는담배의 장단기적 위험성에 대한 교육 자료 목록입니다. • 중독을 인식하는 방법은 다음과 같습니다. • "당신은 혼자가 아니니 함께 계획을 세웁시다."
지원	• "앞으로 2~3주 후에 금연 날짜를 정합시다." • "가족 및 친구 그룹에서 누가 이러한 노력에 도움을 줄 수 있나요?" • "과거에 효과가 있었던 것은 무엇인가요?" • "전자담배/씹는담배/담배를 피우게 하는 유발요인은 무엇인가요? 이러한 상황을 어떻게 해결할 수 있나요?" • "금연의 가장 큰 장벽과 어려움은 무엇인가요?" • "금연할 때 도움이 되는 약을 복용하는 데 관심이 있으신가요?" • "다음은 지원 단체, 전화 앱, 소셜미디어 플랫폼 그리고 지원을 위한 정부 상담전화의 목록입니다. 대부분 무료입니다." • "금연해야 하는 이유를 기억하고 습관을 바꿀 때 자주 참고해야 합니다."
사후관리	• "일주일 후에 귀하의 진행상황을 확인하기 위해 저와 의료보조원 또는 팀원과 후속방문을 예약합시다." • 이후 방문 시에는 문제해결을 위한 조언, 격려, 자료원, 개인의 노력에 대한 축하를 제공해야 한다.

그림 7-18 니코틴 금연을 위해 조언, 지원, 사후관리 등 개인을 지원하기 위해 의료인이 취할 수 있는 방법

동기면담

*

자신감을 높이고 성공에 대한 동기를 강화하기 위한 이 개인 중심의 상담 지원 기법은 매우 효과적이다. 또한 많은 시간을 투자할 필요가 없다. 지침에 따르면, 이 과정은 3분이면 효과적으로 진행할 수 있다. 실제로 2A의 과정을 사용하여 30초만 중재해도 담배 섭취량을 줄일 수 있다.[33] 동기면담은 금연을 돕는 데에도 사용할 수 있다. 이 방법을 통해 환자가 금연에 대해 확신을 갖지 못하는 이유를 탐색하고, 현재 생활 상황에 따라 금연할 수 있는 구체적인 방법을 개발하는 데 도움이 된다. 가장 효과적인 상담에는 문제해결능력 평가, 사회적 지원, 교육, 상담, 필요에 따른 약물 치료 등 다양한 방식이 수반된다. 주요 동기면담 원칙은 그림 7-19에 요약되어 있다.

약리학적 중재

*

니코틴 사용을 중단하기 위한 생활습관 및 상담 중재 외에도 몇 가지 약리학적인 중재를 사용할 수 있다(그림 7-20). 환자에게 가장 적합한 약물을 처방할 때는 부작용, 효능, 심혈관질환 및 우울증과 같은 정신질환 병력을 포함한 환자의 과거 병력을 고려해야 한다.

동기면담은 어떻게 작동하나? 4가지 원칙

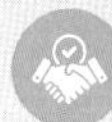

공감 표현

공감 표현의 핵심인 반영적 경청을 적용한다. 여기에는 내담자에게 무엇을 해야 할지 말하기보다는 내담자의 말을 경청하고 내담자가 말한 내용을 다시 표현하는 것이 포함된다.

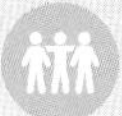

불일치 개발

내담자가 현재 상태와 이상적인 상태 사이의 불일치가 발생할 수 있도록 돕는다. 내담자가 이러한 불일치를 인식할 수 있도록 하는 것이 중요하다.

논쟁 피하기

특히 내담자가 완고하고 변화를 원하지 않을 때에는 내담자와의 논쟁을 피한다. 여러분의 주장을 제시하기보다는 내담자가 스스로 주장하도록 한다.

자기 효능감 지원

내담자가 자기 효능감을 높여서 자신감을 갖도록 격려한다. 자기 효능감은 내담자가 자신이 변화할 수 있는 능력이 있다고 믿기 때문에 내담자의 변화에 직접적인 영향을 미친다.

그림 7-19 동기면담

동기면담(by A Towler), 2020, CQ Net에서 발췌. https://www.ckju.net/en/dossier/motivational-interviewing-mi-why-it-matters-organizational-change

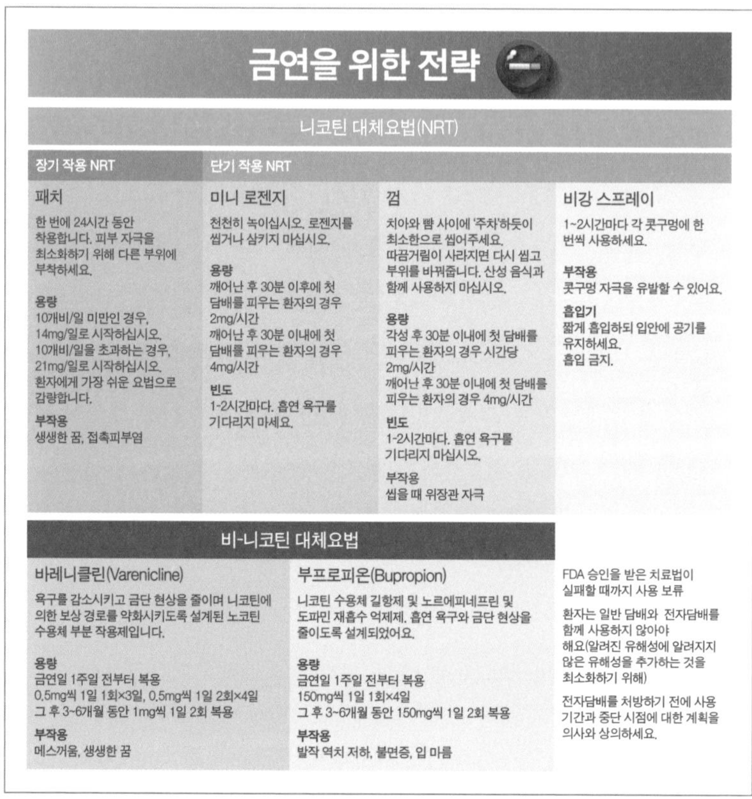

그림 7-20 금연을 지원하는 약리학적 옵션[34]

'금연을 위한 5진주'의 금연 전략에서 발췌(by K. Vang), 2019, Core IM. https://www.coreimpodcast.com/2019/09/18/5- pearls-on-smoking-cessation/ Copyright 2020 Core IM. 허가를 받아 재인쇄됨.

또한 개인이 사용하는 담배의 양을 고려하여 필요에 따라 치료법을 조정하는 것도 중요하다. 예를 들어 하루에 10개비 미만으로 담배를 피우는 사람은 니코틴 대체요법의 혜택을 받지 못한다. 담배를 피우는 모든 개인은 상담과 생활습관 중재를 통해 금연에 도움을 받을 수 있으며, 추가 약물요법 선택과 관계없이 이를 사용해야 한다. 또한, 환자에게 모든 잠재적 부작용에 대해 교육하고 이러한 증상이 발생할 경우 즉시 적절한 치료와 자원을 제공하는 것이 중요하다.

니코틴 대체요법

니코틴 대체요법(Nicotine replacement therapies, NRT)은 시간이 지남에 따라 니코틴을 적게 공급하여 니코틴에 대한 갈망을 낮추고 금단증상의 심각성을 줄인다.[35] NRT는 피부 패치, 껌, 흡입기, 비강 스프레이, 치료용 캔디 등 다양한 형태로 판매된다. 대부분 처방전 없이 구입할 수 있고 비교적 저렴하며 다른 약제와 함께 사용할 수 있다. 경구용 제제는 경구용 담배 사용의 대용품으로 사용할 수 있다. 선택한 NRT에 따라 국소 피부 반응, 수면장애, 잦은 투약, 구강 자극, 딸꾹질, 메스꺼움, 소화불량과 같은 위장장애 등의 부작용이 나타날 수 있다.[36]

비-니코틴 대체요법

바레니클린(제품명: 챔픽스)은 니코틴이 아닌 처방약으로, 니코틴보다 훨씬 적은 정도로 도파민 활동을 자극하여 갈망과 금단증상을 줄여 금연을 돕도록 설계되었다.[37] 바레니클린과 관련된 가장 흔한 부작용은 메스꺼움

이며, 그 외 두통, 발작, 심혈관질환, 불면, 이상한 꿈, 헛배부름 등이 있다.[38]

처음에는 항우울제로 개발된 부프로피온은 금연 보조제로 효과적인 것으로 나타났다. 무작위 임상시험에 대한 코크란 리뷰에 따르면, 부프로피온은 위약과 비교했을 때 금연 확률을 두 배로 높였다.[39] 또한 니코틴 대체제품 및 상담 보조제로도 사용되어 금연 성공 가능성을 높일 수 있다. 잠재적인 부작용으로는 특히 발작 병력이 있거나 과거에 폭식증/거식증을 앓은 적이 있는 경우 발작 발생률 증가, 고혈압, 구강 건조증, 불면증 등이 있다. 또한 부프로피온 복용을 고려하는 환자는 정신병, 조증/경조증 에피소드, 자살 위험 증가와 같은 잠재적인 신경정신과적 부작용에 대해 인지하는 것이 중요하다.[40]

금연 자료원

*

환자와 의료인이 금연을 지원할 수 있는 몇 가지 자료원이 있다. 그중 일부는 여성, 군인, 스페인어 사용자와 같은 특정 인구집단을 위해 특화되어 있다. 또한 많은 회사에서 복리후생 패키지의 일부로 금연 프로그램을 제공하므로 임상의는 환자에게 고용주에게 연락하여 자료를 요청하도록 권고해야 한다. 환자집단에 잠재적으로 도움이 될 수 있는 자료원 목록은 다음과 같다.[41]

정부 자료원

*

- **1-800-QUIT-NOW**: 교육 자료, 코치, 금연 계획 및 금연을 돕기 위

한 지역 자원 소개를 제공하는 무료 전화 기반 서비스다.

- **1-855-DÉJELO-YA(1-855-335-3569)**: 스페인어를 사용하는 사람들의 금연을 돕는 무료 전화 기반 서비스다.
- **BeTobaccoFree.gov**: 이 보건 및 복지 서비스 웹사이트에서는 다양한 기관에서 제공하는 금연 정보를 비롯한 담배 관련 정보를 확인할 수 있다.
- **Smokefree.gov 및 smokefree.gov(스페인어)**: 이 사이트는 환자가 금연하고, 담배를 피우지 않도록 도움이 되는 정확한 정보와 지원을 무료로 제공한다.
- **SmokefreeWomen**: 여성이 금연하고, 담배를 피우지 않도록 정확한 정보와 지원을 무료로 제공하는 웹사이트다.
- **SfT(Smokefree Teen)**: 청소년이 금연하고, 담배를 피우지 않도록 정확한 정보와 지원을 무료로 제공하는 웹사이트다.
- **SmokefreeTXT**: 청소년의 금연을 돕기 위한 격려, 조언, 팁을 제공하는 모바일 서비스다.
- **금연 스마트폰(Smokefree Smartphone) 앱**: 금연 스마트폰 앱은 개인이 금연 진행상황을 추적하고 동기부여 알림 등을 받을 수 있도록 도와주는 금연 스마트폰 앱이다.
- **담배 끊기-모두를 자랑스럽게(Quit Tobacco-Make Everyone Proud)**: 군인 및 그 가족을 위한 국방부 후원 웹사이트다.
- **이전 흡연자의 조언(Tips From Former Smokers)**: 이 CDC 캠페인 웹사이트를 통해 이전 흡연자의 후기를 확인하고 금연 자료원에 액세스할 수 있다.

기타 자료원

*

- **미국암협회**: 금연을 위한 가이드 포함.
- **미국심장협회**: 개인 금연을 돕기 위한 정보 및 지원.
- **미국폐협회**: 흡연자가 금연의 이유를 파악하고 완전히 끊는 데 도움이 되는 자료.

알코올

"먼저 당신이 술을 마시고, 다음에 술이 술을 마시고, 다음에 술이 당신을 마신다."

-F. 스콧 피츠제럴드(F. Scott Fitzgerald)의 소설 《위대한 개츠비(The Great Gatsby)》의 등장인물

알코올은 미국에서 가장 널리 사용되는 물질이다. 실제로 성인의 86%는 인생의 어느 시점에서 술을 마셨다고 답했으며, 70%는 지난 1년 동안 술을 마셨다고 답했고, 18세 이상 성인의 26.9%는 지난 30일 동안 과음을 한 적이 있다고 밝혔다.[42]

알코올사용장애(alcohol use disorder)의 위험에 처한 사람을 완전히 인식하려면 알코올 섭취 유형에 대한 정의를 이해해야 한다. 알코올중독과 알코올중독자는 낙인이 찍힐 수 있으므로 더 이상 과도한 음주자를 설명하는 데 사용되지 않는다. 대신 저위험 음주, 고위험 음주, 폭음, 알코올사용장애라는 용어를 사용한다.

• 미국국립알코올남용및알코올중독연구소(NIAAA)에서는 저위험 음주(low-risk drinking)를 남성의 경우 하루 4잔, 일주일에 14잔 이하, 여성의 경우 하루 3잔, 일주일에 7잔 이하로 정의하고 있다. 연구에 따르면, 이들 환자는 여전히 위험에 처해 있지만, 다른 범주의 음주에 비해 덜한 것으로 나타났다. 이상적으로는 술을 마시지 않는 것이 가장 좋으며, 여성의 경우 하루에 1잔, 남성의 경우 하루에 2잔 이하로 마시는 것이 좋다.[43, 44]

• 폭음(binge drinking)은 한 번의 음주(2시간 이내)에 여성의 경우 4잔 이상, 남성의 경우 5잔 이상을 마시는 것으로 정의된다. 이 경우 사람들 대부분은 혈중 알코올 농도가 0.08mg/L에 이르게 된다. 어떤 사람들은 더 적은 양의 술을 마셔도 이 혈중 알코올 농도에 도달하기 때문에, 개인마다 알코올을 처리하는 방식이 다를 수 있으므로

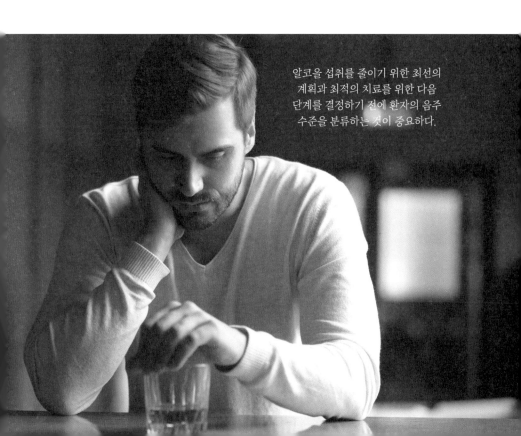

폭음의 양은 개인에 따라 다를 수 있다. 폭음은 미국에서 가장 흔한 형태의 불건강한 알코올 사용이다. 과도한 알코올 사용(heavy alcohol use)은 한 달에 5일 이상 폭음하는 것으로 정의된다.

- 고위험 음주(at-risk drinking)는 매일 또는 매주 저위험 음주량을 초과하거나 한 달에 한 번 이상 폭음하는 경우다.
- 알코올사용장애(이전의 알코올중독, 알코올 남용 및 의존)는 미국정신의학회에서 '여러 가지 심리사회적, 행동적 또는 생리적 특징으로 나타나는 임상적으로 심각한 손상이나 고통을 초래하는 알코올 사용의 문제적 패턴'으로 정의된다.[45]

알코올 섭취를 줄이기 위한 최선의 계획과 최적의 치료를 위한 다음 단계를 결정하기 전에 환자의 음주 수준을 분류하는 것이 중요하다. 알코올사용장애가 있는 개인은 적절한 임상 치료 및 후속 조치를 위해 의사

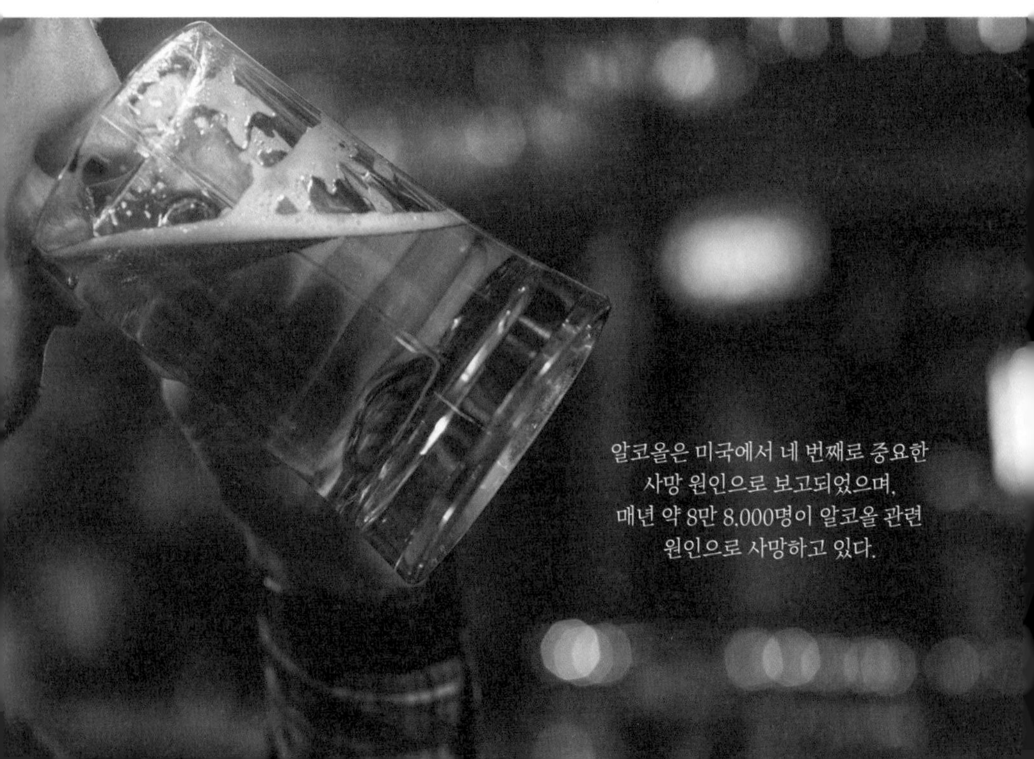

알코올은 미국에서 네 번째로 중요한 사망 원인으로 보고되었으며, 매년 약 8만 8,000명이 알코올 관련 원인으로 사망하고 있다.

및/또는 중독 전문가를 포함한 적절한 자원에 의뢰하는 것이 중요하다. 금단증상에 대한 치료와 과음을 줄이고 금주 일수를 늘릴 수 있는 약물을 포함한 다양한 중재가 있다.

과도한 알코올 섭취의 결과

*

미국국립알코올남용및알코올중독연구소에 따르면, 2015년에는 18세 이상 인구의 26.9%가 위험한 음주를 경험한 것으로 나타났다. 알코올은 미국에서 네 번째로 중요한 사망 원인으로 보고되었으며, 매년 약 8만

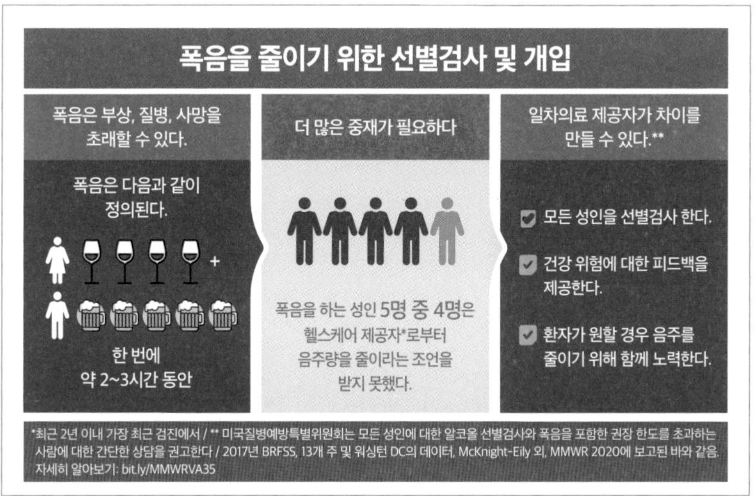

그림 7-21 폭음을 줄이기 위한 선별 및 중재

'성인 알코올 사용 선별검사 및 간단한 상담-13개 주 및 컬럼비아 특별구'에서 발췌(by L.R. McKnight- Eily, CA Okoro, K. Turay, C. Acero, & D. Hungerford), 2017. MMWR Morb Mortal Wkly Rep 2020;69:265-270. DOI: http://dx.doi.org/10.15585/mmwr.mm6910a3externalicon. 미국 정부, 미국 보건복지부 또는 미국질병통제예방센터는 특정 상업 제품, 제조업체, 회사 또는 상표에 관하여 보증 또는 권장사항을 제정하지 않는다. 그림은 미국 DHHS 웹 페이지(https://www.cdc.gov/mmwr/volumes/69/wr/mm6910a3.htm?s_cid=mm6910a3_w)에서 무료로 제공된다.

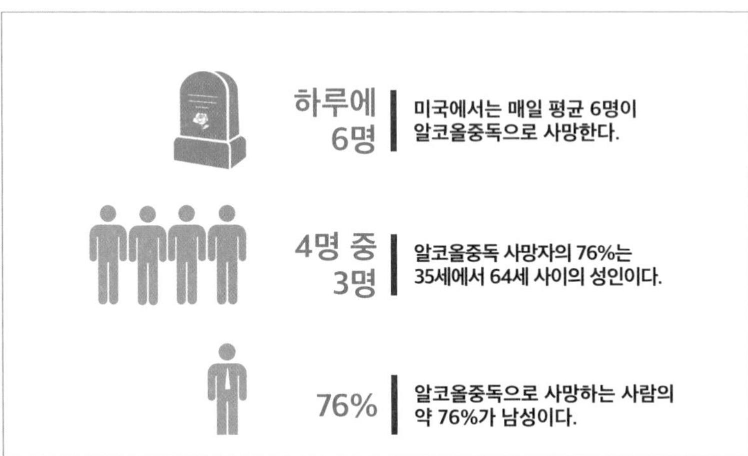

그림 7-22 알코올중독으로 인한 사망

2015년 미국 보건복지부 국립만성질환예방건강증진센터와 질병통제예방센터의 'CDC 활력징후'로부터 발췌. 미국 정부, 미국 보건복지부 또는 질병통제예방센터는 특정 상업 제품, 제조업체, 회사 또는 상표에 관하여 보증 또는 권장사항을 제정하지 않는다. 그림은 미국 DHHS 웹페이지(https://www.cdc.gov/vitalsigns/alcohol-poisoning-deaths/index.html)에서 무료로 제공된다.

8,000명이 알코올 관련 원인으로 사망하고 있다. 실제로 미국 내 근로 가능 연령 성인 사망자 10명 중 약 1명은 과도한 음주로 인해 사망한다.[46]

알코올이 건강에 미치는 영향

불건강한 알코올 사용은 중요한 공중 보건 문제이며 신체적, 신경학적, 정서적, 행동적, 사회적, 법적 결과를 포함한 많은 부작용을 유발한다.

그림 7-23은 알코올이 개인에게 영향을 미칠 수 있는 가장 적절한 방식을 자세히 설명한다.[47]

시스템	알코올의 영향
• 심혈관계	알코올은 심장을 손상시키고 다음과 같은 심각한 건강 문제를 일으킬 수 있다. • 심근병증 • 부정맥 • 뇌졸중 • 혈압 상승 • 높은 중성지방
• 위장관계	과음은 감마-글루타밀 트랜스펩티다아제(gamma-glutamyl transpeptidase, γ-GTP) 증가를 포함한 간 효소 증가를 유발하여 다음과 같은 다양한 질환을 유발할 수 있다. • 간: 지방증 또는 지방간, 알코올성 간염, 섬유증 및 간경변증 • 위/식도: 위염, 식도 정맥류, 위장관 출혈 및 위식도 역류 질환 • 췌장: 췌장의 급성 및 만성 염증, 췌장 낭종
• 암[49]	종합적인 연구 검토에 따르면, 알코올 섭취와 다음과 같은 여러 유형의 암이 상호 연관성이 있는 것으로 나타났다. • 두경부암: 담배와 알코올을 함께 섭취할 경우, 특히 구강암과 인후두암으로 인한 손상이 급격히 증가한다. • 식도암: 알코올은 식도를 유해 물질에 노출시키며 음주는 식도 편평상피세포암의 발병과 관련이 있다. • 간암: 음주는 암 사망의 주요 원인인 간암의 주요 원인이다. 알코올의 발암물질은 간세포에 직접 독소를 축적시킨다. • 유방암: 역학 연구를 통해 여성의 알코올 섭취와 유방암의 연관성이 입증되었으며, 다양한 연구 데이터 분석 결과 하루에 45g(약 3잔) 이상의 알코올을 마신 여성은 비음주자보다 유방암에 걸릴 위험이 1.5배 높은 것으로 나타났다. • 대장암: 음주는 대장암과 직장암의 위험을 높인다.
• 면역계	과도한 음주는 면역계에도 영향을 미쳐 골수 억제를 유발하고 감염 및 질병의 위험을 증가시킬 수 있다. • 만성 음주를 하는 사람은 비음주자보다 폐렴이나 결핵과 같은 질병에 더 쉽게 걸린다. • 알코올은 자가면역질환을 유발할 수도 있다.
• 신경/심리/행동 시스템	알코올은 뇌의 기능을 방해하고 뉴런 기능에 영향을 미친다. 이러한 장애는 기분과 행동, 조정, 반응, 대응 시간 변화와 같은 심각한 건강 문제를 일으킬 수 있다. 이는 의사결정 능력 저하, 폭력성 증가, 교통사고 등의 사고로 이어질 수 있다. • 건강에 해로운 음주의 심리적 및 행동적 증상에는 우울증, 불안, 동반된 물질사용장애, 법적 문제, 수면장애 등이 포함된다.

그림 7-23 알코올이 건강에 미치는 영향[48]

중요한 역할

*

생활습관의학 의료인은 승인된 수준을 초과하여 알코올을 사용하는 환자를 선별하는 데 중요한 역할을 할 수 있다. 알코올 사용을 줄이면 심근병증과 유방암부터 간질환에 이르기까지 다양한 만성질환의 위험을 줄일 수 있다. 미국질병예방특별위원회(USPSTF)는 과음에서 알코올사용장애(AUD)에 이르는 행동 패턴을 설명하기 위해 '불건강한 알코올 사용'이라는 용어를 사용하며, 18세 이상의 모든 환자를 대상으로 매년 근거기반 도구를 사용하여 알코올 섭취 선별검사를 실시할 것을 권고한다.

미국질병예방특별위원회의 권고사항[50]

인구집단	권고사항
임신부를 포함한 18세 이상 성인	USPSTF는 임신부를 포함한 18세 이상 성인의 일차의료 환경에서 알코올 남용 선별검사를 실시하고, 불건강한 알코올 사용을 줄이기 위해 간단한 행동상담을 실시할 것을 권고한다. 환자에게 알코올 사용에 대해 일상적으로 질문하면 알코올중독을 크게 줄이는 효과를 얻을 수 있다. 짧은 상담이 효과적이므로 무리한 알코올 섭취로 인한 피해를 예방할 수 있다.

또한, 의료인은 양성 판정을 받은 사람이 음주에 대해 더 건강한 선택을 할 수 있도록 간단한 행동중재를 완료하도록 해야 한다. 간단한 선별검사는 알코올 사용과 알코올 관련 피해를 줄이는 것으로 입증되었다. 따라서 환자들의 음주 문제를 해결하기 위해 의료인은 정기적으로 선별검

사를 실시하고, 단기 중재를 실시해야 한다.

다음 항목에서는 의료인이 선별검사와 단기 중재를 일상 진료에 통합하는 데 도움이 되는 단계별 과정에 대해 설명한다.[51]

1단계: 알코올 사용 평가

*

알코올 사용 평가의 첫 번째 단계는 방문 시마다 환자에게 알코올 사용에 대해 질문하는 것이다. 선별검사에는 여러 가지 방법이 있다. 가장 좋은 평가는 민감하고 구체적이며 시간이 과도하게 걸리지 않는 평가다. 다음과 같은 간단한 질문이 있다.[52]

알코올 선별검사	득점	효과성
지난 1년 동안 하루에 5잔(남성) 내지 4잔(여성) 이상 술을 마신 적이 몇 번이나 있습니까?	응답이 0보다 크면, 선별검사는 양성으로 판정된다.	불건강한 알코올 사용에 대해 82%의 민감도와 79%의 특이도를 보이는[52] 이 선별검사는 사용량을 확인하는 간단하고 빠른 방법이다.

또 다른 옵션은 세계보건기구의 알코올사용장애 선별검사(AUDIT-C)를 사용하는 것이다. 이 테스트는 불건강한 알코올 사용을 판단하는 민감도와 특이도가 높을 뿐만 아니라 백인 및 다양한 인종과 민족 그룹을 대상으로 임상적으로 검증된 도구다. 이 평가에는 위험 음주자 또는 알코올사용장애를 식별하는 데 도움이 되는 간단한 3가지 항목의 화면이 포함되어 있어 바쁜 진료 중에 불필요한 시간이 소요되지 않는다.[53]

AUDIT-C 선별검사	점수	효과성
Q1: 지난 1년간 알코올이 포함된 음료를 얼마나 자주 마셨습니까? Q2: 지난 1년간 술을 마셨을 때 보통 하루에 몇 잔을 마셨습니까? Q3: 지난 1년 동안 한 번에 6잔 이상 술을 마신 적이 얼마나 자주 있었습니까?	• AUDIT-C는 0점부터 12점까지 점수를 매긴다(0점은 알코올 사용이 없음을 의미). • 남성의 경우 4점 이상, 여성의 경우 3점 이상이면 양성으로 간주한다. • 이 점수에 해당하는 모든 환자는 알코올 상담에 참석하고 상호지원 그룹에 참여하도록 권고하는 단기 중재를 받아야 한다. • 이러한 중재는 경증 알코올사용장애 환자에게 충분한 치료가 될 수 있다. • 중등도 내지 중증 알코올사용장애가 있는 환자의 경우, 적절한 치료와 지속적인 추적관찰을 포함하여 약물, 심리사회적 개입, 사회 서비스 및 상호지원 그룹을 결합한 1차 치료가 필요하다.	• AUDIT-C는 알코올 의존도를 식별하는 데 83%의 민감도와 90%의 특이도를 보이며, 백인 남성의 경우 최대 95%의 민감도를 보이는 것으로 나타났다.

2단계: 불건강한 알코올 사용에 대한 단기 중재

*

효과가 입증된 짧은 중재상담은 중재를 최소화하거나 전혀 하지 않는 것보다 알코올 섭취를 줄일 수 있다. 따라서 모든 의료인은 환자가 과도한 알코올 사용 양성 판정을 받았을 때 이 기법을 이해하고 사용하는 것이 중요하다.[55] 단기 중재는 환자와 1회부터 4회까지, 각 회당 약 10~30분 동안 상담하는 것이다. 단기 중재에는 그림 7-25에 설명된 목표가 포함된다.

질문 1: 지난 1년 동안 알코올이 포함된 음료를 얼마나 자주 마셨나요?

- 전혀 없음 ········· (0점)
- 월 1회 이하 ········· (1점)
- 월 2~4회 ········· (2점)
- 주 2~3회 ········· (3점)
- 주 4회 이상 ········· (4점)

질문 2: 지난 1년 동안 술을 마셨을 때 보통 하루에 몇 잔을 마셨습니까?

- 1~2잔 ········· (0점)
- 3~4잔 ········· (1점)
- 5~6잔 ········· (2점)
- 7~9잔 ········· (3점)
- 10잔 이상 ········· (4점)

질문 3: 지난 1년 동안 한 번에 6잔 이상 술을 마신 적이 얼마나 자주 있었나요?

- 전혀 없음 ········· (0점)
- 월 1회 미만 ········· (1점)
- 월 1회 이상 ········· (2점)
- 주 1회 이상 ········· (3점)
- 매일 또는 거의 매일 ········· (4점)

그림 7-24 알코올사용장애에 대한 검증된 선별검사인 AUDIT-C[54]의 점수

Bush K, Kivlahan DR, et al(1998)로부터 제공. AUDIT 알코올사용장애 질문(AUDIT-C): 문제 음주에 대한 효과적인 간이 선별검사. 외래진료 품질 개선 프로젝트(ACQUIP). Arch Intern Med. 158:1789-95.

모든 변화와 마찬가지로, 환자가 생활습관을 바꿀 준비가 되었는지를 고려하고 동기면담 기법을 사용하여 환자를 격려하고 지원하는 것이 중요하다. 환자는 불건강한 알코올 섭취를 줄이는 방법을 논의하기 전에 변화하려는 욕구와 능력을 표현하고, 변화하려는 적절한 이유가 있어야 하며, 생활습관을 바꾸겠다고 약속해야 한다.[56]

알코올 사용에 대한 5A

평가와 단기 중재에 수반되는 5A는 불건강한 알코올 사용을 포함한 중독성 행동을 줄이고 금주를 돕는 데에도 사용할 수 있다. 금연에 사용되는 것과 유사한 5A의 구조에는 알코올 섭취를 줄이기 위한 질문, 조언, 평가, 지원 및 사후관리 단계가 포함된다(그림 7-26). 의료팀 전체가 이 5A를 사용하여 알코올 감소 또는 금주를 촉진하는 데 도움을 줄 수 있다. 5A의 모든 단계에서 환자의 문화, 건강 이해력, 정신건강장애 및 알코올 관련 질환과 같은 동반질환을 고려해야 한다.

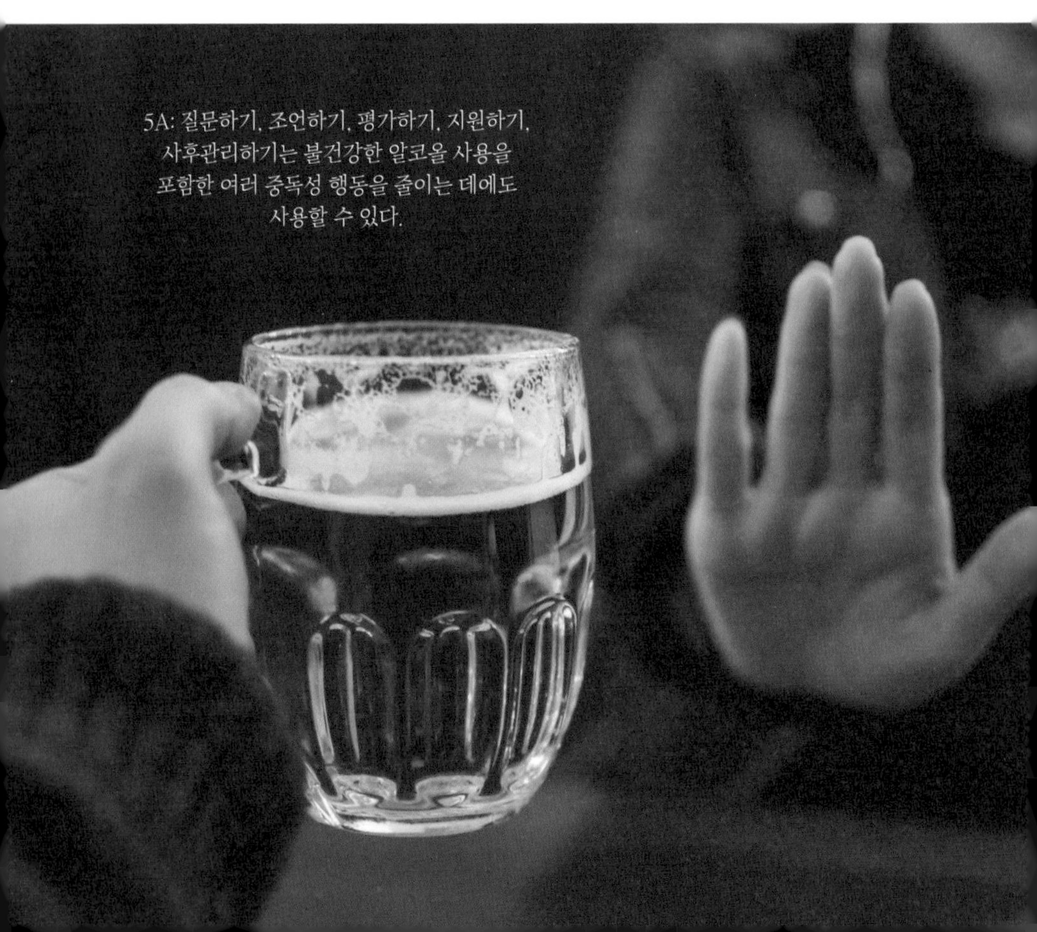

5A: 질문하기, 조언하기, 평가하기, 지원하기, 사후관리하기는 불건강한 알코올 사용을 포함한 여러 중독성 행동을 줄이는 데에도 사용할 수 있다.

목표	예제
환자의 알코올 섭취량과 그것이 건강에 미치는 영향에 대한 개인화된 피드백	설문조사에 따르면, 금요일과 토요일 밤에는 6잔 이상의 술을 마시고, 주중에는 3잔 정도의 와인을 마신다고 답했습니다. 수면 부족과 속 쓰림 증세가 있었다고 말했습니다. 알코올을 제한하면 수면과 속 쓰림을 개선할 수 있다는 사실을 알고 계시나요?
환자의 자기 효능감과 행동을 변화시킬 수 있는 역량 강조	과거에 운동 습관을 어떻게 바꾸었는지 이야기했습니다. 이제는 일주일에 세 번 20분씩 걷고 있습니다! 정말 대단한 일입니다! 알코올 섭취량을 줄이겠다는 목표를 달성하기 위한 습관은 무엇인가요?
다양한 옵션과 목표 제공을 포함하여 변화에 대한 명확한 조언 제공	앞서 설명했듯이 알코올 섭취량을 줄일 수 있는 방법은 여러 가지가 있습니다. 과음하는 친구와 어울리는 시간 줄이기, 자주 가는 술집에 가지 않기, 술 마시는 중간에 탄산수 마시기 등이 그것입니다. 이 시점에서 SMART 목표를 정하는 것이 도움이 될 수 있습니다. 어느 정도가 적당하다고 생각하시나요? 설명한 방법을 사용하여 앞으로 2주 동안 격주로 평일에는 1~2잔, 주말에는 2~3잔만 마시겠다고요? 훌륭합니다!
SMART 목표가 확인되면 다음 단계를 장려하고 환자가 알코올 섭취를 줄일 수 있는 계획 결정	목표를 확인하느라 수고하셨습니다! 처방전에 적어놓겠습니다. 2주 후에 후속방문을 예약하고 진행상황을 확인하겠습니다. 저 또는 제 직원이 진행상황에 대해 상담하고, 필요에 따라 문제를 해결하고, 다음 단계를 준비할 것입니다. 다음은 여러분이 참여할 수 있는 몇 가지 자료원/앱/그룹/공동체입니다. 알코올 섭취량을 줄이기 위한 건강한 결정을 내린 것을 축하합니다! 환자의 진행상황과 특히 속 쓰림과 수면에 대한 기분이 어떤지 듣고 싶습니다.

그림 7-25 단기 중재 목표의 예

알코올 사용에 대한 5A	설명	예
질문하기 (Ask)	• 적어도 매년 모든 환자의 알코올 사용 위험 상태를 묻고, 파악하고, 문서화한다. • 중재하기에 가장 좋은 시기는 연례 신체검사, 신규 환자 방문, 산전 방문 또는 입원이나 건강상의 문제가 발생한 후다.	• AUDIT-C 또는 알코올 선별검사 사용
조언하기 (Advise)	• 명확하고 강력하며 개인화된 방식으로 모든 고위험 음주자에게 알코올 사용을 줄이거나 끊으라고 조언한다.	• "귀하는 제공한 정보를 기반으로, 알코올 사용을 줄이거나 끊는 것이 좋습니다. 이는 건강을 개선하고 질병 발병 위험을 줄이기 위해 할 수 있는 가장 강력한 방법 중 하나가 될 수 있습니다."

알코올 사용에 대한 5A	설명	예
평가하기 (Assess)	• 현재 고위험 음주자의 경우, 환자가 알코올 사용을 줄이거나 끊을 의향이 있는지 평가한다.	• 동기면담을 사용하여 환자의 변화 단계를 파악한다. 환자가 금주를 생각해본 적이 없는가? 아니면 6개월 안에 변화를 시도할 의향이 있는가? 한 달? 환자가 이미 금주를 시작했는가? 이를 통해 적절한 다음 단계를 설정할 수 있다.
지원하기 (Assist)	• 여러분이 개발한 기술을 활용하여 행동변화를 촉진하고 환자의 금주를 지원한다. • 동기면담, SMART 목표 설정, 지원 및 동기부여를 활용한다. • 진료실 직원이 참여하도록 하고, 환자가 음주를 줄이거나 중단하기 위해 무엇을 할 준비가 되었는지에 따라 환자를 지원할 수 있는 자원을 제공하도록 한다.	• 알코올 사용을 줄이거나 끊으려는 개인이 언제, 어떻게 할 것인지에 대한 개인별 계획을 세우도록 돕고, 상담 또는 추가 행동치료를 제공하거나 의뢰하며, 알코올사용장애가 있는 사람이 금주를 시작하고 유지하는 데 도움이 되는 약물 치료를 고려한다. • 현재의 음주량을 바꾸지 않으려는 환자의 경우, 변화에 대한 준비를 높이기 위해 고안된 중재를 제공한다. • 최근 알코올 사용을 줄이거나 끊은 환자와 금주 유지에 어려움을 겪고 있는 환자에게는 재발 방지 전략과 자료원을 제공한다.
사후관리하기 (Arrange)	• 적절한 후속 조치를 마련한다.	• 알코올 사용을 줄이거나 끊으려는 환자의 경우, 변화를 시작한 날짜 후 첫 1~2주 이내에 후속방문을 예약하고, 환자가 앱, 웹사이트, 지원 그룹, 전화번호 등 적절한 자원과 연결할 수 있는 방법을 제공한다. • 현재 알코올 사용을 줄이거나 끊을 의향이 없는 개인에게는 위험한 음주와 알코올 사용을 줄이거나 끊을 의향에 대해 다음 방문 시에 설명한다.

그림 7-26 알코올 사용에 대한 5A

미국가정의학회의 '알코올 사용 문제 진료 매뉴얼(7쪽)'에 수록된 정보에서 발췌. 미국 가정의학아카데미. https://www.aafp.org/dam/AAFP/documents/patient_care/alcohol/alcohol-manual.pdf.

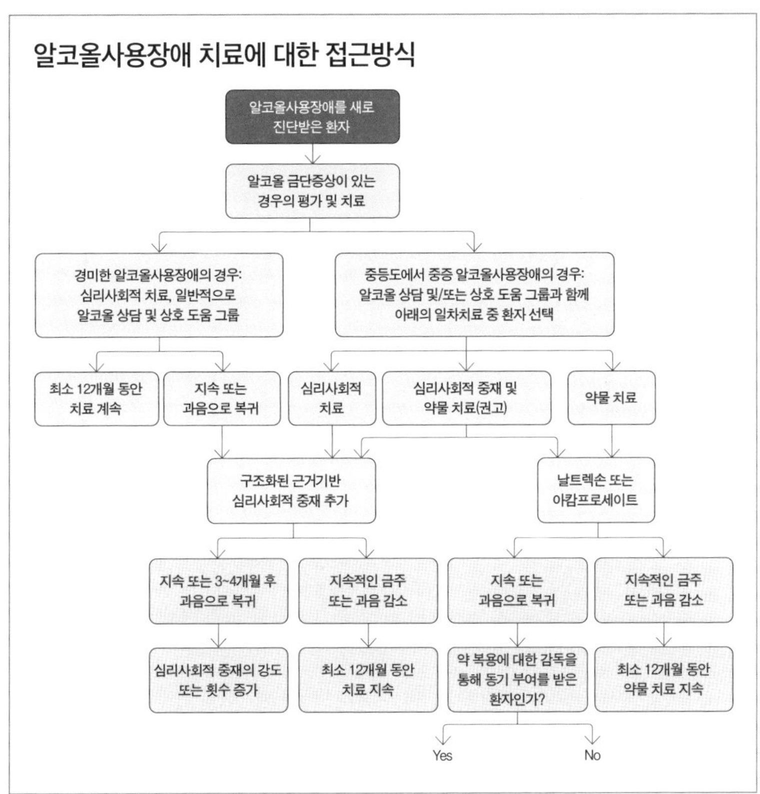

그림 7-27 알코올사용장애 치료에 대한 접근법

R. Saitz(2021)에서 발췌, UpToDate Inc. https://www.uptodate.com/contents/approach-to-treating-alcohol-use-disorder?search=medication%20for%20alcohol%20 use&source=search_result&selectedTitle=2~150&usage_type=default&display_rank=1#H1102298935 Copyright 2021 UpToDate Inc. 허가를 받아 재인쇄됨.

3단계: 진료실 기반 선별검사 및 중재 프로그램을 만드는 추가적 방법

*

생활습관의학 의료인은 불건강한 알코올 사용과 관련된 의존과 사망을 예방하는 역할에 적합하다. 이러한 노력을 지원하기 위해 미국가정의학회(AAFP)는 적절한 선별검사와 단기 중재 프로그램을 포함하여 알코올 사용에 대처하는 의사가 참고할 매뉴얼을 만들었다.[4] CDC는 AAFP와 베일러 의과대학(Baylor College of Medicine) 진료 및 실행 센터가 협력하여 만든 이 매뉴얼을 홍보하고 있다.

'알코올사용문제 진료 매뉴얼: 알코올 선별검사 및 단기 중재 프로그램'이라는 이 매뉴얼은 알코올 선별검사 및 단기 중재를 촉진할 챔피언(금주를 매우 우수하게 달성한 환자-역자 주)을 식별하고 위험 음주 기록을 구현하는 등 구체적인 주제를 살펴본다. 매뉴얼에 설명된 단계는 다음과 같다.

- 알코올 선별검사 및 단기 중재(screening and brief intervention, SBI)를 촉진할 수 있는 진료실 챔피언을 발굴한다. 이러한 사람은 진료팀과 환자에게 위험한 음주에 대해 교육하고, 변화를 계획 및 실행하며, 성공 여부를 측정하는 데 열정적이어야 한다.
- 알코올 선별검사 및 중재를 위한 진료실 또는 조직의 현재 시스템을 평가한다. 여기에는 현재 알코올 사용을 선별하는 방법을 평가하고, 환자의 진료 동선에서 개선이 필요한 부분을 파악하고, 개선할 수 있는 장벽과 기회를 파악하는 것이 포함된다.
- 알코올 선별검사 및 중재를 위한 새로운 시스템을 정의한다. 여기에는 각 개인에 대한 평가, 단기 중재 과정 및 5A가 포함된다.
- 다음 단계에 대한 계획을 세운다. 여기에는 환자에게 적절한 지원과 후속 조치를 제공하고 재발이 발생할 경우 이에 대한 계획을 세우는 것이 포함된다. 재발을 다룰 때는 재발이 발생한 이유를 파악하는 것이 중요하다.

개인의 과도한 알코올 사용 문제를 해결해야 할 때는 관련성, 위험, 보상, 장애물, 반복 등 5R를 고려해야 한다(그림 7-28).

문제해결법: 재발 해결	
관련성 (Relevance)	술을 끊거나 줄이려는 환자의 초기 동기는 무엇이었나? 이러한 변화에 적응하는 것이 중요한 이유는 무엇인가?
위험 (Risk)	환자에게 알코올 사용이 미치는 부정적인 영향은 무엇인가? 금주는 음주로 인한 건강, 사회적, 정서적, 신체적 결과에 어떤 영향을 미치는가?
보상 (Reward)	환자는 금주를 통해 무엇을 얻을 수 있는가? 어떤 이점이 있는가? 돈? 건강? 시간?
장애물 (Roadblocks)	이러한 변화를 가로막는 장벽에는 어떤 것이 있는가? 환자는 이를 어떻게 극복할 수 있는가? 예를 들어 특정 친구와 시간을 보낼 때 술을 마시는가? 퇴근 후 매일 술을 마시는가? 매번 술집에 가는가? 성공 확률을 높이려면 어떻게 해야 하는가?
반복 (Repetition)	건강한 습관을 기르는 것은 목적지가 아닌 여정이다. 진료실 내 상담, 그룹 세션, 인터넷, 전화 및 앱 지원, 자조 모임, 상담 및 필요한 경우 약물 치료를 통해 지속적인 후속 조치를 제공해야 한다.

그림 7-28 재발 문제해결하기

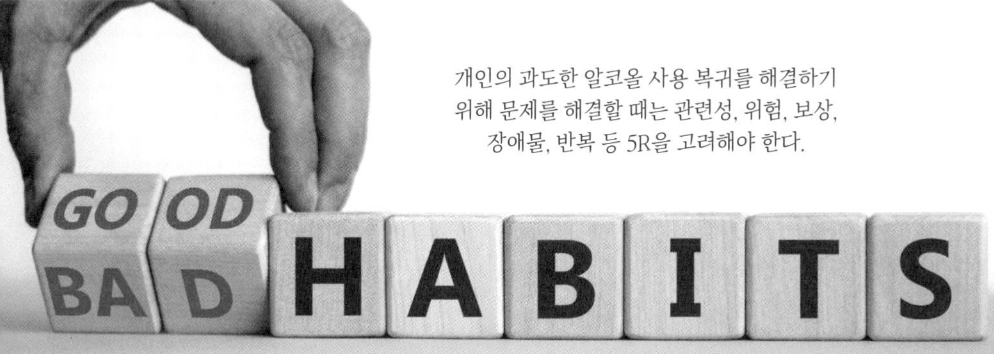

개인의 과도한 알코올 사용 복귀를 해결하기 위해 문제를 해결할 때는 관련성, 위험, 보상, 장애물, 반복 등 5R을 고려해야 한다.

자료원

이상적인 중재 계획에는 환자를 지원하기 위한 다학제적 팀과 건강 개선을 위한 여정에서 개인이 처한 상황에 맞게 필요한 만큼의 자원을 활용하는 것이 포함된다. (그림 7-29).

위험한 알코올 사용에 대한 자료원	추가 세부 정보	웹사이트
NIAAA 알코올 치료 내비게이터 (Alcohol Treatment Navigator)	미국 국립알코올남용및알코올중독연구소(NIAAA)는 각 환자가 집과 가까운 곳에서 적절한 치료법을 찾을 수 있도록 돕기 위해 이 온라인 도구를 출시했다. 이 도구는 우수한 자격을 갖춘 전문 치료 의료진을 찾기 위한 단계별 과정을 안내한다.	• https://alcoholtreatment.niaaa.nih.gov
익명의 알코올중독자들 (Alcoholics Anonymous, AA)	AA는 사랑하는 사람의 알코올사용장애를 지원한다는 본질적인 목적으로 1935년에 설립되었다. 알코올중독이라는 공통의 문제를 해결하고 동료 회원들의 회복을 돕기 위해 서로를 지원하는 비영리 자선 단체다.	• https://www.aa.org
알-아논 (Al-Anon)	알-아논은 다른 사람의 음주로 인해 자신의 삶이 영향을 받은 사람들을 위한 재단이다. 이 단체는 같은 상황에 처한 알코올중독자의 가족과 친구를 연결하여 힘과 희망을 나눌 수 있도록 돕는 데 중점을 둔다. 회원들은 알-아논의 원칙을 준수한다.	• https://al-anon.org
알라틴 (Alateen)	알라틴은 다른 사람의 음주 습관으로 인해 영향을 받은 청소년을 위한 상호지원 프로그램이다. 이 모임은 걱정을 나누고 술을 거절할 때 긍정적인 태도를 취하는 법을 배울 수 있는 안전한 포럼을 제공한다. 그룹 회원들은 알코올중독 상태인 사랑하는 사람과 함께 있으면서 겪은 어려움에 대해 이야기한다. 이 그룹과 관련된 수수료나 회비는 없다.[57]	• https://al-anon.org/newcomers/ teen-corner-alateen/

위험한 알코올 사용에 대한 자료원	추가 세부 정보	웹사이트
CDC 알코올 관련 프로그램 (Alcohol- Related Programs)	• CDC 알코올 포털(CDC Alcohol Portal) • 태아 알코올 스펙트럼장애 예방-국립 선천성 기형 및 발달장애 센터 • 자동차 안전-국립 상해 예방 및 통제 센터	• https://www.cdc.gov/alcoholportal/index.html • https://www.cdc.gov/ncbddd/fasd/index.html • https://www.cdc.gov/transportationsafety/impaired_driving/index.html?CDC_AA_refVal=https%3A%2F%2Fwww.cdc.gov%2Fmotorvehiclesafety%2 Fimpaired_driving%2Findex.html
연방 및 국제기관과 단체	• 주류 및 담배 세금 및 무역국 • 연방무역위원회 • 미성년자 음주 예방을 위한 기관간 조정 위원회(ICCPUD) • 미국국립알코올남용및알코올중독연구소(NIAAA) • 미국국립약물남용연구소(NIDA) • 미국 도로교통안전국 • 국가마약통제정책국 • 미국물질남용및정신건강서비스국(SAMHSA) • 세계보건기구	• https://www.ttb.gov • https://www.ftc.gov • https://www.stopalcoholabuse.gov/ • https://www.niaaa.nih.gov • https://www.drugabuse.gov • https://www.nhtsa.gov • https://www.whitehouse.gov/ondcp/ • https://www.samhsa.gov • https://www.who.int/teams/mental-health-and-substance-use/alcohol-drugs-and-addictive- behaviours
전문인 및 비영리 단체	• 알코올 마케팅 및 청소년 센터(CAMY) • 미국 지역사회 마약 방지 연합(CADCA) • 마약 없는 어린이를 위한 파트너십 • 음주 운전 반대 어머니회(MADD) • 주알코올및약물남용책임자 전국협회(NASADAD) • 전국주류법집행협회 • 로버트우드존슨 재단	• http://www.camy.org • https://www.cadca.org • https://drugfree.org • https://www.madd.org • https://nasadad.org • https://www.nllea.org • https://www.rwjf.org

그림 7-29 직접 링크가 있는 위험한 알코올 사용에 대한 자료원

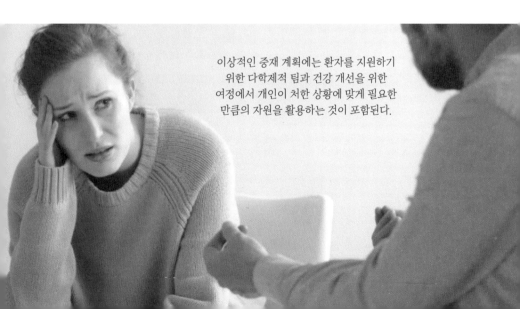

약물/위험 물질 사용

마약은 당신을 천국으로 위장한 지옥으로 데려간다.

- 도널드 린 프로스트(Donald Lynn Frost), 스터기스 방코프(Sturgis Bancorp Inc.) 전 회장

물질남용은 매우 심각한 문제다. 국가 약물사용 및 건강설문조사(NSDUH)에 따르면, 2017년에 1,870만 명의 미국인이 물질사용장애(substance use disorder, SUD)와 싸웠다. 물질사용장애를 앓고 있는 성인의 약 74%는 알코올사용장애도 함께 앓고 있었다. 약물남용과 중독은 개인과 사회 모두에 심각한 결과를 초래한다. 이러한 문제로 인한 직장 효율성 손실, 의료비용, 법적 비용으로 연간 7,400억 달러가 넘는 비용이 발생한다.[58, 59]

약물은 사람의 정신 및 신체 건강에 영향을 미치며, 약물에 따라 즉각적이고 장기적인 건강상의 결과를 초래할 수 있다. 실제로 예방 가능한 다른 건강 상태보다 약물남용과 관련된 사망, 질병 및 장애가 더 많다. 약물 및 알코올중독으로 고통받는 사람들은 의도하지 않은 부상, 사고, 가정폭력 사건의 위험도 더 높다.[60] 따라서 생활습관의학 의료인은 방문할 때마다 약물사용 및 남용을 이해하고 선별하는 것이 중요하다. 또한 물질사용장애는 치료가 가능하므로 의사의 역할은 환자가 건강과 활력을 증진할 수 있는 길로 안내하는 것이다.

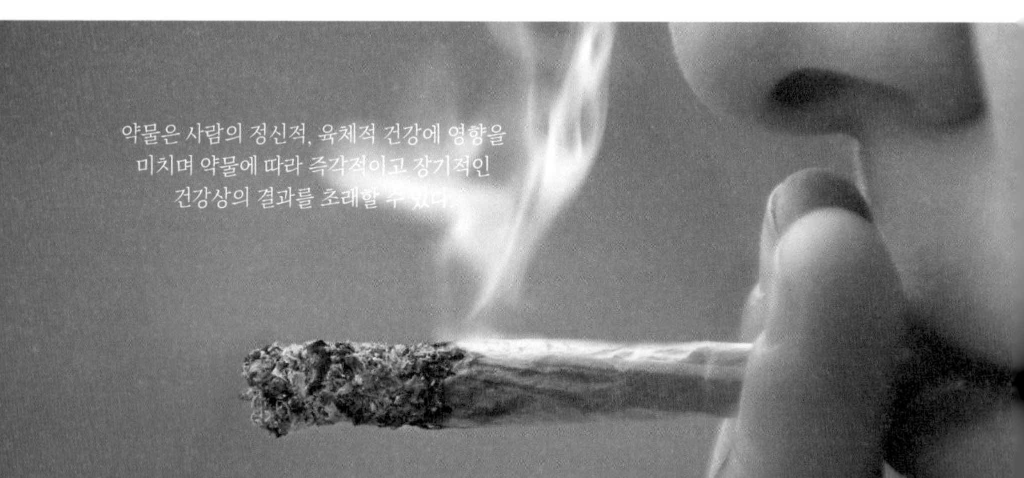
약물은 사람의 정신적, 육체적 건강에 영향을
미치며 약물에 따라 즉각적이고 장기적인
건강상의 결과를 초래할 수 있다.

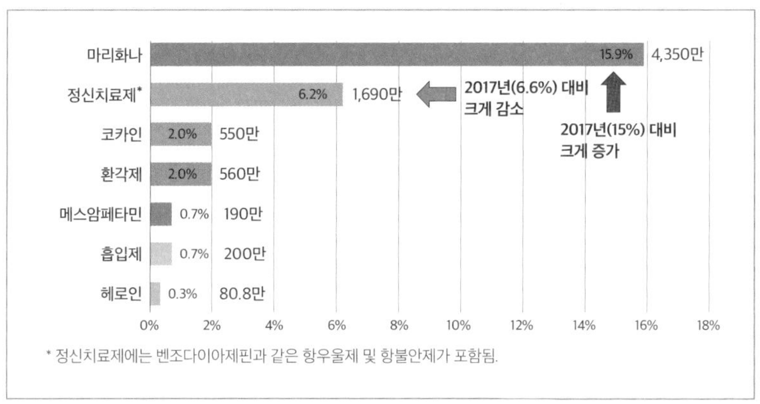

그림 7-30 불법 약물사용: 마리화나는 가장 많이 사용되는 약물이다

E.F. McCance-Katz의 '국가 약물사용 및 건강설문조사'에서 발췌, 2018, 약물남용 및 정신건강 서비스국. 미국 정부, 미국 보건복지부 또는 약물남용 및 정신건강 서비스국은 특정 상업 제품, 제조업체, 회사 또는 상표에 관하여 보증 또는 권장사항을 제정하지 않는다. 그림은 미국 DHHS 웹페이지(https:// www.samhsa.gov/data/sites/default/files/cbhsq-reports/Assistant-Secretary-nsduh2018_presentation.pdf)에서 무료로 제공된다.

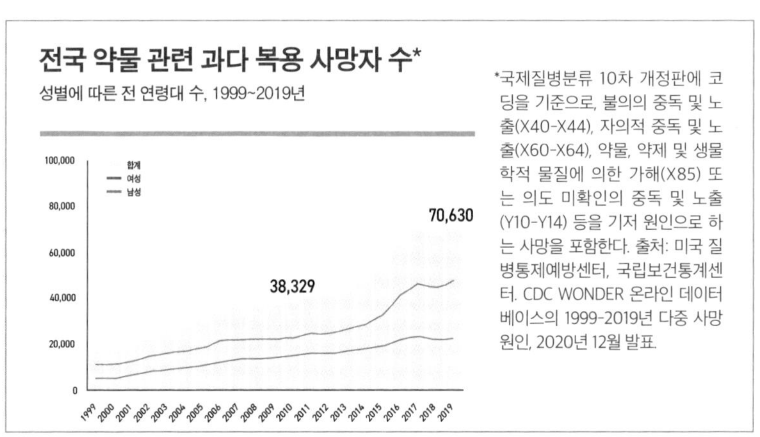

그림 7-31 전국 약물 과다복용으로 인한 사망자 수-모든 연령대, 성별, 1999~2018년

미국 보건복지부 국립약물남용연구소의 '약물 과다복용으로 인한 사망률'(2019)에서 발췌. 미국 정부, 미국 보건복지부 또는 국립약물남용연구소는 특정 상업 제품, 제조업체, 회사 또는 상표에 관하여 보증 또는 권장사항을 제정하지 않는다. 이 그림은 미국 DHHS 웹페이지(https:// www.drugabuse.gov/drug-topics/trends-statistics/overdose-death-rates)에서 무료로 제공된다.

약물 개요

*

최선의 선별검사 방법을 결정하려면 대중이 가장 일반적으로 사용하는 약물이 무엇인지 이해하는 것이 중요하다. 그림 7-32는 니코틴과 알코올 외에도 대마초, 처방약, 코카인, 헤로인 등 가장 일반적으로 오용되는 약물에 대한 주요한 사실을 보여준다.

약물	인구집단 및 약물 예시에서의 발생률	추가 정보
마리화나(marijuana)라고도 불리는 대마초(cannabis)	마리화나: 마리화나는 전 세계적으로 가장 많이 사용되는 불법 향정신성 약물이다.[61] • 400만 명이 넘는 미국인이 마리화나사용장애로 어려움을 겪고 있다.[62] • 최근 수십 년 동안 대마초 식물에서 추출한 THC가 풍부한 농축액을 베이핑하는 사례가 꾸준히 증가하고 있다. • 대마초사용장애는 일반 대마초 사용자의 약 10%에서 발생한다. • 대마초는 꽃, 오일, 국소 로션, 팅크, 식용 등의 형태로 제공되며, 베이핑, 흡연, 먹기, 피부를 통한 흡수 등의 방법으로 유입될 수 있다.	마리화나: 12세에서 25세 사이의 사람들이 가장 많이 사용한다. • 일부 주에서 합법화됨에 따라 사회적으로 더 수용 가능하고 획득하기 쉽게 되었다. • 마리화나 중독률은 지난 10년간 마리화나 합법화와 효능 증가(60% 이상)로 인해 증가했을 수 있다.[63] • 마리화나의 향정신성 특성은 주로 대마초제제(cannabinoid)인 델타-9-테트라하이드로칸나비놀(delta-9-tetrahydrocannabinol, THC)에 기인한다. • THC는 인지장애, 학교 또는 업무 수행능력 저하, 기분장애, 환각, 망상 등 정신과적 동반질환과 관련이 있다.[64] • 그림 7-33은 대마초 사용의 단기 및 장기적 영향에 대한 개요를 제공한다.

<table>
<tr><th>약물</th><th>인구집단 및
약물 예시에서의 발생률</th><th>추가 정보</th></tr>
<tr><td rowspan="3">처방약 오용:
• 진통제(아편유사제 진통제)
• 각성제
• 벤조디아제핀 및 신경안정제와 같은 진정제/수면제</td><td>처방약 오용: 지난 15년 동안 처방약 오용이 꾸준히 증가했으며, 이로 인해 응급치료를 받거나 약물 과다복용으로 사망하는 사례가 여러 차례 발생했다.</td><td>처방약 오용: 이러한 약물은 중요한 의학적 적응증을 가지고 있지만, 뇌의 보상 중추를 자극하여 오용 및 물질사용장애/중독을 유발할 수 있으며, 취약한 개인에게는 기타 심각한 결과를 초래할 수 있다.[65]
• 이로 인해 이러한 의약품에 대한 불법 시장이 형성되었다.[66]</td></tr>
<tr><td>아편유사제 진통제: 미국 국립정신건강연구소는 전년도에 처방 아편유사제 약물을 사용한 미국 성인 약 7,600만 명 중 12%가 처방 아편유사제 오용을 보고한 것으로 추정했다.[65]
• 처방 아편유사제의 예로는 메타돈, 옥시코돈(예; 옥시콘틴) 및 하이드로코돈(예; 바이코딘)이 있다.</td><td>아편유사제 진통제: 이러한 약물은 뇌, 척수 및 기타 부위의 수용체에 작용하여 급성 통증을 감소시킨다.[69]
• 약물 오용 또는 중독 위험요인에는 물질사용장애, 약물사용 가족력, 정신건강장애, 법적 문제 또는 수감 이력, 45세 미만의 연령 등이 포함된다.
• 아편유사제 사용 및 오용과 관련된 부작용 목록은 그림 7-34를 참조한다.</td></tr>
<tr><td>각성제: 국가 약물사용 및 건강설문조사(NSDUH)는 미국에서 처방 각성제(예; 메틸페니데이트 또는 암페타민 제품) 사용의 일반적인 유병률은 6.4%, 오용 유병률은 2.1%라고 보고했다.[65]
• 각성제의 예로는 덱스트로암페타민(덱세드린, 덱스트로스타트, 프로센트라), 리스덱암페타민(바이반스), 메틸페니데이트(콘서타, 데이트라나, 메틸린, 리탈린), 암페타민과 덱스트로암페타민의 복합제(애더럴) 등이 있다.</td><td>각성제: 각성제는 뇌 화학물질인 도파민과 노르에피네프린의 활동을 증가시켜 각성, 주의력, 에너지를 증가시킨다. 이러한 각성제는 주의력결핍과다행동장애, 기면증, 우울증 환자에게 종종 처방된다.[65]
• 각성제 오용은 18~25세, 백인, 남학생 혹은 여학생 사교 클럽 가입, 학점 평균 3.5점 미만, 지난 2주 동안 폭음 및/또는 대마초 사용 이력이 있는 경우 가장 높았다.
• 2016년 미국에서 각성제와 관련된 약물 과다 복용으로 사망한 사람은 7,500여 명으로 2015년 대비 33% 증가했다.
• 각성제의 단기 및 장기 효과 목록은 그림 7-35를 참조한다.</td></tr>
</table>

약물	인구집단 및 약물 예시에서의 발생률	추가 정보
처방약 오용: • 진통제(아편유사제 진통제) • 각성제 • 벤조디아제핀 및 신경안정제와 같은 진정제/수면제	진정제/수면제: DSM-IV 기준의 진정제 및 신경안정제 오용 또는 의존의 유병률은 2003년부터 2011년까지 각각 7만 8,000명과 40만 명으로 안정적이었다.[65] • 일반적인 진정제에는 바르비투르산염, 벤조디아제핀, 감마-하이드록시부티레이트(GHB), 아편유사제, 졸피뎀(앰비엔) 및 에스조피클론(루네스타) 같은 수면 유도제가 포함된다. • 벤조디아제핀의 예로는 알프라졸람(자낙스), 디아제팜(발륨), 로라제팜(아티반) 등이 있다.	진정제/수면제: 이러한 약물의 대부분은 용량에 따라 중추신경계 기능을 저하시킨다. 일반적으로 불안과 수면장애에 처방된다. 진정제는 진정 효과를 일으켜 불안과 흥분을 줄여준다. 수면제는 졸음을 유도하고 수면을 촉진한다. 벤조디아제핀은 진정, 수면 유도 및 불안 완화에 사용할 수 있다.[69] 진정제 또는 신경안정제의 비의료적 사용에 대한 위험요인으로는 백인, 여성, 정신과적 증상, 알코올 남용, 흡연, 불법 약물사용 등이 있다. • 미국에서 벤조디아제핀과 관련된 과다 복용은 2002년부터 2015년까지 네 배 이상 증가했다. • 진정제/수면제의 부작용에 대해서는 그림 7-36을 참조한다.
코카인	• 2017년 한 해 동안 약 100만 명의 미국 성인이 코카인 중독으로 어려움을 겪었다. • 코카인은 전 세계적으로 1,820만 명의 사람들이 사용했고, 미국에서는 14세 이상 인구의 1.6%인 500만 명 이상이 사용하고 있다.[67] • 코카인은 코를 통해 흡입하거나 잇몸에 문지르거나 녹여 혈류에 주입할 수 있는 분말 형태로 존재한다. • 코카인은 또한 가열해 폐로 흡입되는 증기를 생성하는 암석 결정으로 가공하거나 담배에 뿌려 흡연할 수 있다.	• 의학적 목적이 있기는 하지만 오락용으로 사용하는 것은 불법이다.[67] • 코카인은 단기간에 많은 양에 중독되는 것으로 알려져 있으며, 코카인을 사용하는 사람 6명 중 1명은 오용장애를 겪을 가능성이 높다. • 위험요인으로는 실업, 합법 또는 불법 약물 동시 사용, 남성 성별, 고등학교 교육 수준, 도시 지역 거주자 등이 있다. • 코카인의 영향에 대한 개요는 그림 7-37을 참조한다.

약물	인구집단 및 약물 예시에서의 발생률	추가 정보
헤로인	• 2017년에는 약 65만 2,000명이 헤로인에 중독되었다. • CDC에 따르면, 미국에서 헤로인 사용량이 증가했다.[68] • 모르핀으로 만든 아편유사제 약물인 헤로인은 주사로 남용되는 경우가 가장 흔하다.[69]	• 헤로인은 불법으로 구할 수 있는 아편유사제이기 때문에 처방된 아편유사제 진통제를 오용하는 것은 헤로인 사용을 시작하는 위험 요소다. • 헤로인 사용의 가장 큰 위험 중 하나는 과다 복용으로 호흡억제와 사망을 초래할 수 있다는 점이다. • 날록손은 즉시 투여하면 헤로인 과다 복용을 치료할 수 있는 약이다.[70] • 헤로인의 단기 및 장기적 영향에 대한 개요는 그림 7-38을 참조한다.

그림 7-32 대마초, 처방약, 코카인, 헤로인 등 일반적으로 사용되는 약물에 대한 사실

그림 7-33에서 7-38까지는 다양한 유형의 약물 관련 물질이 장기 및 단기적으로 미치는 영향을 자세히 설명한다.

마리화나 사용의 단기적 영향	마리화나 사용의 장기적 영향
• 단기기억력장애	• 의존성, 사용장애
• 편집증, 정신병	• 호흡기기능장애, 호흡기질환
• 판단력 저하	• 비정상적인 뇌 발달, 잔존 인지장애
• 운동기능장애	• 중증 정신질환 위험 증가
	• 열악한 교육 결과의 위험 증가

그림 7-33 마리화나 사용의 장기 및 단기 영향[71, 72]

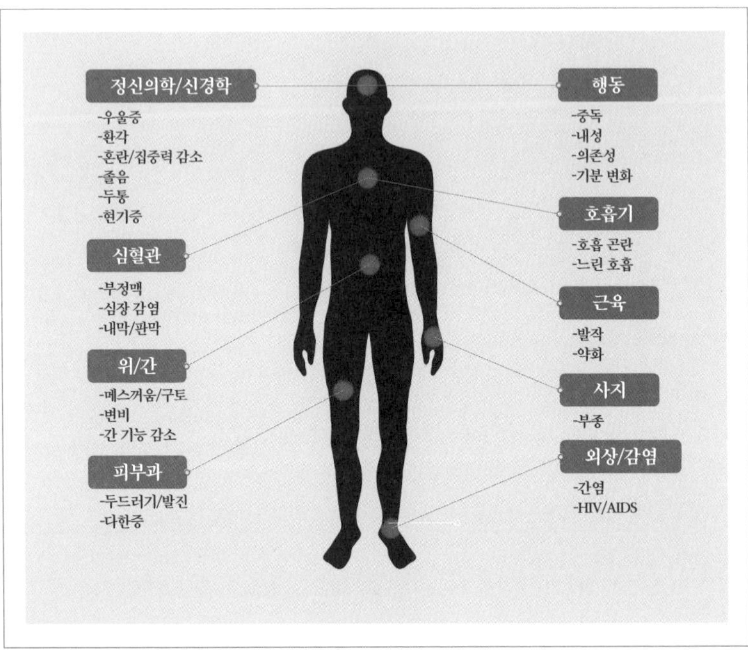

그림 7-34 아편유사제 의존의 장기적인 의학적 영향

'아편유사제 의존의 영향'(by ZUBSOLV), 2020, Orexo US. https://www.zubsolv.com/healthcareprofessionals/dependence/disease-awareness/impact-opioid-dependence/ Copyright 2020 Orexo. 허가를 받아 재인쇄됨.

각성제 사용의 단기적 영향	각성제 사용의 장기적 영향
• 행복감(저용량): 에너지, 주의력 및 각성 증가, 식욕감소	• 일반: 식욕 감소, 불면증, 구강 건조, 치아 문제
• 불쾌감(고용량): 불안, 과민성, 초조감, 공황발작, 정신병, 운동장애, 혼란, 발작	• 정신건강: 우울증, 자살충동, 불안, 편집증, 심리적 의존성
• 심혈관: 심박수, 혈압 및 체온 상승, 부정맥, 뇌졸중, 심장마비	• 중추 신경계: 발작, 섬망, 떨림
• 폐: 호흡곤란, 폐부종, 기관지 경련	• 신체 시스템: 가슴통증, 두근거림, 간, 신장 및 폐 손상

그림 7-35 각성제 사용의 장기 및 단기적 영향[73]

진정제/수면제의 부작용
• 행동 진정, 불안감 감소, 수면 유도, 항경련 작용 및 근육 이완 효과
• 호흡 억제, 졸음, 혼란으로 인해 낙상, 사고 및 사망을 포함한 기타 부작용이 발생할 수 있음.
• 의존성이 흔하며 금단증상이 오래 지속
• 실신, 저혈압, 기억력장애, 변비, 쇠약, 관절통 및 두근거림

그림 7-36 진정제 및 수면제 사용의 부작용[74, 75]

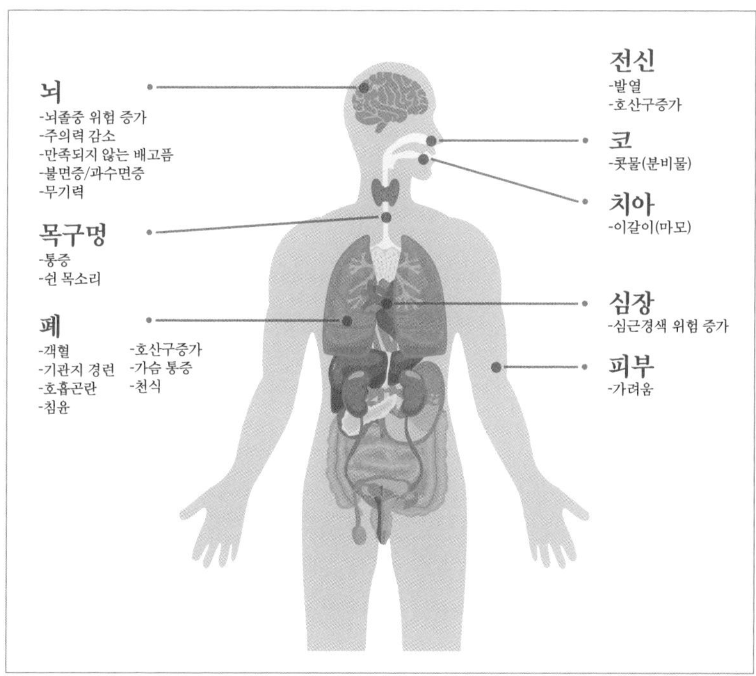

그림 7-37 만성 코카인 사용의 부작용

'미카엘 해그스트롬(Mikael Häggström)의 의학 갤러리 2014'에서 발췌. M. Häggström, 2014, WikiJournal of Medicine 1(2). DOI:10.15347/wjm/2014.008. ISSN 2002-4436. 공개 도메인.

헤로인 사용의 단기적 영향	헤로인 사용의 장기적인 영향
• 호흡 저하	• 중독
• 흐린 정신 기능	• HIV/AIDS, B형 및 C형 간염 등을 포함한 감염병
• 메스꺼움 및 구토	• 정맥 허탈
• 통증 억제	• 박테리아 감염 및 농양
• 자연 유산	• 심장 내막 및 판막 감염
• 과다 복용	• 관절염 및 기타 류머티스 문제

그림 7-38 장기 및 단기 헤로인 사용의 영향[76]

물질사용장애 평가를 위한 진료 지침

약물 오용/중독에 대한 진료실 기반 요법을 만드는 가장 좋은 방법은 물질사용장애(SUD)를 파악하고 행동변화를 촉진하기 위한 구체적인 절차를 실행하는 것이다. 이 항목에서는 약물 또는 위험한 약물을 사용하는 환자를 효과적으로 평가하고, 중재하고, 상담하는 방법에 관한 5단계 전략을 제시한다.

1단계: 예방

*

위험한 약물사용을 피하기 위한 첫 번째 단계는 가능한 한 초기에 약물사용을 제한하는 것이다. 임상의가 처방한 약 오용과 그 결과를 예방하기 위한 주요 전략은 대체 치료법이 안전하고 효과적일 가능성이 있다는 상황에서 규제 약물의 처방을 피하는 것을 포함하여 대체 치료법을 최적화하도록 설계되어야 한다. 다음으로 흔히 남용되는 처방약이 필요한 경우 철저한 환자 위험 평가를 완료하고 오용 징후가 있는지 면밀히 모니터링해야 한다.

중독 가능성이 있는 약물로 치료계획을 수립할 때는 약물 처방 기간, 적절한 후속 조치, 조기 리필 및 최소 유효량으로 복용량 제한 등 참여 규칙을 명확하게 설정하는 것이 중요하다. 규제 약물사용을 대체하거나 보완할 수 있는 비약물적 치료 옵션에는 행동치료, 물리치료, 자기관리 기술 및 비통제 약물요법 등이 포함된다.

2단계: 환자 선별 및 평가

*

물질오용장애(substance misuse disorders)가 있는지 여부를 판단하려면 약물남용 및 의존의 기준을 이해하는 것이 중요하다. 정의는 그림 7-39에 나와 있다.

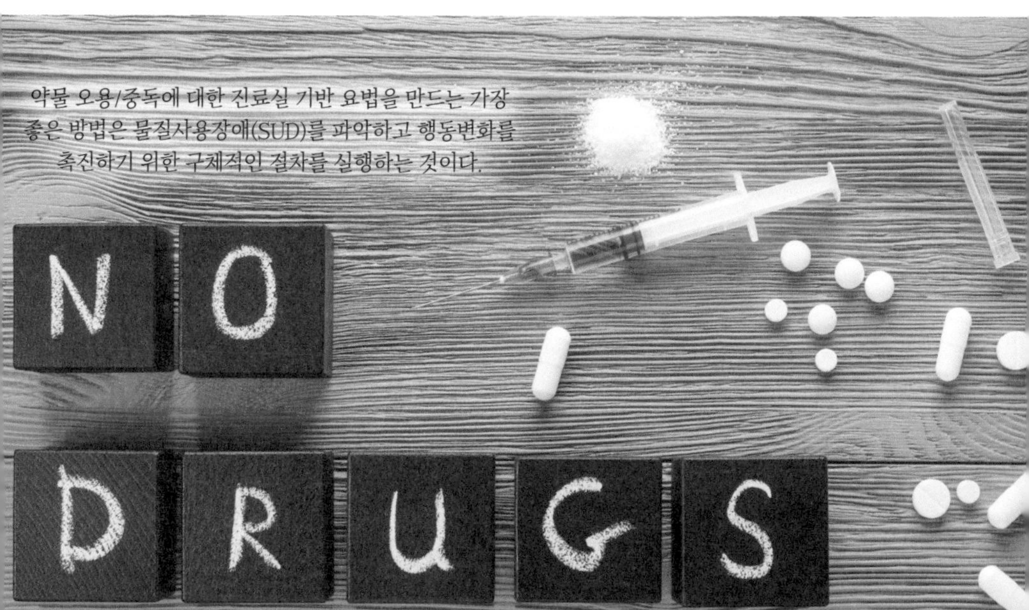

약물 오용/중독에 대한 진료실 기반 요법을 만드는 가장 좋은 방법은 물질사용장애(SUD)를 파악하고 행동변화를 촉진하기 위한 구체적인 절차를 실행하는 것이다.

유해한 약물사용	사용자에게 유해한 결과가 초래될 위험을 증가시키는 약물사용 유형 • 약물사용으로 인한 부정적인 신체적, 정신적, 사회적 영향 등이 초래될 수 있다. • 위험한 사용이란 개별 사용자에게 현재 어떤 장애가 없음에도 위험한 수준으로 사용하는 패턴을 말한다.[78]
약물남용[79]	12개월 이내에 다음 중 하나 또는 그 이상의 증상이 발생하는, 임상적으로 심각한 장애 또는 고통을 초래하는 부적응적인 약물사용 유형 • 반복적인 약물사용으로 인해 직장, 학교 또는 가정에서 주요 역할 의무를 수행하지 못하는 경우(예; 약물사용과 관련되어 반복적인 결근 또는 업무 수행능력 저하, 약물 관련 결석, 정학 또는 퇴학, 자녀 또는 가정을 방치하는 경우) • 신체적으로 위험한 상황에서의 반복적인 약물사용(예; 약물사용으로 인해 온전치 않은 상태에서 자동차를 운전하거나 기계를 조작하는 경우) • 반복되는 약물 관련 법적 문제(예; 약물 관련 무질서 행위로 인한 체포) • 약물의 영향으로 인해 발생하거나 악화되는 지속적이거나 반복적인 사회적 또는 대인관계 문제가 있음에도 계속되는 약물사용(예; 중독의 결과로 배우자와 말다툼, 신체적 싸움).
약물의존[79]	12개월 이내에 다음 중 3개 또는 그 이상의 증상이 발생하며, 임상적으로 심각한 장애 또는 고통을 초래하는 부적응적인 약물사용 유형 • 내성, 다음 중 하나로 정의된다. - 중독 또는 원하는 효과를 얻기 위해 약물의 양을 현저하게 늘려야 한다. - 같은 용량의 약물을 계속 사용하면 효과가 현저히 감소한다. • 금단, 다음 중 하나로 나타난다. - 해당 약물의 특징적인 금단 증후군(앞서 언급한 기준 참조) - 금단증상을 완화하거나 피하기 위해 동일한(또는 밀접하게 관련된) 약물을 복용한다. • 해당 약물을 의도한 것보다 더 많이 또는 더 오랜 기간 동안 복용하는 경우가 많다. • 약물사용을 줄이거나 통제하려는 지속적인 욕구 또는 노력이 실패했다. • 약물을 구하거나(예; 여러 의사를 방문하거나 장거리 운전), 약물을 사용하거나(예; 연쇄 흡연), 약물의 효과에서 회복하는 데 필요한 활동에 많은 시간을 소비한다. • 약물사용으로 인해 중요한 사회적, 직업적 또는 여가 활동을 포기하거나 축소한다. • 약물로 인해 발생했거나 악화되었을 가능성이 있는 지속적이거나 반복적인 신체적 또는 정신적 문제가 있다는 것을 알고 있음에도, 약물사용을 계속한다(예; 코카인으로 인한 우울증을 인지했음에도 현재 코카인 사용 혹은 알코올 섭취로 인해 궤양이 악화되었다는 것을 인지했음에도, 계속되는 음주).

그림 7-39 유해한 사용, 약물남용 및 약물의존의 정의[77]

알코올, 마리화나, 진통제, 기타 약물 등 어떤 약물을 사용하거나 중독될 확률을 높이는 데는 여러 가지 요인이 작용한다. 가족력, 어린 나이, 정신건강장애 병력, 소수집단에 속해 있거나 학대 또는 가정 폭력을 당한 경우, 또래집단의 영향이 좋지 않은 경우, 학업 성취도가 낮은 경우 등이다. 예를 들어 약물과 담배를 모두 오용하는 경우가 흔하기 때문에 선별검사를 할 때 다중 물질사용장애가 있는지 살펴보는 것도 중요하다.

평가 목표에는 다음이 포함된다.

- 약물사용에 문제가 있는지 확인하고 위험한 사용, 약물남용 또는 의존 여부를 판단한다.
- 중독 또는 오용의 원인이 되는 요인을 파악한다.
- SUD 치료에 영향을 줄 수 있는 동시 약물사용과 정신과적 또는 의학적 장애를 파악한다.
- 중단 동기와 환자의 치료 선호도를 평가한다.

처방약, 불법 약품, 일반 의약품을 포함하여 사용한 모든 약물의 과거 이력을 파악한다.	사용된 약물의 투여 기간, 빈도, 투여 경로 및 효과를 포함한다.
규제 약물 복용자의 치료에 대한 금기사항이 있는지 확인한다.	금기사항에는 다음이 포함될 수 있다. • 현재 치료되지 않은 약물남용장애 • 잘 조절되지 않는 정신질환 • 규정 준수 및 후속 조치 미흡 이력
약물남용장애와 관련된 사전 의료, 고용 및 법적 문제에 대해 문의한다.	과다 복용 혹은 약물사용으로 인해 직장에서 해고된 적이 있는가? 음주운전(DUI) 딱지를 받은 적이 있는가?
정신과적/정신건강적 상태	정신과적 증상과 약물사용 또는 금단증상의 관계를 포함한다.

가족력	약물사용 및 정신건강장애의 가족력은 의존성 발병의 위험요인이다.
사회적 환경	환자에게 약물사용을 자제하고 치료 기간 동안 지지와 동기를 부여할 수 있는 가족 및 친구 그룹이 있는지 확인한다.
신체검사	인지기능, 주의집중력, 의사결정 능력, 정서 및 기분, 활력징후 그리고 심장, 폐, 복부 및 피부 검사 등을 통한 신체검사 결과를 확인하여 약물사용으로 인한 신체적 증상을 파악한다.
객관적인 소변 또는 혈액 약물 검사	이러한 검사에는 체내 암페타민, 바르비투르산염, 벤조디아제핀, 코카인, 마리화나 및 아편유사제에 대한 평가가 포함될 수 있다.
동기부여/선호도	환자의 치료 동기는 무엇인가? 환자가 선호하는 치료법은 무엇인가? 강점과 약점은 무엇인가?

그림 7-40 약물사용에 대한 선별검사 및 위험평가[80]

이러한 목표는 생활습관의학 진료에서 모든 환자 방문에 대한 선별검사와 프로토콜을 개발할 때 염두에 두어야 할 중요한 목표다.

약물 및 약물남용장애를 선별하는 데는 여러 가지 근거기반 선별검사와 평가가 존재한다. 선별검사는 의료인이나 환자가 직접 수행할 수 있다. 미국 국립약물남용연구소의 그림 7-41에는 개인의 필요에 따라 일상에서 쉽게 사용할 수 있는 몇 가지 선별검사가 나와 있다.

도구	약물 유형		환자 연령		도구 측정 방법	
	알코올	약물	성인	청소년	자가 측정	임상의 측정
선별검사						
단기 중재에 대한 선별검사(S2BI)	X	X		X	X	X

도구	약물 유형		환자 연령		도구 측정 방법	
	알코올	약물	성인	청소년	자가 측정	임상의 측정
선별검사						
술, 담배 및 기타 약물에 대한 간단한 검사(BSTAD)	X	X		X	X	X
담배, 알코올, 처방약 및 기타 약물사용(TAPS)	X	X	X		X	X
NIDA 약물사용 선별 도구: quick screen(NMASSIST)	X	X	X			X
알코올 사용장애 선별검사-C (AUDIT-C(PDF, 41KB))	X		X		X	X
알코올사용장애 선별검사 (AUDIT(PDF, 233KB))	X		X			X
아편유사제 위험 도구(PDF, 168KB)		X	X		X	
CAGE-AID (PDF, 30KB)	X	X	X			X
CAGE(PDF, 14KB) (링크는 외부)	X		X			X
술을 너무 많이 마시는 환자 돕기: 실무자 지침 (NIAAA)	X		X			X
청소년을 위한 알코올 선별검사 및 단기 중재: 실무자 지침(NIAAA)	X			X		X

도구	약물 유형		환자 연령		도구 측정 방법	
	알코올	약물	성인	청소년	자가 측정	임상의 측정
평가						
담배, 알코올, 처방약 및 기타 약물사용(TAPS)	X	X	X		X	X
CRAFFT: 이것은 12~21세 청소년을 위한 잘 검증된 약물남용 검사 도구 미국소아과학회(American Academy of Pediatrics)의 밝은 미래 가이드라인(Bright Futures Guideline)에서는 예방 진료 검진 및 건강검진을 권장함	X	X		X	X	X
약물남용 선별 테스트(DAST-10)*이 도구를 사용하려면 하비 스키너(Harvey Skinner) 박사에게 문의 요망(링크로 이메일 전송)		X	X		X	X
약물남용 선별 테스트(DAST-20: 청소년 버전)* 이 도구를 사용하려면 하비 스키너(Harvey Skinner) 박사에게 문의 요망(링크로 이메일 전송)		X		X	X	X
NIDA 약물사용 검사 도구(NMASSIST)	X	X	X			X
술을 너무 많이 마시는 환자 돕기: 임상의 지침(NIAAA)	X		X			X
청소년을 위한 알코올 선별검사 및 간단한 개입: 실무자 지침(NIAAA)	X			X		X
*관련 수수료가 있는 도구						

그림 7-41 알코올, 담배, 약물에 대한 선별 및 평가 도구

국립약물남용연구소의 '선별검사 및 예방'(2018)에서 발췌, 미국 보건복지부. 미국 정부, 미국 보건복지부 또는 국립약물남용연구소는 특정 상업 제품, 제조업체, 회사 또는 상표에 관하여 보증 또는 권장사항을 제정하지 않는다. 그림은 미국 DHHS 웹페이지(https://www.drugabuse.gov/nidamed-medical-health-professionals/screening-tools-resources/chart-screening-tools)에서 무료로 제공된다.

물질사용장애 선별검사	질문
단일 질문 선별검사	"지난 1년간 불법 약물을 사용하거나 비의학적 이유로 처방약을 사용한 적이 몇 번이나 되나요?"

그림 7-42 단일 질문 선별검사의 예

포괄적이고 긍정적인 선별검사 및 평가 후, 환자의 약물사용 방식을 분류한다. 위험한 사용, 약물남용 또는 약물의존 증상을 보이는가? 건강 위험, 법적 영향, 의존성, 자살 충동, 유전, 환자의 나이, 행동장애와 같은 잠재적 결과를 고려하여 범주를 평가한다. 이는 유해한 약물사용에 대한 관련 중재 또는 상담을 결정하는 데 필수적이다.

3단계: 중재 및 상담

*

각 환자를 선별하고 물질사용장애가 있는 것으로 확인되면 다음 단계는 약물사용을 중단하도록 중재하고 상담하는 것이다. 이 과정에서 비판단적(non-judgmental) 의사소통 방식을 사용하고, 동기면담 기법으로 중단에 대한 동기와 태도를 이해하도록 돕는 것이 중요하다. 이는 환자가 스스로 결정을 내릴 수 있도록 힘을 실어주고 중단 시도 중에 발생할 수 있는 문제를 해결하는 데 도움이 된다.

중재	예
간단하고 명확하게 그만두라는 조언을 제공함	적절한 기회가 있을 때마다 환자에게 사용을 중단하도록 조언한다. 예를 들어 다음과 같다. "건강 평가 양식을 작성해주셔서 감사합니다. 약물사용에 관한 항목을 작성하셨고, 가끔 코카인을 사용한다고 보고하신 것으로 보입니다. 코카인 사용은 건강에 해롭고 잠재적으로는 치명적일 수 있습니다. 오늘부터 이 습관을 버리기 위해 모든 노력을 기울이시기 바랍니다." "애더럴 오용이 수면에 영향을 미친다는 사실을 알고 계셨나요?" "이 새로운 정보에 대해 어떻게 생각하나요?"
그만두고 싶은 욕구와 동기를 평가함	"1부터 10까지를 척도로, 헤로인 사용을 중단할 준비가 얼마나 되었습니까?" "왜 끊으려고 하나요?" "그만두면 장단점은 무엇인가요?" 치료 과정에서 개방형 질문을 하고 환자가 중단을 원하는 이유를 언급한다. 감정을 이끌어내면 환자가 중단 계획에 더 적극적으로 참여하도록 도울 수 있다.
이전의 성공을 기반으로 구축함	과거에 새로운 습관에 적응하는 데 성공했던 방법은 무엇인가? 자신의 강점은 무엇인가? 중독을 극복하기 위한 최선의 방법을 결정할 때 이러한 성공을 바탕으로 환자에게 힘을 실어준다. "퇴근 후 술집에 가지 않는 모습이 인상적입니다."
장애물에 대해 논의함	"자낙스를 처방 받은 양보다 더 많이 사용하게 되는 요인은 무엇인가요?" "불안감을 극복할 수 있는 다른 방법으로 무엇이 있나요?"
적극적 경청 기술	환자와 대화할 때는 반응, 몸짓, 긍정의 표현을 사용한다. "코카인을 영원히 사용하고 싶지 않다고 들었습니다."
SMART 목표 작성	다른 건강 목표와 마찬가지로 사용량을 줄이기 위한 SMART 목표를 세운다. "앞으로 2주 동안 24시간마다 마리화나를 섭취하거나 흡연하지 않기."
환자 맞춤형 지원 제공	"끊을 수 있는 방법은 여러 가지가 있습니다. 예산, 중단 욕구, 사용 중인 옥시코돈의 양에 따라 다음과 같은 방법을 추천합니다." 옵션에는 중단 안내전화, 웹사이트, 앱 치료, 약물 치료, 그룹 치료, 심리 및 정신과 상담, 재활센터 등이 포함될 수 있다. 고려 중인 치료 옵션에 대한 환자의 의견을 반드시 들어야 한다. "현재 귀하의 생활습관에 가장 적합한 자원은 무엇이라고 생각하십니까?"

중재	예
환자의 중단 시도를 지원하기 위해 사용 가능한 자원 활용	지지적인 가정환경, 현재 약물을 사용하지 않는 친구 및 가족과의 관계 구축 등 환자의 기존 강점을 활용한다.
진료실 직원과 다른 팀원들이 환자를 자주 확인하도록 교육	이러한 협력관계의 의료 전문인은 진료실을 방문하는 사이에 신속한 후속 조치와 지원을 제공할 수 있다.
약물치료 고려	약물치료는 약물의존장애에 대한 선택사항이기도 한다. 예를 들어 환자가 지속성 아편유사제를 마지막으로 사용한 지 10~14일이 지난 경우 날트렉손을 투여할 수 있다. 이 약물은 헤로인, 모르핀, 코데인 등 아편유사제의 행복감 및 진정 효과를 차단하고 아편유사제에 대한 갈망을 감소 및 억제한다.[81]
필요에 따라 의뢰를 주선하거나 적절한 후속 조치	필요에 따라 집중 행동상담, 중독 전문가, 재활센터 의뢰, 정신과 또는 심리상담을 제공하거나 주선한다.

그림 7-43 약물사용에 대한 다양한 유형의 중재 예

4단계: 후속 관리 및 진료 의뢰

*

선별, 평가, 중재, 상담 후 후속 조치를 준비하고 의뢰시기를 결정하는 것은 전체 약물사용 평가를 수행하기 위한 중요한 다음 단계다. 예를 들어 위험한 약물사용 환자는 간단한 상담, 교육, 적절한 치료계획 및 지속적인 평가를 통해 개선된다. 약물남용 환자의 경우, 보다 광범위한 지속적인 후속 조치 및 재평가와 더불어 간단한 상담도 포함된다. 약물의존 환자의 경우 통합상담, 전문가 치료 의뢰, 약물요법 등이 입증된 과정에 포함된다.[82]

어떤 종류의 지속적인 평가, 치료, 면밀한 추적관찰, 약물요법 또는 지원이 필요한지 결정해야 하는 경우, 미국중독의학회에서는 다음 6가지 영역을 기준으로 환자의 요구사항을 체계적으로 판단할 것을 권고한다.

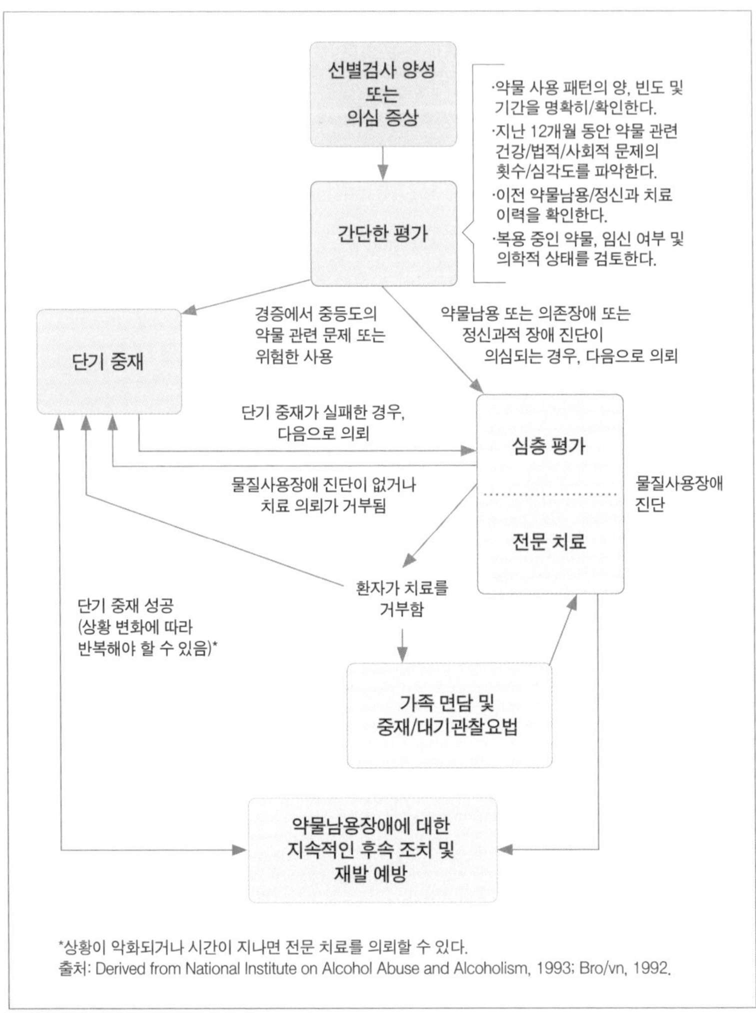
선별검사 양성
또는
의심 증상
·약물 사용 패턴의 양, 빈도 및 기간을 명확히/확인한다.
·지난 12개월 동안 약물 관련 건강/법적/사회적 문제의 횟수/심각도를 파악한다.
·이전 약물남용/정신과 치료 이력을 확인한다.
·복용 중인 약물, 임신 여부 및 의학적 상태를 검토한다.
간단한 평가
단기 중재
경증에서 중등도의 약물 관련 문제 또는 위험한 사용
약물남용 또는 의존장애 또는 정신과적 장애 진단이 의심되는 경우, 다음으로 의뢰
단기 중재가 실패한 경우, 다음으로 의뢰
심층 평가
물질사용장애 진단이 없거나 치료 의뢰가 거부됨
물질사용장애 진단
전문 치료
환자가 치료를 거부함
단기 중재 성공 (상황 변화에 따라 반복해야 할 수 있음)*
가족 면담 및 중재/대기관찰요법
약물남용장애에 대한 지속적인 후속 조치 및 재발 예방
*상황이 악화되거나 시간이 지나면 전문 치료를 의뢰할 수 있다.
출처: Derived from National Institute on Alcohol Abuse and Alcoholism, 1993; Bro/vn, 1992.

그림 7-44 일차의료 및 의뢰를 통한 환자 흐름

물질남용치료센터의 '물질사용장애 선별검사'(1997)에서 발췌, 물질남용 및 정신건강 서비스 부서. 미국 정부, 미국 보건복지부 또는 약물남용 및 정신건강 서비스 부서는 특정 상업 제품, 제조업체, 회사 또는 상표에 관하여 보증 또는 권장사항을 제정하지 않는다. 그림은 미국 DHHS 웹페이지(https://www.ncbi.nlm.nih.gov/books/NBK64820/)에서 무료로 제공된다.

- **금단증상 가능성**: 중단하면 환자가 생명을 위협하는 금단증상을 겪을 위험이 있는가?
- **의학적 동반질환 및 상태**: 환자에게 당뇨병, 다른 물질사용장애 또는 추가 치료가 필요한 기타 문제와 같은 동반질환이 있는가?
- **행동건강**: 환자가 우울증, 조울증, 조현병과 같은 정신건강질환을 앓고 있는가? 행동적 문제가 있는가? 잘 통제되고 있는가? 아니면 잘 통제되지 않는가?
- **치료 수용/저항**: 중단을 위한 조치를 취하고 싶은가? 아니면 합병증과 피해에도 불구하고 계속 사용하길 원하는가?
- **재발/계속 사용 가능성**: 중재 및 치료에도 불구하고 이 환자가 재발하거나 계속 사용할 가능성은 얼마나 되는가?
- **회복 환경**: 약물사용 중단을 지원하기 위해 환자에게는 어떤 자원이 있는가? 환자를 지지하는 가족이나 친구가 있고 필요에 따라 적절한 치료를 받을 수 있는가?

앞서 언급한 기준에 따라 물질사용장애를 적절히 치료하기 위해서는 환자에게 필요한 서비스 수준을 선택할 수 있다. 그림 7-45는 치료 수준에 대한 자세한 정보를 제공한다. 환자가 약물을 중단하면, 환자의 경과를 계속 평가하고 재발 또는 추가 물질사용장애를 선별하고, 환자의 삶 전체에 걸쳐 지속적인 상담을 제공하는 것이 중요하다. 중단 후 몇 년이 지난 후에도 개인의 여정 전반에 걸쳐 지원, 상담, 격려가 필요하다.

임상적 지표	급성 중독 및/또는 금단 가능성	환자의 의학적 상태	감정적 및 행동적 조건	치료 수용성	지속적인 약물사용 가능성	회복 요인
조기 중재	금단 위험 없음	없음 또는 매우 안정적	없음 또는 매우 안정적	현재의 약물사용이 목표에 어떤 영향을 미칠 수 있는지 이해하려고 함	현재 약물사용에 맞서기 위해서는 이해 및/또는 기술 필요	사회적 지원 시스템이 약물사용에 대한 개인적 갈등의 위험을 높임
외래환자 치료	금단 위험 없음	없음 또는 매우 안정적	없음 또는 관리 가능	협조할 의향이 있지만 동기부여가 필요함	최소한의 지원으로, 중단 및 회복 유지	지지적인 회복 환경
집중 외래 치료	금단 위험의 분명한 증상 없음	아마도 없음, 있다 해도 치료에 방해되지 않음	경증, 회복에 방해가 될 수 있음	구조화된 프로그램이 필요할 정도로 저항이 높음	중독 증상 악화; 면밀한 모니터링 없이는 재발 가능성이 높음	지지하지 않은 환경; 지원을 통해 환자가 대처할 수 있음
의학적으로 모니터링되고 관리되는 집중 입원환자 치료	금단증상이 있지만 관리 가능; 및/또는 중증 금단 위험	의학적 모니터링이 필요하지만 집중 치료는 필요하지 않음; 및/또는 24시간 의학적 케어	중등도, 정신과 치료와 함께 24시간 구조화된 환경 필요	저항이 높고, 24시간 지원 환경에서 집중적인 동기부여 전략 필요	적극적인 참여에도 불구하고 사용을 통제할 수 없음; 24시간 지원 구조 필요	회복에 위험한 환경인 경우, 환경으로부터 벗어나기

그림 7-45 물질사용장애 치료 수준에 대한 임상적 지표[83]

5단계: 물질사용장애가 있는 환자를 위한 추천 자원

*

중재, 치료 및 후속 조치 전략의 일환으로, 환자의 유해한 약물사용, 남용 또는 의존 여부를 선별하고 평가한 후에는 환자 개개인의 필요에 따라 각 환자에게 자원을 제공해야 한다. 그림 7-46은 개별 환자의 필요에 따른 치료 방식을 예시 자료와 함께 간략하게 설명한다. 모든 사람에게 맞는 한 가지 방법은 없으므로 각 개인에게 가장 적합한 프로그램과 지원을 결정할 때는 환자에게 편리한 방식으로 다양한 플랫폼, 가격, 치료 양식들이 혼합된 자원을 제공하는 것이 중요하다.

치료 유형	치료의 특징
그룹 상담	• 그룹 토론 모델을 사용하여 건강한 행동을 유지하기 위해 지지하고 긍정적인 사회적 연결과 강화를 촉진한다. • 개별화된 약물 상담과 병행할 때 가장 효과적이지만, 적극적인 사용부터 장기적인 회복까지 다양한 스펙트럼의 환자에게도 유용하다.
개별화된 약물 상담	• 환자의 물질사용장애 및 행동 목표 개발을 다룬다. • 고용 장벽을 없애고, 다른 의료 서비스를 소개하는 등 건강의 결정 요인을 해결한다. • 환자는 일반적으로 일주일에 한두 번 상담사와 상담한다.
의학적으로 감독되는 금단	• 해독 또는 중독치료라고도 한다. • 신체적 의존이 있는 환자(예; 약물 금단증상이 있는 환자)에게 적합하다. • 해독은 약물로부터 환자를 안정시키기 위해 단기간 동안 사용된다. • 해독 후 환자는 주거 프로그램이나 그룹 상담과 같은 다른 형태의 치료에 들어간다.
외래환자 치료 프로그램	• 참여 강도는 다양할 수 있다. - 저강도: 건강 교육, 그룹 상담 및 이와 유사한 치료 지원을 제공한다. - 고강도: 환자가 하루에 몇 시간 동안 프로그램에 참여하는 집중 주간 치료다. • 직장이나 가족을 유지하는 환자에게 적합
단기 거주 치료	• 일반적인 모델은 3~6주 입원 후 외래환자 치료에 통합되는 과정을 거친다. • 환자는 입원 후 외래 치료 및 지원 그룹에 참여하는 것이 필수적이다.
장기 거주 치료	• 연중무휴 24시간 치료, 일반적으로 6~12개월 동안 제공한다. • 치료는 환자의 사회적, 심리적 문제를 해결하는 것을 포함하여 건강한 사회화 개발에 중점을 둔다. • 환자가 치료를 떠나기 전에 기술과 자원으로 환자를 준비시킨다. • 시설에서는 중증 동반 정신장애가 있는 사람과 같은 특수 인구집단을 수용할 수 있다.

그림 7-46 치료 필요성에 따른 물질사용장애 환자를 위한 의뢰 옵션[77, 84]

흡연, 알코올 및 약물사용 상담 비용 보험급여

금연 및 알코올 오용과 같은 고위험 행동에 대한 상담은 표준 평가 및 관리(E/M) 방문의 일부로 포함될 수 있다. 방문의 내용에 따라 해당 상담을 확장된 E/M 평가의 일부로 통합하거나, 일반 생활습관의학 상담 코드를 사용하거나, 행동건강 상담사에 대해 별도로 청구하거나, 금연, 알코올 의존 또는 약물사용을 인용하여 이러한 고위험 세션에 대해 특별히 코딩하는 등 여러 방법으로 이런 진료를 코드화할 수 있다.

연장된 평가/관리 방문

*

E/M 방문이 15분 이상 연장되는 경우, 의료인은 방문의 연장을 기록할 수 있다. 이는 의료인이 같은 날 진료실에서 자격을 갖춘 건강코치 또는 행동건강 전문인에게 따뜻한 인계를 할 때 발생할 수 있다. 이 경우 상담에 사용되는 추가 E/M 시간 15분마다 추가 코드를 사용할 수 있다. 또한 자격을 갖춘 행동건강 전문인에게 집중 동기면담을 의뢰하고 별도로 비용을 청구하는 옵션도 있을 수 있다. 행위별수가제 또는 상한액 보험급여 등 보험급여 환경에 관계없이 고위험 행동상담은 동일한 방식으로 보고해야 한다. 구체적인 의료보험 코딩 지침은 환자의 의료보험 제공자 자료원을 참조하거나 의료진 담당자에게 문의한다.

보험급여 코딩 예시

*

고위험 행동상담으로 인해 E/M 방문이 길어지는 경우, 같은 날 추가 서비스 15분당 99417의 추가 코드를 사용할 수 있다. 이는 대면 또는 원격 보건 방문 모두에 적용될 수 있다. 자격증을 소지한 행동건강 상담사에게 의뢰하는 경우 90932~90834 및 90836~90838과 같은 적절한 행동건강 상담 코드를 사용하여 보험급여를 청구할 수 있다.

99401~99404, 99411 및 99412를 사용하는 생활습관 상담은 주치의(DO, MD, NP, PA)가 사용하도록 고안되었다. 대부분의 건강보험에는 사용 횟수에 대한 제한이 없지만, 건강보험에 따라 제한 사항이 다를 수 있다. 자격증을 소지한 행동건강 상담사도 90932~90834 및 90836~90838과 같은 적절한 행동건강 상담 코드를 사용하여 보험급여를 청구할 수 있다.

특히 메디케어는 특정 고위험 상담 세션에 대해 'G'라는 특정 영문숫자 코드를 할당한다. 여기에는 다음이 포함된다.

- G0442 및 G0443—알코올의존 상담
- 99406 및 99407—금연 및 담배 상담
- 99417—E/M 코드 99205 및 99215에 대한 연장된 방문 추가 코드(add-on code)

아직 익숙하지 않다면, 선별검사, 단기 중재 및 치료 의뢰(Screening, Brief Intervention, and Referral to Treatment, SBIRT) 보장 및 이러한 서비스에 대한 메디케어 청구 규칙에 대해 숙지한다. 미국 약물남용및정신건강서비스국(Substance Abuse and Mental Health Services Administration, SAMHSA) 및 보건의료재정청(Centers for medicare and Medicaid Services, CMS)의 자료원에서 SBIRT에 대해 배울 수 있다. 그림 7-47은 금연 상담에 적용되는 ICD-10 진단 코드의 샘플을 제공한다.

ICD-10 진단 코드	설명: 니코틴 의존성이 있는 모든 사람
정신 및 행동장애에 대한 F17 코드	
F17.200	지정되지 않은 제품, 합병증을 수반하지 않음
F17.210	담배, 합병증을 수반하지 않음
F17.220	씹는담배, 합병증을 수반하지 않음
F17.290	기타 담배 제품, 합병증을 수반하지 않음
담배에 의존하지 않는 경우의 F17 코드	
Z57.31	담배 연기 환경에서 직업적으로 노출
Z77.22	연기 환경에 접촉 및 노출 의심
Z71.6	상담 및 의학적 조언-담배 남용 상담
Z72.0	기타 장애 선별검사를 위한 진료. 담배 사용 선별검사에 사용

그림 7-47 금연 상담에 적용되는 ICD-10 진단 코드

미국폐협회의 '담배 선별검사 및 금연을 위한 청구 가이드'에서 적용; 2021년 2월 25일 엑세스; https://www.lung.org/getmedia/08ed3536-6bab-48a6-a4e4-e6dbccaea024/billing-guide-for-tobacco-1.pdf.pdf.

지불자	코드	설명	수수료
민간보험	CPT 99408	알코올 및/또는 약물남용 구조화된 선별검사 및 단기 중재 서비스(15~30분)	$33.41
	CPT 99409	알코올 및/또는 약물남용 구조화된 선별검사 및 단기 중재 서비스(30분 이상)	$65.51
메디케어	G0396	알코올 및/또는 약물남용 구조화된 선별검사 및 단기 중재 서비스(15~30분)	$29.42
	G0397	알코올 및/또는 약물남용 구조화된 선별검사 및 단기 중재 서비스(30분 이상)	$57.69
메디케이드	H0049	알코올 및/또는 약물 검사	$24.00
	H0050	알코올 및/또는 약물 검사, 15분당 단기 중재	$48.00

그림 7-48 SBIRT에 대한 보험급여 코드 및 수수료 일정

선별검사 및 단기 개입 보험급여를 위한 코딩에서 발췌. 미국 DHHS, SAMHSA: https://www.samhsa.gov/sbirt/coding-reimbursement;2020년 4월 16일 업데이트; 2021년 2월 28일 엑세스.

서비스에 대한 보험급여를 요청할 때는 다음의 코딩 및 지불 관련 사항을 염두에 두어야 한다.

- 이 글의 앞부분에서 권장하는 대로 검증된 검사 도구를 사용한다. 그렇지 않으면 보험급여 수급에 문제가 발생할 수 있다.
- 검사와 필요한 중재를 모두 문서화한다.
- 중재 시간을 문서화한다. 단기 중재는 일반적으로 최소 15분 이상 지속되어야 보험급여를 받을 수 있다.
- CPT(Current Procedural Terminology; 의료행위-역자 주) 코드 99408, 99409 및 H0049를 기타 평가 및 관리(E/M)와 함께 신고할 때는, 수식어 25(modifier 25), '시술 또는 기타 서비스 당일에 동일한 의사 또는 기타 자격을 갖춘 의료 전문인에 의한 중요하고 별도로 식별 가능한 E/M 서비스'를 이용하거나, 비-E/M 서비스에 대해서는 수식어 59(modifier 59), '고유한 절차적 서비스'를 사용한다.[17]
- 지불자에 적절한 코딩 및 청구 방식을 확인한다.
- 코딩에 대한 자세한 내용은 8장을 참조한다.

요약

이 장에서는 흡연 및 니코틴 사용, 알코올 오용, 물질사용장애에 대해 다루었다. 또한 진료를 준비하기 위해 진료실과 공동체에서 수행해야 할 중요한 사전 작업에 대해서도 설명했다. 이러한 중요한 주제 각각에 대해 다음을 검토했다.

- **담배**: 이제 사용 가능한 담배의 형태와 신체에 미치는 영향을 이해하고, 환자 집단을 위한 평가, 금연 계획, 중재 및 자료원을 구현할 수 있는 전체 진료지침을 손쉽게 이용할 수 있다.
- **알코올**: 알코올 사용 및 오용 평가에서, 이제 통계, 정의, 건강에 미치는 영향, 환자 집단에서 알코올 사용을 교육하고 억제하기 위한 적절한 단계를 구현하는 방법을 이해하게 되었다.
- **위험한 약물사용**: 미국에서 가장 많이 오용되는 약물인 마리화나, 처방약, 코카인, 헤로인에 관한 데이터를 검토했다. 이제 이러한 약물이 신체에 미치는 영향, 부적절한 사용을 방지하는 방법, 선별 및 위험 평가 기법, 효과적인 근거기반 중재 및 환자 상담 방법을 이해하게 되었다.

이러한 기술을 익힌 후에는 전체 생활습관 평가에서 환자의 위험한 약물사용 행동을 평가할 때 이러한 목표가 다른 생활습관 중재와 어떻게 부합하는지 생각해보자. 예를 들어 환자에게 숙면을 위한 목표가 있는가? 알코올이나 각성제 사용이 수면에 어떤 영향을 미치는가? 체력 증진에 대한 목표가 있는가? 흡연이 편안한 운동능력에 어떤 영향을 미치고 있는가?

많은 경우, 한 가지 목표에 대한 동기부여가 다른 영역의 개선에 대한 열망을 불러일으킬 수 있다. 생활습관의학 전문의는 개인의 건강 상태를 전체적으로 파악하여 원인 요인을 종합적으로 고려한 이상적인 치료계획을 수립할 수 있다.

니코틴, 알코올, 약물사용 등 모든 약물사용과 관련하여 지속적인 지원, 후속 조치, 의뢰 및 자료원 제공 기술은 필수적이다. 이러한 시스템을 생활습관의학 진료에 추가하면 이러한 위험한 약물의 사용을 줄일 수 있을 뿐만 아니라 심장질환, 폐질환, 특정 암과 같은 만성질환에 대한 환자의 위험도 줄일 수 있다.

축하한다! 이제 여러분은 각 생활습관의학 방문 시 이러한 중요한 평가를 수행하여 환자 집단의 이환율과 사망률을 체계적으로 줄일 수 있는 근거와 실용적인 팁을 갖추게 되었다.

주요 요점 - 흡연, 알코올 및 약물

- 술과 담배는 전 세계에서 가장 흔하게 사용되는 약물이며, 심각한 건강 위험을 수반하고 있어, 미국에서 예방 가능한 사망의 가장 큰 원인 중 하나다.
- 이러한 약물에 처음 노출되는 연령이 점점 더 낮아지고 있으며, 전반적인 사용량도 증가하고 있다.
- 중독은 정신적 또는 정서적 의존성을 동반하는 해로운 영향에도 불구하고 약물을 반복적이고 통제할 수 없을 정도로 사용하는 것으로 정의된다.
- 생활습관의학 의료인은 위험한 약물사용 및 남용에 대해 완전히

이해하고, 정기적으로 평가하고, 교육하는 것이 중요하다.

- 진료실에서 위험한 약물사용을 해결하기 위한 사전 작업에는 다음이 수반된다.
  - 이러한 건강습관에 대해 논의하는 것이 방문의 중요한 부분이며, 의료인으로서의 철학임을 설명하는 자료, 자료원 및 표지판을 제공하여 건강한 습관을 채택하는 데 도움이 되는 환경을 조성한다.
  - 위험에 처한 환자의 차트에 표시하고, 접수 과정의 일부로 평가를 수행하고, 자료원을 제공하고, 후속 관리약속을 정하고, 환자의 생활습관 변화에 따른 확인을 하고, 또한 이러한 환자 건강 목표 평가를 담당하는 특정 담당자를 지정한다.
  - 과정을 표준화한다.
  - 개인별 방문 또는 그룹 세션을 통해 지원 공동체를 운영하여 성공 가능성을 높인다.

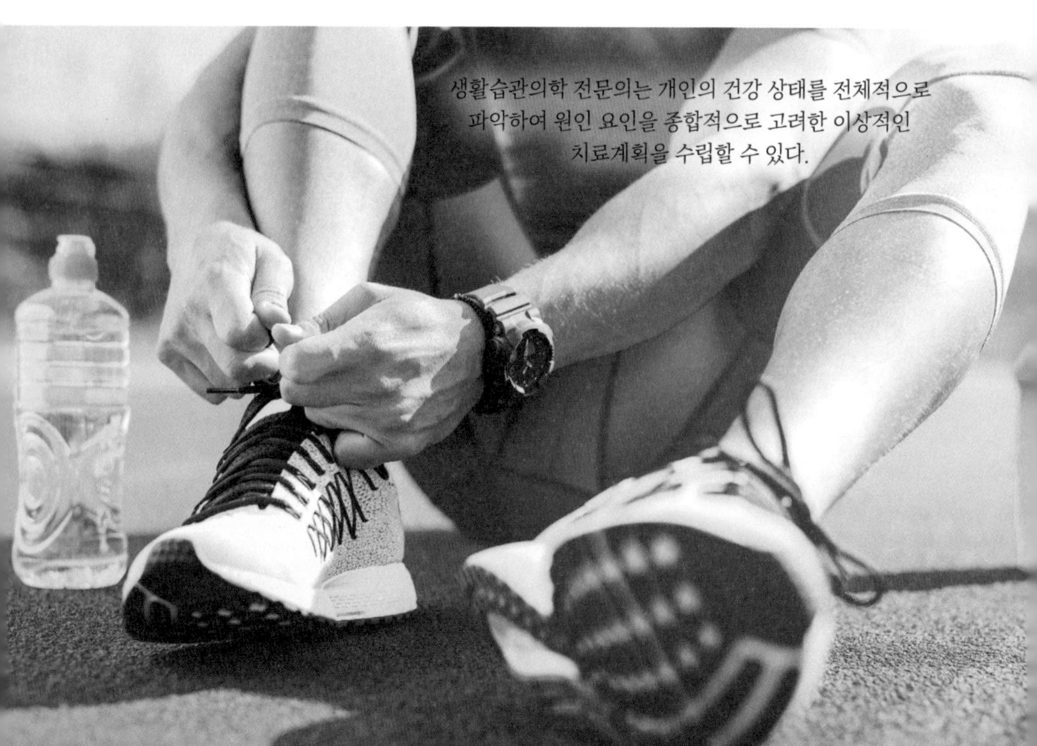
생활습관의학 전문의는 개인의 건강 상태를 전체적으로 파악하여 원인 요인을 종합적으로 고려한 이상적인 치료계획을 수립할 수 있다.

주요 요점 - 니코틴 및 담배 제품

- 흡연은 미국에서 예방 가능한 주요 사망 원인 중 하나다.
  - 담배 관련 사망의 주요 원인은 암, 호흡기질환, 혈관질환이다.
  - 담배는 폐암으로 인한 사망의 약 90%를 차지하며, 매년 유방암보다 폐암으로 사망하는 여성이 더 많다.
- 금연은 다음과 같은 거의 즉각적이고 긍정적인 효과가 있다.
  - 관상동맥성 심장질환 위험은 금연 후 1년 이내에 절반으로 감소하고, 금연 후 15년이 지나면 비흡연자 수준으로 감소한다.
  - 인후암과 구강암의 위험은 금연 후 5년 이내에 50% 감소한다.
  - 자궁경부암 위험은 금연 후 5년 이내에 비흡연자 수준으로 떨어진다.
  - 뇌졸중 위험은 금연 후 2~5년 이내 비흡연자와 동일하게 된다.
- 사람들은 스트레스 감소, 또래의 압력 또는 니코틴이 특정 작업을 수행하는 데 도움이 된다는 느낌 등 여러 가지 이유로 니코틴을 사용한다.
- 20세가 되면 흡연자의 80%가 흡연을 시작한 것을 후회하지만 니코틴의 중독성 때문에 금연에 어려움을 겪는다.
  - 미국 의무총감(The U.S. Surgeon General)은 2010년에 니코틴이 코카인이나 헤로인만큼 중독성이 있다고 선언했다.
  - 세계보건기구는 니코틴 중독을 만성 재발성 질환으로 분류했다.
  - 의료인은 니코틴의 중독성 특성에 관한 지식을 염두에 두고 니코틴 사용에 접근해야 한다.

• 니코틴은 사용자에게 긍정적인 효과를 줄 수 있지만, 금단증상은 불쾌감을 유발하여 중독의 부정적인 순환에 기여한다.
• 담배 제품에는 궐련, 시가, 시가리요, 입안에서 녹는 구슬, 스틱, 사탕과 같은 용해성 담배 제품, 전자담배 및 전자식 니코틴 전달 시스템, 물담배 같은 물파이프, 씹는담배 등 다양한 전달 방식이 있다.
• 실제 담배 및 니코틴 사용 문제해결
  - 중독에 대한 지속적인 교육, 질병의 위험요인으로서의 역할 그리고 금연을 위한 실질적인 조치를 포함해야 한다.
  - 니코틴 중독은 만성적이고 재발 가능성이 있는 질병으로 취급한다.
  - 치료에는 종종 여러 세션의 치료와 여러 가지 접근방식이 필요하다.
  - 성공적인 전략은 지시된 대로 중재와 지원 및 약물요법을 결합하는 것이다.
  - 동기면담 기법을 사용하여 환자와 신뢰와 친밀감을 형성하고 성공 가능성을 최대한 높인다.
  - 2A 및 5A 접근법은 담배 및 니코틴 사용량을 일관되게 평가하는 데 사용할 수 있는 근거기반 도구다(그림 7-17).
• 금연 성공 가능성을 극대화하기 위해 약리학적인 중재가 필요할 수 있다(그림 7-20).
• 금연을 지원하는 자료원
  - 무료 정부 프로그램, 웹사이트, 스마트폰 애플리케이션, 모바일 서비스 및 기타 옵션을 포함한 자료원 목록은 금연 자료원을 참조한다. 일부 프로그램은 여성, 청소년, 군인, 재향 군인, 스페인어 사용자 등 특정 인구집단을 위한 맞춤형 프로그램도 있다.

주요 요점-알코올

- 알코올은 미국에서 가장 널리 사용되는 물질이며, 미국 내 사망 원인 중 네 번째로 높은 비율을 차지한다.
  - 미국 근로 연령 성인 사망자 10명 중 1명은 과도한 음주로 인해 사망한다.
- 알코올이 건강에 미치는 영향에는 심혈관질환, 위장질환, 암, 면역체계 억제, 자가면역질환은 물론 신경학적, 심리적, 행동적 문제 등이 있다.
- 생활습관의학 의료인은 매년 18세 이상의 모든 환자를 검사해야 하며, 적절한 다음 단계를 개발하기 전에 환자의 음주 수준을 분류해야 한다.
  - **저위험 음주**: 미국 국립알코올남용및알코올중독연구소(NIAAA)에서는 남성의 경우 하루 4잔, 일주일에 14잔 이하, 여성의 경우 하루 3잔, 일주일에 7잔 이하를 '저위험' 음주로 정의하고 있다.
  - **폭음**: 여성의 경우 한 번(2시간 이내)에 4잔 이상, 남성의 경우 한 번(2시간 이내)에 5잔 이상 섭취하는 경우. 이는 대부분의 사람이 혈중 알코올 농도 0.8mg/L에 도달하는 데 걸리는 일반적인 알코올 양이다. 사람마다 알코올을 처리하는 방식이 다르기 때문에 필요한 음주량은 사람에 따라 다를 수 있다.
  - **고위험 음주**: 매일 또는 매주 저위험 음주 수준을 초과하거나 한 달에 한 번 폭음하는 경우.

- **알코올사용장애**: 이전에는 알코올중독, 알코올 남용 및 의존으로 알려졌다. APA에서는 "여러 가지 심리사회적, 행동적 또는 생리적 특징으로 나타나는 임상적으로 심각한 손상이나 고통을 초래하는 알코올 사용의 문제적 패턴"으로 정의한다.
- 알코올사용장애 환자의 치료에는 적절한 임상 치료 및 후속 조치를 위해 중독 전문 의료인을 포함한 적절한 자원에 대한 의뢰가 포함되어야 한다.
  ⇨ 금단증상 치료 및 약물 치료에는 과음을 줄이고 금주 일수를 늘리는 데 도움이 될 수 있는 중재가 수반된다.

• 실제로 알코올 사용에 대처하기
- **1단계**: 적절한 도구(민감하고 구체적이며 시간이 많이 걸리지 않는 도구)를 사용하여 평가한다. 예를 들어 "지난 1년간 하루에 5잔(남성) 또는 4잔(여성) 이상 술을 마신 적이 있습니까?"와 같은 간단한 질문 또는 AUDIT-C 선별검사를 활용한다.
- **2단계**: 불건강한 알코올 사용에 대한 단기 중재. 여기에는 약 10~30분 동안 환자와 1~4회 상담하는 것이 포함된다. 변화를 촉진하려는 모든 시도와 마찬가지로, 의료인은 환자의 변화 단계를 파악하고 동기면담을 사용하여 격려와 지원을 제공하는 것이 중요하다. 5A는 적절한 수정을 통해 금연 과정과 유사하게 알코올에도 사용할 수 있다(그림 7-26).

• 알코올사용장애를 치료하는 접근방식은 복잡하며 잦은 재평가가 필요하다(그림 7-27).

알코올 사용 및 남용 문제를 해결하는 데 도움이 되는 추가 자료원

*

- 알코올사용문제 진료 매뉴얼: 알코올 선별검사 및 단기 중재 프로그램, 미국 알코올중독자협회(AAFP)와 베일러 의과대학에서 제공
  - 선별검사 및 단기 중재를 촉진하기 위한 진료실 챔피언 선정, 선별검사 및 중재를 위한 진료실의 현재 시스템 평가, 알코올 선별검사 및 중재를 위한 새로운 시스템의 정의, 지원 및 후속 조치, 재발에 대한 계획 등 환자를 위한 다음 단계 계획 수립을 권장한다.
- 재발을 다룰 때는 관련성, 위험, 보상, 장애물, 반복이라는 5R(그림 7-28)을 고려한다. 기타 자료원에는 NIAAA 알코올 치료 내비게이터, 익명의 알코올중독자들(AA), 알-아논(Al-Anon), 알라틴(Alateen) 관련 프로그램, 연방 및 국제기관과 단체, 전문 및 비영리 단체 등이 있다.

주요 요점- 약물/위험 물질 사용

- 2017년에는 1,870만 명의 성인이 물질사용장애(SUD)를 앓고 있는 것으로 보고되었으며, SUD를 앓고 있는 성인의 약 74%가 알코올사용장애를 함께 앓고 있는 것으로 나타났다.
- 약물남용으로 인한 사망, 질병 및 장애는 다른 예방 가능한 건강 상태보다 더 많이 발생한다.

• 약물이나 알코올을 남용하는 사람은 의도하지 않은 부상, 사고, 가정 폭력의 위험이 더 높다.
• 니코틴과 알코올을 제외하고 가장 흔히 남용되는 약물로는 대마초(마리화나), 처방약(아편유사제, 각성제, 진정제 등), 코카인, 헤로인 등이 있다.

실제로 위험한 약물/물질 사용에 대처하기

*

• **1단계**: 예방-중독 가능성이 있는 처방약에 대한 대체 치료법을 최적화하고, 이러한 약물을 처방하기 전에 철저한 위험 평가를 수행하며, 남용 징후에 대한 면밀한 모니터링을 제공하여 사용량을 제한한다. 처방 기간, 후속방문, 조기 재처방 및 복용량 제한을 포함한 처방 규칙을 수립한다.
• **2단계**: 선별검사 및 평가-환자에게 물질사용장애가 있는지 확인한다. 선별검사의 목표는 다음과 같다.
  - 문제가 존재하는지 여부를 판단하고 특정 문제를 위험한 사용, 남용 또는 의존으로 식별한다.
  - 원인 요인 식별
  - 치료에 영향을 미칠 수 있는 동시 약물사용 또는 정신과적 또는 의학적 장애의 식별
  - 중단 동기에 대한 평가
• **3단계**: 중단을 위한 중재 및 상담-환자가 중단을 시도하는 동안 발생할 수 있는 문제에 대해 스스로 결정하고 해결할 수 있도록 돕기

위해서는 비판단적 의사소통 스타일과 동기면담을 사용하는 것이 중요하다.

- **4단계**: 후속 치료 및 적절한 의뢰(그림 7-44)

  추가 요구 사항에 대한 결정은 체계적이어야 하며, 금단 가능성, 의학적 동반질환 및 상태, 행동건강, 치료 수용/저항, 재발/지속 사용 가능성 및 회복 환경 등 6가지 영역을 기반으로 해야 한다.

물질사용장애 환자를 위한 자원

*

- 개인의 필요에 따라 그룹 상담 및 상호 지원 모임, 개별화된 약물 상담, 의학적으로 감독되는 금단, 외래환자 치료 프로그램, 장/단기 거주 치료 등 환자를 위한 여러 자원이 있다.

주요 내용 - 흡연, 음주 및 약물사용에 대한 보험급여

- **금연 및 알코올 오용과 같은 고위험 행동에 대한 상담은 표준 평가 및 관리**(E/M) **방문의 일부로 포함될 수 있다. 다음과 같이 코딩할 수 있다:**
  - 상담을 확장된 E/M 평가의 일부로 통합
  - 일반 생활습관의학 상담 코드 사용

- 행동건강 상담사에 대한 별도 청구
- 금연, 알코올 의존 또는 약물사용을 언급하며 이러한 고위험 세션에 대해 특별히 코딩한다.

- **연장된 평가/관리 방문**: 상담으로 인해 E/M 방문이 연장되는 경우 의료인은 방문 연장을 기록할 수 있다. 같은 날에 연장된 서비스는 15분당 99417의 추가 코드를 사용할 수 있다. 이는 대면 또는 원격 진료 방문 모두에 적용될 수 있다.
- **자격을 갖춘 공인 행동건강 상담사에게 의뢰**: 이러한 의료인은 90932~90834 및 90836~90838과 같은 적절한 행동건강 상담 코드를 사용하여 보험급여를 청구할 수 있다.
- **생활습관 상담**: 생활습관 상담은 코드 99401~99404로도 사용할 수 있으며, 99411 및 99412는 주치의(DO, MD, NP, PA)가 사용하도록 되어 있다.
  - 대부분의 건강보험은 사용 횟수에 제한이 없지만, 건강보험에 따라 제한 사항이 다를 수 있다.
  - 자격증을 소지한 행동건강 상담사는 90932~90834, 90836~90838 등 적절한 행동건강 상담 코드를 사용하여 보험급여를 청구할 수 있다.
- **메디케어 코드**: 메디케어에서는 다음과 같은 특정 고위험 상담 세션에 대해 'G'라는 특정 영문숫자 코드를 할당한다.
  - G0442 및 G0443-알코올 의존 상담
  - 99406 및 99407-금연 및 담배 상담
  - 99417-E/M 코드 99205 및 99215에 대한 연장된 방문 추가 코드

• **선별검사, 단기 중재 및 치료 의뢰(SBIRT) 보장**: 미국 약물남용및 정신건강서비스국(SAMHSA) 및 CMS(그림 7-47 및 7-48)의 자료원에서 SBIRT에 대해 배울 수 있다.

참고문헌

1. Substance Abuse and Mental Health Services Administration, & Office of the Surgeon General. (2016). *Facing Addiction in America: The Surgeon General's Report on Alcohol, Drugs, and Health.* US Department of Health and Human Services. https://www.ncbi.nlm. nih.gov/books/NBK424859/
2. Funk, D., Marinelli, P. W., & Lê, A. D. (2006). Biological processes underlying co-use of alcohol and nicotine: neuronal mechanisms, cross-tolerance, and genetic factors. *Alcohol research & health: the journal of the National Institute on Alcohol Abuse and Alcoholism, 29*(3), 186–192.
3. Substance Abuse and Mental Health Services Administration. (2020). *Find Help: ATOD.* Substance Abuse and Mental Health Services Administration. https://www. samhsa.gov/ find-help/atod
4. Gonzalez, S., Grubb, J., Kowalchuk, A., Sidani, M., Spooner, K., & Zoorob, R. (n.d.). *Addressing Alcohol Use Practice Manual.* American Academy of Family Physicians. https:// www.aafp.org/dam/AAFP/documents/patient_care/alcohol/alcohol-manual. pdf
5. Jarvis M. J. (2004). Why people smoke. *BMJ (Clinical research ed.), 328*(7434), 277–279. https://doi.org/10.1136/bmj.328.7434.277
6. The American Cancer Society medical and editorial content team. (2020). *Why People Start Smoking and Why It's Hard to Stop.* American Cancer Society. https:// www.cancer. org/healthy/stay-away-from-tobacco/why-people-start-usingtobacco. html
7. Centers for Disease Control and Prevention, & National Center for Chronic Disease Prevention and Health Promotion. (2010). *How Tobacco Smoke Causes Disease: The Biology and Behavioral Basis for Smoking-Attributable Disease: A Report of the Surgeon General.* Centers for Disease Control and Prevention. https://www.ncbi.nlm. nih.gov/ books/NBK53017/
8. Mishra, A., Chaturvedi, P., Datta, S., Sinukumar, S., Joshi, P., & Garg, A. (2015). Harmful effects of nicotine. *Indian journal of medical and paediatric oncology: official journal of Indian Society of Medical & Paediatric Oncology, 36*(1), 24–31. https://doi. org/10.4103/0971-5851.15177
9. Smokefree.gov. (2020). *Manage Withdrawal.* Centers for Disease Control and Prevention. https://www.cdc.gov/tobacco/campaign/tips/quitsmoking/ guide/ withdrawal.html
10. Regan, A. K., Dube, S. R., & Arrazola, R. (2012). Smokeless and flavored tobacco products in the U.S.: 2009 Styles survey results. *American journal of preventive*

medicine, 42(1), 29–36. https://doi.org/10.1016/j.amepre.2011.08.019

11. U.S. Food and Drug Administration. (2018). *Dissolvable Tobacco Products.* U.S. Food and Drug Administration. https://www.fda.gov/tobacco-products/products-ingredientscomponents/ dissolvable-tobacco-products#references
12. Cabrera-Nguyen, E. P., Cavazos-Rehg, P., Krauss, M., Kim, Y., & Emery, S. (2016). Awareness and Use of Dissolvable Tobacco Products in the United States. *Nicotine & tobacco research: official journal of the Society for Research on Nicotine and Tobacco, 18*(5), 857–863. https://doi.org/10.1093/ntr/ntv212
13. Mishina, E. V., & Hoffman, A. C. (2014). Clinical pharmacology research strategy for dissolvable tobacco products. *Nicotine & tobacco research: official journal of the Society for Research on Nicotine and Tobacco, 16*(3), 253–262. https://doi.org/10.1093/ntr/ntt182
14. Tsai, J., Walton, K., Coleman, B. N., Sharapova, S. R., Johnson, S. E., Kennedy, S. M., & Caraballo, R. S. (2018). Reasons for Electronic Cigarette Use Among Middle and High School Students - National Youth Tobacco Survey, United States, 2016. *MMWR. Morbidity and mortality weekly report, 67*(6), 196–200. https://doi.org/10.15585/mmwr.mm6706a5
15. Ambrose, B. K., Day, H. R., Rostron, B., Conway, K. P., Borek, N., Hyland, A., & Villanti, A. C. (2015). Flavored Tobacco Product Use Among US Youth Aged 12-17 Years, 2013-2014. *JAMA, 314*(17), 1871–1873. https://doi.org/10.1001/jama.2015.13802
16. National Center for Chronic Disease Prevention and Health Promotion. (2020). *Outbreak of Lung Injury Associated with the Use of E-Cigarette, or Vaping, Products.* Centers for Disease Control and Prevention. https://www.cdc.gov/tobacco/basic_information/e- cigarettes/severe-lung-disease.html
17. American Lung Association. (2007). *An Emerging Deadly Trend: Waterpipe Tobacco Use.* American Lung Association. https://www.lung.org/getmedia/ec1a184f-0fc9-4a08- a83b- 5f56b5f35eaf/2007-tobacco-policy-trend.pdf.pdf
18. Cobb, C., Ward, K. D., Maziak, W., Shihadeh, A. L., & Eissenberg, T. (2010). Waterpipe tobacco smoking: an emerging health crisis in the United States. *American journal of health behavior, 34*(3), 275–285. https://doi.org/10.5993/ajhb.34.3.3
19. National Cancer Institute. (n.d.). *Chewing tobacco.* National Cancer Institute. https://www. cancer.gov/publications/dictionaries/cancer-terms/def/chewing-tobacco
20. National Center for Chronic Disease Prevention and Health Promotion. (2020). *Smokeless Tobacco Product Use in the United States.* Centers for Disease Control and Prevention. https://www.cdc.gov/tobacco/data_statistics/fact_sheets/smokeless/use_us/index.htm#:~:t argetText=According%20to%20

the%202012%20National%20Survey%20on%20Drug% 20Use%20and%20 Health%3A&targetText=About%201%20in%20every%20100%20you th%20 aged%2012–17%20years,least%20one%20other%20tobacco%20product
21. National Center for Chronic Disease Prevention and Health Promotion. (2020). *Smoking and Tobacco Use Fast Facts and Fact Sheets.* Centers for Disease Control and Prevention. https://www.cdc.gov/tobacco/data_statistics/fact_sheets/
22. The American Cancer Society medical and editorial content team. (2020). *Health Benefits of Quitting Smoking Over Time.* American Cancer Society. https://www.cancer.org/ healthy/stay-away-from-tobacco/benefits-of-quitting-smokingover-time.html
23. Ockene J. K. (1987). Physician-delivered interventions for smoking cessation: strategies for increasing effectiveness. *Preventive medicine, 16*(5), 723–737. https://doi. org/10.1016/0091-7435(87)90054-5
24. Keto, J., Jokelainen, J., Timonen, M., Linden, K., & Ylisaukko-oja, T. (2015). Physicians discuss the risks of smoking with their patients, but seldom offer practical cessation support. *Substance abuse treatment, prevention, and policy, 10,* 43. https://doi.org/10.1186/ s13011-015-0039-9
25. Van Schayck, O., Williams, S., Barchilon, V., Baxter, N., Jawad, M., Katsaounou, P. A., Kirenga, B. J., Panaitescu, C., Tsiligianni, I. G., Zwar, N., & Ostrem, A. (2017). Treating tobacco dependence: guidance for primary care on life-saving interventions. Position statement of the IPCRG. *NPJ primary care respiratory medicine, 27*(1), 38. https://doi.org/10.1038/ s41533-017-0039-5
26. Papadakis, S., Pipe, A., Kelly, S., Pritchard, G., & Wells, G. A. (2015). Strategies to improve the delivery of tobacco use treatment in primary care practice. *The Cochrane Database of Systematic Reviews, 2015*(3), CD011556. https://doi. org/10.1002/14651858.CD011556
27. Andritsou, M., Schoretsaniti, S., Litsiou, E., Saltagianni, V., Konstadara, K., Spiliotopoulou, A., Zakynthinos, S., & Katsaounou, P. (2016). Success rates are correlated mainly to completion of a smoking cessation program. *European Respiratory Journal, 48*(60) PA4599. 10.1183/13993003.congress-2016.PA4599
28. Quinn, V. P., Hollis, J. F., Smith, K. S., Rigotti, N. A., Solberg, L. I., Hu, W., & Stevens, V. J. (2009). Effectiveness of the 5-As tobacco cessation treatments in nine HMOs. *Journal of general internal medicine, 24*(2), 149–154. https://doi. org/10.1007/s11606-008-0865-9
29. Agency for Healthcare Research and Quality. (2012). *Five Major Steps to Intervention (The "5 A's").* Agency for Healthcare Research and Quality. https:// www.ahrq.gov/prevention/ guidelines/tobacco/5steps.html
30. McIvor, A., Kayser, J., Assaad, J. M., Brosky, G., Demarest, P., Desmarais, P., Hampson, C., Khara, M., Pathammavong, R., & Weinberg, R. (2009). Best practices

for smoking cessation interventions in primary care. *Canadian respiratory journal, 16*(4), 129–134. https://doi. org/10.1155/2009/412385

31. American Academy of Family Physicians. (2020). *Tobacco & Nicotine Prevention & Control.* American Academy of Family Physicians. https://www.aafp.org/familyphysician/ patient-care/care-resources/tobacco-and-nicotine.html?cmpid=_van_308
32. Tobacco Use and Dependence Guideline Panel. (2008). *Treating Tobacco Use and Dependence: 2008 Update.* US Department of Health and Human Services. https://www. ncbi.nlm.nih.gov/books/NBK63952/
33. Vidrine, J. I., Shete, S., Cao, Y., Greisinger, A., Harmonson, P., Sharp, B., Miles, L., Zbikowski, S. M., & Wetter, D. W. (2013). Ask-Advise-Connect: a new approach to smoking treatment delivery in health care settings. *JAMA internal medicine, 173*(6), 458– 464. https://doi. org/10.1001/jamainternmed.2013.375
34. Larzelere, M. M., & Williams, D. E. (2012). Promoting smoking cessation. *American family physician, 85*(6), 591–598.
35. U.S. Food and Drug Administration. (2018). *Advancing Medicinal Nicotine Replacement Therapies as New Drugs.* U.S. Food and Drug Administration. https://www.fda.gov/news- events/fda-voices/advancing-medicinal-nicotine-replacementtherapies- new-drugs-new- step-fdas-comprehensive-approach
36. The Regents of the University of California. (2019). *Pharmacologic Product Guide.* American Academy of Family Physicians. https://www.aafp.org/dam/AAFP/documents/ patient_care/tobacco/pharmacologicguide. pdf
37. Lexicomp. (2021). *Varenicline: Drug Information.* UpToDate. https://www.uptodate.com/contents/varenicline-druginformation? search=chantix&topicRef=16635&source=see_link
38. Furukawa, T.A., Ogawa, Y., Takeshima, N., Hayasaka, Y., Chen, P., Cipriani, A., & Barbui, C. (2020). *Bupropion versus other antidepressive agents for depression.* Cochrane. https://www.cochrane.org/CD011036/DEPRESSN_bupropion-versus-otherantidepressive-agents-depression
39. GlaxoSmithKline. (2014). *The Medication Guide.* U.S. Food and Drug Administration. https://www.accessdata.fda.gov/drugsatfda_docs/label/2014/020711s042lbl.pdf
40. Lexicomp. (2021). *Bupropion: Drug Information.* UpToDate. https://www.uptodate.com/ contents/bupropion-druginformation? search=chantix%20dosage%20for%20smoking%20 cessation&topicRef=166 35&source=see_link
41. Office on Smoking and Health. (2020). *Smoking and Tobacco Use: Patient Resources.* Centers for Disease Control and Prevention. https://www.cdc.gov/tobacco/basic_information/for-health-care-providers/patientresources/ index.html
42. National Institute on Alcohol Abuse and Alcoholism. (2020). *Alcohol Use in the*

United States. National Institute on Alcohol Abuse and Alcoholism. https://www.niaaa.nih.gov/ publications/brochures-and-fact-sheets/alcohol-facts-andstatistics

43. National Center for Chronic Disease Prevention and Health Promotion, & Centers for Disease Control and Prevention. (2021). *Alcohol Use and Your Health.* Centers for Disease Control and Prevention. https://www.cdc.gov/alcohol/fact-sheets/alcohol-use.htm
44. Kelly, J., & Shull, J. (2019). *Lifestyle Medicine Board Review Manual (2nd edition).* American College of Lifestyle Medicine.
45. American Psychiatric Association. (2013). *Diagnostic and statistical manual of mental disorders (5th ed.).* https://doi.org/10.1176/appi.books.9780890425596
46. Tetrault, J.M., & Oconnor, P.G. (2020). *Risky drinking and alcohol use disorder: Epidemiology, pathogenesis, clinical manifestations, course, assessment, and diagnosis.* UpToDate. https://www.uptodate.com/contents/risky-drinking-and-alcohol-use-disorderepidemiology- pathogenesis-clinical-manifestations-course-assessment-anddiagnosis/ print?search=alcohol ism&source=search_result&selectedTitle=2~150&usage_t ype=default&display_rank=2
47. National Institute on Alcohol Abuse and Alcoholism. (2020). *Alcohol's Effects on the Body.* National Institute on Alcohol Abuse and Alcoholism. https://www.niaaa.nih.gov/alcohols- effects-health/alcohols-effects-body
48. National Institute on Alcohol Abuse and Alcoholism. (2020). *Alcohol's Effects on the Body.* National Institute on Alcohol Abuse and Alcoholism. https://www.niaaa.nih.gov/alcohols- effects-health/alcohols-effects-body
49. National Cancer Institute. (2018). *Alcohol and Cancer Risk.* National Cancer Institute. https://www.cancer.gov/about-cancer/causes-prevention/risk/alcohol/alcohol-fact-sheet
50. US Preventive Services Task Force, Curry, S. J., Krist, A. H., Owens, D. K., Barry, M. J., Caughey, A. B., Davidson, K. W., Doubeni, C. A., Epling, J. W., Jr, Kemper, A. R., Kubik, M., Landefeld, C. S., Mangione, C. M., Silverstein, M., Simon, M. A., Tseng, C. W., & Wong, J. B. (2018). Screening and Behavioral Counseling Interventions to Reduce Unhealthy Alcohol Use in Adolescents and Adults: US Preventive Services Task Force Recommendation Statement. *JAMA, 320*(18), 1899–1909. https://doi.org/10.1001/jama.2018.16789
51. Fleming M. F. (2004). Screening and brief intervention in primary care settings. *Alcohol research & health: the journal of the National Institute on Alcohol Abuse and Alcoholism, 28*(2), 57–62.
52. McNeely, J., Cleland, C. M., Strauss, S. M., Palamar, J. J., Rotrosen, J., & Saitz, R. (2015). Validation of Self-Administered Single-Item Screening Questions (SISQs) for Unhealthy Alcohol and Drug Use in Primary Care Patients. *Journal of general internal medicine, 30*(12), 1757–1764. https://doi.org/10.1007/s11606-015-3391-6

53. Babor, T. F., Grant, M., Acuda, W., Burns, F. H., Campillo, C., Del Boca, F. K., Hodgson, R., Ivanets, N. N., Lukomskya, M., & Machona, M. (1994). A randomized clinical trial of brief interventions in primary care: summary of a WHO project. *Addiction (Abingdon, England), 89*(6), 657–678. https://doi.org/10.1111/j.1360-0443.1994.tb00944.x
54. Bush, K., Kivlahan, D. R., McDonell, M. B., Fihn, S. D., & Bradley, K. A. (1998). The AUDIT alcohol consumption questions (AUDIT-C): an effective brief screening test for problem drinking. Ambulatory Care Quality Improvement Project (ACQUIP). Alcohol Use Disorders Identification Test. *Archives of internal medicine, 158*(16), 1789–1795. https://doi. org/10.1001/archinte.158.16.1789
55. Kaner, E. F., Beyer, F., Dickinson, H. O., Pienaar, E., Campbell, F., Schlesinger, C., Heather, N., Saunders, J., & Burnand, B. (2007). Effectiveness of brief alcohol interventions in primary care populations. *The Cochrane database of systematic reviews,* (2), CD004148. https://doi.org/10.1002/14651858.CD004148.pub3
56. Saitz, R. (2020). *Brief intervention for unhealthy alcohol and other drug use: Goals and components.* UpToDate. https://www.uptodate.com/contents/brief-intervention- forunhealthy- alcohol-and-other-drug-use-goals-andcomponents?search=brief%20 intervention%20for%20unhealthy%20alcohol%20and%20 other%20drug%20use%20 goals%20and%20components&source=search_result&selected Title=1~150&usage_ type=default&display_rank=
57. Al-Anon Family Groups. (n.d.). *What is Al-Anon and Alateen.* Al-Anon Family Groups. https://al-anon.org/newcomers/what-is-al-anon-and-alateen/
58. Substance Abuse and Mental Health Services Administration. (2018). *Key Substance Use and Mental Health Indicators in the United States: Results from the 2017 National Survey on Drug Use and Health.* Substance Abuse and Mental Health Services Administration. https://www. samhsa.gov/data/sites/default/files/cbhsqreports/NSDUHFFR2017/NSDUHFFR2017.pdf
59. National Institute on Drug Abuse. (2019). *Costs of Substance Abuse.* National Institute on Drug Abuse. https://www.drugabuse.gov/drug-topics/trends-statistics/costs-substanceabuse
60. Gateway Foundation. (2020). *Effects of drug abuse and addiction.* Gateway Foundation. https://www.gatewayfoundation.org/faqs/effects-of-drug-abuse/
61. Gorelick, D.A. (2020). *Cannabis use and disorder: Epidemiology, comorbidity, health consequences, and medico-legal status.* UpToDate. https://www.uptodate.com/ contents/cannabis-use-and-disorder-epidemiologycomorbidity- health-consequences- and-medico-legalstatus? search=marajuana&source=search_result&selectedTitle=1~15 0&usage_type=defa ult&display_rank=
62. National Institute on Drug Abuse. (2015). *Drug and Alcohol Use in College-Age Adults in 2014.* National Institute on Drug Abuse. https://archives.drugabuse.gov/

trendsstatistics/ drug-alcohol-use-in-college-age-adults-in-2014
63. Juergens, J. (2020). *10 Most Common Addictions.* Addiction Center. https://www.addictioncenter.com/addiction/10-most-common-addictions/
64. National Institute on Drug Abuse. (2019). *Marijuana DrugFacts.* National Institute on Drug Abuse. https://www.drugabuse.gov/publications/drugfacts/marijuana
65. Becker, W.C., Starrels, J.L. (2020). *Prescription drug misuse: Epidemiology, prevention, identification, and management.* UpToDate. https://www.uptodate.com/contents/ prescription-drug-misuse-epidemiology-preventionidentification-andmanagement? search= prescription% 20drug%20misuse&source=search_result&selectedTi tle=1~77&usage_ type=default&display_rank=
66. Substance Abuse and Mental Health Services Administration. (2018). *Results from the 2017 National Survey on Drug Use and Health: Detailed Tables.* Substance Abuse and Mental Health Services Administration. https://www.samhsa.gov/data/sites/default/files/ cbhsqreports/ NSDUHDetailedTabs2017/NSDUHDetailedTabs2017.pdf
67. Gorelick, D.A. (2020). *Cocaine use disorder in adults: Epidemiology, pharmacology, clinical manifestations, medical consequences, and diagnosis.* UpToDate. https://www.uptodate. com/contents/cocaine-use-disorder-in-adults-epidemiologypharmacology-clinical- manifestations-medical consequences-anddiagnosis? search=cocaine&source=search_res ult&selectedTitle=3~150&usage_type=def ault&display_rank=3
68. Centers for Disease Control and Prevention. (2015). *Today's Heroin Epidemic.* Centers for Disease Control and Prevention. https://www.cdc.gov/vitalsigns/heroin/index.html
69. Strain, E. (2020). *Opioid use disorder: Epidemiology, pharmacology, clinical manifestations, course, screening, assessment, and diagnosis.* UpToDate. https://www.uptodate.com/ contents/opioid-use-disorder-epidemiology-pharmacologyclinical- manifestations-course- screening-assessment-anddiagnosis? search=heroin&source=search_result&selectedTitle= 1~150&usage_type=default&display_rank=
70. National Institute on Drug Abuse. (2019). *Heroin DrugFacts.* National Institute on Drug Abuse. https://www.drugabuse.gov/publications/drugfacts/heroin
71. Hall, W., & Degenhardt, L. (2014). The adverse health effects of chronic cannabis use. *Drug testing and analysis,* *6*(1-2), 39–45. https://doi.org/10.1002/dta.1506
72. Volkow, N. D., Baler, R. D., Compton, W. M., & Weiss, S. R. (2014). Adverse health effects of marijuana use. *The New England journal of medicine, 370*(23), 2219–2227. https:// doi.org/10.1056/NEJMra1402309
73. Elise, D. (2016). *Pharmacology of stimulants, depressants, and hallucinogens.* Slide Share. https://www.slideshare.net/DrSnipes/pharmacology-of-stimulants-

depressantsand- hallucinogens
74. Sigdel, M. (2015). *Sedative and hypnotics.* Slide Share. https://www.slideshare.net/madansigdel5/sedatives-and-hypnotics-52415614
75. Neubauer, D.N. (2020). *Pharmacotherapy for insomnia in adults.* UpToDate. https://www.uptodate.com/contents/pharmacotherapy-for-insomnia-inadults?search=sedatives&source=search_result&selectedTitle=6~150&usage_type=default&display_rank=6#H1447422739
76. National Institute on Drug Abuse. (2005). *NIDA Research Report Series: Heroin Abuse and Addiction.* NIH Publication No. 05-4165.
77. Shapiro, B., Coffa, D., & McCance-Katz, E. F. (2013). A primary care approach to substance misuse. *American family physician, 88*(2), 113–121.
78. World Health Organization. (2021). *Management of Substance Use: Hazardous Use.* World Health Organization. https://www.who.int/substance_abuse/terminology/definition3/ en/#:~:text=Definition,wo uld%20also%20include%20social%20consequences
79. American Psychiatric Association. (2013). *Diagnostic and statistical manual of mental disorders* (5th ed.). https://doi.org/10.1176/appi.books.9780890425596
80. Dugosh, K.L., & Cacciola, J.S. (2020). *Clinical assessment of substance use disorders.* UpToDate. https://www.uptodate.com/contents/clinical-assessment-of-substance-usedisorders? search=substance%20use%20disorder&source=search_result&selectedTitle=1~150&usage_ type=default&display_rank=1#H3107677312
81. Substance Abuse and Mental Health Services Administration. (2020). *Naltrexone.* Substance Abuse and Mental Health Services Administration. https://www.samhsa.gov/ medication-assisted-treatment/medications-counseling-relatedconditions/naltrexone
82. Indications for management and referral of patients involved in substance abuse. American Academy of Pediatrics. Committee on Substance Abuse. (2000). *Pediatrics, 106*(1 Pt 1), 143–148. https://doi.org/10.1542/peds.106.1.143
83. Indications for management and referral of patients involved in substance abuse. American Academy of Pediatrics. Committee on Substance Abuse. (2000). *Pediatrics, 106*(1 Pt 1), 143–148. https://doi.org/10.1542/peds.106.1.143
84. National Institute on Drug Abuse. (2018). *Types of Treatment Programs from Principles of Drug Addiction Treatment: A Research-Based Guide* (Third Edition). U.S. Department of Health and Human Services. https://www.drugabuse.gov/publications/principles-drug-addiction- treatment-researchbased- guide-third-edition/drug-addiction-treatment-in-united-states/types- treatmentprograms

보험급여

"보험급여는 의료행위의 방식을 결정하는 주요 요인이다.
보험급여가 바뀌면 의료행위와 의학교육도 바뀐다."

\- 딘 오니쉬(Dean Ornish), MD, 미국 의사 겸 연구자

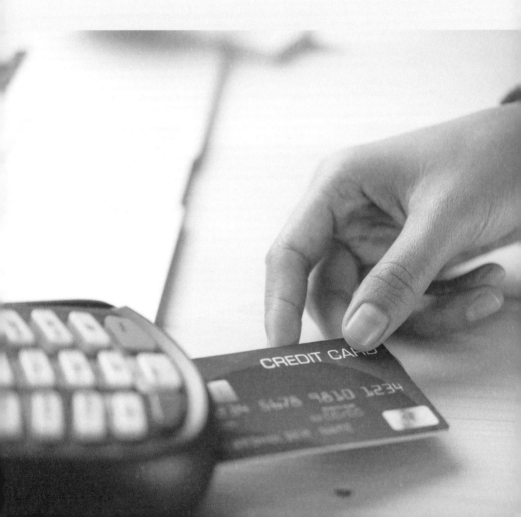

이 장은 오리건주 그레샴에 본사를 둔 생활습관의학 그룹의 대표인 존 E. 고블(John E. Gobble) 박사가 작성했다.

얼마 전 미국생활습관의학회(ACLM)는 회원들의 관심사를 조사했다. 회원들의 가장 인기 있는 관심사는 보험급여였다.

나는 ACLM 보험급여 MIG(회원 이익 그룹)의 의장으로서 보험급여와 관련하여 회원들의 가장 시급한 요구와 우려에 대응하기 위한 노력을 이끌고 있다. 나는 전국 각지에서 생활습관의학을 제공하려는 그들의 노력을 지원해줄 자료원을 찾는 문의를 받는다.[1] 나는 종종 다음과 같은 신규 회원들의 질문을 듣는다. "생활습관의학은 보험급여가 가능한가요?", "어떻게 하면 생활습관의학에 대해 성공적으로 청구할 수 있나요?", "생활습관의학으로 생계를 유지할 수 있을까요?", "생활습관의학을 지원하기 위한 표준화된 지침이 있나요?", "생활습관의학 진료를 지원하는 시스템, 서비스 및 자료원이 있나요?"

회원뿐만이 아니라 보건의료계 동료들, 사무실의 청구 직원 및 관리자도 이러한 질문을 한다. 이 장은 이런 질문에 자신 있게 답변할 수 있도록 설계되었다.

보험급여 요건-시작하기

*

기존 업무에서는 청구 제출 및 보험급여 효율성을 극대화하기 위한 과정과 절차가 확립되어 있어 보험급여가 일상적인 작업일 수 있다. 반면에 이제 막 시작했거나 직접 수행하려는 경우에는 몇 가지 기본 개념을 이해해야 한다.

지불 기관(예; 정부기관, 민간 건강보험 또는 고용주 조직)은 계약을 맺은 독립체에만 보험급여를 지급한다. 이는 의료인, 의료인 그룹 또는 환자다. 의료인이 '네트워크 내'에 있으면 지불 기관과 계약을 맺은 것이다. 그렇지 않은 경우 네트워크 외부에 있는 것이며, 환자가 지불 기관과 계약을 맺었기 때문에 환자에게 보험급여가 지급된다.

자격증명-심사 과정

*

의료인 또는 의료인 조직은 지불 기관과 계약을 맺을 때 자격증명을 받는다. 그림 8-1에는 미국 정부에서 가장 큰 지불 기관인 메디케어와 인증하는 기본 단계가 자세히 나와 있다. 절차는 다른 지불 기관과도 유사하다.

인증 준비의 첫 번째 단계는 국가제공자식별자(National Provider Identified, NPI)를 설정하는 것이다. 온라인(https://nppes.cms.hhs.gov/#/)에서 양식을 작성하고 신청서를 제출하기만 하면 된다.[3] 바로 NPI 번호를 받게 될 것이다. 그런 다음 자격증명 신청서를 준비해야 한다. 네트워크에 참여하고 있거나 신청서를 대신 작성해주는 청구 기관과 계약한 경우를 제외하고는 각 지불 기관에는 자격증명 신청 절차가 있다. 메디케어에 가입하려면 공급자 등록, 체인 및 소유권 시스템(Provider Enrollment, Chain and Ownership System, PECOS)이라는 메디케어 온라인 신청서를 사용한다.[4] 필요한 정보를 제공해야 한다(그림 8-2).

1	1단계: NPI 받기 이미 NPI가 있는 경우, 이 단계를 건너뛰고 2단계로 진행한다. NPI는 국가보험 및 의료인 목록 시스템(National Plan & Provider Enumeration System, NPPES)을 통해 발급된다. NPPES 웹사이트에서 NPI를 신청할 수 있다. NPI가 있는지 확실하지 않다면, NPI 등록부를 검색한다.
2	2단계: 메디케어 가입 신청서 작성하기 온라인 메디케어 등록 시스템인 PECOS(Provider Enrollment, Chain and Ownership System)를 사용하여 등록한다. PECOS에는 비디오 및 인쇄물 튜토리얼이 있으며 정확한 정보를 입력할 수 있도록 등록 과정을 안내한다. 온라인 PECOS 신청서를 작성한다.
3	3단계: MAC으로 작업하기 메디케어 관리 계약자(Medicare Administration Contractor, MAC)는 자신이 근무하는 지역에 따라 다르며, 신청서를 처리하는 동안 추가 정보 요청을 할 수 있다. 가입 상태와 관련하여 MAC에 문의할 수도 있다.

그림 8-1 메디케어에 가입하는 단계-메디케어 의료인 되기[2]

- 개인 정보
- 전문가 ID
- 교육 및 전문 수련과정
- 전문과(specialty)
- 진료 장소
- 병원 제휴
- 자격증명 연락처
- 전문가 책임보험
- 채용 정보
- 전문가 참조자료
- 공시사항
- 주 면허증을 포함한 중요 문서 사본

그림 8-2 전문가 자격증명에 필요한 정보

지급 기관과 관계를 맺을 때 서면 또는 온라인 신청서를 작성하라는 요청을 받을 수 있다. 일부 기관은 CAQH 솔루션과 같은 상용 신청서 제공업체를 이용한다.[5] 온라인 양식을 사용하면 종이 양식을 사용할 때보다 신규 또는 재인증 신청서를 더 편리하게 작성할 수 있다.

메디케어용 공급자 등록, 체인 및 소유권 시스템(PECOS, https://pecos.cms.hhs.gov), 민간보험용 건강관리 컨설팅(Council for Affordable Quality Healthcare; CAQH ProView, https://proview.caqh.org. 미국에서 병원, 치과, 한의원 또는 의료기 등을 취급하며 각 보험을 청구하는 개인이나 기업은 보험 청구를 위해 각 보험회사와 인증 또는 계약을 해야 하는데, 여러 서류를 보관 관리 인증해주는 기관-역자 주) 등 자격증명을 더 쉽게 처리할 수 있는 온라인 도구도 있다. 어떤 도구를 사용하든 과정을 완료하는 데는 상당한 시간과 노력이 필요하다. 이것이 의료인이 자격증명 절차를 완료할 수 있도록 도와주는 사업 영역이 마련된 이유다. 준비 상태에 따라 의료 청구 서비스를 외부에 위탁하여 청구 및 보험급여를 일부 또는 전부 처리할 수 있다. 반면에 전자의료기록(electronic medical record, EMR)을 통합 청구 서비스와 함께 사용하는 것이 더 효율적일 수 있다.

통합청구 서비스가 포함된 전자의료기록(EMR)을 사용하면 사용자와 직원의 시간을 절약할 수 있다. 거의 모든 건강보험은 웹사이트에서 청구 솔루션 인터페이스를 제공하며, 여기에 청구 데이터를 입력하고 클릭하여 청구서를 제출한다. 무료로 제공하는 경우도 있지만 대신 시간이 소요된다. 그 시간이 더해져서 곧 부담이 될 수 있다. 그러나 모든 청구가 EMR을 통해 이루어지면 시간 효율성이 크게 향상될 수 있다. 또한 EMR 청구 전략을 사용하면 데이터 입력의 정확성과 절차 준수를 보장할 수 있다.
EMR 솔루션의 비용은 선택한 지불 모델(payment model)에 따라 달라진다. 소규모 병원의 경우, 청구 기능을 통합하고 사용한 만큼만 비용을 청구하는 시스템을 사용하는 것이 가장 유리할 수 있으며, 적절한 데이터 관리 및 보고 기능을 갖춘 강력한 시스템을 사용하는 것이 좋다.
미국의 EMR 시스템 경험에서 얻은 2가지 주요 교훈이 있다. 첫째, 상호운영성이 질병 감시 및 예방 역량을 개선하는 데 중요하며, 둘째, EMR 기능이 임상진료의 업무 절차에 긍정적인 영향을 미친다는 것이다.[6] 새로운 EMR을 고려할 때는 의료 및 영업 기능을 모두 효율적으로 관리하면서 사용성, 상호운용성, 경제성을 진지하게 고려해야 한다. 그림 8-3에는 시중에 나와 있는 다양한 EMR의 간략한 목록이 나와 있다.

EMR Systems

Canvas — www.canvasmedical.com
ChartLogic EHR — www.chartlogic.com
eClinicalWorks — www.eclinicalworks.com
EHR 24/7 — www.officeally.com
Kareo Clinical EHR — www.kareo.com
Practice Fusion — www.practicefusion.com

그림 8-3 청구 기능을 제공하는 사용 가능한 전자의료기록(EMR) 솔루션의 예

환자로부터 직접 비용을 받지 않는 한, 서비스 대금을 받으려면 지불 기관과 계약을 체결해야 한다. 지불 기관에는 고용주 그룹이나 민간 또는 정부 의료보험이 포함될 수 있다. 이 계약에는 지불 방법, 금액, 시기 및 기타 자세한 내용은 물론 필자가 다루지 않을 다른 많은 세부 사항이 명시되어 있다. 핵심은 지불 기관을 보호할 수 있는 모든 것을 포함하는 것이다. '네트워크 외부'에 있는 경우, 즉 지불 기관과 계약을 맺지 않을 때는 환자로부터 비용을 징수하는 경우가 많다. 지불 기관 또는 건강보험은 환자와 계약을 맺었기 때문에 환자에게 비용을 지불한다.

앞서 설명한 바와 같이 자격증명은 의료인과 건강보험 간에 계약이 성립되는 과정이다. 때때로 이러한 관계는 의료 네트워크 가입으로 인해 성립될 수 있다. 예를 들어 임상 통합 네트워크(Clinically Integrated Network, CIN)는 의료인 및 지불 기관 그룹으로서 의료인을 위한 요율을 설정하고 협상한다. 일반적으로 CIN은 많은 의료인 및 의료인 기관의 협상력을 가지므로 경쟁력 있는 보험급여요율을 제공한다.

마지막으로 계약서를 받게 된다. 계약서를 살펴보고 보험급여 비율

을 검토한다. 이제 계약서에 서명하기 전에 협상할 수 있는 시간이다. 계약서에 서명한 후에는 보통 3년 후에 요율 및 기타 조건을 재협상할 수 있다. 요율표가 표시되지 않는 경우, 지불자에게 가장 일반적으로 사용되는 CPT(Current Procedural Terminology; 의료행위-역자 주) 또는 HCPCS(의료행위 코딩 시스템, healthcare common procedure coding system) 코드의 요율을 제공해 달라고 요청한다. 이러한 코드에 대한 보험급여는 행위 또는 서비스 제공에 사용된 자원, 시간, 시설비용 및 위험에 따라 행위의 본질적 가치에 대한 가치판단을 기반으로 결정된다. 이러한 가치판단을 상대가치점수(relative value units, RVU)라고 한다.[7]

상대가치점수(RVU)

행위 또는 서비스에 대한 상대가치 또는 RVU는 다른 행위 및 서비스와 비교하여 상대적 가치를 나타내는 수치 순위다. 이 값은 업무량 가치(work value), 진료비용 가치(practice expense value), 의료과실배상보험료 가치(malpractice expense value) 3가지 요소를 기준으로 계산된다. 각 요소는 지역적 위치에 따라 조정된다. 매년 메디케어는 연방 관보에 자원기반 상대가치척도(resource based relative value scale, RBRVS)를 게시한다.

수수료는 RVU에 환산지수(conversion factor, CF)와 지역조정계수(geographic adjustment factor, GAF)를 곱하여 계산한다(그림 8-4). 2021년 메디케어의 환산지수는 34.8439달러였다. RVU 및 CF는 주기적으로 업데이트될 수 있다. 2021년에는 특정 RVU 외에도 메디케어의 CF가 변경되었다.

RVU	설명
업무량(wRVU)	전문가의 시간 비용
진료비용(pRVU)	시술과 관련된 비용이다. 의료기관(비시설) 또는 병원(시설) 등 시설 유형에 따라 2가지 값이 있을 수 있다. 사용되는 값은 시설 유형에 따라 결정된다.
의료과실배상보험료 비용(mRVU)	시술 또는 서비스와 관련된 의료 과실 보험 비용
지역조정계수(GAF)	이 값은 시술 또는 서비스가 수행되는 지리적 위치의 경제 환경에 맞게 RVU를 조정한다.
환산지수(CF)	이 값은 RVU와 관련된 보험급여 수수료를 계산한다.
보험급여 수수료=((wRVUxGAF)+(mRVUxGAF)+(mRVUxGAF)xCF)	

그림 8-4 GAF에 의해 조정된 상대가치점수(RVU)와 CF에 따라 보험급여액이 결정됨

지속 가능한 진료는 적절한 보험급여에 달려 있다. 따라서 지속적으로 계약을 모니터링하고 지불 기관과 보험급여율을 협상하는 것이 매우 중요하다. 메디케어의 CF를 변경할 수는 없지만, 민간보험 지불자 계약에 대해서는 더 높은 가치를 협상할 수 있다. 정기적으로 전국 수수료 분석기를 참조하여 현재 수수료를 모니터링하고 평가한다.[8] OPTUM360에서 매년 발행하는 이 보고서는 진료가 합리적이고 공평한 수수료 일정을 개발하는 데 도움이 될 수 있다.

생활습관의학 청구

생활습관의학에 대한 청구는 규제 및 입법 조치를 고려할 때 혼란스러울 수 있지만 매우 간단하다. 청구 담당자는 생활습관의학에 대한 경험이 거의 없기 때문에 혼란스럽다. 법적으로 보장된다는 것을 알고 있고, 코딩 옵션이 있다는 것을 알고 있기 때문에(자주 사용되지는 않지만) 청구는 간단하다.

평가 및 관리(E/M) 방문은 서류 요건을 충족하면 매번 성공적으로 보험급여를 받을 수 있다. 담배, 알코올 남용, 비만, 식습관, 신체활동 상담 등 생활습관 개선을 위해 개발된 예방적 돌봄(preventive care) 코드가 있다. 이러한 코딩 전략을 자세히 살펴보는 것이 도움이 될 수 있다.

평가 및 관리 방문

*

코드 99202~99215는 평가 및 관리(E/M) 또는 예방적 돌봄 방문을 나타낼 수 있다. 대부분의 의료인은 E/M CPT 코드에 익숙하며, 시간 또는 의학적 의사결정(medical decision making, MDM)에 따라 코드 선택을 정당화할 것이다. 덜 익숙한 것은 수식어 33(modifier 33; 예방적 돌봄을 의미)을 사용하여 예방적 돌봄으로 지정할 수 있다는 사실이다. 이 전략은 메디케어에 청구할 때 특히 유용하다. 그러나 의료행위 코딩 시스템(healthcare common procedure coding system, HCPCS) 코드를 사용하여 특정 메디케어 예방적 돌봄 서비스를 보고하는 경우에는 수식어 33을 사용할 수 없다. 대신, 예를 들어 G0447을 사용하는 메디케어 집중 비만 상담, 연간 심혈관질환 위험 감소 상담 세션 G0446, 또는 알코올 상담 세션 G0443이 있다.

예방적 돌봄 방문

*

예방적 돌봄 상담은 일반적인 응급실 방문과는 다르다. 2010년부터 건강보험개혁법은 예방적 돌봄을 공제액이나 본인부담금 대상이 아닌 필수 혜택으로 규정하고 있다. 이 새로운 법안은 더 많은 미국인(전부는 아니지만)이 저렴한 의료 서비스를 이용할 수 있도록 고안되었다. 여기에는 미국질병예방특별위원회(USPSTF)의 카테고리 A 또는 B 권고에 따라 결정된 예방적 돌봄에 대한 접근이 포함되었다.

2012년 USPSTF는 비만 상담에 대한 2003년 권고사항을 업데이트했다.[9] 이 새로운 지침은 체질량지수가 30kg/㎡ 이상 비만에 대한 집중적 다요인 행동중재(intensive, multicomponent behavioral interventions)라고 불렸다. 환자가 연간 12~26회의 상담에 노출되었을 때 그 효과가 입증되었다.

- 체중감량 목표 설정과 같은 행동관리 활동
- 식단 또는 영양 개선 및 신체활동 증가
- 변화에 대한 장벽 해결
- 자기모니터링
- 생활습관 변화를 유지하는 전략 수립

건강보험은 체중관리 비용을 지불하지 않지만, 이제 '비만에 대한 집중적 다요인 행동중재'에 대해서는 비용을 지불할 것이다. 가장 큰 차이점은 행동변화를 위해 근거에 기반한 전략을 사용한다는 점이다. 이 전략에 대한 자세한 내용은 2장 행동변화의 기초에서 확인할 수 있다.

2014년에 USPSTF는 2003년 CVD 위험요인 감소를 위한 권고사항을 업데이트했다.[10] 이 새로운 지침은 CVD 예방을 위한 건강한 식단 및 신체 활동을 증진하기 위하여 소위 집중적 행동상담이라고 불렀다. 연구진은 고혈압, 이상지질혈증, 공복혈당장애 또는 대사증후군과 같은 다른 CVD 위험요인이 하나 이상 있는 과체중 또는 비만 성인에게 가장 효과적이라는 사실을 발견했다. 9~12개월 동안 5~16회의 개인 또는 그룹방문을 통해 프로그램 구성 요소를 포함하여 그 효과를 입증했다.

- 행동변화에 초점을 맞춘 중재
- 검토 및 피드백, 문제해결능력과 같은 구성 요소가 포함된 교훈적인 교육
- 개별화된 관리 계획은 일반적으로 공인영양사, 운동생리학자, 공인 건강교육자 및 코치 등 특수 교육을 받은 건강 전문인이 제공한다.

생활습관의학에 대한 일반 E/M 코딩 외에도 예방적 돌봄 및 의학영양요법 CPT 및 HCPCS 코드가 있다.

서비스 또는 행위 설명	
초진	문제 중심 E/M 진료실 방문
99202	보통 수준의 문제 중심, 15~29분 소요
99203	중간-복잡한 문제 중심, 30~44분 소요
99204	복잡한 문제 중심, 45~59분 소요
99205	매우 복잡한 문제 중심, 60~74분 소요
재진	문제 중심 E/M 진료실 방문
99211	경미한 문제 중심(간호사 방문)
99212	경미한 문제 중심, 10~19분 소요
99213	보통 수준의 문제 중심, 20~29분
99214	중간-복잡한 문제 중심, 30~39분 소요
99215	매우 복잡한 문제 중심, 40~54분 소요
99417	99205 또는 99215의 최소 시간 값을 초과하여 15분씩 연장된 방문
G2212	99417을 인정하지 않는 메디케어 또는 기타 계획 청구 시 99205 또는 99215의 최대 시간제한을 초과하여 15분씩 연장된 방문
99354, 99355	연장된 서비스 코드, 설명자에는 이러한 코드를 진료실/외래환자 코드 99202~99205 및 99212~99215와 함께 추가 코드로 사용해서는 안 된다고 명시되어 있다. 행동건강 등의 연장된 서비스에 사용한다.

서비스 또는 행위 설명(계속)

초진	예방 중심 E/M 진료실 방문
99381	신규 환자-영아 1세 미만
99382	신규 환자-초기 아동기 1~4세
99383	신규 환자-후기 아동기 5~11세
99384	신규 환자-청소년 12~17세
99385	신규 환자-18~39세 젊은 성인
99386	신규 환자-40~64세 중년 성인
99387	신규 환자-65세 이상 고령 성인

재진	예방 중심 진료실 방문
99391	기존 환자-영아 1세 미만
99392	기존 환자-초기 아동기 1~4세
99393	기존 환자-후기 아동기 5~11세
99394	기존 환자-청소년 12~17세
99395	기존 환자-18~39세 젊은 성인
99396	기존 환자-40~64세 중년 성인
99397	기존 환자-65세 이상 고령 성인

예방적 돌봄	
G0402	메디케어에 오신 것을 환영한다-초기 예방적 신체검사 (Initial Preventive Physical Exam, IPPE)
G0403	IPPE용 ECG
G0404	IPPE용 ECG 추적
G0405	IPPE용 심전도 해석 및 보고서
G0101	골반/유방 검사
Q0091	자궁경부암 검진, 자궁경부 세포진 검사(pap smear)
G0102	직장수지 검사(Digital rectal exam, DRE)
G0438	연례 웰니스 방문(AWV), 초진
G0439	연례 웰니스 방문(AVW), 그 이후(재진)
99497	사전의료의향서에 대한 설명과 논의가 포함된 관리 계획 (최초 30분)은 E/M 또는 건강검진에 추가될 수 있다.
99498	사전의료의향서에 대한 설명과 논의가 포함된 관리 계획 (30분 추가)은 E/M 또는 웰니스 방문에 추가될 수 있다.

서비스 또는 행위 설명(계속)	
예방적 돌봄 상담	
G0108	당뇨병 자기관리 교육 서비스, 개인별, 30분당
G0109	당뇨병 자기관리 교육 서비스, 그룹 세션(2명 이상), 30분당
99406	금연 상담 방문, 중급, 3~10분 이상
99407	금연 상담 방문, 집중, 10분 이상
G0446	집중행동상담(Intensive behavioral counseling, IBC)-심혈관질환(CVD) 연례 대면 방문, 15분
G0447	비만에 대한 IBC-비만 대면 행동상담, 15분
G0473	IBC-비만 대면 행동상담, 그룹(2~10명), 30분
G0442	알코올, 연례 검사, 15분
G0443	알코올 대면 행동상담, 15분(연간 최대 4회)
G0444	연례 우울증 검사
G0475	HIV 검사
99078	그룹 환경에서 환자에게 제공되는 의사 교육서비스
99401	예방적 돌봄 상담 개별 방문, 15분
99402	예방적 돌봄 상담 개별 방문, 30분
99403	예방적 돌봄 상담 개별 방문, 45분
99404	예방적 돌봄 상담 개별 방문, 60분
99411	예방적 돌봄 상담, 그룹 30분
99412	예방적 돌봄 상담, 그룹 60분
의학영양요법[등록영양사(RDN)용으로 설계됨]	
97802	초진, 환자와 대면, 15분마다
97803	재진, 환자와 대면, 15분마다
97804	단체 방문(2명 이상), 각 30분씩
G0270	개별 방문, 추가 세션 필요 또는 같은 해에 상태 변경, 15분
G0271	단체(2명 이상) 방문, 추가 세션이 필요하거나 같은 해에 상태가 변경된 경우, 각 30분씩

서비스 또는 행위 설명(계속)	
행동건강	
90791	정신과 진단 평가
90792	의료 서비스를 통한 정신과 진단 평가
90832	환자 및/또는 가족과 함께 30분
90833	환자 및/또는 가족과 함께 30분, E/M으로 시행 시
90834	환자 및/또는 가족과 함께 45분
90836	환자 및/또는 가족과 함께 45분, E/M으로 시행 시
90837	환자 및/또는 가족과 함께 60분
90838	환자 및/또는 가족과 함께 60분간 E/M으로 시행 시
작업치료(Occupational Therapy, OT)	
97165	작업치료 평가, 낮은 복잡도, 각 15분씩
97166	작업치료 평가, 중간 복잡도, 각 15분씩
97167	작업치료 평가, 높은 복잡도, 각 15분씩
97168	작업치료 재평가, 각 15분씩
물리치료(Physical Therapy, PT)	
97161	물리치료 평가, 낮은 복잡도, 각 15분씩
97162	물리치료 평가, 중간 복잡도, 각 15분씩
97163	물리치료 평가, 높은 복잡도, 각 15분씩
97164	물리치료 재평가, 각 15분씩
기타 치료(OT 또는 PT 이외)	
97110	근력과 지구력을 키우는 치료적 운동, 각 15분씩
97113	수중 치료 및 치료적 운동, 각 15분씩
원격 생리적 모니터링(Remote Physiologic Monitoring, RPM)	
99453	RPM용 장비(예; 체중, 혈압, 맥박산소측정기, 자가혈당측정기)의 초기 설정 및 사용 교육
99454	매일 기록 및 프로그래밍된 경고 전송을 환자에게 제공하는 RPM 장치, 30일마다 청구.
99457	RPM 서비스 제공; 의료인/의사/기타 자격을 갖춘 의료 전문가 시간의 매달 최초 20분
99458	RPM 서비스 제공; 의료인/의사/기타 자격을 갖춘 의료 전문가 시간의 매달 추가 20분

서비스 또는 행위 설명(계속)	
만성질환 치료 관리(Chronic Care Management, CCM)	
G0506	CCM 초진; 99202~99215 또는 웰니스 방문과 같은 초진에 추가
99490	CCM에 대한 지속적인 감독, 지시 및 관리; 20분의 임상 직원 시간
99487	CCM의 감독, 지시 및 관리, 중간-높은 복잡도 MDM, 60분
99489	CCM의 감독, 지시 및 관리, 중간-높은 복잡도 MDM, 30분
심장재활	
93798	외래환자 심장재활을 위한 의사 서비스, 지속적인 심전도 모니터링 포함(세션당)
93797	외래환자 심장재활을 위한 의사 서비스, 지속적인 심전도 모니터링 미포함(세션당)
G0422	집중 심장재활, 지속적인 심전도 모니터링 포함 또는 미포함, 운동 포함(세션당)
G0423	집중 심장재활, 지속적인 심전도 모니터링 포함 또는 미포함, 운동 미포함(세션당)
건강 및 웰니스 코칭	
0591T	건강 및 웰빙 대면 코칭, 개인, 초진 평가
0592T	개별 후속 세션, 최소 30분
0593T	그룹(2명 이상), 최소 30분
환자 자기관리 교육	
98960	표준화된 커리큘럼을 이용한 교육 및 훈련, 대면 교육, 30분마다 개별 환자
98961	표준화된 커리큘럼을 이용한 교육 및 훈련, 대면 교육, 30분마다 2~4명의 환자 대상
98962	표준화된 커리큘럼을 이용한 교육 및 훈련, 대면 교육, 30분마다 5~8명의 환자 대상

그림 8-5 CPT 및 HCPCS 코드와 그 설명

이러한 코드는 생활습관의학 중재에 이상적이다. 적절한 진단 코드는 행위 코드와 짝을 이룬다. CPT는 미국의학협회에서 작성했다.

원격진료, 원격의료 및 가상 헬스케어

미국에서 코로나-19 공중보건 비상사태(public health emergency, PHE)가 시작된 이후, 원격진료 서비스는 대부분의 의료 행위에서 중요한 요소가 되었다. PHE가 시작된 직후, 사람들이 집에서 휴대폰, 태블릿, 컴퓨터 등 모든 기기를 통해 의료 서비스를 받을 수 있도록 하는 특별 규정이 시작되었다. 하지만 PHE가 시작되기 3개월 전에는 그렇지 않았다. 그러나 PHE가 종료된 후에는 이러한 특별 규정이 더 이상 적용되지 않을 수 있다. 영구적인 규칙 변경을 위해서는 의회의 조치가 필요할 수 있다.

메디케어는 원격진료 시스템을 통해 수행되는 특정 서비스를 보장한다. 메디케어에서 정의하는 원격진료는 안전한 인터넷 연결을 통해 시골이나 의료 취약 지역에 거주하는 수혜자에게 해당 지역 외부의 의료인과 음성 및 영상 상호작용을 제공하는 것을 말한다. 메디케어 원격진료의 사용을 허용하는 특정 제한 요건에는 다음과 같은 것들이 있다.

- **위치**: 수혜자는 의료 인력이 부족한 시골 지역에 거주하거나 대도시 통계 지역(metropolitan statistical area, MSA) 외부에 거주해야 한다. 그들은 시골 진료소와 같은 '발신지(originating site)'를 제공해 비용을 청구할 수 있는 시설에 있어야 한다. 해당 시설은 컴퓨터와 보안 인터넷 연결이 적절히 갖추어져 있어야 한다. 의료인은 다른 곳의 '원거리 장소(distant site)'에 있을 것이며, 서비스 제공에 대한 비용을 청구할 것이다.

• **코딩**: 발신지에서는 시설 요금(예; Q3031)을 청구한다. 원거리 장소에서는 서비스 장소를 02로 하고 수식어 95를 사용하여 청구한다. 수식어 95는 '실시간 대화형 오디오 및 비디오 통신 시스템을 통해 제공되는 동기식 원격의료(telemedicine) 서비스'를 의미한다.

메디케어는 규칙과 규정을 계속 업데이트하고 있으므로 이러한 규칙은 변경될 수 있다. 예를 들어 2018년 초당적 예산법(Bipartisan Budget Act of 2018)은 메디케어 어드밴티지(Medicare Advantage, MA) 계획에 기존 메디케어에서 제공되지 않는 '추가 원격진료 혜택'을 허용했다.[12] 2020년 1월부터 97802, 97803, 97804를 포함한 메디케어 의학영양요법(MNT) 코드에 대한 발신지 요건이 확대되었다. 규정이 변경되어 시골 지역으로 제한되지 않고 MA 수혜자가 집에서 자신의 기기를 사용하여 MNT 서비스를 받을 수 있다. 원격진료 및 최신 지침에 대한 자세한 내용은 CMS 메디케어 학습 네트워크(MLN)를 방문한다.[11]

민간 건강보험은 기존 메디케어에 비해 원격진료와 관련하여 훨씬 더 유연할 수 있다. 해당 지역 보험사에 문의하여 원격진료, 원격의료 및 가상 헬스케어 지침을 확인한다. 이러한 지침은 해당 보험사의 웹사이트나 의료인 포털(provider portal)에서 '원격진료' 또는 '가상 케어'를 검색하면 확인할 수 있다. 예를 들어 CIGNA의 가상 케어 정책은 https://static.cigna.com/assets/chcp/secure/pdf/resourceLibrary/clinReimPolsModifiers/Notifications/ R31_Virtual_Care.pdf에서 찾을 수 있다. 그러나 이 링크는 변경될 수 있다. 따라서 Cigna.com으로 이동하여 의료인 포털에 로그인한 다음, 의료 자료원 링크를 선택하고 '가상 케어'

를 검색해 현행 가상 케어(원격의료/원격진료) 정책으로 이동한다.

생활습관의학 공유진료제

그룹방문(Group visit)이라고도 알려진 공유진료제(Shared Medical Appointment, SMA)는 지원 그룹이 있는 환경에서 의사가 여러 환자를 동시에 진료하는 진료제도로, 실제 의료서비스 제공에 초점이 맞춰져 있다. 그러나 다른 환자들의 도움과 지원은 물론, 전체 다학제 진료 제공팀을 각 환자의 헬스케어 경험에 통합함으로써, 진료에 더 많은 환자 교육과 정서적 지원을 제공한다.[13]

의료진 또는 의료진이 이 정보를 보고하는 누군가가 "이것이 합법적인가?"라고 질문할 수 있다. 그렇다, 합법이다. 미국가정의학회(AAFP)는 수년 전 보건의료재정청(CMS)에 판결을 요청했을 때, CMS는 다음과 같은 성명을 발표했다. "…기존 CPT 코드 및 메디케어 규칙에 따라 의사는 다른 환자들에 의해 관찰되는 환자에게 의학적으로 필요한 대면 E/M 방문(복잡성 수준에 따라 CPT 코드 99213 또는 유사한 코드)을 제공할 수 있다. 지불 관점에서 의사가 다른 수혜자에게 서비스를 제공하는 동안 그룹 구성원이 참관하는 것은 금지되지 않는다."[14]

SMA는 환자에게 서비스를 제공하는 매우 효율적이고 보람 있는 방법이 될 수 있다. 혜택은 환자와 의료인 모두 누릴 수 있다. 의료인의 입장에서는 더 많은 환자를 볼 수 있고 더 효과적으로 설명할 수 있으면서도, 동일한 업무를 반복하지 않아 업무 만족도가 높아진다. 환자는 의료인과 더 많은 시간을 보낼 수 있으며 일반적으로 그룹 내 다른 사람의 이야기를 들으면서 더 많은 것을 배울 수 있다. 그림 8-6에는 SMA를 통해 얻을 수 있는 몇 가지 이점이 나와 있다.

환자를 위한 혜택	의료인을 위한 혜택
• 환자 진료경험, 환자 만족도 향상 • 진료 접근성 향상 • 진료의 비용 효율성 개선 • 더 나은 품질과 안전성 • 더 많은 사회적 지원과 격려 • 헬스케어 접근성 향상	• 임상 효율성 및 업무 수행능력 • 직원의 사기 및 직무 만족도 • 패널 규모 증가; 신규 환자 수용 • 진료 수용력 증가 • 더 빈번한 만성질환 관리 • 환자 관리 노력에 더 많은 시간 투자

그림 8-6 환자와 의료인이 SMA 방문에 참여해 보고한 혜택

생활습관의학 SMA(Lifestyle Medicine SMA, LMSMA)는 예방적 돌봄 또는 질병역전모델(disease reversal model) 치료에 이상적으로 적합하다. 성공적인 SMA는 각 환자의 문제를 다루는 문제 지향적일 수도 있고, 방문 시 특정 주제를 다룰 수도 있다. LMSMA는 만성질환을 중심으로 또는 생활습관의학의 6가지 원칙에 따라 설계될 수 있다(그림 8-7).

LMSMA 주제 - 조건별		LMSMA 주제 - 생활습관의학의 6가지 원칙
• 관절염	• 이상지질혈증	• 위험한 약물 피하기
• 천식	• 고혈압	• 영양
• 심혈관질환	• 불면증	• 신체활동
• 만성신장질환	• 대사증후군	• 수면
• COPD	• 비만	• 사회적 관계
• 당뇨병	• 골다공증	• 스트레스

그림 8-7 LMSMA를 구성할 수 있는 주제 예시

성공적이고 지속 가능한 방문 또는 일련의 방문을 위해서는 LMSMA의 일반적인 형식과 구조가 중요하다. 행정적 지원을 확보한 후에는, 대상 집단을 파악하는 것이 중요하다. 가상 수업을 진행하는 경우, 기술을 관리할 수 있을 만큼 컴퓨터에 능숙하고 접근 권한이 있는 환자를 선택해야 한다. 라이브 강의실 방문의 경우, 청중을 위한 적절한 공간과 자원을 확보해야 한다. 환자에게 개인정보 보호 문제를 설명하고 참여에 대한 동의 서명을 받아 준비한다. 그림 8-8은 성공적인 LMSMA를 제공하는 데 필요한 몇 가지 기본 요소를 자세히 설명한다.

성공적인 생활습관의학 공유진료제(LMSMA)를 위한 요건

- 커리큘럼 세부 정보(타깃 환자/클라이언트 및 요구 사항에 맞게 조정)
- LMSMA를 전달할 공간 확인
- 대상 고객에게 LMSMA 마케팅
- 참가자 개인정보보호 및 건강보험이전 및 책임에 관한 법(Health Insurance Portability and Accountability Act, HIPAA) 규정 준수를 위한 동의 서명 확보
- LMSMA 전달
- 적절한 임상 자료 수집
- 교육 도구/자료 제공
- 임상과정 문서화
- 올바른 청구 및 코드 작성

그림 8-8 성공적인 LMSMA 제공에 필요한 기본 요소

LMSMA를 계획할 때는 커리큘럼을 파악하거나 개발한다. 일부 의료인은 자체 직원과 교육 자료원을 사용하여 자체 커리큘럼을 개발했다. 하지만 미국생활습관의학회(ACLM)와 같은 몇몇 조직에서는 생활습관의학을 제공하는 데 사용할 수 있는 근거기반 프로그램을 확인했다. ACLM의 인증을 받은 프로그램을 찾아보자.[15]

10~15명의 환자를 수용할 수 있는 충분한 공간이 있는 회의실은 대

부분의 단체 방문을 지원한다. 안타깝게도 대부분의 진료실은 강의 공간으로 설계되지 않았다. 이러한 경우 식당이나 로비 공간을 사용할 수 있다. 가상 LMSMA를 계획하고 있다면 더 작은 공간이 적합할 수 있다. 진료실 외부의 강의실 공간은 진료 장소로 등록하지 않은 이상 사용할 수 없다. LMSMA가 완전히 가상화되면, 모든 사람이 온라인 상태가 되므로 공간 제한이 없다.

LMSMA의 마케팅은 검사실에서 전단지나 포스터를 배포하는 것도 방법이지만, 의료인이 직접 추천하는 것이 더 효과적일 수 있다. 의료인의 참여 권유는 환자에게 영향력이 크다. 사용 가능한 모든 의사소통 자원을 활용하여 LMSMA 프로그램을 마케팅한다.

LMSMA를 받은 후에는 일반 예약과 마찬가지로 자료를 수집하고 문서를 관리하게 된다. 이 자료를 LMSMA 출석과 연결하여 향후 적절한 모니터링 및 평가가 이루어질 수 있도록 하는 것이 중요하다. 마지막으로 보험 청구를 준비한다. 청구 코딩은 문서화된 내용을 반영해야 한다.

평가 및 관리(E/M) 코드 99212~99215는 의료인이 MDM(의학적 의사결정, medical decision making)에 기반한 서비스를 제공할 때 사용할 수 있다. 99411 및 99412와 같은 그룹상담 코드는 식단 및 신체활동을 위한 집중 치료적 생활습관 변화(intensive therapeutic lifestyle change) 상담과 같은 기타 중재를 제공하는 데 사용될 수 있다.

각 E/M 방문은 개별 방문과 동일한 수준의 복잡도로 동일한 비율로 보험급여가 지급된다. 청구는 시간을 기준으로 하지 않는다. 수식어 33을 사용하여 예방적 돌봄 방문으로 지정하지 않는 한 E/M 방문에는 본인부담금 및 공제액이 적용될 수 있다.

적절한 참여가 이루어지면 LMSMA는 상당한 수익원이 될 수 있다. 시간당 총수입이 개별 방문에 비해 훨씬 더 높을 수 있으며, 더 많은 환자를 진료할 수 있어 양질의 생활습관의학에 대한 접근성을 높일 수 있다. 그림 8-9, 8-10, 8-11은 동일한 8명의 환자를 개별적으로 진료할 때와 비교하여, 90분 동안 8명의 환자를 LMSMA에서 진료할 때 얻을 수 있는 수익의 예를 보여준다. 이러한 보험급여률은 National Fee Analyzer에 게시된 민간 건강보험의 대략 50번째 백분위수를 나타낸다.[8]

	그룹	개별 방문(15분 방문)
환자 수	8	8
환자와 함께 보낸 총 시간	90분: 99213	120분: 99213
개별 LM 방문		8x130달러=1,040달러
LMSMA 방문	8x130달러=1,040달러	
총 사용 시간	1.5시간	2.0시간
시간당 수입	1,040달러/1.5=693달러/시간	1,040달러/2.0=520달러/시간

그림 8-9 개별 방문(E/M 코드)과 비교한 LMSMA.

손익분기점은 환자 6명이 될 것이다.

	그룹	개별 방문(30분 방문)
환자 수	8	8
환자와 함께 보낸 총 시간	90분: 99412	240분: 99402
개별 LM 방문		8x100달러=800달러
LMSMA 방문	8x104달러=816달러	
총 사용 시간	1.5시간	4시간
시간당 수입	816달러/1.5=544달러/시간	800달러/4=200달러/시간

그림 8-10 개별 방문(예방적 돌봄 코드)과 비교한 LMSMA

손익분기점은 환자 3명이 될 것이다.

	그룹	개별 방문(30분 방문)
환자 수	8	8
환자와 함께 보낸 총 시간	90분: 97804	240분: 97803
개별 LM 방문		8x90달러=720달러
LMSMA 방문	8x111달러=888달러	
총 사용 시간	1.5시간	4시간
시간당 수입	888달러/1.5=592달러/시간	720/4=180달러/시간

그림 8-11 개별 방문(의학영양요법 코드)과 비교한 LMSMA

손익분기점은 환자 2명이 될 것이다.

가치기반 보험급여를 통한 기회

의료산업이 가치기반 지불(value-based payment) 모델로 전환함에 따라, 생활습관의학을 제공하면 일차의료 및 전문과목 의료인에게 더 많은 기회가 열릴 것이다. 생활습관의학 의료팀이 환자 삶에 통합되면 그 영향력과 중요성이 성공적인 환자 경험에 힘을 실어주고 동기를 부여하며 팀의 업무 만족도를 향상시킬 수 있다(진료사례 항목 참조). 생활습관의학은 업계가 양기반 지불(volume-based payment) 모델(행위별수가제)에서 가치기반 지불 모델(대체 지불 모델)로 전환함에 따라 21세기 헬스케어의 중요한 전략이 되어야 한다.

진료에서 더 많은 위험을 감수함에 따라, 생활습관의학에 대한 수요도 늘어날 것이고, 인센티브도 달라질 것이다. 생활습관의학 의료인은 더 이상 15분마다 환자를 진료하고[16] 환자 방문당 최소한의 문제만 해결하려는 유혹을 받지 않게 될 것이다. 대신, 의료인은 환자 진료 일정을 전략적으로 잡을 것이다. 환자를 얼마나 자주, 얼마나 오래 볼지는 환자의 목표와 치료 목적에 따라 결정하게 될 것이다.

가치기반 보험급여는 진료 및 질 측정 목표를 달성함에 따라, 진료비용의 감소 및 그로 인한 진료의 가치증가로 이어져야 한다. 가치(value, V)는 질(quality, Q)과 비용(cost, C)의 함수(V=Q/C)로 생각할 수 있다. 질이 상승하거나 비용이 감소하면 가치는 증가한다.

가치기반 진료를 제공할 때 의료인의 차트 작성 및 청구 제출 과정은 변경되지 않는다. 이러한 과정은 효과성을 측정하는 데 필요한 데이터를 계속 구축함으로써, 과정 및 결과를 추적하고 중요한 질 측정의 달성을 문서화하게 할 것이다. 그러나 보험급여는 달라질 것이다. RVU(상대가치점수, relative value units)를 기준으로 요율 계약을 협상하는 대신, 의료인은 비용절감에 대한 인센티브와 함께 회원당, 월 단위로 보험급여를 협상하게 된다. 생활습관의학의 경험이 좋은 예가 될 수 있다(9장의 진료 경험 섹션 참조).

가치기반 치료의 중요한 요소에는 환자를 위험 범주로 분류한 다음 환자 상태에 따라 클리닉 자원을 전략적으로 활용하는 것이 포함된다. 고위험군 환자(예; 최근 퇴원한 환자)는 케어 매니저가 매일 개인적으로 연락을 취할 수 있으며, 건강하고 활동적인 저위험군 환자는 1년에 한 번 진료를 받고 건강증진에 도움이 되는 생활습관의학 자원을 이용할 수 있다. 모든 환자 치료는 환자의 필요에 적합한 치료계획에 따라 진행된다. 인센티브는 최상의 환자 결과를 위한 최적의 치료와 자원 사용을 유도하기 때문에 의료인은 건강의 사회적 결정요인까지 다룰 수 있게 된다. 초점은 계속해서 가치에 있다.

자료원

미국생활습관의학회에서 제공하는 자료원을 활용해야 한다. 이 의학회 웹사이트의 '회원 전용' 포털에서는 생활습관의학을 진료에 도입하는 데 필요한 정보를 제공한다. 여기에는 검증된 환자 평가 양식, 다국어로 된 환자 교육 유인물, 환자 접수 양식 등이 포함된다. 기타 의료인 자료원에는 직장에서 생활습관의학 사례 만들기, 보험급여 로드맵, 가상환경에서 생활습관의학 전달하기, 공유진료제를 지원하는 문서 및 생활습관의학에 대해 교육할 수 있는 파워포인트 슬라이드와 유인물 등의 도구들이 있다.

ACLM은 웨비나와 연례 콘퍼런스를 통해 같은 생각을 가진 다른 생활습관의학 의료인들이 전문 지식을 공유할 수 있는 기회를 제공한다. 미국생활습관의학회 웹사이트(www.LifestyleMedicine.org)에서 더 많은 정보를 확인할 수 있다.

보험급여 정보를 얻을 수 있는 다른 많은 출처가 있다. 여기에는 대부분의 건강보험에 대한 의료인 자료원 포털이 포함된다. 또한 미국가정의학회(www.AAFP.org), 미국예방의학원(www.ACPM.org), 미국영양및식이요법학회(www.eatrightpro.org), 미국의사협회(www.ACPonline.org) 등의 전문 단체에서도 회원 자료원 내에 보험급여 관련 자료를 제공할 것이다. 보건 전문인을 위한 무료 교육자료는 메디케어 학습 네트워크(https://go.cms.gov/mln)에서 확인할 수 있다. 미국폐협회 또는 미국당뇨병협회와 같은 국가 보건기관의 보험급여 관련 뉴스 및 보고서도 이용할 수 있다.

보험급여 정보에 접근하는 것과 이해하는 것은 별개의 문제다. 궁금한 점이 있으면 청구 담당직원이나 보험급여 전문가와 상담하는 것이 좋다. 온라인에서 '코딩인텔-코딩과 보험급여 수령의 모퉁이(CodingIntel-at the corner of coding and getting paid)'라는 훌륭한 자료원을 찾을 수 있다. 코딩인텔은 정확하고 포괄적인 최신 코딩 정보를 제공하여, 의료기관이 수익을 늘리고, 코딩 거부를 줄이고, 규정준수 위험을 줄일 수 있도록 지원한다는 사명을 가지고 벳시 니콜레티(Betsey Nicoletti)가 설립했다. 저렴한 월 구독료로 이용할 수 있다(www.codingintel.com 참조).

주요 요점

보험급여 요건-시작하기

*

- 보험급여는 의료진과 지불자 간의 상호 합의에 따라 성공적으로 이루어진다.
- 지불 기관은 자격증명을 요구한다. 이 과정을 통해 지불자와의 관계를 설정할 수 있다.
- 인증에는 3가지 기본 단계가 있다. NPI를 받고, 신청서를 작성하고, 지불 기관의 요구 사항을 따라 협력하는 것이다.
- 계약서가 없으면, 환자로부터 비용을 징수하게 된다.
- 많은 EMR 시스템에는 진료실 관리 및 청구 자료원이 포함되어 있다.
  - 질병 감시와 예방을 개선할 수 있는 잠재력이 있다.

- 임상 워크플로와 효율성에 긍정적인 영향을 미칠 수 있다.

- CIN과 같은 네트워크에 가입하면 더 경쟁력 있는 보험급여를 받을 수 있다.

상대가치점수(RVU):

*

- RVU 수치는 업무비용(work), 진료비용(practice) 및 의료과실배상보험료(malpractice insurance)를 변수로 하여 서비스의 가치를 나타낸다(RVU=wRVU+pRVU+iRVU).
- 보험급여액은 RVU, 지리적 위치(geographic location, GL) 및 환산지수(CF)의 함수다($X=RVUxGLxCF).
- 메디케어에서 CF를 변경할 수는 없지만, 계약 또는 재인증 기간 동안 민간보험 지불자와 CF 금액을 협상할 수 있다.

생활습관의학 청구

*

- 평가 및 관리(E/M) 코드는 문서가 이를 정당화할 때 사용할 수 있다.
- 예방적 돌봄 코드는 생활습관 중재상담에 사용할 수 있다.

평가 및 관리 방문

*

- 평가 및 관리(E/M)코드 99201~99215(수식어 33 포함)는 공제액 또는 본인부담금이 적용되지 않는 예방적 돌봄 방문을 나타낸다.

- G0443, G0446 또는 G0447과 같은 예방적 돌봄 코드로 청구할 때는 수식어 33을 사용할 수 없다.

예방적 돌봄 방문

*

- 많은 미국인이 2010년 건강보험개혁법에 따라 공제액이나 본인부담금 없이 예방적 돌봄을 필수 혜택으로 받게 되었다. 예방적 돌봄에는 미국질병예방특별위원회(USPSTF)의 모든 카테고리 A 또는 B 권고사항이 포함된다.
- USPSTF 성인, 카테고리 B, 비만상담 권고사항은 체질량지수가 30kg/㎡ 이상인 비만에 대해 집중적 다요인 행동중재(연간 12~26회 방문)를 권고한다.
- USPSTF 카테고리 B, 심혈관질환 위험 감소 상담 권고사항은 9~12개월 동안 5~16회의 개인 또는 그룹방문을 통해 CVD 예방을 위한 건강한 식단 및 신체활동 증진 집중적 행동상담을 권고한다.
- 자격을 갖춘 의료인은 E/M 코드 외에도 의학영양요법(MNT) 코드(97802, 97803, 97804) 및/또는 예방적 돌봄 상담 코드(99401~99404, 99411, 99412)를 사용할 수 있다.
- 의료인 유형, 특정 주제 및 연장 코드와 관련된 다른 많은 코드가 있다(코딩 옵션 목록 참조).

원격진료, 원격의료 및 가상 헬스케어

*

- 원격진료 서비스는 2020년 코로나-19 공중보건비상사태(PHE)가 선포된 직후 미국 전역의 의료 서비스에 크게 기여했다.
- 원격진료 서비스는 계속해서 생활습관의학을 제공하는 데 중요한 도구가 되고 있다.
- 원격진료는 안전한 인터넷 연결을 통해 제공되는 오디오 및 비디오 상호 작용으로 메디케어에서 정의한다.
- 의회의 동의가 있어야만 기존 메디케어에 대한 원격진료 규정을 발전시킬 수 있다.
- 민간 건강보험은 의료인 포털(provider portal) 웹사이트에 원격진료 정책을 제시할 것이다.

생활습관의학 공유진료제

*

- 공유진료제(SMA)는 그룹과 공유하는 정기 진료 예약이다.
- 지불 관점에서, '의사가 다른 수혜자에게 서비스를 제공하는 동안 그룹 구성원이 참관하는 것을 금지하지 않는다'.14
- SMA는 보람 있고 효율적일 수 있다. 다음과 같은 장점이 있다.
  - 효율적 시간 사용; 그룹 전체가 이익을 얻을 수 있도록 한 번만 설명
  - 환자 경험 개선
  - 헬스케어 접근성 향상
  - 진료 수용력 증가

- 만성질환 관리 및 교육에 이상적

- 생활습관의학 SMA는 생활습관의학의 6가지 기둥을 중심으로 하는 예방적 돌봄 상담에 이상적이다.
- SMA는 원격진료를 포함할 경우, 최대 15명을 수용할 수 있는 추가 진료 공간과 적절한 기술이 필요하다.
- SMA 참가자에게 적절한 개인정보 보호 서약서를 작성하도록 하고, 담당 직원이 그룹을 효율적으로 진행할 수 있도록 준비한다.
- 99212~99215를 포함한 E/M 코드를 사용하는 경우, 청구는 시간이 아닌 의학적 의사결정(MDM)에 따라 이루어진다.
- 99411 및 99412와 같은 예방적 돌봄 상담 코드로 청구하는 경우 청구는 시간을 기준으로 이루어진다.

가치기반 보험급여를 통한 기회

*

- 생활습관의학을 제공하면 지속가능한 가치기반 보험급여 기회의 문이 열린다.
- 질(Q)이 향상되거나 비용(C)이 절감되면 가치(V)가 증가한다(V=Q/C).
- 생활습관의학은 재정적 지속가능성과 질 측정 목표를 향상시킬 것이다.
- 가치기반 보험급여는 최적의 치료를 제공하고 자원을 더 잘 활용하여 최상의 환자 결과를 달성할 수 있는 인센티브를 제공한다.

자료원

*

- 미국생활습관의학회에서 제공하는 자료를 활용한다(www.Lifestyle-Medicine.Org).
- 전문 협회, 국립보건기관 및 메디케어 학습 네트워크(www.go.cms.gov/mln)에서 게시한 보험급여 자료를 참조한다.
- 지침 및 규칙에 대한 자세한 정보와 해석은 지식이 풍부한 보험급여 전문가에게 문의한다.

참고문헌

1. L. L. Jensen, D. S. Drozek, M. L. Grega, and J. Gobble, "Lifestyle Medicine: Successful Reimbursement Methods and Practice Models," *Am. J. Lifestyle Med.*, vol. 13, no. 3, pp. 246–252, Jun. 2019, doi: 10.1177/1559827618817294.
2. "Become a Medicare Provider or Supplier | CMS." https://www.cms.gov/Medicare/Provider- Enrollment-and-Certification/Become-a-Medicare-Provider-or-Supplier (accessed Aug. 16, 2021).
3. "NPPES." https://nppes.cms.hhs.gov/#/ (accessed Aug. 16, 2021).
4. "Welcome to the Medicare Provider Enrollment, Chain, and Ownership System (PECOS)." https://pecos.cms.hhs.gov/pecos/login.do#headingLv1 (accessed Sep. 29, 2020).
5. "CAQH ProView - Sign In." https://proview.caqh.org/Login/Index?ReturnUrl=%2f (accessed Aug. 16, 2021).
6. R. S. Janett and P. P. Yeracaris, "Electronic Medical Records in the American Health System: challenges and lessons learned," *Cienc. Saude Coletiva,* vol. 25, no. 4, pp. 1293–1304, Mar. 2020, doi: 10.1590/1413-81232020254.28922019.
7. "What Are RVUs? – AAPC." https://www.aapc.com/practice-management/rvus.aspx (accessed Aug. 16, 2021).
8. Optum360, *National Fee Analyzer 2020,* 1st ed. Optum360, 2019.
9. V. A. Moyer, "Screening for and Management of Obesity in Adults: U.S. Preventive Services Task Force Recommendation Statement," *Ann. Intern. Med.,* Jun. 2012, doi: 10.7326/0003-4819-157-5-201209040-00475.
10. M. L. LeFevre, "Behavioral Counseling to Promote a Healthful Diet and Physical Activity for Cardiovascular Disease Prevention in Adults With Cardiovascular Risk Factors: U.S. Preventive Services Task Force Recommendation Statement," *Ann. Intern. Med.,* vol. 161, no. 8, p. 587, Oct. 2014, doi: 10.7326/M14-1796.
11. CMS Medicare Learning Network, "MLN Booklet - Telehealth Services." US Department of Health and Human Services, Mar. 2020.
12. "Contract Year (CY) 2020 Medicare Advantage and Part D Flexibility Proposed Rule (CMS- 4185-P) | CMS." https://www.cms.gov/newsroom/fact-sheets/contract-year-cy-2020-medicare- advantage-and-part-d-flexibility-proposed-rule-cms-4185-p (accessed Aug. 16, 2021).
13. E. B. Noffsinger, *Running Group Visits in Your Practice.* New York, NY: Springer US, 2009.
14. "Coding for Group Visits." https://www.aafp.org/family-physician/practice-and-career/ getting-paid/coding/group-visits.html (accessed Aug. 16, 2021).

15. ACLM, “Certified Programs - LM Economic Research Consortium,” *LM Economic Consortium.* https://lmeconomicresearch.org/certified-programs/ (accessed Aug. 16, 2021).
16. M. Tai-Seale, T. G. McGuire, and W. Zhang, “Time Allocation in Primary Care Office Visits,” *Health Serv. Res.*, vol. 42, no. 5, pp. 1871–1894, Oct. 2007, doi: 10.1111/j.1475- 6773.2006.00689.x.

생활습관의학 실천하기

"미래는 현재 우리가 무엇을 하느냐에 달려 있다."

- 마하트마 간디(Mahatma Gandhi)

"미래를 예측하는 최선의 방법은 미래를 창조하는 것이다."

- 에이브러햄 링컨(Abraham Lincoln)

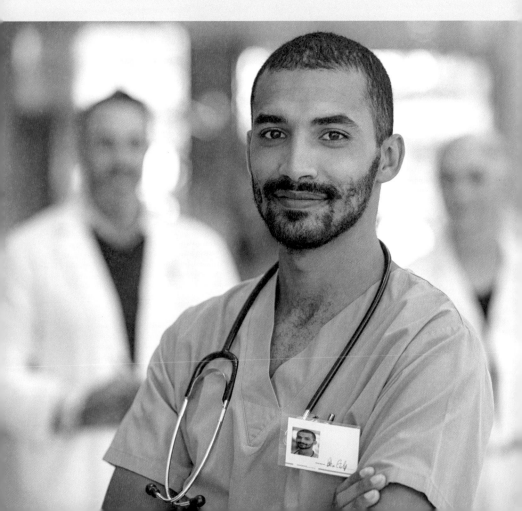

생활습관의학은 헬스케어의 미래다. 생활습관 중재를 통해 우리의 환자들을 효과적으로 치료하면 그들의 건강을 최적화하고 질병 발병 위험을 줄일 수 있다. 이 책에서 설명한 바와 같이, 불건강한 생활습관 행동들은 비전염성질환(non-communicable diseases)의 근본 원인이며, 상당한 이환율과 사망률을 설명한다는 압도적인 증거가 있다. 실제로 건강위험행동 교정을 포함한 1차 예방에 투자하면 약물 치료를 기반으로 한 2차 예방에 비해 건강 결과를 4배는 향상시킬 수 있다.[1]

불행히도, 건강한 생활습관 행동의 인구 비율은 놀라울 정도로 낮다.[2] 더불어 현재의 추세로 볼 때, 의학의 미래는 암울하다. 세계보건기구는 2030년까지 전 세계 질병의 2/3가 불량한 생활습관 선택의 결과일 것으로 예측한다.[3] 미국의 기대수명이 감소하고, 비만 및 2형당뇨병 발병률이 증가함에 따라, 우리는 행동에 나서야 한다. 생활습관의학 의료인으로서, 모든 환자 방문에 이런 진료를 통합하고, 환자를 참여시키고, 건강을 최적화하기 위한 지원과 지도를 제공해야 할 의무가 있다. 미국생활습관의학회에 따르면, 미국 헬스케어 지출의 최소 80%가 심장병, 뇌졸중, 2형당뇨병, 비만, 골다공증 및 여러 암과 같은 만성질환 치료와 관련 있으며, 우리는 이 질병들을 더 건강한 생활습관 선택을 통해 극적으로 줄일 수 있다는 것을 잘 안다.[4]

1단계: 교육 및 인식

극복해야 할 교육적, 구조적, 제도적 장애물들이 많지만, 생활습관의학 진료를 확립하는 데 도움이 되는 수많은 자원들이 있다.[5] 첫 번째 단계는 교육이다. 헬스케어 제공자로서, 우리 자신과 우리가 서비스를 제공하는 사람들을 위해, 지식과 기술을 습득하는 것이다. 생활습관의학에 대한 의학교육은, 더 건강한 행동을 채택하고 유지하도록, 환자들과 효과적이고 효율적으로 상담하는 방법을 배울 수 있는 기회를 주는 필수적인 중재다.[6]

미국인들의 약 80%는 최소 1년에 한 번 이상 일차의료 의사를 방문하지만, 일상적으로 환자들에게 식단, 신체활동, 체중조절과 같은 생활습관 행동에 대한 지침을 제공하는 경우는 50%도 채 되지 않는다.[7] 연구문헌들이 의사의 조언이 환자의 행동변화를 장려하는 데 효과적이라는 것을 보여주는 만큼, 직접 교육을 제공하는 이런 기회는 필수적이다.[8] 이 책을 읽음으로써, 여러분은 임상 진료를 하는 동안 시간을 최적화하는 중재를 만드는 방법을 배우고, 생활습관 상담 및 중재에 대한 보험급여를 적절하게 받는 방법을 이해하게 됐다. 축하한다!

2단계: 헬스케어 및 제도적 정책

제도적 정책

*

개인상담과 교육을 통해 이상적인 생활습관을 달성하는 것 외에도, 사회적으로 건강한 선택을 쉽게 할 수 있도록 하는 헬스케어 및 제도적 정책들이 필요하다. 예를 들어 미국 독립선언문에는 "모든 인간은 평등하게 창조되었고, 창조주로부터 양도할 수 없는 특정 권리를 부여받았으며, 그중에는 생명, 자유 행복 추구가 있다"고 명시되어 있다. 몇몇 국가들도 헌법에 건강권을 명시하고 있다(WHO, 2013).[9]

최적의 건강 또한 양도할 수 없는 권리여야 하는가? 건강권을 증진하기 위한 책임은 개인뿐만 아니라 제공자, 지역사회, 심지어 정부에게도 있다. 예를 들어 우리는 모든 건물과 지역사회가 걷거나 계단을 이용하는 것과 같은 신체활동을 장려하는 방식으로 조성되어야 한다고 규정할 수 있다. 이러한 전술은 지역사회의 신체활동을 증가시키고 질병 위험을 줄일 것이다. 제공자가 환자를 개별적으로 상담하는 것 외에도, 법률 및 규정 제정, 대규모 공공 인식개선 및 교육 캠페인 시행 등 수많은 제도적 전략들이 건강한 행동을 장려하고 촉진하는 문화를 조성하는 데 도움이 될 수 있다. 이러한 변화를 촉진하기 위해 노력하는 단체 중 하나가 '참된 건강 이니셔티브(True Health Initiative, https://www.truehealthinitiative.org)'다. 이 단체의 목표는 삶을 개선하기 위해 정책 및 개인의 마음을 변화시킴으로써 예방할 수 있는 질병이 없는 더 건강한 문화를 조성하는 것이다.

헬스케어 정책

*

또한 건강 산업이 행위별수가제 모델에서 질과 가치에 더 기반한 케어로 전환함에 따라, 질병예방을 측정기준(quality metric)으로 만들어 환자 집단에서 비만, 당뇨병/당뇨전단계, 흡연과 같은 생활습관과 관련된 만성 질환 위험인자들의 유병률과 발생률을 줄여야 한다. 이러한 정보를 통해, 우리는 시간 경과에 따라 이와 같은 위험인자들을 줄이는 의사에게 적절한 보상과 보수를 제공할 수 있고, 보다 더 생산적이고 건강한 사회로 나아갈 수 있다.

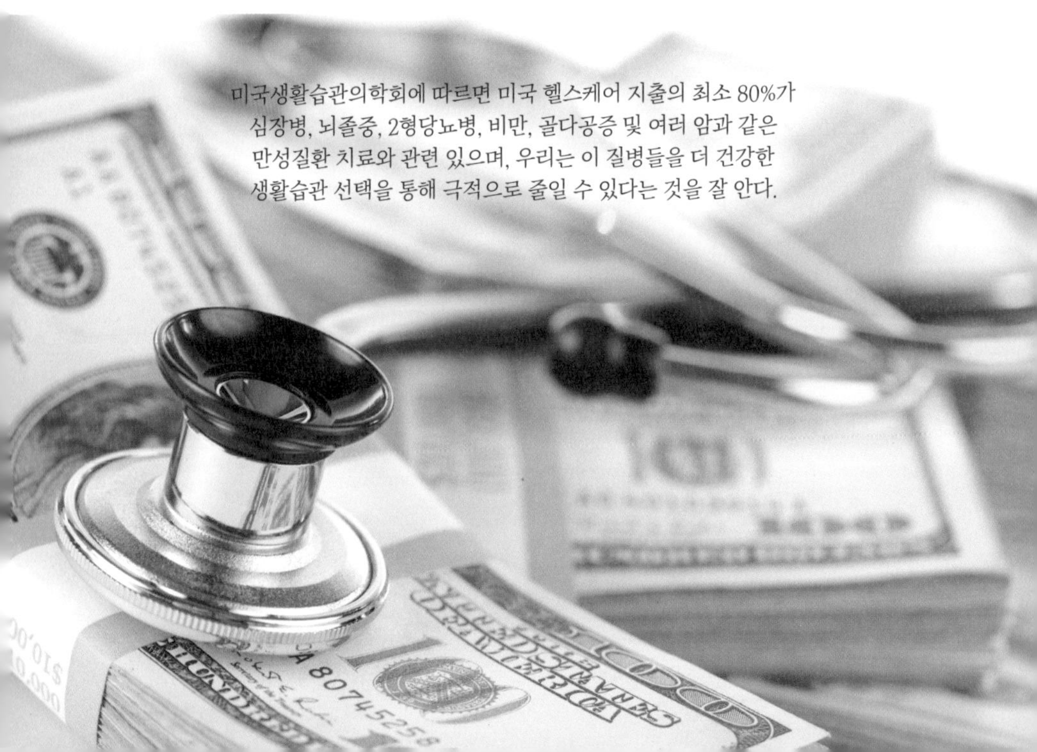
미국생활습관의학회에 따르면 미국 헬스케어 지출의 최소 80%가 심장병, 뇌졸중, 2형당뇨병, 비만, 골다공증 및 여러 암과 같은 만성질환 치료와 관련 있으며, 우리는 이 질병들을 더 건강한 생활습관 선택을 통해 극적으로 줄일 수 있다는 것을 잘 안다.

생활습관의학 사례 연구

영감과 잘 수행된 모델의 예를 얻기 위해, 우리는 생활습관의학 커뮤니티를 살펴볼 수 있다. 생활습관의학의 원리를 일상적인 삶에 접목하여 지속적인 결과를 내는 여러 유형의 진료와 프로그램이 있다. 다음 섹션에서, 우리는 이런 진료가 일차의료, 건강 시스템, 지역사회를 거쳐, 고용주 영역에 어떻게 생활습관의학을 성공적으로 전달하는지 논의할 것이다.

기업 생활습관의학: 생활습관의학을 고용주에게 전하는 EHE 헬스

EHE 헬스는 100년이 넘는 역사를 자랑하는 전국적인 예방의학 회사다. 그들은 고용주와 계약을 맺고 포괄적인 복리후생 패키지의 일부로 모든 직원들에게 헬스케어 서비스를 제공한다. 그들의 혁신적인 모델은 1년 365일 환자를 참여시키는 포괄적인 예방 프로그램을 접목한다. EHE 헬스는 인류의 건강을 개선하는 데 중점을 둔 다양한 건강 서비스 회사를 설립하여, 선도하고 전환시키는 데 업적이 뛰어난 의사 경영자이자 창업주인 데이빗 레비(David Levy)가 이끌고 있다.

일차의료 의사이자 역학자인 레비 박사는 뉴욕시 교외의 개인 의료기관에서 경력을 쌓기 시작했다. 이곳에서 그는 매우 복합적인 질환들을 가진 환자들을 돕기 위해 프랭클린 건강 회사(Franklin Health Inc.)를 설립했다. 그는 PwC(151개국에 사무실을 둔 세계적인 컨설팅 회사로서 기관이나 개인에게 보험, 세금, 자문 서비스 등에 관한 컨설팅 제공-역자 주)로 자리를 옮겨, 파트너로서 궁극적으로 수년간 글로벌 헬스케어 사업을 이끌었다. 레비 박사는 자신의 기업과 다양한 공공 및 민간 부문 기관들을 위해 효과적인 전략을 실행해온 저명한 전략가다.

바로 그 레비 박사와 사린 박사가 이 책의 공저자다. 이 둘은 헬스케어 산업과 예방을 위한 최고의 모범사례 해결책을 제공하기 위해 노력하고 있다. 이러한 미션의 결과로, 레비 박사와 사린 박사는 생활습관의학을 활용하여 긍정적인 변화를 촉진하는 EHE 헬스 건강 멘토십 프로그램을 개발했다.

EHE 헬스 예방 프로그램의 첫 단계는 생활습관의학의 주요 요소인, 영양, 운동, 수면, 위험한 약물사용, 스트레스, 정서적인 건강, 일과 삶의 균형 및 관계 등을 평가하는 임상 도구들을 포함하는 종합적인 건강 평가

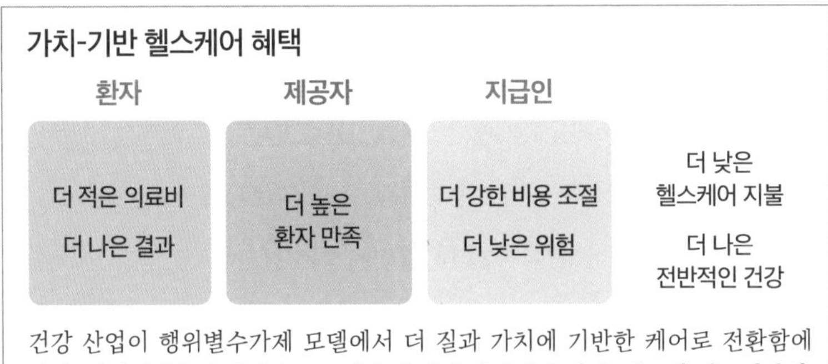

건강 산업이 행위별수가제 모델에서 더 질과 가치에 기반한 케어로 전환함에 따라, 질병예방을 측정기준으로 만들어 환자 집단에서 비만, 당뇨병/당뇨전단계, 흡연과 같은 생활습관과 관련된 만성질환 위험인자들의 유병률과 발생률을 줄여야 한다.

과정이다. 그런 다음, 환자는 개인의 건강 목표와 임상적인 위험인자들을 염두에 두고, 객관적인 결과 및 주관적인 결과 모두에 대해 의사와 논의한다. 그다음 의사는 최적의 케어 계획, 중점 영역 그리고 한 해에 걸쳐 추가적인 생활습관 상담을 받을 수 있는 건강 멘토십 의뢰가 포함된 건강 개선을 위한 다음 단계를 수립한다.

EHE 헬스 멘토십 프로그램은 개인의 생활 전반에 걸쳐 먹고, 생각하고, 움직이는 방식을 최적화하는 데 기반을 두고 있다. 이 지속적인 서비스에는 변화 행동을 격려하고 유지하기 위해, 영양사, 운동생리사, 임상심리사 등과 같은 연계된 건강 전문인과의 1:1 예약을 포함한다. 건강 멘토 방문 때마다 팀은 환자와 협력하여 새로운 습관을 채택할 때 그들의 변화 준비를 평가하고, SMART 목표를 설정하고, 후속 케어를 제공하고, 필요에 따라 문제를 해결한다.

시간이 지남에 따라, EHE 헬스는 콜레스테롤 및 혈당 감소와 같은 심장대사 지표의 개선에 있어서 탁월한 건강성과를 입증했다. 또한 프로그램의 일부로서, 환자는 개인의 건강 필요와 관심에 따라, 교육용 웹 세미나 및 앱, 인지행동 기반 프로그램, 자동적인 콘텐츠 경로 등과 같은 임상 도구들에 접속할 수 있다.

이런 여러 전문 분야에 걸친 진료, 팀 기반 접근방식을 통해 의사는 목표를 디렉터하게 되고, 연계된 건강 전문인들은 환자의 개별적 필요에 맞는 다양한 도구와 자원들을 사용하여, 시간 경과에 따른 변화를 조정하고 추적할 수 있게 된다(그림 9-1). 이 회사의 목표는 개인 맞춤형 예방 케어를 통해 사람들이 더 오래, 더 건강하게 살 수 있도록 돕는 것이다.

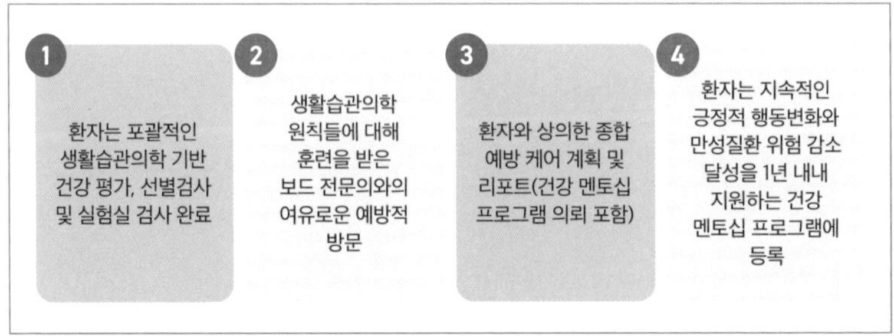

그림 9-1 EHE 헬스의 예방적인 환자 여정

생활습관의학을 일차의료에 접목하기- 데이비드 도나휴 박사: 예방 효과 만들기

데이비드 도나휴(David Donohue) 박사는 일차의료 내과의사이자 생활습관의학 보드 전문의다. 그는 델라웨어 프로그레시브 헬스(Progressive Health of Delaware)의 최고 의료 책임자이자, 미국생활습관의학회의 생활습관의학 제공자 네트워크 의장이다. 그는 웹사이트와 팟캐스트(healthrules.org)를 운영하며, 환자와 함께 최적의 의료 체크리스트를 구축하고 있다.

독특한 예방 관점

*

도나휴 박사는 수년에 걸쳐서 이 분야의 원리 및 과학의 발전에 집중

하면서 본격적인 생활습관의학 진료로 접어들었다. 그의 궁극적인 동기는 일차의료 의사로서, 여러분의 임무가 '가시적 성과를 내고, 사람들을 돕고, 어떤 일이 일어나지 않도록 예방하는 것'이라는 깊은 신념이다. 매일 환자들의 만성질환과 싸우는 과정에서 많은 전통적인 도구들이 효과가 없는 것으로 판명되었고, 질병의 근본 원인을 치료하고, 역전시키고, 예방할 수 있는 다른 옵션들이 존재한다는 사실을 깨달았다. 환자들을 위한 최적의 성과라는 그의 유토피아 목표를 달성하기 위해, 도나휴 박사는 생활습관의학을 실행하는 것보다 더 나은 시스템 전달은 없다고 확신했다.

더 나은 관계 구축하기

*

일차의료 진료의 주된 목표는 고객의 문제해결 욕구를 충족시키면서, 사업으로 번창하는 것이다. 종종 선호되는 해결책은 환자들이 기대하는 것과는 다른 치료 경로를 필요로 한다. 첫 방문의 원인이 된 만성질환을 해결하는 더 나은 방법들을 소개하면서, 시간이 지남에 따라 관계를 발전시키는 것은 효과가 입증된 과정이다.

도구상자의 도구 중 하나로 생활습관 상담을 도입하면서, 더 나은 건강을 위한 가장 효과적인 방법이 항상 약을 필요로 하는 것은 아니라는 점을 환자에게 확신시키는 목적을 달성할 수 있다. 환자의 많은 생활습관 행동이 만성질환의 근본 원인이라는 사실을 환자들에게 교육하는 데는 시간이 걸린다. 행동변화를 치료 옵션으로 받아들이는 여정은 환자마다 다르다. 모든 환자가 생활습관 상담 옵션으로 이점을 얻지만, 일부 환자들은 전혀 받아들이지 않는다. 반면, 다른 환자들은 영양사와의 개별 세션에 동의하거나 전문적인 케어 관리자가 진행하는 개인화된 SMART 목표 계획에 동의한다.

모든 행동변화 노력과 마찬가지로, 먼저 조언을 듣고 그것을 행동으로 옮기는 환자에게 메시지를 전달하는 것은 어려운 일이다. 델라웨어 프로그레시브 헬스에서는 RPM(Remote Physiologic Monitoring) 기술(Carium에 의한 원격생리모니터링)을 통해 개인 정보 제공을 동의한(Opt-In 정보 주체가 동의해야만 개인정보를 처리할 수 있는 방식-역자 주) 메디케어 환자들의 SMART 목표 추적 과정을 자동화했다. 전자의무기록 프로그램은 만성질환케어관리(Chronic Care Management) 프로그램의 일환으로 케어 계획을 서면으로 전달하는 데 사용되며, 목표, 계획, 후속조치에 대한 의사소통은 전화, 이메일, 포털 메시지 등을 통해서 이뤄지고, 이런 가상 매개체들을 사용하여 청구가 가능하다.

생활습관의학 보드 전문의, 영양사, 인증 건강코치, 케어 코디네이터, 간호사로 구성된 프로그레시브 헬스팀은 다양한 디지털 도구들도(일부 기성품 및 기술 파트너에 내장된 기타 도구들) 배포했다. 어떤 것은 맞춤이 아닌 기성제품이며, 또 어떤 것은 그들의 기술 파트너들의 내부에 탑재되어 있다. 이 팀은 또한 수면, 정신건강, 영양을 위한 모바일건강(mobile health, mHealth)도 지원한다. 근골격계질환 치료의 경우, 물리치료사들이 환자의 의뢰를 직접 받는다.

생활습관의학의 6가지 기둥들 중 하나인 식단은 많은 관심을 받을 만한 주제로 입증되었고, 여러 만성질환들에 가장 전반적인 영향을 미친다. '건강증진'으로 간주되는 음식을 섭취한 이력이 있는 환자는 거의 없다. 식단과 신체활동 다음으로는, 수면과 물질남용으로 행동 교정 주제가 확장된다. 또한, 다른 사람과 불편해지는 관계가 미치는 영향이 클 수 있는 만큼, 성공적인 행동 교정 프로그램에도 관계가 가장 큰 영향을 미칠 수 있다는 주장이 제기될 수 있다. 질병 역전 프로그램에 참여하는 환자들에게는 관계가 특히 중요한 주제가 된다. 이 문제를 해결할 수 있는 적절한 시간을 찾는 것은 성과를 제한하는 요인이 될 수 있는데, 특히 여러 만성 질환을 겪고 있는 환자의 경우에는 더욱 그렇다.

도나휴 박사는 자신의 개인적인 웰니스 여정이 잠재적인 환자 해결책을 연구하고 검증하는 데 필수적인 기술 구축의 연장선이라고 생각한다. 가장 최근에는 반려견과 함께 트레일 러닝 형태의 신체활동을 하기 시작했고, 대부분의 환자에게 추천하는 건강증진 식품들을 준비하는 것에 대하여 자신의 전문성을 향상시키고 있다. 환자들에게 생활습관의학의 이점에 대해 조언할 때, 개인적 경험을 바탕으로 이야기할 수 있다는 것은 조언의 힘을 증폭시킨다.

생활습관의학 프로그램과 대등한 프로그램 기회로서, 지역사회 자원을 활용하는 것은 검증된 전략이다. 이런 전략 실천은 사용자 추천, 아웃바운드 연구(Outbound research), 무료로 이용할 수 있는 자료원 그리고 책임있는의료를위한의사위원회(Physicians Commitee for Responsible Medicine, pcrm.org)와 영양팩트(nutritionfacts.org)와 같은 평판이 좋은 웹사이트 등을 통해 제공되는 정보를 통해서도 정보를 모을 수 있다. 신뢰할 수 있는 자료원을 통해 자신의 증상을 조사하고, 잠재적인 해결책을 모색하려는 환자들의 노력은 환영이다. 임상팀은 과학에 기반한 최고의 정보를 찾는 방법에 대한 코칭을 제공할 것이다. 일반적으로 환자들은 한 가지 치료 방법만 찾지 않는다. 그들은 자신의 어머니가 겪었던 뇌졸중이나 그들의 삼촌이 견디며 치렀던 수년간의 인공투석을 피할 수 있는 모든 잠재적인 방법들을 묻는다. 환자들은 그들의 의료진이 과학에 기반한 영향력 있는 프로그램들을 제공할 것이라는 확신에 위안을 얻는다.

생활습관의학은 근거기반이고 고객서비스 지향으로 제공된다. 재정적 생존력을 확보하고 유지하기 위해, 도나휴 박사의 진료에는 30분 방문에 대한 서비스별수가 청구를 시작으로, 고품질 임상 케어 관리에 필요한 모든 서비스 책임에 대한 청구, 퇴원 후 케어와 관련한 과도기 서비스 및 웰니스 내원에서 발생하는 수익을 극대화 하는 등 사업 성공에 필요한 수익을 달성하기 위한 다양한 전술들을 통합한다.

진정한 전문성을 개발하려면, 데이터 분석은 필수이며, 생활습관의학 치료 성과를 뒷받침할 수 있는 데이터베이스 개발이 필요하다. 비록 대부분의 전자의무기록(EMR)은 기본적으로 인구 집단의 건강상태 파악에 필요한 모든 데이터를 수집하는 청구 플랫폼이지만, 이러한 데이터를 사용가능한 형식으로 수집하고 표시하는 기능은 제공하지 않는다. 이 데이터를 온라인 건강 정보 교환 서비스로 전송함으로써 진료는 결과 추적을 현실화하는 계기판을 구축할 수 있게 되었다.

도나휴 박사가 생활습관의학 진료에 입문하는 의사들에게 추가로 하는 조언은 무엇인가? 기본에 집중하고, 현실적인 사업 목표를 세우고, 환자 규모를 염두에 두고 자원들을 경제적으로 배당하라.

델라웨어팀 전체에게, 생활습관의학 진료의 미래가 기대된다. E/M 보험급여가 증가하고 있고, 책임케어기구(Accountable Care Organization, ACOs)의 가치기반 수익을 촉진하는 공유절감액(shared saving)도 증가하고 있으며, 치료 지원 보조에서 사용되는 기술의 기능도 향상되고 있다. 게다가 더 많은 청구 코드(예; 건강코칭 보험급여)가 곧 도입될 예정이고, 메디케어의 직접계약이 확대되고 있으며, 결과를 분석하고 가치기반 수익을 증가시킬 지속적인 개선을 지원하기 위한 중앙화된 데이터베이스가 개발되고 있다.

도나휴 박사가 미래 생활습관의학의 일부가 되어야 한다고 믿고 있는 또 다른 혁신은, 개인의 건강과 지구의 건강이 서로 얽혀 있다는 믿음에 기반한 지속가능의학(sustainability medicine)이다. 더 나아가 건강의 사회적 결정요인을 생활습관의학의 기둥으로 고려해야 한다는 강력한 주장이 제기될 수 있다.

생활습관의학 진료 창업-
웨인 다이싱어 박사:
선구자이며 최적의 건강 결과 엔지니어

웨인 다이싱어(Wayne Dysinger) 박사는 생활습관의학, 예방의학, 가정의학 전문의로서, 현재 생활습관의학 원리를 기반으로 구축된 새로운 일차의료 모델인, '라이프스타일 메디컬(Lifestyle Medical)' 클리닉의 설립 원장이자 의사로 활동하고 있다. 또한 미국생활습관의학보드기관 및 국제생활습관의학보드기관의 전의장이었으며, 현재 생활습관의학글로벌연맹기관의 의장을 맡고 있다. 그는 로마린다 대학교의 외래교수로 활발히 활동하고 있고, 전 세계 생활습관의학과 관련한 문제들에 대한 자문, 강의 및 연구에 참여하고 있다.

다이싱어 박사는 미국생활습관의학회 회장과 칩(CHIP, Complete Health Improvement Program) 프로그램의 의료 책임자를 역임했다. 그는 미국의학협회, 미국예방의학회 및 예방교육및연구협회에서 다양한 역할을 수행했다. 현재 직책을 맡기 전에, 그는 로마린다 의과대학의 예방의학과 교수였으며, 다트머스 대학의 가정의학과 및 예방의학과 전공의 프로그램의 공동 설립자이자 교수였다. 그는 또한 애틀랜타와 괌에서 교수, 환자케어, 서비스 분야에서 역할을 담당했다.

다이싱어 박사는 로마린다 대학교 의과대학에서 의학박사 학위를(1986), 그리고 동 대학교 공중보건대학원에서 공중보건석사 학위를(1990) 취득했다. 그는 미국생활습관의학회, 미국예방의학회 및 미국가정의학의사아카데미의 펠로우다.

파트너십 구축

*

다이싱어 박사는 2003년 모교인 로마린다 대학교의 예방의학교실 신임 학과장으로 부임하면서 교수진 수련회를 주최했다. 미국생활습관의학회의 설립자인 존 켈리(John Kelly) 박사는 그 교수진의 일원이자 생활습관의학이 학과 커리큘럼의 중요한 구성 요소가 되어야 한다고 믿었던 그룹의 일원이었다. 2014년 한 사업가가 다이싱어 박사에게 접근했을 때까지, 두 사람은 생활습관의학 분야에 깊이 뿌리를 둔 일차의료에 대한 새로운 비전을 가지고 함께 일했다. 처음에는 로마린다 대학에 이 개념을 제안했지만, 그렇게 큰 규모의 기관에 있어서는 너무 혁신적이었다.

든든한 재정적 파트너를 만난 다이싱어는 그 후 3년간 자신의 지식, 기술, 역량을 적용하여 성공적인 클리닉을 구축할 수 있었다. 2017년 그는 관리 파트너를 영입하여 함께 생활습관의학의 기둥을 통해 만성질환을 제거하는 그들의 미션을 지속적으로 혁신화하고 다듬어갔다. 지금까지의 경험을 바탕으로 포부를 가진 의료인들에 대한 그의 첫 조언은 다음과 같다. 성공하려면 기업의 임상적 요소와 사업적 요소들을 함께 고려해야 한다는 것이다.

환자 여정

*

캘리포니아의 리버사이드(Riverside) 및 레드랜드(Redlands) 두 곳에 위치한 다이싱어 박사의 생활습관 메디컬(Lifestyle Medical) 클리닉은 생활습관의학을 접목한 일차의료를 제공한다. 환자들 대부분은 일반적인 일차의료 의사를 찾으러 왔다고 생각했으나, 그들이 경험한 건강 결과들 때문에 수년간 잘 지내며 유지하고 있다. 숙련되고 헌신적인 임상의인 다이싱어 박사는 일주일에 4일간 환자를 진료한다. 그의 의원에는 현재 3명의 추가 의사, 의사 보조인력(physician's assistant), 건강코칭 인증을 받은 의료보조원 그리고 영양, 운동, 회복탄력성, 사회적 연결 등에 있어서 환자들이 더 건강한 행동을 하도록 안내하는 종합적인 주문형 임상 지원팀이 포함되어 있다.

각 환자의 여정은 전자의무기록에 통합된 광범위한 생활습관의학 설문지로 시작한다. 30분의 첫 방문과 추가 30분의 후속 상담 후, 목표들이 검토되고 관련 만성질환에 대한 근거기반 프로토콜을 중심으로 전문적으로 설계된 개인 맞춤형 생활습관의학 처방 양식의 기초로 사용된다. 치료 과정에는 적절한 임상 전문가들('조언자')이 이끄는 가상 및 대면 그룹 세션이 포함된다. 그룹 세션은 다이싱어 박사의 4가지 생활습관의학 기둥인 영양(Nourishment), 신체활동(Movement), 회복탄력성(Resilience, 수면과 스트레스 포함) 그리고 연결(Connectedness, 의미와 목적 포함)에 기반하고 있다.

결과에 기반한 의료비 구조

*

다이싱어 박사는 환자 치유라는 일차적인 미션에 자신의 진료를 맞추기 위해, 시작부터 가치기반 보험급여 재정 모델과 함께 했다. 대부분의 수익은 환자(회원)의 월회비에서 발생한다. 환자 수에 기반한 성공 측정 기준을 제거하기 위해, 핵심성과지표(Key Performance Indicators, KPI; 조직 또는 개인의 전략적 목표를 달성하기 위해 계획대로 진행 중인지 평가하는 지표-역자 주) 각주는 헬스케어 개선 연구소(Institute of Healthcare Improvement)의 3가지 목표를 따른다.

- 정기적으로 수집된 순고객추천지수(Net Promoter Score, NPS; 고객 경험 프로그램에 사용되는 기준 지표로서 고객의 기업 충성도를 측정-역자 주)에 의해서 측정되는 환자 만족도
- 내부적으로 수집되거나 지불인이 제공하는 생체계측 데이터에 의한 임상적 성과
- 지불인이 제공하는 케어 차이에 따른 비용

그 결과는 인상적이었다. NPS 점수는 정기적으로 80~90점대였으며(애플 및 사우스웨스트 항공보다 높고, 일반적인 일차의료의 점수보다 월등히 높음), 내적 임상 데이터 값과 지불인이 받은 데이터 값 모두, 입원율과 의약품 사용 양이 낮았다. 메디케어 어드벤티지(Medicare Advantage) 보험 파트너로부터 받은 케어 비용 데이터에 따르면, 다이싱어의 환자들은 연간 평균 1만 달러를 지출하는 다른 일차의료 공급자의 환자들보다, 연간 3,000달러 적게 지출했다. 데이터의 환자 표본은 작았지만(100명), 라이프스타일 메디컬 클리닉의 환자들은 비교하는 진료소의 환자들보다 위험 평가 요인 점수가 높았기 때문에 환자들의 상태도 그만큼 덜 건강했다. '지역적 성장에서 전국적 확장'이라는 장기적인 사업 목표는 그들의 3가지 목표 KPI를 지속적으로 개선하려는 노력에 대한 동기부여 요인으로 작용한다.

남부 캘리포니아 지역의 환자 진단 패턴은 전형적이다. 이 환자들의 상당수는 메디케어 어드벤티지 보험을 보유하는 비율이 더 높은 메디케어 보험에 가입되어 있으며, 사회경제적 수준이 중하위 계층에 속한다. 이 보험들은 국가 차원에서 보험급여를 지급하고 있는 만큼, 이러한 진료는 이 지역 이외 지역의 메디케어 환자들을 더 많이 치료하고 있다. 65세 이상의 환자들은 그들의 월회비가 자동적으로 그들의 메디케어 어드벤티지 보험에 의해 지불된다. 일반 메디케어 환자들은 가치기반의 만성질환 케어 관리 및 원격환자 모니터링 메커니즘을 사용하여 그들의 보험 비용이 청구된다. 65세 미만 환자의 경우, 매달 18달러(연간 199달러)의 비용이 보험에 청구된다. 전체 환자 집단의 약 10%는 보험이 없거나 공제액이 높은 보험을 가지고 있다. 그런 환자들의 경우, 회비는 매달 78달러이며, 모든 회원은 그들의 비용 청구와 관련된 가치기반 메커니즘을 갖는다. 어떤 서비스는 행위수가제로도 청구된다.

기술이 탑재된 도구상자

*

다이싱어 박사는 일레이션 헬스(Elation Health)의 전자의무기록으로부터 전자의무기록에 직접 연동되는 청구 플랫폼에 이르기까지 생활습관의학을 특징으로 하는 효율적인 일차의료 진료 관리에 도움이 되도록 다양한 도구들을 배포했다. 분리된 청구 시스템을 통해 월간 회비 청구를 관리하고, 데이터 수집 프로그램을 통해 내부적으로 데이터를 동기화한다. 카리움(Carium)은 원격환자모니터링(Remote Patient Monitoring, RPM), 그룹 의사소통 기능, 생활습관의학 처방 전달 등을 위해 사용된다. 케어 계획 기능의 미래 목표는 개인화된 환자 케어 계획에서 필요한 조정을 자동화하는 폐쇄 루프 피드백(closed loop feedback; 결과를 측정하여 목표와의 차이가 허용 가능한 범위인지 판단해 결과가 최대한 목표에 가까워지도록 하는 데 활용됨-역자 주) 메커니즘을 만드는 것이다. 줌(Zoom)은 환자와의 연결에 사용되고, 스카이프(Skype)는 내부 사무실 의사소통에 사용한다. 코로나-19는 과거에 첨단기술을 낯설어 하던 메디케어 환자들을 기꺼이 사용하는 사람들로 전환시켰다. 안전과 편의성 덕분이다. 기술을 사용하는 데 조금이라도 망설임이 있다면, 그것은 비용과 필요한 광대역 인터넷 서비스의 부족 때문이다. 다른 모든 방법이 실패할 때, 전화는 편하고 다른 통신 요구사항을 충족하는 신뢰할 수 있는 도구 역할을 한다.

맞춤형 의사소통

*

모든 제공자는 그들의 환자와 소통한다. 라이프스타일 메디컬은 적절하고, 일관성 있게 그리고 지속적으로 환자와 소통할 수 있도록 설계된 맞춤형 시스템에서 독보적이다. 이 시스템인 연결성 지수(Connectivity Index, CI)는 3가지 요소를 기반으로 각 환자와의 의사소통 빈도를 개인화하기 위해 만들어졌다. 이 3가지 요소는 객관적인 데이터(예; 혈압, 당화혈색소, LDL), 최근의 헬스케어 시스템 이용 그리고 임상팀이 할당한 주관적인 가치(경우에 따라서는 환자 본인이 할당한 주관적 가치도 포함) 등이다.

각 환자에게는 의사와 의료보조원이 배정된다. 모든 의료보조원은 건강코치 훈련을 받았으며, 환자의 의료보조 코치 네비게이터(medical assistant coach navigator, MACN)로 지정된다. 전문적인 건강코치 또한 환자에게 제공되고, 특화된 치료가 필요한 건강행동 의뢰를 처리하는 영양사와 사회복지사도 환자에게 제공된다. 기본적인 행동건강은 대부분 모든 조언자와 의료보조 코치 네비게이터가 수행한다.

연결성 지수는 임상팀원과 환자 사이의 상호작용 빈도를 결정한다. 예를 들어 환자가 입원 중인 경우, 그들의 연결성 지수는 10이고, 이는 환자가 매일 임상의와 상호작용한다는 의미다. 만약 9라면, 상호작용은 일주일에 1회로 일정이 잡히고, 4라면 1년에 일정이 4회 잡히는 것이다. 이 시스템은 연결성 협의회에서 관리한다. 이들은 한 달에 두 번씩 만나 활동적인 환자의 연결성 지수를 조율하고 업데이트한다. 연결성 지수가 8~10 범위에 있는 환자들은 다이싱어 박사가 '허들(Huddle)'이라고 이름 붙인 회의에서 각각 매일, 격주 또는 매주 검토된다. 라이프스타일 메디컬 클리닉이 환자들의 건강을 최적으로 유지하는 데 성공한 것은 부분적으로 맞춤화 수준과 그들이 의사소통의 연결성 지수 시스템에 전념하는 강도 덕분이다.

성공 사례

*

사례는 우리 삶의 현실을 드러낸다. 이와 관련하여, 다이싱어 박사는 종종 2가지 개인적인 이야기를 공유한다. 첫 번째는 한 여성 당뇨병환자가 4개월 동안 집중적인 자연식물식 프로토콜을 준수하면서 당화혈색소 수치를 절반으로 감소시킨 사례다. 알약 하나 삼키지 않고도, 당화혈색소가 13.1에서 6.6으로 떨어졌다고 상상해보라. 이 환자는 또한 조리시설이 부족하고 사회적 지원이 부족한 변화무쌍한 가정 상황을 포함한 많은 환경적 및 사회적 어려움들을 극복해야 했다. 그녀의 성공은 장기적으로 필요한 행동들을 전달하고 준수하는 데 필요한 일정 수준의 규율을 심어준 연결성 지수에 뿌리를 두고 있다.

또 다른 환자는 113kg 체중의 남성으로, 23kg을 감량한 후 치료를 시작했다. 수십 년 전, 그는 하지 혈액순환을 심각하게 손상시키는 갈색은둔거미에 물렸다. 그의 목표는 곧 다가올 크루즈 여행을 즐기는 것이었다. 3년에 걸쳐 이 프로그램에 베테랑이 된 이 퇴역군인은 자연식물식 계획을 따르면서 27kg을 더 감량했다. 그는 크루즈 여행을 갈 수 있었고, 걸을 수 있었을 뿐만 아니라 여행 일정의 일부인 광활한 필드 여행에 참여하기까지 했다. 현재 그의 운동 메뉴에는 아내와 함께 프리스비 골프를 즐기는 것이 들어 있다.

이 세션의 첫 단락에서 조언했듯이, 임상 성공 사례들은 사업적 성공 사례와 일치해야 한다. 다이싱어 박사는 지속적으로 계약한 KPI(핵심성과지표)를 충족하고 초과 달성함으로써, 그의 보험회사 파트너들, 특히 메디케어 어드벤티지 파트너들이 가용성을 증가시키고, 재정적 인센티브 가치를 증가시키는 것을 발견했다. 라이프스타일 메디컬 클리닉은 15~20개의 건강보험들과 계약을 맺고 있으며, 일부는 일차의료 환자 1명당 월 70~100달러를 지불하는 대형 보험이고, 일부는 환자 1명당 평균적으로 월 200달러를 지불하는 위험분담형(shared-risk) 계약을 맺은 소규모 보험이다. 수익상의 장점 이외에도, 위험분담 파트너들은 그 진료에 그들의 마케팅 서비스를 늘려 더 많은 환자를 유입한다. 이제 사업 목표는 더 많은 위험분담 계약을 체결하는 것으로 진화하고 있다.

재설정을 위한 준비

*

생활습관의학 의료인으로서 성공하기 위해, 다이싱어 박사는 2가지 가치 있는 조언을 한다. 첫째, 의료인이 정말로 생활습관의학 진료를 하려면, 완전히 다른 접근방식이 필요하다는 것을 깨달아야 한다. 재설정이 아니라 완전한 개편이다. 성공을 측정하는 방법, 진행상황을 모니터링하는 방법, 환자 데이터를 분석하는 방법, 환자 만족도를 결정하는 방법, 각 환자와 보내는 시간, 각 환자와 상호작용할 시기를 결정하는 방법, 필요한 서비스를 제공하는 데 필요한 임상 전문인 수 그리고 가장 어려운 일 중 하나인 누군가의 행동을 효과적으로 변화시키기 위해 필요한 모든 기술을 배우는 도전들을 즐기는 방법 등 완전히 새로운 세계다. 둘째, 여러분의 재정적 모델을 가치기반 모델로 변경하는 방법을 파악해야 한다. 최적의 건강은 성공적인 환자 성과에 의해 얻어진다. 가치기반 케어에 기반한 지불 모델을 구축하는 보험 파트너들의 수가 증가되고 있다. 이러한 추세를 염두에 두고 미래 청구를 계획해보라. 더 좋은 방법은 첫날부터 이러한 방식으로 사업 모델을 설계하는 것이다.

생활습관의학은 헬스시스템에서 존재할 수 있을까? 정석의 팀 패드마자 페이터 박사는 "당연하죠"라고 말한다

패드마자 페이터(Padmaja Patel) 박사는 약 20년 간 텍사스 미드랜드에서 내과의사로 진료하고 있다. 그녀는 인도 바로다의 MS대학에서 이비인후과 수련을 마쳤고, 콜롬비아의 미주리 대학에서 내과 전공의 과정을 마쳤다. 그녀는 현재 미드랜드 헬스(Midland Health) 병원 생활습관의학센터의 의료책임자로 근무하고 있으며, 의사의 지도 아래 다양한 종합적인 생활습관 중재 프로그램을 제공하는 데 앞장서고 있다.

페이터 박사는 미국생활습관의학회 보드위원이자, 임상적으로 통합된 의사 네트워크인 미드랜드질동맹(Midland Quality Alliance) 부회장으로 활동하고 있다. 그녀는 국립질포럼(National Quality Forum)의 2021리더십 컨소시엄 회원이자, 미국생활습관의학회의 헬스시스템위원회(Health

System Council) 자문단 창설 회원이기도 하다. 페이터 박사는 지역사회 내에서 자연식물식의 유익성에 관한 인식을 높이기 위해 비영리기관인 건강한 도시(Healthy City)를 공동 창설했다.

문화 혜택들을 담아 프로그램 판매하기

*

일반적인 생활습관의학 관련 질문들은 페이터 박사의 접근방식에는 적용되지 않는다. 내과의사인 그녀는, 초기에 그녀의 개인 진료에 생활습관의학을 접목시켰지만, 이런 유형의 진료 모델에서는 지속하기 어렵다는 것을 발견했다. 환자와 지역사회 전반에 큰 영향을 미치고자 하는 열망에 힘입어 페이터 박사는 헬스시스템 안에서 그녀의 생활습관의학 성장과 발전 노력을 집중하기로 결심했다. 한 해 동안 미드랜드 헬스시스템의 행정부에 생활습관의학의 유익성을 신중하게 설명한 후, 그녀는 현재 생활습관의학센터 설립 4년차에 접어들었으며 그녀의 프로그램들은 계속 확장하고 있다.

그녀가 근무하기 전, 미드랜드 헬스시스템은 지역사회를 텍사스 주 전역에서 가장 건강한 곳으로 만들겠다는 확고한 목적을 가지고 비전과 미션을 재정립했다. 페이터 박사와 그녀의 동료들이 더 나은 건강과 더 적은 의료비를 위한 병원 시스템의 목표에 맞춰 생활습관의학의 특징들을 조정할 수 있는 완벽한 타이밍이었다. 세밀한 계획 끝에 팀은 병원 직원들의 웰빙에 먼저 집중하기로 했다.

미드랜드는 직원 건강을 위해 자가보험(self-insured) 체계를 가지고 있었기 때문에, 페이터 박사는 직원 웰니스에 집중하는 것이 그들의 목표를 달성할 기회가 될 수 있다는 것을 깨달았다. 연구에서 검증된, 집중적인 생활습관의학 중재 해결책인 '완전한 건강개선 프로그램(Complete Health Improvement Program, CHIP)'을 사용하여, 팀은 기관생명윤리위원회(Institutional Review Board, IRB) 승인을 받은 30명의 환자들을 대상으로 하는 프로그램 연구를 시작했다. CHIP 프로그램은 그룹 또는 자기 주도적 환경에서의 행동변화 원칙, 재미있는 스타일의 교육, 최신 성인 학습 도구들을 활용하여, 10~12주 안에 참가자가 주요 위험인자들을 낮추거나 제거하는 것으로써, 입증된 근본적 생활습관 변화를 이루도록 돕는 커뮤니티기반 중재 프로그램이다.

1988년에 미국에서 설립된 CHIP 프로그램은 수만 명의 참가자들에게 긍정적인 건강성과를 이끌어냈으며, 40편이 넘는 논문들을 발표했다. 결과들이 긍정적인 건강성과를 보여주면서 큰 규모로 전략을 확장할 수 있는 기반이 마련되었다. 현재 직원 건강에 대한 지출이 크게 증가한 상황에서, 미드랜드 헬스시스템은 불과 18개월 만에 직원 복지의 전략적 변화와 함께 프로그램을 통해 창출된 웰니스 문화가, 이러한 추세를 완전히 뒤집고 비용 및 지출 초과를 비용 절감으로 전환했다는 사실에 더욱 큰 인상을 받았다.

헬스시스템을 통해 환자를 위한 긍정적 성과 성취하기

*

이제 헬스시스템에 대한 페이터 박사 계획의 다음 단계, 보험급여가 보장된 중증심장재활(Intensive Cardiac Rehabilitation, ICR)과 같이 잘 확립된 프로그램을 사용하는 포괄적인 생활습관의학 센터 설립을 위한 무대가

마련되었다. 이 센터 개념은 당뇨병, 비만에 대한 포괄적인 질병 역전 프로토콜과 공유진료를 제공하는 생활습관의학 클리닉 개설로 이어졌다. 많은 상업적 상품의 성공은 일반적으로 소비자의 요구에 의해 결정된다. 클리닉의 서비스도 유사한 성과를 경험했다. 환자들은 프로그램 제공사항을 잘 알고 있는 상태로 내원했으며, 구체적으로 제공 사항을 요청하면서 참여할 준비가 되어 있음을 보여주었다. 이것은 처음부터 프로그램 성장의 원동력이 되었다. 환자에서 환자로 이어지는 영향력 때문이다.

페이터 박사는 환자의 요구 외에도 센터와 클리닉 개념의 성공을 전체 미드랜드 헬스시스템의 일부로 이런 기관들을 통합한 덕분이라고 말했다. 동일한 전자의무기록으로 작업하고, 다양한 소셜미디어와 전통 매개를 활용하여 성공 사례를 공유하는 등 70여 곳의 의뢰 제공자 그룹에 생활습관의학 프로그램을 연결함으로써 센터에 대한 지역사회의 인식과 활용도가 가속화되었다.

긍정적인 건강성과는 초기 단계에서 미드랜드 헬스시스템의 생활습관의학 개념이 기반을 갖추도록 했다. 이 아이디어가 지속가능하다는 것을 보장하기 위해, 전체 프로그램의 재정적 안정성을 발전시키는 것이 이제 페이터 박사의 목표다. 프로그램 파트너십 선택의 유연성은 환자에게 최상의 결과를 제공하는 동시에 수익을 극대화할 프로토콜을 항상 추구하기 때문에, 경쟁 우위임이 입증되었다. 의뢰하는 의사들이 특정 진단을 적절한 생활습관의학 프로그램과 쉽게 연결할 수 있도록 한 것도 성장의 촉매제임이 입증됐다.

페이터 박사는 이러한 연결이 가능하도록 전자의무기록 안에 오더 세트를 만들었다. 그 후 이 단계는 의뢰를 증가시키는 중요하면서 단순한 방법으로 여겨졌다.

프로그램별 환자 여정

*

미드랜드 헬스시스템의 생활습관의학 프로그램은 프로그램별 환자 여정을 설계했다. 환자들 대부분이 특정 프로그램 등록을 목표로 센터를 방문하기 때문에, 첫 접수 단계는 미국생활습관의학회의 단문형 생활습관 평가(Lifestyle Assessment Short Form), 관련된 생활습관의학 활력징후 측정, 이 데이터를 전자의무기록에 직접 입력하는 것으로 구성된다. 그다음으로는 새로운 환자의 생활습관의학 센터 폴더를 생성한다. 이 폴더에는 생활습관의학 프로그램 기둥들에 대한 근거기반 지침, 지역 음식점 가이드, 프로그램 사전 인식 및 지식 확장을 위해 사용 가능한 자료원 등이 제공된다. 초기 상담 후, 특정 프로그램에 따라 환자와 임상 전문인 간의 상호작용은 달라진다. 이러한 전문인들 목록에는 의사, 임상 간호사, 건강코치, 영양사 등이 포함된다.

프로그램 수익은 보험회사 보험급여, 본인부담금, 공제액 등을 통해 발생한다. 예를 들어 심장재활 프로그램들은 메디케어에서 전액 보장된다. 체중감량 프로그램은 이 질환에 대한 의학적 진단을 받지 않은 환자들이 이용하므로 비용은 본인 부담이다. 신체활동 프로그램은 센터 내에서 제공되지 않지만, 건강코치는 환자들이 지역사회와 가정에서 이용할 수 있는 시설들을 이용하도록 안내하고 조언하며 동기를 부여한다.

많은 삶의 변화-환자, 시스템 그리고 의사

*

페이터 박사는 집중적인 프로그램, 특히 심장재활을 완료한 환자들에게서 탁월한 결과들을 확인했다. 그러나 그녀는 단 1명의 환자 때문에 생활습관의학이 가치 있는 전략이라는 것을 일찍부터 확신했다. 일상적인 진료에서 건강한 식습관, 신체활동, 회복적 수면, 스트레스 관리 등 전반적인 처방을 받은 후, 환자는 3개월 만에 완전히 변화되어 거의 몰라볼 정도로 회복되었다. 이런 비침습적인 건강생활습관 프로그램은 환자들에게 간단하지만 강력한 해결책이고 임상의들에게는 새로운 발견이라는 것이 입증되어, 이제 생활습관의학의 미래가 유망하다는 확신을 갖게 만들었다.

성공은 성공을 낳을 뿐만 아니라, 호기심 많은 추종자들을 끌어들인다. 의사, 프로그램 리더 그리고 생활습관의학 챔피언들(생활습관 변화에 성공해 건강이 개선된 사람들-역자 주)은 페이터 박사의 발전을 주목하고, 그녀의 조언을 구했다. 프로그램에 대한 열정과 선호는 차치하더라도, 결과를 재현하려는 사람들에게 그녀는 독특한 접근방식을 조언한다. "여러분 관리자들의 요구사항과 목표를 경청한 후, 그에 따라 프로그램 계획을 세우십시오."

재정적 안정, 의료비 절감, 개선된 헬스케어 성과 그리고 가치기반 케어 모델의 개선이 그들의 우선적인 원동력이며, 생활습관의학 프로그램들은 이런 목표들과 밀접하게 연결될 수 있다. 그렇기 때문에 이 접근방식을 통해 관리 목표를 효과적으로 달성할 수 있는 여지가 많다.

자신의 프로그램에 대한 미래가 어떻게 될 것인지에 대한 질문에, 페이터 박사는 헬스시스템의 성공 측정 기준에 대한 다음 개척 분야는 책임케어기구(Accountable Care Organizations, ACOs) 형성과 밀접한 관련이 있다고 답한다. 임상적으로 통합된 그들의 네트워크에는 현재 약 360개의 헬스케어 제공자들이 있으며, 임상적 통합, 케어 조율 그리고 환자 및 제공자 참여 장려 등을 통해 케어의 질을 향상시키기 위해 노력하고 있다. 책임케어기구는 본질적으로 비용을 낮추면서 성과를 개선하기 위해 매진한다. 실제로 생활습관의학의 적용은 이런 목표를 달성하기 위한 핵심 요소다.

비록 포괄적인 생활습관의학 프로그램의 진화를 위한 그녀의 전략이 자가보험 집단에 특히 더 적합한 직원 웰니스로서 시작되었지만, 헬스시스템 내에서 생활습관의학의 추진력은 결국 의료진들의 공동 노력에 의해 유지될 것이다. 이러한 협력의 예는 21개 주요 헬스시스템 파트너들로 구성된 미국생활습관의학회의 헬스시스템위원회에서 볼 수 있으며, 이 위원회의 궁극적인 미션은 생활습관의학에서 문화적 헬스케어의 세계적 전환을 진전시키는 것이다. 페이터 박사가 이 위원회의 노력을 주도하고 있는 것은 놀라운 일이 아니다.

성공의 열쇠: 인내, 꾸준함 그리고 열정적인 팀워크

*

이 제목의 말들이 쉬운 것 같은가? 페이터 박사는 "절대 그렇지 않다"라고 답한다. 특히 여러분이 관료적 장애물이 거의 또는 전혀 없는 효율적인 개인 프랙티스에서 왔다면 더욱 그렇다. 인내는 복합적인 생활습관의학 프로그램을 훨씬 더 복잡한 헬스시스템 안에서 구현할 때 가장 먼저 필요한 미덕이다. 일반적으로 깊이 있고 다양한 관리팀에게 프로그램 가치를 확신시키기 위해서는 정규 절차의 일환으로 여러 차례의 회의와 검토가 필요하다. 그다음은 꾸준함이다. 경영진이 생활습관의학 전략에 동참하도록 하는 것도 중요하지만, 생활습관의학 전문팀의 확고한 열정과 확신도 그만큼 중요하다. 또한 생활습관의학팀을 구성하는 데에도 인내 및 꾸준함이라는 동일한 미덕이 필요하다. 훈련, 조직적인 구조화, 개인 성과에 따른 구조 조정 등은 모두 예상보다 많은 시간이 걸린다. 그러나 최종 목적지에 도착하면, 이 팀은 그 시간과 노력이 충분히 가치가 있다는 것을 입증할 수 있다.

새로운 프로그램들은 아드모 기관(Ardmore Institute)에 의해서 지원하는 고용주의 지역사회 웰니스 프로젝트를 포함한다. 이 프로젝트는 그들의 풀 플레이트 리빙(Full Plate Living) 영양 애플리케이션(완전 식물성기반 식사를 통하여 건강성과를 차근히 이루어가는 생활을 돕기 위해 개발된 무료 영양 프로그램이다. 아이폰에서만 이용 가능하나 인터넷에서 자료를 사용할 수 있다-역자 주)을 사용하고 기존의 지역사회 웰니스 지원 구조를 통합하여, 이러한 조합이 더 건강한 선택을 촉진하는지 확인한다. 이러한 지역사회 지원의 사례에는 식료품점 동영상, 요리 시연, 수업 그리고 팀워크와 일관성이 건강한 생활습관을 추구하는 데 중요한 요소라는 것을 심도 있게 보여주는 일련의 도구 등이 포함된다.

페이터 박사는 생활습관의학 진료의 성공을 위해 몇 가지 다른 요소들을 추천한다. 미국생활습관의학회 보드 인증을 취득하는 것이 가장 중요하다(미국 바깥에서는 국제생활습관의학보드기관 산하 국가 대표 생활습관의학기관에서 취득 가능함. 한국에서는 대한생활습관의학원을 통해서 국제 보드 자격증 취득이 가능-역자 주). 이 보드 자격증에는 여러분의 직원들을 효과적으로 훈련시키기 위한 다양한 평생교육 프로그램과 회원 자료원을 사용하는 것이 포함된다. 행동변화 과정을 지원하기 위해 자격을 갖춘 건강코치를 배치하는 것 또한, 생활습관의학의 모든 기둥들을 적용하는 데 열정적인 임상 전문인 팀을 완성하기 위해 강력히 추천한다. 팀을 구성하고 협력하는 문화를 조성하는 것은 리더십의 가장 첫 번째 임무다. 또한 최근의 코로나-19 경험은 혁신과 가상화가 치료과정의 일부가 될 수 있다는 것을 입증했는데, 특히 적절한 팀에 의해 제공될 때 더 효과적이었다.

이 모든 것이 실제로 작동할까? 전문가들은 그렇게 생각하는 것 같다. 2021년 4월, 페이터 박사의 미드랜드 카운티는 로버트 우드 존슨 카운티 건강 순위에서 사상 처음으로 상위 10%에 약간 못 미치는 순위를 기록했으며, 텍사스주 250카운티 중 27위를 차지했다. 이 업적은 생활습관의학을 통해 텍사스 서부 지역 주민들의 건강을 개선하는 데 기여한 공로가 있는 패드마자 페이더 박사의 명성을 더욱 빛냈다. 더 많은 헬스시스템이 이들의 경로를 따르도록 돕고 소망하자.

가정의학과 단독 개업의의 생활습관의학 경험- 네일 스콜닉 박사

네일 스콜닉(Neil Skolnik) 박사는 펜실베니아주 아빙톤에 위치한 아빙톤제퍼슨헬스(Abington Jefferson Health)의 가정의학과 전공의 프로그램에서 전공의와 의대생들을 가르치고 환자들을 진료하는 가정의학과 전문의

(academic family physician)이다. 그는 토마스 제퍼슨 대학교의 시드니 키멀 의과대학(Sidney Kimmel Medical College)에서 가정의학 및 지역사회의학 교수이자, 아빙톤제퍼슨헬스의 가정의학과 전공의 프로그램의 부원장이기도 하다.

스콜닉 박사는 5권의 책을 저술하고 편집했다[《레전드: 도심 속 의사 이야기(On the Ledge: A Doctor's Stories From the Inner City)》, 《일차의료를 위한 핵심 진료 가이드라인(Essential Practice Guidelines for Primary Care)》, 《일차의료를 위한 주요 감염질환 토픽(Essential Infectious Disease Topics for Primary Care)》, 《일차의료를 위한 성병(Sexually Transmitted Diseases for Primary Care)》, 《전자의무기록: 일차의료를 위한 실용 가이드(Electronic Medical Records: A Practical Guide for Primary Care)》]. 그는 15년 동안 휴먼프레스(Human Press)에서 시리즈 편집자로 일하면서, 의대 교과서의 일차의료 시리즈에서 최근의 임상 진료에 관하여 25개 표제의 개발을 감독했다. 또한 그는 당뇨병, 천식, 만성폐쇄성폐질환(COPD), 고지혈증, 지침기반 의료케어, 의료테크놀로지 및 의료인문학 등을 포함하는 다양한 주제에 관해 300편 이상의 논문, 칼럼, 시, 에세이를 의학 및 일반 대중 문헌에 발표했다.

스콜닉 박사는 전문가 패널 보고서4(EPR-4) 실무단, 국립천식교육 및 예방프로그램 조정위원회, 국립심장폐혈액연구소(NHLBI)에서 활동했다. 그는 미국당뇨병협회의 일차의료 자문위원이기도 했다. 스콜닉 박사는 당뇨병, 천식, COPD, 의학에 있어서 운동 및 관상동맥질환 위험인자 관리 분야에 각별한 관심을 갖고, 다양한 주제에 대해 전국적으로 강의를 하곤 했다. 더불어 그는 미국당뇨병협회의 공식 월간 팟캐스트인 '당뇨병 핵심 업데이트(Diabetes Core Update)'를 진행 및 제작했으며, 매달 당뇨병

문헌에서 가장 중요한 새로운 기사를 검토했다. 또한 그는 미국감염질환학회의 가이드라인 팟캐스트 시리즈를 진행했다.

정서의 장점

*

스콜닉 박사는 식이, 운동, 휴식 및 건강한 관계가 1차 및 2차 예방과 관련된 건강성과에 영향을 미친다는 접근방식을 지지하는 풍부한 근거들에 따라 생활습관의학을 시작했다. 그러나 이런 우세한 근거들은 환자들의 생활습관 행동을 변화시키는 데 정서만큼 큰 영향을 미치지 못하는 것으로 보인다.

스콜닉 박사는 자신의 생활습관에 대한 통찰을 통해 이러한 정서적 영향을 경험했다. 당뇨병 강의를 하러 가는 길에, 공항에서 숨이 차고 땀에 젖은 채로 걷다가, 몸에 맞지 않는 정장 차림의 거울 속 자신을 보고, 타인들에게 가르치는 것을 자신에게 적용할 때임을 깨달았다. 이제 위선이 드러났고, 이 위선은 그가 새로운 타원형 머신 위에서 매일 운동하는, 삶을 바꾸는 자신만의 일상 루틴을 시작하게 했다. 스콜닉 박사는 기분이 좋아지고, 에너지가 넘치고, 집중력이 향상되었을 뿐만 아니라, 건강한 습관의 이점에 대해 더욱 신뢰할 수 있는 의사 소통자가 되었다는 것을 발견했다. 그의 개인적인 삶의 변화는 행동변화의 힘에 관하여 더욱 진지한 믿음으로 이어졌다. 이러한 믿음은 이를 뒷받침하는 데이터를 제시하는 그의 능력과 함께, 스콜닉 박사는 사람들이 합리적인 시간 동안 더 건강한 생활습관의 특징들을 채택하면서 기대할 수 있는 유익성들에 대해 이야기할 수 있게 해주었다.

건강한 생활습관을 뒷받침하는 근거기반 콘텐츠를 제시하는 또 다른 장점은, 경험이 가져다주는 근본적인 강렬함과 함께, 더 나은 경청자가 될 수 있다는 것이다. 행동변화의 시련과 고난을 이해하는 데 시간을 할애하는 것은 이러한 경험과 함께 따라온다. 오랜 세월에 걸쳐 뿌리내린 불건강한 습관을 버리는 것은 힘든 일이다. 개인화된 생활습관의학 접근들과 함께 하는 환자와의 효과적인 상담은 올바른 사실로 무장하고 성공이 가능하도록 필요한 만큼, 기꺼이 꾸준하고 지지적인 태도를 보이는 의사에 의해 강화된다.

숫자와 신중한 계획의 힘

*

스콜닉 박사는 전략적인 조정, 목표 전술 및 대응적인 지원에는 종종 팀 접근방식이 필요하다는 점을 인식하고 있다. 영양, 신체활동, 스트레스 관리, 명상, 관계 전문인들로 구성된 의뢰 네트워크를 구축하고, 지역사회 자원들로 강화하는 것은 장기 치료 계획의 중요한 구성요소다.

스콜닉 박사의 환자 계획 분석의 첫 단계는 생활습관의학 전략을 잘 받아들일 수 있다고 판단되는 사람을 식별하는 것이다. 그는 상당수의 환자들이 이미 식사와 운동에 대하여 더 나은 습관을 채택하고 있는 사실을 발견했다. 예를 들어 당뇨병전단계와 같은 기존 질환이 있는 환자들도 더 건강한 습관을 실천할 수 있는 후보자들인데, 근거에 따르면 이 전략은 더 진전된 질병 상태로 진행하는 것을 예방하는 데 매우 효과적이기 때문이다. 생활습관 변화에 대한 전통적인 의학적 접근방식은 분명한 계획을 설명하지 않고, 후속조치를 마련하지 않고, 실패를 가정하는 반쪽짜리 조언을 주는 것에 그치는 경우가 많다. 이러한 접근방식을 사용하면 대부분의 사람들은 건강에 대한 생활습관 접근방식을 시작하지 못하거나 지속하지 못한다.

두 번째 단계는 치료 계획의 이유들에 대해 각 환자와 효과적으로 소통하는 것이다. 어떤 치료 계획의 '이유'를 이해하는 것은, 성과를 얻기 위한 후속조치의 '방법'에 대한 긍정적인 사고방식을 조성하는 데 중요하다. 좋은 의사소통 계획의 다음 단계는 경청이다. 계획에 대한 여러분의 논리와 설정된 목표들을 달성하는 데 필요한 접근들에 대한 환자의 반응이 어떤가?

환자의 반응들을 경청하면, 행동변화를 가로막는 장벽들, 원하는 목표를 달성하는 데 사용할 수 있는 자원들, 변화 속도에 대한 적절한 기대치도 파악할 수 있다. 일단 파악된 후에는, 동기면담 접근방식이 가장 효과적이며, 가장 먼저 "당신의 의학적 문제에 관하여, 생활습관 접근방식의 건강상의 이점들에 대해 알고 싶습니까?"라고 질문한 다음, 이러한 접근방식이 약의 사용을 피하거나 사용해야 할 의약품의 수를 최소화할 수 있다고 설명해준다. 그러면 "아니요, 나는 그런 건 알고 싶지 않아요"라고 말하는 사람은 거의 없다. 이제 환자가 정보를 받아들일 준비가 되었으니, 우리는 환자들을 가르친다. 우리는 크고 장기적인 건강 이점들에 대한 근거뿐만 아니라 더 많은 에너지가 생기고, 더 명석하게 생각하게 되고, 일반적으로 더 활기차게 느끼는 것과 같은 단기적인 이점들에 대한 근거도 검토한다. 그런 다음 잠시 멈추고, "이런 이점을 얻기 위해 노력할 가치가 있나요?"라고 묻는다. 대부분의 사람들은 그 시점에서, 노력할 가치가 당연히 있다고 말한다. 계획은 그런 다음 세운다.

스콜닉 박사는 앞서 언급한 단계들을 준수하면 약 70%의 환자들이 변화가 필요하다는 데 동의하게 된다는 사실을 발견했다. 그러나 환자의 동의와 계획의 성공적인 실행은 종종 다른 문제로 드러난다. 의료인들은 동기면담을 통해 환자 내면에서 우러나와 일반적으로 순응도와 결과를 개선하는 전술들을 찾을 수 있게 된다. 또한 개인적인 상담 기법을 통해 환자가 이용할 수 있는 자원들과 계획의 목적을 수행하는 데 필요한 자원들을 명확하게 이해할 수 있다.

스콜닉 박사는 먼저 새 습관을 확정한 다음 강도, 빈도, 기간 및 건강 성과 등에 대해 구체적으로 계획할 것을 권장한다. 대부분의 경우, 이 수준의 세밀한 계획은 6주 간격의 후속조치로 내원 일정 조율 및 6개월마다 경과에 대한 후속방문이 필요하다.

환자의 성공을 정의하는 것은 계획 과정의 중요한 부분이다. 그는 체중감량이나 당화혈색소 변화 같은 엄밀한 이정표의 관점이 아닌, 행동변화의 관점에서 성공을 정의한다. 특히 장기적 환자 여정에서 행동변화를 유지하는 것은 고등학교 시절 청바지를 입을 수 있게 되는 것과 같은 것이 성공의 신호가 되는 경우가 많다. 종종 이런 변화는 실험실 검사 수치의 개선으로 이어지기도 하지만, 거의 항상 더 많은 에너지와 더 명석한 사고로 기분이 더 좋아지는 데 도움을 준다.

환자의 내원 평가 시 심혈관위험인자, 비만, 고혈압, 고중성지방혈증, 당뇨병전단계와 같은 잘 정의된 중재에 대한 진단을 목록화하는 것은 생활습관의학 치료에 대한 보험급여를 받기 위한 기본적인 권장 사항이다. 또한 치료 계획의 특이성과 기대되는 개선 성과 및 행동변화에 대한 구체적인 내용을 포함해야 한다.

환자의 관점 존중하기

*

스콜닉 박사에 의하면, 일차의료에서의 효과적인 생활습관 중재의 핵심은 간단하지만 세심함, 환자의 관점에 대한 존중 그리고 모든 사람이 다 생활습관의학의 이점들을 실제로 이해하는 것은 아니라는 점을 이해하는 것이 필요하다. 생활습관의학을 통해 임상팀은 환자들이 최적의 건강을 유지하려면, 다양한 건강한 습관들을 일상생활의 중요한 부분으로 만들어야 한다는 것을 이해하게 만드는 접근방식을 특히 장려해야 한다.

근거와 경험의 조합에서 파생된 이런 접근을 통해, 스콜닉 박사는 의사와 환자 모두 학습 경험을 즐겼다는 사실을 발견했다. 동시에 환자들은 지속적인 건강한 행동변화 달성이라는 더 많은 성공을 거두었다.

높은 목표

모든 사람이 적절한 영양, 운동, 수면을 취하고, 스트레스를 적절하게 관리하고, 타인과 깊은 관계를 발전시키는 세상을 상상해보라. 심혈관질환, 비만, 2형당뇨병, 각종 암들은 이제 드물고, 사회는 생산적이며, 기대수명은 늘어났고, 우리는 서로에게 더욱 협조적이고 친절하다. 깊은 관계와 함께 이해가 따라온다. 더 나아가 무시, 편견, 인종차별에 기반한 갈등은 더 이상 존재하지 않는다. 이는 전 세계적으로 우리의 환자 집단을 위한 강력한 생활습관의학을 확립한 후에 나타날 몇 가지 결과일 뿐이다.

감사의 마음

이 책을 선택해준 것에 감사드린다. 생활습관의학의 '이유'에서 '방법'으로 이동함으로써, 여러분 조직에서의 생활습관의학 진료가 환자 성과를 개선할 수 있게 되는 강력한 토대를 생성하기를 우리는 희망한다. 우리는 함께 헬스케어의 지형을 변화시켜 모두를 위한 더 나은 건강을 구축할 수 있다.

참고문헌

1. Brinks, J., Fowler, A., Franklin, B. A., & Dulai, J. (2016). Lifestyle modification in secondary prevention: beyond pharmacotherapy. *American journal of lifestyle medicine, 11*(2), 137–152. https://doi.org/10.1177/1559827616651402
2. Kushner, R. F., & Sorensen, K. W. (2013). Lifestyle medicine: the future of chronic disease management. *Current opinion in endocrinology, diabetes, and obesity, 20*(5), 389–395. https://doi.org/10.1097/01.med.0000433056.76699.5d
3. Alwan, A. (2011). *Global Status Report on Noncommunicable Diseases 2010.* World Health Organization. https://www.who.int/nmh/publications/ncd_report_full_en.pdf.
4. American College of Lifestyle Medicine. (2019). *What is Lifestyle Medicine.* American College of Lifestyle Medicine. https://lifestylemedicine.org/What-is-Lifestyle-Medicine
5. Mroszczyk-McDonald, A. (2019, October 14). *Lifestyle Medicine Is My Prescription for Better Health.* American Academy of Family Physicians. https://www.aafp.org/news/ blogs/freshperspectives/entry/20191014fp-lifestylemed.html
6. Polak, R., Pojednic, R. M., & Phillips, E. M. (2015). Lifestyle Medicine Education. *American journal of lifestyle medicine, 9*(5), 361–367. https://doi.org/10.1177/1559827615580307
7. Pojednic, R., & Frates, E. (2017). A parallel curriculum in lifestyle medicine. *The clinical teacher, 14*(1), 27–31. https://doi.org/10.1111/tct.12475
8. Jepson, R.G., Harris, F.M., Platt, S., & Tannahill, C. (2010). The effectiveness of interventions to change six health behaviours: a review of reviews. *BMC Public Health, 10*:538.10.1186/1471-2458-10-538.
9. Schmidt, H. (2016, April 13). *Public Health Ethics: Cases Spanning the Globe* [Internet]. Springer. 10.1007/978-3-319-23847-0_5

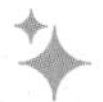

시마 사린(Seema Sarin) PhD, MMD, DipACLM

사린 박사는 뛰어난 의사이자 예방건강 및 생활습관의학 분야 리더이다. 그녀는 1차의료 및 응급처치 분야 그리고 생활습관의학 및 예방의학에서 15년 이상의 경험을 가지고 있다. 현재, 그녀는 미국 전역에서 사람들의 삶과 지역사회를 개선하는 데에 전념하며, 선도적인 건강 혜택 회사인 앤썸의 의료 책임자이다.

사린 박사의 경력은 전국적 수준의 예방건강 회사인 EHE 헬스에서 생활습관의학의 디렉터 역할 및 컨설팅을 포함하고 있으며, 건강멘토프로그램을 보급하고 있다. 이 혁신적인 솔루션은 생활습관의학의 원리를 기반으로 한 긍정적인 행동변화를 개발하기 위하여 수혜자에게 일년 내내 지원, 가이드 그리고 동기부여를 제공하고 있다.

사린 박사는 맞춤형 예방치료에 대한 접근을 최적화하기 위한 임상, 가상 및 디지털 의료 프로그램들을 감독해 왔다. 미국생활습관의학회에서 사린 박사는 직장 내 회원 관심그룹의 공동 의장이다. 주제 전문가인 사린 박사는 다양한 의학 관련 주제들에 관하여 버슬(Bustle), 베스트 라이프(Best Life), 웰+굿(Well+Good), 데일리 비스트(Daily Beast), 팝슈가(Popsugar), 야후 라이프스타일(Yahoo Lifestyle), CNBC 등과 같은 언론 매체에서 자주 인용되었다. 또한 그녀는 건강 관행 및 포춘(Fortune) 500대 기업을 위하여 정기적으로 생활습관의학 및 예방의학 웹 세미나 그리고 대화형 세션을 제공한다.

사린 박사는 생활습관의학 및 내의학에서 보드 인증을 받았다. 그녀는 조지 워싱턴대학교 의과대학 및 보건과학대학에서 우수한 성적으로 의학박사 학위와 생물학 및 심리학 복수 학위를 취득했다. 메릴랜드주 볼티모어에 있는 존스 홉킨스 베이뷰 메디컬 센터에서 전공의 수련을 받았으며, 그곳에서 인턴십과 레지던트 과정을 마쳤다. 그녀는 환자가 더 건강하고 행복하며 더 생산적인 삶을 살도록 지원하는 것에 열정이 크다.

마이클 모타(Michael Motta)

1986년 마이클은 맞춤형 현장(On-Site), 현장 가까이(Near Site), 현장 외부(Off-Site) 그리고 원격 솔루션을 통해 최적의 건강을 달성할 수 있도록 전담하는 플러스 원 건강 관리(Plus One Health Management) 회사를 설립했다. 이 회사는 맨해튼의 소호 지구에서 시작하여, 예술가, 작가, 유명인 및 비즈니스 혁신가들을 돌보고 있다. 맞춤형 운동에 관심을 둔 이 회사는 운동과학, 정형외과, 물리치료, 마사지 요법 및 영양의 기초에 뿌리를 내리며, 전국의 주요 기업들의 관심을 끌었다.

그 후 디즈니, 모건 스탠리, 네슬레, 골드만삭스, 시스코, 페이스북, 암젠 등 200개 이상의 포춘 500대 기업이 플러스 원 회사를 고용하여 직원의 건강을 유지하고 있다. 그는 2014년 유나이티드 헬스케어 회사를 매각하기 전까지 27년 이상 성장 역사를 가진 회사를 이끌었다.

마이클은 현재 컨설팅 회사인 네트 파지티브 회사(Net Positive LLC)의 사장이며, 그는 헬스케어 및 웰니스 리더가 성공적인 비즈니스를 개발하고 통합하며 출구하는 전략들을 창출하고 탐색하도록 돕는 데 전념하고 있다. 그의 고객은 예방의학 전달 클리닉, 부동산 개발업체, 임상서비스 전달 제공업체 및 웰니스 집중 기업들이다. 그는 그의 경력 전반에 걸쳐 건강한 생활습관의 발전을 위해 옹호해 왔다.

현재 그는 미국생활습관의학회의 정회원으로 활동하고 있다. 자원봉사는 마이클의 개인 사명에 늘 필수적인 부분이었다. 그는 지역사회의 자원봉사 소방관이며, 매사추세츠대학교/애머스트공중보건대학의 학장 자문위원위에서 활동하고 있고, 9-11 사태 이후 그라운드 제로에서 경험을 쌓아 미국적십자사에서 재난구조 자원봉사를 하였다.

존 고블(John E. Gobble) DrPH, RDN, MCHES, FACLM

고블 박사는 태평양 북서부에서 의료영양 요법 제공기관이자 치유적-생활습관 변화 서비스인 생활습관의학 그룹(Lifestyle Medicine Group)의 설립자이다. 공인 영양사와 건강 코치 팀과 함께, 그들의 목표는 영양과 생활습관의학을 21세기 헬스케어의 필수적인 부분으로 만드는 것이다. 그는 생활습관 변화를 지원하기 위해 신뢰할 수 있는 보험급여를 위한 지속 가능한 과정을 식별하기 위해 전국의 헬스케어 진료 기관과 협력하고 있다. 고블 박사는 지식과 경험을 바탕으로 미국생활습관의학회의 보험급여 회원 관심 그룹의 의장으로서 리더십 역할을 수행하고 있다. 존은 로마린다대학교 공중보건대학에서 예방치료 분야에서 공중보건박사(DrPH)와 영양 및 보건교육에서 공중보건석사(MPH) 학위를 취득했다. 그는 공인 영양사이며, 오레곤 면허 영양사 및 마스터 보건교육전문가(MCHES)이다. 그는 또한 생활습관의학회의 펠로우이자 생활습관의학 보드 전문인이다. 그는 오리건 주 그레셤에 거주하며, 아내 린과 함께 자연 그대로의 북서부 탐험을 즐긴다.

이승현 박사 (PhD, MPH, CHES, DipIBLM/ACLM, FACLM)

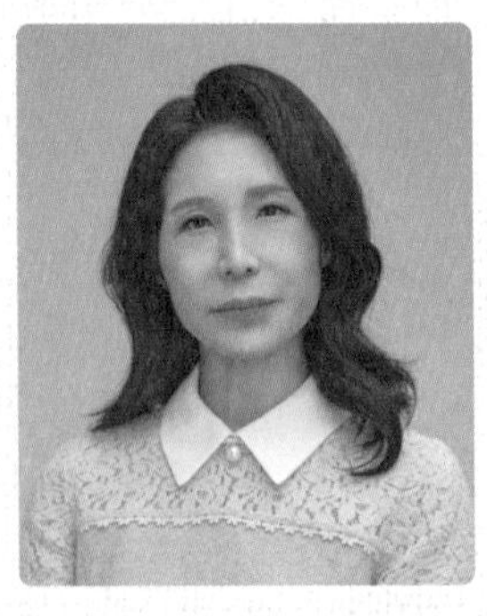

미국 로마린다의과대학 예방의학과 교수로 재직중이며, 대한생활습관의학원/학회(Korean College of Lifestyle Medicine, KCLM) 설립이사장이다. 한국인으로는 최초로 '미국 및 국제 생활습관의학 보드 전문가'로 공인되었다. 미국기반 건강 및 웰니스 코치, 웰니스 전문가, 건강교육 전문가, 치유 레크리에이션 전문가이기도 하다.

국제LM보드기관/글로벌LM연맹기관의 보드 위원이자 국제LM보드시험 출제기여위원이며, 글로벌LM 리더십 포럼 위원이다. 미국생활습관의학회의 펠로워(Fellow)이며 교육, 연구, 긍정건강 등 다수 위원직을 역임하고 있다. 하버드기반의 한국 PAVING Wellness 지도자 자격증 프로그램 트레이너이자, LM101 코스 전담 교수이며, LM 서적 출판 파트너이기도 하다. 또한 영국LM학회 학술지 편집위원이자, 글로벌 '참된 건강 이니셔티브(True Health Initiative)' 디렉터 카운슬 위원이며, 아시아 LM카운슬 보드 위원 등 여러 국제적 역할들을 담당하고 있다.

2019년에 대한생활습관의학교육원(KCLM)을 설립해서 생활습관의학을 국내 의학계와 의료보건복지계 및 일반 대중에게 안내하고 교육하며 지원해 오고 있다. 생활습관의학 관련 역서 및 공역서로 《생활습관의학 핸드북》, 《청소년 생활습관의학 안내서》, 《웰니스로 가는 길》, 《자연 식물식 솔루션》이 있다.

이의철 의사 (MD, DipIBLM/KCLM)

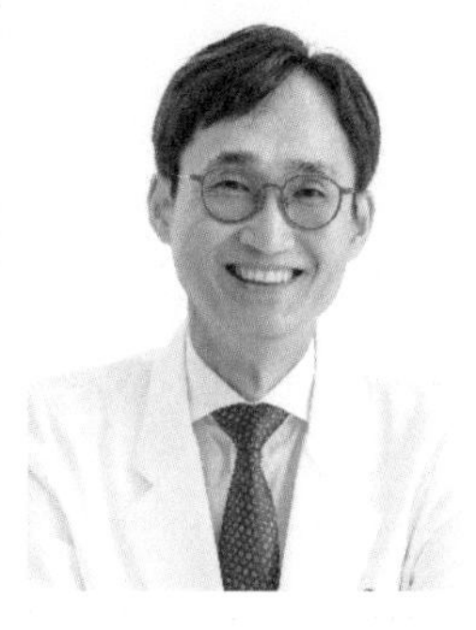

직업환경의학 전문의이자 LG에너지솔루션 기술연구원 부속의원 원장으로, 국내 최초의 자연식물식 기반 생활습관의학 외래진료를 하고 있다. 2011년부터 자연식물식을 실천한 이후로 자연식물식의 치료 효과를 널리 알리고 있으며, 차의과학대학 통합의학대학원에서 생활습관의학을 강의하고 있다.

저서로는《조금씩 천천히 자연식물식》,《기후미식》이 있고, 역서로《당신이 병드는 이유》, 공역서로《자연식물식 솔루션》,《청소년 생활습관의학 안내서》등이 있다.

이정한 박사 (RN, PhD, DipIBLM/KCLM)

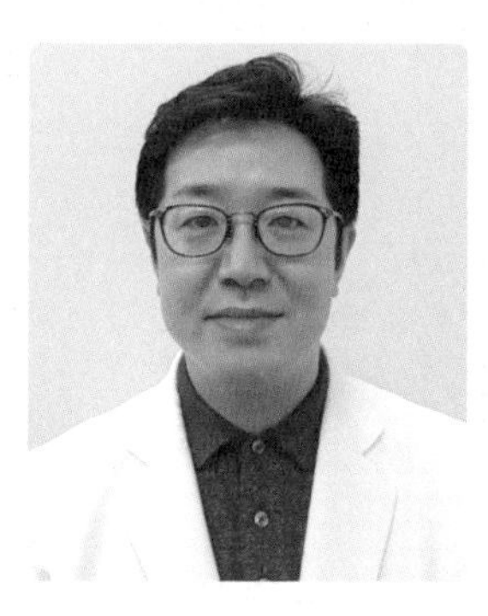

원광대학교 한의과대학을 졸업하고, 원광대학교 한방병원 수련 과정을 거쳐 한방재활의학 전문의를 취득했다. 최근 국제 생활습관의학 보드 전문의를 취득하고, 현재는 원광대학교 한방병원과 장흥통합의료병원 병원장을 겸임하고 있다.

생활습관의학을 한의학과 접목해 교육 및 연구와 함께 임상에서 최선의 의료를 제공하기 위해 힘쓰고 있다. 저서로는《한방재활의학》,《추나의학》등이 있다.

미래를 여는 헬스케어 솔루션

모든 의료제공자를 위한 생활습관의학 진료 지침서

초 판 1쇄 인쇄 · 2024. 7. 1.
초 판 1쇄 발행 · 2024. 7. 20.

지은이 시마 사린, 마이클 모타, 존 고블
옮긴이 이승현, 이의철, 이정한
발행인(공동) 이승현, 이상용
발행처(공동) 대한생활습관의학원, 청아출판사
출판등록 1979. 11. 13. 제9-84호
주소 서울특별시 서초구 양재동 바우뫼로 182, 203호(S&C 빌딩)(대한생활습관의학원)
경기도 파주시 회동길 363-15(청아출판사)
대표전화 031-955-6031 팩스 031-955-6036
홈페이지 http://lifestylemedicinekorea.org(대한생활습관의학원)
전자우편 office@lifestylemedicinekorea.org(대한생활습관의학원)
chungabook@naver.com(청아출판사)

ISBN 9978-89-368-1240-9 93510

값은 뒤표지에 있습니다.
잘못된 책은 구입한 서점에서 바꾸어 드립니다.
본 도서에 대한 문의사항은 이메일을 통해 주십시오.